妊娠期哺乳期用药手册

主　编　郑彩虹

副主编　冯　欣　汤　静

编　委（以姓氏笔画为序）

于景娴（北京市海淀区妇幼保健院）

王柯静（重庆市妇幼保健院）

毛瑛瑛（浙江省宁波市妇女儿童医院）

方国英（浙江省杭州市妇产科医院）

邓念英（浙江省温岭市妇幼保健院）

厉　星（浙江大学医学院附属邵逸夫医院）

叶轶青（浙江大学医学院附属妇产科医院）

冯　欣（首都医科大学附属北京妇产医院）

冯　城（浙江省绍兴市妇幼保健院）

吕有标（郑州大学第三附属医院）

朱　琳（浙江省慈溪市妇幼保健院）

池里群（北京市海淀区妇幼保健院）

汤　静（复旦大学附属妇产科医院）

孙冬黎（浙江大学医学院附属妇产科医院）

严鹏科（广州医科大学附属第三医院）

李静静（苏州市立医院）

吴　凡（浙江大学医学院附属妇产科医院）

吴巧爱（浙江大学医学院附属妇产科医院）

汪凤梅（浙江大学医学院附属妇产科医院）

张　骁（浙江大学医学院附属妇产科医院）

张　峻（昆明医科大学第一附属医院）

张　海（上海市第一妇婴保健院）

陈　玥（浙江大学医学院附属妇产科医院）

陈　琳（重庆市妇幼保健院）

陈　漪（浙江省宁波市妇女儿童医院）

陈凤英（浙江大学医学院附属妇产科医院）

陈瑞杰（浙江省温州医科大学附属第二医院）

陈瑜婷（浙江省金华市妇幼保健院）

邵　云（郑州大学第三附属医院）

苗彩云（浙江省宁波市妇儿医院）

林西西（温州医科大学附属第二医院）

金　经（复旦大学附属妇产科医院）

周　萍（浙江省绍兴市妇幼保健院）

周晓媚（浙江省杭州市妇产科医院）

郑彩虹（浙江大学医学院附属妇产科医院）

赵　蕊（浙江大学医学院附属邵逸夫医院）

赵云春（浙江大学医学院附属妇产科医院）

赵梦丹（浙江大学医学院附属妇产科医院）

黄　桦（昆明医科大学第一附属医院）

黄汉辉（广州医科大学附属第三医院）

韩朝宏（首都医科大学附属北京妇产医院）

虞燕霞（苏州市立医院）

编写秘书

孙冬黎（浙江大学医学院附属妇产科医院）

U0230226

人民卫生出版社

·北　京·

图书在版编目（CIP）数据

妊娠期哺乳期用药手册 / 郑彩虹主编 . —北京：
人民卫生出版社，2023.8
ISBN 978-7-117-35073-0

Ⅰ.①妊… Ⅱ.①郑… Ⅲ.①妊娠期 – 用药法②产褥
期 – 用药法 Ⅳ.①R984

中国国家版本馆 CIP 数据核字 (2023) 第 141234 号

人卫智网	www.ipmph.com	医学教育、学术、考试、健康，购书智慧智能综合服务平台
人卫官网	www.pmph.com	人卫官方资讯发布平台

妊娠期哺乳期用药手册

Renshenqi Buruqi Yongyao Shouce

主　　编：郑彩虹
出版发行：人民卫生出版社（中继线 010-59780011）
地　　址：北京市朝阳区潘家园南里 19 号
邮　　编：100021
E - mail：pmph @ pmph.com
购书热线：010-59787592　010-59787584　010-65264830
印　　刷：北京汇林印务有限公司
经　　销：新华书店
开　　本：710 × 1000　1/16　印张：28.5
字　　数：527 千字
版　　次：2023 年 8 月第 1 版
印　　次：2023 年 9 月第 1 次印刷
标准书号：ISBN 978-7-117-35073-0
定　　价：108.00 元

打击盗版举报电话：**010-59787491**　**E-mail：WQ @ pmph.com**
质量问题联系电话：**010-59787234**　**E-mail：zhiliang @ pmph.com**
数字融合服务电话：**4001118166**　**E-mail：zengzhi @ pmph.com**

前　　言

妊娠期和哺乳期是女性的两个特殊阶段,这两个连贯的阶段在女性的人生中并不短暂,不可避免地存在用药可能。妊娠期和/或哺乳期用药,需要同时考虑药物对母体和胎儿/婴儿的影响,必须从两个个体出发,权衡利弊才能作出用药选择或风险评估。由于妊娠期和哺乳期用药的研究涉及伦理原则,无法或很少进行前瞻性试验,很难有一个绝对明确的答案。仅仅参考药品说明书,无法获取足够的信息,往往说明书上的对应项也是尚不明确。很多药物在妊娠期和哺乳期妇女中的应用经验少之又少,可获得的资料多少不一且较为分散,因此,即使是专业人员,对妊娠期和哺乳期用药问题也常常存有相当大的顾虑。本书的目的就是尽可能多地收集文献证据,并给出循证医学指导下的药师建议。

一、妊娠期用药

在先天性畸形的病因中,未知因素占比最高,遗传因素次之,环境因素最低。而环境因素中,药物的占比也是极低的,但因为用药可以选择,所以才显得特别重要。然而,正因为导致先天畸形的因素非常多,而我们主要考虑的是药物本身,往往无法结合其他因素进行综合评估,因此,编者希望读者在阅读本书前,关注以下几点。

1. **整体评估**　本书仅仅从药物的角度进行分析,而人体是一个有机整体,胎儿生长发育受宫内外多种因素影响,如环境毒物、化学物质、射线污染、病毒感染、母体疾病等,即使没有使用药物,也存在一定的出生缺陷基数。因此,常规的孕期检查非常必要。

2. **正确认知**　对妊娠期用药的认知,过分轻视或过度反应都容易走极端。有文献提示,需要防备对孕妇用药后致畸风险过度高估的现象,而且这种现象比用药风险认识不足带来的危害更大。

3. **用药时机**　在评估药物对胎儿的影响时,需要关注用药时机:是否处于"全或无"阶段,抑或处于对胎儿危险性较大的用药时期。几乎所有已知的人类致畸药物在妊娠期的某些阶段都是相对良性的,孕周不同,药物对胚胎/

胎儿的危险度也不同。了解各组织器官的主要发育阶段有助于对药物可能的影响进行判断和分析。此外，传统关注的致畸作用主要是结构性畸形，而对功能和行为的影响较难被确认，须引起重视。

4. **缺陷模式**　尽管一种真正的致畸物质通常会产生一种或一系列特殊类型的缺陷，但极大多数致畸物质的缺陷模式很难被确定。正如会造成严重畸形的药物并非一定致畸一样，即使是安全等级较高的药物，也可能存在胎儿致畸风险。药物在大量暴露人群中没有出现问题，仍不能排除个体的易感性，但不否定其普遍性指导意义。

5. **用药剂量**　在评估药物对胎儿的影响时，需要关注所用药物的剂量、浓度以及持续时间，还需要关注联合用药以及复方制剂中单药成分的叠加、药物的溶媒和辅料等，同时要认识到与剂量关系不大的随机性损伤的存在可能，如辐射。

6. **种属差异**　动物模型得出的结果，显然并不总是适用于人类，应考虑物种间的差异，如沙利度胺对人的致畸作用较强，但对动物的致畸作用较弱；阿司匹林则相反。也因此，迫切需要越来越多的前瞻性、观察性的研究开展妊娠期药物暴露登记，以期更好地评估药物妊娠期暴露的致畸风险。

7. **远期影响**　药物对胎儿的影响还需要考虑可能涉及子代发育的远期影响，即延迟型子代不良反应，如子代成人后生殖能力的影响、代谢性疾病风险的增加等。

二、哺乳期用药

目前，母乳喂养对婴幼儿成长发育的显著益处已被大量研究所证实。哺乳期母亲使用药物是经常会遇到的一个问题。然而，跟妊娠期用药相似，仅仅依据药品说明书进行判断容易造成不必要的中断母乳喂养的错误决策。

所有药物都会不同程度地转运到乳汁中，但大多数药物的转运量都相当低。药物转运到乳汁的浓度往往达不到对婴儿具有临床意义的剂量水平。

决定乳汁中药物含量的因素包括血浆药物浓度、药物分子量、药物与血浆蛋白的结合率、药物的脂溶性及其离子化程度。母体血浆中高浓度、较小分子量、高脂溶性、低血浆蛋白结合率，以及低离子化程度的药物，相对来说更容易转运至乳汁中，要引起注意；而反过来，则较为安全。

一方面，除了药物的理化性质，哺乳期用药较为安全的原因还与婴儿对药物的口服生物利用度较低相关，例如：婴儿胃肠道难以吸收的药物如万古霉素；易被蛋白酶水解的药物如大分子蛋白、多肽；在胃酸中极不稳定的药物如奥美拉唑。此外,经儿科批准的、长期使用安全性已得到确认的药物,在婴儿使用时也较为安全。

另一方面,导致哺乳期用药风险的因素还包括:影响乳汁分泌的药物如溴隐亭;半衰期超长的药物如重金属;放射性药物如碘化物;抗肿瘤药物如顺铂;易成瘾药物如吗啡。如果哺乳期妇女涉及这些药物的使用,都应该谨慎考虑或停止哺乳。

相对婴儿剂量(relative infant dose,RID)是比较常用的评估哺乳期用药对婴儿风险的方法。RID 是婴儿从乳汁获取的药物剂量 [mg/(kg·d)] 与母亲剂量 [mg/(kg·d)] 的比值。RID 小于 10% 的药物被认为在哺乳期使用相对安全。此外,评估婴儿代谢药物的能力也非常重要:早产儿或状况不稳定的婴儿,用药风险相对较高;大龄婴儿因为发育相对完善,其用药风险也相应降低。

三、结论

本书讨论了妊娠期和哺乳期妇女使用药物对胎儿 / 婴儿潜在的危害。我们根据能获得的人体和动物实验结果,对药学门诊实践中常见的药物进行了回顾总结,并给出了妊娠期和哺乳期用药建议。但个体化用药必须经医师、患者和家属共同讨论决定。希望本书的信息对涉及妊娠期和哺乳期用药问题的医师、护师和药师有所帮助。

郑彩虹
2023 年 3 月

使 用 说 明

　　本书正文按药物通用名首字母排序，便于读者检索查阅。

　　每个药物专论以药物通用名和英文名称开始，并包括以下信息：别名、药理学分类、剂型、妊娠期风险、哺乳期风险、说明书建议、重要参数、国内外指南、妊娠期用药研究、哺乳期用药研究、男性用药研究和药师建议。

　　【别名】列出国内外常见的别名和商品名。

　　【药理学分类】参照《陈新谦新编药物学》（第18版），列出药物所属分类。

　　【剂型】列出国内外上市的常见药物剂型。

　　【妊娠期风险】依据药品说明书，列出美国食品药品管理局（Food and Drug Administration，FDA）原分级。并列出 *Drugs in Pregnancy and Lactation*（12th Edition）中对该药物的总体妊娠期风险建议。因 FDA 的原分级系统存在诸多限制，容易被曲解。FDA 在 2015 年取消了分级，制定了新的妊娠/哺乳期用药规则，要求药品说明书包含：妊娠期使用说明，哺乳说明，备孕期间男、女性使用生殖相关说明。

　　【哺乳期风险】列出 *Hale's Medications & Mothers' Milk 2023: A Manual of Lactational Pharmacology* 对该药物的哺乳期风险评级，如该书籍中未收录的药物，则列出 *Drugs in Pregnancy and Lactation*（12th Edition）中对该药物的总体哺乳期风险建议。

　　【说明书建议】列出该药物原研厂家药品说明书关于妊娠期和哺乳期用药的建议。如国内药品说明书与原研厂家建议不一致，则我们将两者都列出，供读者参考。有多种剂型、多种用药途径的药物，其用药建议不一致的，我们也尽量列出不同建议。个别药品原研厂家说明书无法获得，我们仅列出国内药品说明书相关建议。需要特别说明的是：大部分药品有多个厂家生产，可能有不同的说明书建议。我们尽可能找出原研产品的药品说明书，但个别资料查找困难或因条件受限，我们仅列出了目前市场上常见的或编者单位常用的厂家药品说明书，读者在参考时需结合实际情况。

　　【重要参数】列出对妊娠期和哺乳期用药参考意义较大的药物参数，包括分子量（Mw）、半衰期（$t_{1/2}$）、达峰时间（t_{max}）、口服生物利用度（F）、蛋白结合率

（PB）、相对婴儿剂量（RID）、药物乳汁与血浆浓度比值（*M/P*）。

【国内外指南】列出国内外相关指南对该药物妊娠期和哺乳期使用的建议。

【妊娠期用药研究】对药物在妊娠期使用风险的文献综述，包括药物的胎盘透过情况、妊娠不同阶段药物对胎儿的影响。

【哺乳期用药研究】阐述药物在哺乳期使用的数据，包括分泌至乳汁的药物水平及其他有重要临床意义的参数，以及对哺乳婴儿的影响。

【男性用药研究】总结药物在雄性动物或男性中使用时，对生育力或子代的影响。

【药师建议】根据上述的信息，总结我们对该药物妊娠期和哺乳期使用以及男性用药（可能无）的风险建议。

参考文献：列出引用的文献。以下三本书籍以小写英文字母上标方式引用，未列在参考文献项下。

a. BRIGGS G G，FREEMAN R K，TOWERS C V，et al. Briggs drugs in pregnancy and lactation: a reference guide to fetal and neonatal risk.12th ed. Philadelphia：Lippincott Williams & Wilkins，2021.

b. HALE T W. Hale's medications & mothers' milk 2023: a manual of lactational pharmacology. Berlin：Springer Publishing Company，2022.

c. SCHAEFER C，PETERS P W，MILLER R K. Drugs during pregnancy and lactation: treatment options and risk assessment. London：Academic Press，2014.

声　明

　　妊娠期和哺乳期用药的知识和实践经验在不断更新，新的研究和经验可能会拓宽我们的理解。本书仅供专业医师、药师参考，使用本书信息时，仍应注意权衡利弊并尊重咨询者自身的意愿和决策。针对具体药物时，建议读者查阅该药物厂家提供的说明书。专业人员有责任依靠自己的经验和对患者的了解，确定最佳的治疗方法和剂量，采取适当的安全预防措施。无论是否有药物暴露，每位孕妇均存在胎儿畸形的可能，因此对妊娠期用药的风险评估在于探究特定药物是否增加胎儿发育毒性风险。如由于药品或其他原因引起任何伤害，作者、出版社均不承担责任。

目　录

11

A

A 型肉毒毒素 Botulinum Toxin Type A

【别名】肉毒杆菌毒素 A、保妥适、Botox

【药理学分类】其他 - 生物制品

【剂型】注射剂

【妊娠期风险】FDA 原分级 C；人类数据有限 - 动物数据提示低风险 [a]

【哺乳期风险】L3- 没有数据 - 可能适用 [b]

【说明书建议】目前还没有关于孕妇使用 A 型肉毒毒素相关的发育风险的研究或上市后监测的充分数据。在动物研究中，在临床相关剂量下，妊娠期间注射 A 型肉毒毒素会对胎仔生长产生不良影响（降低胎仔体质量、延迟骨骼骨化），这与母亲的毒性有关；目前还没有关于 A 型肉毒毒素在人乳汁或动物乳汁中的存在、对母乳喂养婴儿的影响或对乳汁生产的影响的数据，权衡利弊。

【重要参数】半衰期长，肌内注射后全身分布很少，在推荐剂量范围内，肌内或皮内注射后一般不会在外周血液存在可测量的水平。

【国内外指南】2016 年《A 型肉毒毒素在整形外科中的临床应用指南》[1]中指出：A 型肉毒毒素的禁忌证包括备孕期、妊娠期、哺乳期女性。

【妊娠期用药研究】A 型肉毒毒素是厌氧梭状芽孢杆菌（肉毒梭菌）在缺氧环境下产生的外毒素。用于眼睑痉挛、面肌痉挛及相关病灶肌张力障碍。肉毒杆菌毒素不应用于妊娠期间的多汗症或美容[c]。Micromedex 妊娠评级：胎儿风险不排除。

1. **动物数据** 在器官形成期（妊娠第 5 天和第 13 天）给予妊娠小鼠或大鼠肌内注射 A 型肉毒毒素（4U/kg、8U/kg、16U/kg）两次，结果在较高两个剂量组观察到胎仔体质量减少和骨化延迟。该研究中的无发育毒性作用剂量（4U/kg）约等于 400U 的人体剂量（基于体质量计算），人体常用剂量为每次 50~200U[2]。

在器官形成期每日给予妊娠大鼠（0.125U/kg、0.25U/kg、0.5U/kg、1U/kg、4U/kg、8U/kg）或兔（0.063U/kg、0.125U/kg、0.25U/kg、0.5U/kg），其中大鼠共给药 12 次，兔共给药 13 次，结果大鼠最高两个剂量组及兔最高剂量组观察到胎

1

仔体质量减少和骨化延迟,这些剂量也与母体毒性显著相关,包括流产、早产和母体死亡。此研究中的大鼠和兔的无发育毒性剂量分别为 1U/kg 和 0.25U/kg,低于人体剂量 400U(基于体质量计算)。

妊娠大鼠在着床前,着床期和器官形成期分别单次肌内注射 A 型肉毒毒素(1U/kg、4U/kg 或 16U/kg),未观察到不良胎儿发育作用。此研究的大鼠无发育毒性剂量 16U/kg 约为人体剂量 400U(基于体质量计算)的 2 倍。

2. **人体数据** A 型肉毒毒素用于妊娠期的影响尚无充分且经良好对照的研究。一些妊娠感染肉毒杆菌的个案报道表明引起临床症状浓度的 A 型肉毒毒素透过人体胎盘的量很少,不足以产生临床显著作用[a]。妊娠期使用 A 型肉毒毒素的案例也屡有报道,个案报道中的新生儿(共 11 例)均未见明显的先天畸形或发育异常[3-9]。此外一些小规模的调查研究,也表明妊娠期暴露于 A 型肉毒毒素不增加胎儿不良结局的风险。

2006 年一项调查研究调查了 900 名使用商用的 A 型肉毒毒素的临床医师,结果 396 名医师(44%)返回问卷,其中仅 12 名医师报道了给孕妇注射 A 型肉毒毒素。共 16 名孕妇注射了 A 型肉毒毒素,大多数在妊娠早期,结局为 1 例自然流产,1 例选择性流产,14 例足月活产,均无重大畸形。研究者认为根据这个有限的调查,A 型肉毒毒素妊娠期使用对母亲和胎儿是相对安全的[10]。

2013 年 Michael Tan 等基于共 38 例妊娠期暴露于 A 型肉毒毒素的文献报道(包括妊娠期感染肉毒毒素),提出 A 型肉毒毒素未显示出胎儿有害结局的风险增加,妊娠期使用 A 型肉毒毒素治疗预期不会引起任何胎儿损害[11]。

2016 年美国一项基于爱力根全球安全数据库中妊娠期暴露于 A 型肉毒毒素的妊娠结局研究发现,232 例已知结局的妊娠(237 胎儿记录),其中活产 174 个,自然流产 50 例,选择性流产 13 例。174 例活产中 7 例出生异常(4.02%),包括 2 个重大畸形,3 个微小畸形,1 个并发症和 1 个显著不良事件[12]。

2020 年一篇前瞻性回访研究收集到 45 名在受孕前 3 个月内接受了 A 型肉毒毒素治疗的难治性偏头痛女性患者,其中 32 例患者发现妊娠后继续 A 型肉毒毒素治疗,其余 13 名停药。除治疗组中的 1 例流产外,所有患者均具有正常出生体质量且无先天性畸形的足月健康婴儿[13]。

2020 年国内一篇综述对 A 型肉毒毒素在妊娠期使用进行了评估,结果提示妊娠期任何阶段使用 300IU 以内的肉毒毒素都可能不增加母体和胎儿不良影响的风险[14]。但是在有更多数据支持之前,孕妇注射 A 型肉毒毒素应全面考虑母体和胎儿的益处和潜在风险。

【**哺乳期用药研究**】A 型肉毒毒素在治疗剂量肌内注射,进入全身循环的量极少,因此乳汁中几乎不可能有[b]。Micromedex 哺乳评级:婴儿风险不排除。

一名肉毒杆菌毒素严重中毒的哺乳期妇女在整个疾病期间仍然哺乳其婴儿，注射两瓶三价肉毒杆菌抗毒素 4 小时后，她的乳汁经检测无肉毒毒素或肉毒杆菌，其婴儿无中毒表现[15]。

有研究者在 MotherSafe 数据库中搜索并采访到了 32 名使用肉毒毒素的哺乳期妇女，其中 17 位用于美容用途、15 位用于医疗用途（包括偏头痛预防、牙齿磨牙、下巴痉挛和产后盆底或肛门括约肌痉挛），接受采访的母亲在注射肉毒杆菌素后继续喂养，没有报告对母乳喂养的婴儿有任何可观察到的不利影响[16]。

【男性用药研究】雄性大鼠在交配前和交配当天肌内注射（4U/kg、8U/kg、16U/kg，共注射 3 剂，每剂间隔 2 周），在中高剂量组观察到生育力降低[2]。

【药师建议】A 型肉毒毒素的动物数据提示有低风险，但人类妊娠期使用数据少，目前的个案报道和小样本量的调查研究未发现对胚胎 / 胎儿有不良影响。因 A 型肉毒毒素肌内注射后全身循环浓度极低，尽管 A 型肉毒毒素在妊娠期使用的安全性仍需要更多数据证明，其对胚胎或胎儿的损害应是非常低甚至不存在。但是目前 A 型肉毒毒素的妊娠期安全性数据仍旧是不充分的，因此妊娠期应尽量避免使用。

A 型肉毒毒素在治疗剂量下肌内注射几乎不进入乳汁，但由于哺乳期数据较少，建议尽量避免，如确需使用，权衡利弊。

阿立哌唑 Aripiprazole

【别名】阿比利非、博思清、安律凡、奥派、Abilify

【药理学分类】主要作用于中枢神经系统药物 - 抗精神病药

【剂型】片剂、胶囊剂

【妊娠期风险】FDA 原分级 C；人类数据提示低风险[a]

【哺乳期风险】L3- 有限数据 - 可能适用[b]

【说明书建议】妊娠晚期暴露于抗精神病药（包括阿立哌唑）的新生儿有锥体外系和 / 或戒断症状的风险。尚未在孕妇中进行适当的并且控制良好的研究。尚不清楚孕妇服用阿立哌唑是否会引起胎儿损害或影响生殖能力。对于孕妇，只有当对胎儿的潜在利益高于潜在危险时，才可以使用；阿立哌唑对人类阵痛和分娩的影响尚不清楚；阿立哌唑存在于人的母乳中，没有足够的数据来评估母乳中的阿立哌唑含量、对母乳喂养婴儿的影响或对泌乳的影响。

另外说明书认为：哺乳期妇女阿立哌唑会分泌至人乳汁中。由于阿立哌唑可能对哺乳婴儿产生严重不良反应，故应考虑药物对母体的重要性，选择停药或停止哺乳。

【重要参数】Mw 448，$t_{1/2}$ 75 小时，t_{max} 3~5 小时，F 87%，RID 0.7%~6.44%，M/P 0.2，PB 99%。

【国内外指南】根据 2020 年美国精神病学会发布的《美国精神病学会精神分裂症患者治疗实践指南（第 3 版）》[1]，迄今为止，所有的抗精神病药均可透过胎盘和进入乳汁，使用抗精神病药治疗的育龄期妇女应采取有效的避孕措施。在用药过程中发现已妊娠数周，而停药并不能阻止胎儿发育异常的风险，但停药引起精神病发作的风险通常超过对胚胎/胎儿的风险。第一代抗精神病药已使用四十余年，有限的资料显示其致畸风险低。如果患者使用一种药物控制良好，通常不建议改用其他的抗精神病药。在妊娠晚期使用抗精神病药，新生儿会出现戒断症状或神经系统异常。

根据 2014 年发布的《阿立哌唑临床应用专家建议》[2]，阿立哌唑的妊娠安全分级为 C 级，动物实验表明在使用 3~10 倍于人类最大推荐剂量（maximum recommended human dose，MRHD）时，阿立哌唑在小鼠中表现出致畸性（出生低体质量）、发育毒性（骨骼骨化延迟）。5 例使用阿立哌唑治疗的孕妇，分娩后 5 名新生儿中 2 例出现一过性的新生儿适应困难，但并未出现畸形或神经发育问题，而另 3 例则完全健康。建议妊娠期若要使用该药物时，应由精神科医师、妇产科医师及患方共同权衡用药的利弊以决定是否使用。建议服用阿立哌唑的妇女停止哺乳。

【妊娠期用药研究】

1. **动物数据**　在动物实验中，阿立哌唑表现出发育毒性，包括对大鼠和家兔可能产生致畸作用。在器官形成过程中口服给予妊娠的大鼠 10 倍 MRHD 的剂量会导致妊娠稍微延长，胎仔发育稍微延迟，表现为胎仔体质量下降、隐睾和骨骼骨化延迟。该剂量下可出现一些母体毒性，但没有证据表明所观察到的副作用是继发于母体毒性的。对胚胎、胎仔或幼崽的存活率没有影响，但子代体质量下降（MRHD 的 3 倍和 10 倍）、肝膈小结和膈疝的发生率增加（MRHD 的 10 倍）。分娩后，给药为 MRHD 的 3 倍和 10 倍组的子代阴道开口延迟，且给药为 MRHD 的 10 倍时，生育率、黄体数、着床数、活胎数均减少，着床后流产率增加。围产期和产后大鼠研究中，从妊娠第 17 天到产后第 21 天给予 10 倍于 MRHD 的剂量会导致轻微的母体毒性和妊娠延长、死产数增加、幼崽体质量（持续到成年期）和存活率降低。在器官形成期间妊娠大鼠静脉注射阿立哌唑 3mg/（kg·d）、9mg/（kg·d）、27mg/（kg·d）时，发现胎仔体质量偏轻和骨骼骨化延迟。在器官形成期间，妊娠兔口服 10mg/（kg·d）、30mg/（kg·d）、100mg/（kg·d），最高剂量组发现母体摄食减少、流产率增加，胎仔死亡率增加、体质量偏轻、骨骼畸形（胸骨融合）发生率增加[3]。

2. **人类数据**　目前尚不清楚阿立哌唑或其活性代谢物是否在妊娠早期穿过人类胎盘，已知其可在足月时穿过胎盘。3 名妇女分娩时的血清水平分别为 76ng/ml、78ng/ml 和 64ng/ml，脐带水平分别为 54ng/ml、44ng/ml 和 35ng/ml。少数病例报告描述了在人类妊娠期使用阿立哌唑，没有观察到发育毒性[a]。2008 年一项案例报道描述 1 例孕 8 周起因复发双相情感障碍而使用阿立哌唑 20mg/d，妊娠 39 周时血压 149/95mmHg（1mmHg=0.133kPa），未见其他子痫前期症状，妊娠 40 周时阴道分娩 3 240g 男婴，Apgar 评分 9/9，产后 6 周、6 月、12 月时随访，母婴健康[4]。

2015 年法国的一项前瞻性、多中心观察研究收集了 2004—2011 年的阿立哌唑妊娠期暴露数据，并随机匹配未暴露的一般孕妇进行比较。86 名孕妇在妊娠期服用阿立哌唑，而未暴露孕妇共计 172 名。阿立哌唑暴露组中，平均暴露剂量为 13.5mg/d（5~30mg/d），其中 1 例自愿过量用药（孕 4 周期间 280mg）。30 例（34.9%）孕妇妊娠早期后继续服用过阿立哌唑，18 例（20.9%）孕妇妊娠全程接受治疗，平均治疗时间 15.6 周（1~41.6 周）。其他使用药物有苯二氮䓬类、抗抑郁药和其他抗精神病药。与未暴露一般人群相比，阿立哌唑暴露组严重畸形发生率（2.8% vs 1.2%，OR 2.30，95%CI 0.32~16.7）、流产率（OR 1.66，95%CI 0.63~4.38）、妊娠糖尿病发生率（OR 1.15，95%CI 0.33~4.04）、子痫前期发生率（OR 0.66，95%CI 0.07~6.47）未显著性增加，早产率（OR 2.57，95%CI 1.06~6.27）、胎儿生长迟缓发生率（OR 2.97，95%CI 1.23~7.16）显著增加。在接近分娩时期接触阿立哌唑的 19 例新生儿中，2 例出现新生儿阿立哌唑暴露并发症。第 1 例母亲同时接受美沙酮治疗，孕 41.5 周剖宫产分娩，出现戒断综合征，伴有肺动脉高压和呼吸窘迫。第 2 例孕 36 周因胎膜早破引产，阴道分娩出生，发生羊水吸入性肺炎。接近分娩时阿立哌唑暴露的新生儿 Apgar 评分在 1 分钟、5 分钟低于未暴露新生儿（1 分钟：8.9 vs 9.7；5 分钟：9.7 vs 9.9）。研究总结认为，由于样本规模小，无法准确判断阿立哌唑妊娠早期暴露是否与先天畸形相关，同时，随访不足、混杂因素未考虑也可能影响研究结果。但研究中阿立哌唑组的畸形并未显示出特定的畸形模式[5]。

2014 年一项系统回顾评估了妊娠早期暴露于阿立哌唑（n=100）、奥氮平（n=1 090）、喹硫平（n=443）和利培酮（n=432）。其中，阿立哌唑暴露有 5 例畸形（5%，RR 1.4，95%CI 0.5~3.1），并未显示与畸形风险增加无关，但因样本量小，需进一步评估[6]。

2018 年一项回顾性研究共纳入 26 例妊娠期间使用阿立哌唑的妇女（12 例妊娠全程使用），其中妊娠早期阿立哌唑的平均剂量为 17.98mg（SD=12.00mg，5~60mg），12 例妊娠晚期仍使用阿立哌唑的平均剂量为 19.77mg（SD=15.99mg，5~60mg），仅 8 例单独服用阿立哌唑，不联用其他精神类药物。结果显示,针对妊娠合并症,阿立哌唑与妊娠糖尿病风险增加无关(7.7% vs 一般人群 9.4%,$P=1.00$),与妊娠期高血压风险增加可能相关(15.4% vs 3.7%,$P=0.015$);针对出生结局,阿立哌唑与低分娩胎龄、低出生体质量相关(妊娠 37.3 周为 3 094g vs 一般人群妊娠 38.7 周为 3 342g),阿立哌唑与新生儿科、新生儿重症科入住率可能相关(38.5% vs 16%,$P=0.003$)。同时,研究强调样本量小对结果偏倚的影响,只能作为初步研究参考[7]。

【哺乳期用药研究】阿立哌唑可分泌到人乳汁中。乳汁血浆浓度比约为 0.2,RID 为 0.7%~6.44%[b]。1 例患者开始每天服用 10mg 的药物,随后剂量增加到每天 15mg,在开始治疗后第 15 天和第 16 天给药前测乳汁水平。连续 2 天乳汁中阿立哌唑的水平为 13μg/L 和 14μg/L,与乳汁样品同时抽取的母体血浆水平均为 71μg/L。也有研究表明日服剂量 15mg 时,母乳中阿立哌唑的浓度低于检测限 10μg/L,婴儿相对剂量为 0.7%~3%[c]。阿立哌唑可能干扰泌乳素的释放并抑制泌乳,须谨慎使用[b]。少数非正式报道表明存在母乳喂养婴儿暴露于阿立哌唑后嗜睡的病例,但病例研究中,尚未报告发生婴儿不良反应。

2015 年一项报告指出,一位服用锂的患者在母乳喂养期间将她的治疗改为阿立哌唑。她的母乳供应量在 24 小时内减少。2 周后,患者停用阿立哌唑并恢复服用锂盐,在 48 小时内她的母乳供应增加[8]。

【男性用药研究】雄性大鼠在交配前第九周至整个交配期经口服阿立哌唑 20mg/(kg·d)、40mg/(kg·d)、60mg/(kg·d)(相当于 MRHD 的 6 倍、13 倍、19 倍),60mg/(kg·d)组发现精子生成障碍,40mg/(kg·d)与 60mg/(kg·d)组观察到大鼠前列腺萎缩[9]。

2017 年一项综述指出:精神药物会对性功能和精液质量产生负面影响。阿立哌唑增加泌乳素产生的作用最小,但依然可降低生殖功能、降低睾酮并增加性副作用,包括射精功能障碍[10]。

【药师建议】阿立哌唑在动物实验中表现出发育毒性及可能的致畸作用,在孕妇中的用药经验十分有限,目前的数据无法证明妊娠早期的阿立哌唑暴露与严重畸形风险之间存在显著关联,但妊娠晚期使用可能导致新生儿锥体外系和 / 或戒断症状发生。因此,妊娠期使用阿立哌唑须权衡利弊,如果需要治疗,应使用最低有效剂量,妊娠晚期使用后,须注意观察新生儿可能出现的戒断症状。

阿立哌唑可分泌到人乳汁中。阿立哌唑可能干扰催乳素的释放并抑制泌乳,哺乳期妇女用药过程中可能出现乳量不足。婴儿通过乳汁实际摄入的阿立哌唑剂量可能较小,乳汁血浆浓度比约为 0.2,RID 为 0.7%~6.44%。如哺乳期口服低剂量阿立哌唑,应注意观察婴儿有无嗜睡及其他不良反应。

阿洛西林 Azlocillin

【别名】苯咪唑青霉素、阿乐欣

【药理学分类】抗感染药物 - 抗生素

【剂型】注射剂

【妊娠期风险】FDA 原分级 B

【哺乳期风险】暂无数据

【说明书建议】本品可透过胎盘进入胎儿血循环,并有少量随乳汁分泌,哺乳期妇女应用本品尚无发生严重问题的报告,但孕妇及哺乳期妇女应用仍需权衡利弊,因其应用后可使婴儿致敏和引起腹泻、皮疹、念珠菌属感染等。故孕妇须权衡利弊后应用。

【重要参数】Mw 461,$t_{1/2}$ 1 小时,PB 约 40%。

【国内外指南】暂无。

【妊娠期用药研究】目前没有阿洛西林导致先天性畸形的病例报道或与阿洛西林致畸作用相关的严格对照研究,也未在动物研究中确定阿洛西林的致畸性。阿洛西林可透过胎盘进入胎儿血循环,因其应用后可能使婴儿致敏和引起腹泻、皮疹、念珠菌属感染等,故孕妇须权衡利弊后应用[1]。

早期有研究比较了阿洛西林在妊娠晚期使用的药代动力学与非妊娠患者的差异,结果提示妊娠晚期静脉使用阿洛西林 4g/ 次,与非妊娠者的药代动力学参数无显著差异,研究提示妊娠期无须调整剂量[2]。

【哺乳期用药研究】目前尚无关于人类哺乳期间使用阿洛西林的研究,并且尚不明确饮用含药母乳对哺乳婴儿的影响,但通常认为母乳喂养期间可应用 β- 内酰胺类抗菌药物如青霉素[3]。Micromedex 哺乳评分:婴儿风险极小。因其应用后可能使婴儿致敏和引起腹泻、皮疹、念珠菌属感染等,故哺乳期妇女须权衡利弊后应用。《中华人民共和国药典临床用药须知(化学药与生物制品卷)》(2015 年版)建议哺乳期妇女使用阿洛西林时宜停止授乳[4]。

【男性用药研究】暂无数据。

【药师建议】目前没有阿洛西林导致先天性畸形的病例报道或与阿洛西林致畸作用相关的严格对照研究,也未在动物研究中确定阿洛西林的致畸性。本品可透过胎盘进入胎儿血循环,因其应用后可能使婴儿致敏和引起腹泻、皮疹、念珠菌属感染等,故孕妇须权衡利弊后应用。

目前尚缺少关于人类哺乳期间使用阿洛西林的研究,并且尚不明确饮用含药母乳对哺乳婴儿的影响,但通常认为母乳喂养期间可应用 β- 内酰胺类抗菌药物如青霉素,故哺乳期妇女可权衡利弊后应用。

阿莫西林 Amoxicillin

【别名】阿莫仙、羟氨苄青霉素、特迪、威奇达、Moxatag

【药理学分类】抗感染药物 - 抗生素

【剂型】片剂、混悬剂、胶囊剂、颗粒剂、注射剂

【妊娠期风险】FDA 原分级 B;人类数据提示低风险 [a]

【哺乳期风险】L1- 有限数据 - 适用 [b]

【说明书建议】动物研究未发现阿莫西林对生育能力或对胎儿造成伤害,没有对孕妇进行充分和良好的对照研究。只有在明确需要的情况下,该药物才可以在妊娠期使用。阿莫西林可以分泌至乳汁,哺乳母亲使用阿莫西林可能导致婴儿致敏,服用时应谨慎。

【重要参数】Mw 365,F 89%,$t_{1/2}$ 1.7 小时,t_{max} 1.5 小时,RID 0.95%,M/P 0.014~0.043,PB 20%。

【国内外指南】暂无。

【妊娠期用药研究】

1. **动物数据** 在小鼠和大鼠中进行了高达人类剂量 10 倍的生殖研究,在此剂量下未观察到对生育力或胎儿伤害的影响[a]。在大鼠的多代生殖研究中,在剂量高达人类推荐剂量的 6 倍时,未观察到生育力受损或其他不利的生殖影响[1]。

2. **人类数据** 有证据表明,在器官形成期接触阿莫西林与唇腭裂有关,但绝对风险非常低。有研究报告,阿莫西林 - 克拉维酸钾与坏死性小肠结肠炎(necrotizing enterocolitis,NEC)之间存在关联[a]。然而还需要进行更多的研究,以进一步评估风险。阿莫西林可以在妊娠期间安全使用[c]。2012 年的一项使用 Slone 流行病学中心研究出生缺陷的 1994—2008 年数据,确定了 877 名唇裂伴 / 不伴腭裂的婴儿,其中 3.2% 妊娠早期暴露于阿莫西林;471 名仅腭裂的婴儿,其中 2.3% 妊娠早期暴露于阿莫西林。对照组包括 6 952 名无缺陷婴儿,其中 2.1% 妊娠早期暴露于阿莫西林。唇裂伴 / 不伴腭裂婴儿在妊娠期前三个月接触阿莫西林的比例调整后 OR 为 2.0(95%CI 1.0~4.1),在妊娠第三个月暴露,结果为调整后 OR 为 4.3(95%CI 1.4~13.0)。对于单纯腭裂,两个时期暴露于阿莫西林的 OR 分别为 1.0(95%CI 0.4~2.3)和 7.1(95%CI 1.4~36)。由于青霉素中唇腭裂风险似乎只与氨基霉素(氨苄西林和阿莫西林)有关,推测氨基苯基组在唇腭裂的发展中起一定作用。妊娠早期暴露于阿莫西林后唇

腭裂的风险增加到 2‰~4‰，是背景风险的 2 倍[2]。

2019 年发表的一项基于人群的回顾性队列研究包括了 101 615 例妊娠，其中 6 919 例（6.8%）暴露于阿莫西林，1 045 例（1.0%）仅服用阿莫西林，6 041 例（5.9%）服用克拉维酸。未发现妊娠早期阿莫西林或克拉维酸暴露与一般主要畸形之间存在显著关联（粗 *RR* 1.05，95%*CI* 0.95~1.16；调整后 *RR* 1.09，95%*CI* 0.98~1.20），也没有发现器官系统的严重畸形[3]。

【哺乳期用药研究】阿莫西林在低浓度下可分泌至母乳中。6 名母亲口服阿莫西林 1g 后，乳汁药物浓度高峰出现在 4~5 小时，平均浓度为 0.9μg/ml，服药后 1 小时、2 小时和 3 小时的乳汁 / 血浆药物浓度比分别为 0.014、0.013 和 0.043[b]。

美国儿科学会将阿莫西林列为与母乳喂养适用[4]。世界卫生组织（World Health Organization，WHO）人类哺乳工作小组也认为哺乳期服用阿莫西林是安全的[5]。

【男性用药研究】暂无数据。

【药师建议】阿莫西林可以通过胎盘，动物数据提示阿莫西林无致畸作用。人类数据研究有限，有研究显示妊娠早期接触阿莫西林与重大先天性缺陷没有关联，可能与唇腭裂风险轻度增加有关。在明确需要下可以在妊娠期使用。

阿莫西林可分泌到乳汁，但没有观察到不良影响，目前认为，哺乳期妇女使用阿莫西林后可以继续哺乳，但需关注婴儿有无腹泻、过敏等情况。

阿奇霉素 Azithromycin

【别名】希舒美、泰力特、Zithromax、AzaSite、Zmax

【药理学分类】抗感染药物 - 抗生素

【剂型】片剂、糖浆剂、胶囊剂、颗粒剂、注射剂、混悬剂、散剂

【妊娠期风险】FDA 原分级 B；适用[a]

【哺乳期风险】L2- 有限数据 - 可能适用[b]

【说明书建议】 从已发表的文献和在孕妇中使用阿奇霉素几十年的上市后经验中获得的可用数据没有发现任何与药物相关的重大出生缺陷、流产或不良母婴结局的风险。

【重要参数】*Mw* 749，*F* 37%，$t_{1/2}$ 68.9~71.8 小时（母乳的半衰期中位数为 15.6 小时），PB 7%~51%，RID 5.9%，t_{max} 3~4 小时。

【国内外指南】2020 年，欧洲呼吸学会 / 澳大利亚和新西兰胸科学会发表了关于慢性气道疾病妇女生殖和妊娠管理的声明，将阿奇霉素归类为"可能

安全"[1]。

【妊娠期用药研究】

1. **动物数据** 最新研究结果提示[2]，产前阿奇霉素暴露可引起小鼠胎儿肝发育毒性，其主要机制之一是阿奇霉素激活 GR-C/EBPα 信号，抑制 IGF1 信号通路，进而干扰肝脏增殖、凋亡、分化及糖脂代谢。

2. **人类数据** 胎盘转移研究数据显示，不足 3% 的母体阿奇霉素会到达胎儿组织[3]。一项回顾性人群研究确定了 1 620 名婴儿的母亲曾在妊娠期使用阿奇霉素[4]，尚未发现后代心脏、肌肉骨骼、泌尿生殖、胃肠或中枢神经系统（central nervous system，CNS）的出生缺陷。

2012 年，挪威学者[5]研究了 180 120 名在 2004 年至 2007 年间怀孕暴露于抗菌药物的妇女，比较了在妊娠早期服用红霉素（n=1 786，1.0%），青霉素 V（n=4 921，2.7%）或阿莫西林（n=1 599，0.9%）以及在此期间未服用任何全身性抗菌药物（n=163 653，90.9%）的妇女的妊娠结局，研究未发现妊娠期使用红霉素或其他大环内酯类药物与先天性畸形、心血管畸形或任何其他特定畸形有关。在妊娠早期使用红霉素的风险（如果有的话）较低。

2015 年[6]加拿大学者针对在妊娠期间使用大环内酯类药物和出生缺陷风险进行了一项基于人群的研究，从魁北克省妊娠队列（1998—2008 年）中，对妊娠早期暴露于大环内酯或青霉素的妇女和未暴露的妇女进行了研究。研究包括 135 859 次妊娠；在前三个月中，有 914 人暴露于阿奇霉素，734 人暴露于红霉素，686 人暴露于克拉霉素，9 106 人暴露于青霉素。结果发现，调整了潜在的混杂因素后，妊娠早期使用阿奇霉素（aRR 1.19，95%CI 0.98~1.44；120 例暴露病例），红霉素（aRR 0.96，95%CI 0.74~1.24；66 例暴露病例）和克拉霉素（aRR 1.12，95%CI 0.99~1.42；79 例暴露病例）的主要先天性畸形风险与对照组无统计学差异。未观察到与心脏畸形的关联。结果表明在妊娠期前三个月暴露于任一大环内酯类药物与主要畸形和心血管畸形的风险没有统计学显著相关。

2017 年 Flory T. Muanda 等[7]在魁北克省做了妊娠早期使用抗菌药物与流产关系的队列研究，在对潜在的混杂因素进行调整后，使用阿奇霉素（OR 1.65，95%CI 1.34~2.02；110 例）、克拉霉素（OR 2.35，95%CI 1.90~2.91；111 例）、甲硝唑（OR 1.70，95%CI 1.27~2.26；53 例）、磺胺类药物（OR 2.01，95%CI 1.36~2.97；30 例）、四环素（OR 2.59，95%CI 1.97~3.41；67 例）和喹诺酮类药物（OR 2.72，95%CI 2.27~3.27；160 例）与自然流产风险增加相关。研究结果表明妊娠早期使用大环内酯类（不包括红霉素）、喹诺酮类、四环素类、磺胺类药物及甲硝唑与自然流产风险增加有关，但不排除严重感染本身的混杂因素影响。当使用青霉素或头孢菌素作为比较组时，结果类似。

2019 年 Damkier P 等[8]针对丹麦在 2000 年至 2015 年间出生的所有的单

胎活产儿童进行了一项大型队列研究，合并了有效且全面的丹麦全民医疗保健和公民登记数据以及怀孕、尤其是妊娠期前三个月处方药物购买和先天性畸形的数据。使用 Logistic 回归，计算了 10 种最常用抗菌药物（不包括作为对照的 4 种青霉素）的先天性畸形（分别是主要先天畸形和心脏先天畸形）的优势比。结果表明：与对照组相比，在妊娠早期接触包括阿奇霉素在内的 10 种常用的抗菌药物后，先天性畸形的风险没有增加。该研究纳入妊娠早期暴露于罗红霉素 3 027 例，暴露于阿奇霉素 5 037 例，研究结果提示妊娠早期暴露于这些药物是安全的或仅有很小的风险。

2020 年英国一项队列研究[9]，纳入 104 605 名出生于 1990 年至 2016 年间的儿童（使用了英国 6.9% 人口的临床数据库，包括 2 170 例在母亲妊娠期前三个月使用大环内酯类药物的活产妊娠）。其母亲曾于妊娠 4 周至分娩期间使用一种大环内酯类药物（红霉素、克拉霉素或阿奇霉素）或一种青霉素单药治疗，结果显示相较于青霉素，妊娠早期使用大环内酯类药物与重大畸形风险增加相关（aRR 1.55，95%CI 1.19~2.03），特别是心血管畸形风险（aRR 1.62，95%CI 1.05~2.51）；任何妊娠阶段大环内酯类药物均与生殖道畸形风险增加相关（aRR 1.58，95%CI 1.14~2.19）。

大环内酯类药物的广泛使用，增加了 1.5 倍的风险，导致过度出生缺陷，然而这可以通过使用替代抗菌药物来预防。2021 年丹麦进行了一项基于历史登记的队列研究，对 1997 年 1 月 1 日至 2016 年 12 月 31 日期间丹麦所有记录的妊娠进行了基于历史登记的队列研究。丹麦的分析包括 13 017 例使用大环内酯类药物的妊娠与青霉素对照组配比 1：1，其中 4 711 例（36.19%）使用阿奇霉素、468 例（3.59%）克拉霉素、5 458 例（41.93%）红霉素、2 375 例（18.24%）罗红霉素，5 例（0.04%）螺旋霉素，匹配并对照了 13 017 例使用青霉素。这项全国性队列研究结果表明在妊娠期前三个月使用大环内酯类药物与主要出生缺陷之间没有显著关联。与英国最近的一项队列研究相比，该研究发现 12 个器官特异性出生缺陷亚组（包括心脏缺陷）中任何一个的风险均未显著增加，并且没有证据表明个体大环内酯类药物与主要出生缺陷风险增加存在显著关联[10]。

2021 年丹麦的研究[10]与 2020 年英国的研究[9]相比，有几点优势。①丹麦的研究具有更大的样本量：英国研究 6.9% 人口的临床数据库，包括 2 170 例在妊娠期前三个月使用大环内酯类的活产妊娠，而丹麦研究包括 13 017 例妊娠期前三个月使用大环内酯类药物的活产妊娠，青霉素暴露数的妊娠数 1：1 匹配；②两者研究方法不同：英国研究为抽样研究，而丹麦为全国性的队列；③出生缺陷登记方式不同：在英国的研究中，出生缺陷信息是从儿童三岁体检时的全科医师记录中收集的，其中诊断是手动输入到患者记录中的[10]，而丹麦从医院住院和门诊获得的出生缺陷的数据，所有出生缺陷诊断都会自动记录在注册表中。根据欧洲先天性异常流行病学监测人口登记网（European network of population-based registries for the epidemiological surveillance of congenital anomalies，EUROCAT）的主要先天性异常亚组的分类系统，严重出生缺陷被定义为出生后第一年内被诊断出的婴儿。

【哺乳期用药研究】阿奇霉素可在乳汁中蓄积，其在乳汁中的浓度与母亲给药剂量和疗程相关。30名孕妇在剖宫产术前15分钟、30分钟或60分钟前静脉注射500mg阿奇霉素，随后检测了其中8位母亲的母乳样本，在母乳中的半衰期约为15.6小时。药代动力学模型预测阿奇霉素在乳汁中的峰值浓度出现在给药后的24小时，伴有长时间的消除期。在给药后30.7小时，药物平均浓度为17μg/L。研究人员认为从乳汁中获取的药物暴露量不足以产生临床作用，因此并不具有临床重要价值[3,11]。

直接给予新生儿阿奇霉素可能引起罕见但严重的不良反应：假膜性结肠炎，肥厚性幽门狭窄[12]，但通常情况下母乳中的药物量不大可能引起临床效应。一个案例报道显示一名患者首日被给予1g阿奇霉素，接下来的2日500mg/d，乳汁中的浓度从0.64mg/L升到2.8mg/L，预计婴儿接受阿奇霉素的剂量约为0.4mg/(kg·d)，远远低于新生儿的治疗剂量（5~10mg/kg）[a]。

【男性用药研究】暂无数据。

【药师建议】研究结果表明妊娠早期使用大环内酯类（不包括红霉素）与自然流产风险增加有关，但不排除严重感染本身的混杂因素影响。有研究认为妊娠早期使用大环内酯类药物与重大畸形风险增加相关，特别是心血管畸形风险；任何妊娠阶段大环内酯类药物使用均与生殖道畸形风险增加相关。但随后更大型的队列研究并未发现妊娠期间使用大环内酯类药物与主要出生缺陷风险之间存在关联，包括心脏缺陷。哺乳期使用阿奇霉素母乳喂养时要注意观察婴儿反应，如呕吐、腹泻、胃肠道菌群变化等。

阿司匹林 Aspirin

【别名】乙酰水杨酸、醋柳酸、欣动、Acetylsalicylic Acid

【药理学分类】主要作用于中枢神经系统药物 - 解热镇痛抗炎药、主要作用于血液和造血系统药物 - 抗血小板药物、非甾体抗炎药

【剂型】片剂、胶囊剂、散剂、栓剂

【妊娠期风险】FDA原分级C（D- 如在妊娠晚期大量使用）；适用（低剂量）[a]；人类数据提示妊娠早晚期使用有风险（全量）[a]

【哺乳期风险】L2- 有限数据 - 可能适用 [b]

【说明书建议】有说明书建议：孕妇尤其是妊娠最后三个月的妇女及哺乳期妇女慎用。

也有说明书提示：孕妇几个回顾性流行病学研究中，妊娠期前三个月使用水杨酸盐可能与畸形（腭裂、心脏畸形）危险性升高有关。但现有的资料不足以评估阿司匹林长期治疗（剂量大于 150mg/d）时导致畸形的可能性。常规治疗剂量时危险性降低。在一项 32 000 对母子参与的前瞻性研究中，未显示畸形危险性升高。孕妇服用水杨酸前应审慎权衡利弊；作为预防措施，长期治疗的剂量尽量不超过 150mg/d。在妊娠最后三个月，服用高剂量的阿司匹林（大于 300mg/d）可能导致妊娠期延长，母体子宫的收缩受抑和胎儿心肺毒性（例如动脉导管提前关闭）。此外，母亲和胎儿的出血风险增加。分娩前短期服用高剂量阿司匹林可导致胎儿颅内出血，尤其是早产儿。因此所有含有阿司匹林的药物禁用于妊娠最后三个月的妇女，除非在正确的临床专家建议和严密监测下极有限的应用于心血管和产科。水杨酸盐及降解产物能少量地进入母乳。目前未发现偶然服用时对婴儿产生不良反应，一般不需停止哺乳。但常规服用或高剂量摄入时，应尽早停止哺乳。

【重要参数】Mw 180，$t_{1/2}$ 3~10 小时，t_{max} 1~2 小时，F 50%~75%，RID 2.5%~10.8%，M/P 0.03~0.08，PB 88%~93%。

【国内外指南】美国妇产科医师学会（American College of Obstericians and Gynecologists，ACOG）委员会意见《妊娠期间低剂量阿司匹林的应用（NO.743）》[1]中提到：具有子痫前期高危因素的女性，推荐使用低剂量阿司匹林（81mg/d）进行预防，开始使用时间为妊娠 12~28 周（最好在 16 周之前），每天使用直至分娩。具有 1 种以上子痫前期中度危险因素的女性，应考虑使用低剂量阿司匹林预防。

《国际妇产科联盟（International Federation of Gynecology and Obstetrics，FIGO）关于子痫前期的倡议：妊娠早期筛查和预防的实用指南》[2]指出：①在妊娠早期筛查和评估早产子痫前期（preeclampsia，PE）后，确定为高风险的女性应在妊娠 11~14[+6] 周开始接受阿司匹林预防，剂量为每晚约 150mg，直至妊娠 36 周。②推荐小于 40kg 体质量的产妇每天所需阿司匹林剂量为 100mg，大于 40kg 的产妇在 150mg/d。如果无法获得上述建议的阿司匹林方案，则为高危女性开出的阿司匹林的最低剂量应为 100mg/d。③如果发生阴道点滴出血，必须对其进行适当评估，但不需要停止阿司匹林预防。④对于对阿司匹林敏感或过敏的高危女性，在没有其他干预措施情况下，须密切观察和管理。

英国皇家妇产科医师学会（Royal College of Obstetricians and Gynaecologists，RCOG）2013 年绿顶指南 NO.31《小于胎龄儿的调查与处

理》[3]、加拿大妇产科医师协会（Society of Obstetricians and Gynaecolyists of Canada, SOGC）2013 年临床实践指南 NO.295《宫内生长受限：筛查、诊断和管理》[4]、爱尔兰 2017 年临床实践指南 NO.28《胎儿生长受限——识别、诊断管理》[5]、法国妇产科医师学院临床实践指南《胎儿生长受限和子宫内生长受限》[6]都推荐对具有胎盘功能不全主要危险因素的女性使用低剂量阿司匹林，以预防小于胎龄儿（small for gestational age infant, SGA）。

【妊娠期用药研究】

1. 低剂量阿司匹林总体出生缺陷风险未增加 1976 年美国围产期合作项目的前瞻性队列研究[7]，监测了 50 282 对母子。32 164（64%）例在妊娠期使用阿司匹林，其中 14 864 例在妊娠期前四个月内使用阿司匹林，5 128 例在妊娠期前四个月内使用阿司匹林超过 8 天定义为"重度暴露"。结果发现，与妊娠期前四个月无阿司匹林暴露（2 242/35 418，6.3%）相比，妊娠期前四个月阿司匹林重度暴露（343/5 128，6.7%，*RR* 1.06）和其他暴露（663/9 736，6.8%，*RR* 1.08）的先天畸形风险无明显增加，研究并未发现阿司匹林有致畸作用。但是该研究数据并未排除非常大剂量的阿司匹林可能致畸的作用[7]。

1985—1992 年间的一项对密歇根公共医疗补助接受者进行的监测研究，共包括 229 101 例妊娠，其中 1 709 名新生儿妊娠早期宫内暴露于阿司匹林。共有 83 例（4.9%）重大出生缺陷。包括心血管畸形 19/17 例（观察值/预计值）、唇裂或腭裂 2/3、脊柱裂 0/1、多指畸形 8/5、肢体短缩畸形 1/3 和尿道下裂 6/4。这些数据不支持妊娠早期阿司匹林暴露与出生缺陷风险增加有关[a]。

2002 年一项荟萃分析纳入 1971 年至 2002 年发表的 22 项研究，结果表明，暴露于阿司匹林的女性的后代发生先天性畸形的风险并不显著高于对照组（*OR* 1.33，95%*CI* 0.94~1.89）。然而，发现胃裂的风险显著增加（*OR* 2.37，95%*CI* 1.44~3.88）[8]。

2005 年匈牙利一项基于人群的病例对照研究共纳入 3 415 名有先天畸形的儿童，其中神经管缺损 1 202 名，外脐/胃裂 238 名，唇裂伴或不伴有腭裂 1 374 名，后腭裂 601 名。与 19 428 例所有其他类型先天畸形的参比组相比，结果发现神经管缺陷、外脐/腹裂、唇裂 ± 腭裂和后腭裂与妊娠第 5~12 周使用阿司匹林相关性的 *aRR* 分别为 1.1（95%*CI* 0.7~1.6）、0.7（95%*CI* 0.2~2.2）、分别为 0.9（95%*CI* 0.6~1.3）和 1.0（95%*CI* 0.6~1.8）[9]。提示母亲在妊娠早期使用阿司匹林与后代神经管缺陷、外脐/腹裂、唇裂 ± 腭裂或后腭裂的风险增加无关[9]。

2020 年《柳叶刀》杂志一项多国的双盲随机对照研究，11 976 名在妊娠 6~13[+6] 周间确认单胎妊娠的妇女，其中 5 787 名接受阿司匹林 81mg/d，5 771 名接受安慰剂[10]。结果发现，37 周前早产的主要结局发生在 11.6% 的接受阿司匹林的妇女和 13.1% 的安慰剂组妇女中（*RR* 0.89，95%*CI* 0.81~0.98）。服用阿司匹林的女性发生围产期死亡率的可能性较小（45.7/1 000 vs 53.6/1 000；
RR 0.86，95%*CI* 0.73~1.00）[10]。两组之间包括先天异常在内的其他不良孕产
妇/新生儿事件相似。

2. **心脏缺陷风险** 早期研究发现妊娠早期服用阿司匹林与先天性心脏
病可能有关[11-12]，但相关的数据过少。而之后《新英格兰医学杂志》的一项
研究表明，妊娠早期应用阿司匹林与其他结构畸形相比，没有增加先天性心
脏病的风险[13]。该研究数据来自 Slone 流行病学小组的出生缺陷研究，包括
1 381 名结构性心血管畸形婴儿和 5 个不同心脏畸形亚组（亚组间并不相互
排斥）：主动脉瓣狭窄（*n*=43）、主动脉缩窄（*n*=123）、左心室发育不全（*n*=98）、
大动脉转位（*n*=210）和椎体缺损（*n*=791）。6 966 名其他非心脏缺陷的出生
缺陷的婴儿作为对照组[13]。一些包括心脏畸形的综合征婴儿，例如唐氏综合
征或遗传性心血管上肢畸形综合征（Holt-Oram syndrome）被排除。经过修正
潜在的混淆因素，与对照组相比，服用阿司匹林患者发生以下畸形的相对风
险度（*RR*）为：任何心脏畸形 0.9（95%*CI* 0.8~1.1）、主动脉瓣狭窄 1.2（95%*CI*
0.6~2.3）、主动脉缩窄 1.0（95%*CI* 0.6~1.4）、左心室发育不全 0.9（95%*CI*
0.6~1.4）、大动脉转位 0.9（95%*CI* 0.6~1.2）和椎体缺损 1.0（95%*CI* 0.8~1.2）。
该研究表明妊娠早期阿司匹林暴露与心脏缺陷风险增加不相关[13]。

2003 年进行了一项确定妊娠早期药物应用与心脏缺陷有关的病例对
照研究。病例（心血管缺陷不伴有已知的染色体异常）从 3 个瑞典健康登
记中抽取（*n*=5 015）[14]。对照组为 1995—2001 年间瑞典出生的所有婴儿
（*n*=577 730）。研究中非甾体抗炎药（nonsteroidal anti-inflammatory drug，
NSAID）和阿司匹林的暴露量病例数和出生缺陷相关优势比（*OR*，95%*CI*）分
别为：769 880 例、1.24（0.99~1.55）；592 052 例、1.01（0.76~1.33）。这些结果显
示妊娠早期阿司匹林暴露与心脏畸形无关[14]。

3. **智商影响** 对早期有研究发现，妊娠早期宫内阿司匹林暴露的儿童智
商（intelligence quotient，IQ）受到不利影响[15]。1974—1975 年间进行的一项
纵向前瞻性研究，观察产前阿司匹林暴露对儿童健康和生长发育的影响，研
究随访了 421 名儿童，其中 192 名（45.6%）的母亲在妊娠前半期有阿司匹林暴
露。在儿童 4 岁时进行检查，发现母亲在妊娠前半期使用阿司匹林与儿童的
智商和注意力下降显著相关，且发现女孩比男孩更容易受到影响[15]。

但在 1988 年一项类似的更大样本量的研究中，得出了不同的结果。研究
中围产期合作项目收集了 19 226 例妊娠，其中妊娠前半期阿司匹林暴露例数
为 10 159（52.8%）[16]，对照组 9 067 次妊娠未暴露于阿司匹林。结果发现，妊
娠前半期阿司匹林暴露的儿童 4 岁时平均智商（98.3）高于对照组（96.1），差
异有显著的统计学意义（*P*<0.000 1）。经过多个混淆因素修正后，组间差异

减少到少于 1 分,但仍有统计学意义。未发现阿司匹林剂量与儿童智商的关系,也未发现儿童的性别显著影响阿司匹林使用对智商的影响。研究者认为宫内阿司匹林暴露对儿童智商无不良影响[16]。

2010 年一项研究纳入 584 有胎盘血管疾病产科病史或患有慢性高血压、肾脏或自身免疫性疾病的妇女,共 656 名妊娠 33 周前出生的早产儿童,其中125 名妇女(21%)在妊娠期使用低剂量阿司匹林治疗[17]。5 岁时检查,结果妊娠期低剂量阿司匹林暴露与儿童的死亡率、脑损伤、脑瘫或整体认知障碍没有显著相关性。但低剂量阿司匹林治疗与总体行为困难改善(*aOR* 0.44,95%*CI* 0.19~1.02)和多动的减少(*aOR* 0.43,95%*CI* 0.17~1.05)有关。结果表明低剂量阿司匹林与新生儿或长期结局的不良影响无关,而且可能改善极早期早产儿童远期的神经行为困难[17]。

4. 腹裂风险增加 1996 年的一项病例对照研究比较了妊娠早期药物、习惯和职业暴露与腹裂畸形的相关性,纳入 110 例腹裂婴儿为病例组、220 例无畸形为对照组。结果发现阿司匹林与畸形的显著相关(案例组 7 例,对照组 3 例,*OR* 4.67,95%*CI* 1.21~18.05)[18]。

2002 年一项荟萃分析对先前发表的五项病例对照研究的分析,发现妊娠期服用阿司匹林的母亲,婴儿患胃裂的风险显著增加(*OR* 2.37,95%*CI* 1.44~3.88)[8]。同年,Werler 等人对 206 例腹裂婴儿和 798 例对照组(382 例有畸形对照和 416 例无畸形对照)进行的研究中,发现腹裂组妊娠早期使用阿司匹林比率更高,风险比值比为 2.7(95%*CI* 1.2~5.9)[19]。

5. 精神疾病风险 2010 年一项研究纳入 6 437 名儿童,调查母亲在妊娠期间使用阿司匹林和其他镇痛药与后代精神病症状发生之间的关系[20]。结果表明,妊娠期间阿司匹林使用频率的增加与精神病经历风险的增加有关(*aOR* 1.44,95%*CI* 1.08~1.92)。母亲高频率或每天使用阿司匹林的风险最高(*aOR* 2.79,95%*CI* 1.27~6.07),妊娠期间使用对乙酰氨基酚和其他镇痛药与后代出现精神病症状的风险无关[20]。

6. 哮喘风险 2016 年一项随访研究纳入了 19 928 名母亲没有哮喘病史的单胎儿童,随访至 7 岁[21]。结果发现,子宫内阿司匹林暴露与儿童哮喘风险增加相关(*aOR* 1.3,95%*CI* 1.1~1.6)。妊娠早期、中期和晚期暴露的 *aOR* 分别为 1.1(95%*CI* 0.87~1.3)、1.2(95%*CI* 1.0~1.4)和 1.4(95%*CI* 1.1~1.6)。此外,在妊娠晚期使用阿司匹林 2~7 天或超过 7 天,哮喘的 *aOR* 分别为 1.3(95%*CI* 1.0~1.7)和 1.3(95%*CI* 1.0~1.7)。提示,阿司匹林即使只是在妊娠晚期短暂暴露,也与 7 岁时儿童哮喘有关[21]。需要更多的研究来仔细检查低剂量阿司匹林及延长暴露时间和儿童远期结果之间的关联。

2018 年欧洲一项研究,纳入 3 329 名儿童,其中 523 名儿童在出生前仅暴露于阿司匹林，儿童期哮喘的比例为 6.0%，与出生前无阿司匹林 / 对乙酰氨基酚暴露相比，调整后 *OR* 为 1.36（95%*CI* 0.90~2.05）。出生前仅暴露于对乙酰氨基酚（*n*=170）的哮喘风险略高于阿司匹林，相较于无暴露组，调整后 *OR* 为 1.50（95%*CI* 0.77~2.90），但无显著统计学意义，研究提示阿司匹林和对乙酰氨基酚对哮喘的影响程度相对温和[22]。

7. **脑性瘫痪风险**　2012 年一项研究纳入 877 名出生小于 28 周的婴儿，其中 49 名妊娠期暴露于阿司匹林、其他 NSAID 64 名、对乙酰氨基酚 442 名，评估了妊娠期间母亲用药与极早产儿脑白质损伤和脑性瘫痪（cerebral palsy，CP；简称"脑瘫"）之间的关联[23]。随访结果显示 877 名婴儿中 100 名（11.4%）患有 CP，其中包括 53 名（6.04%）四肢瘫痪、31 名（3.53%）轻瘫和 16 名（1.82%）偏瘫。在调整可能需要药物治疗的潜在混杂因素后，服用阿司匹林（*OR* 3.0，95%*CI* 1.3~6.9）和 NSAID（*OR* 2.4，95%*CI* 1.04~5.8）的母亲的婴儿患四肢瘫痪 CP 的风险仍然增加，而对乙酰氨基酚妊娠期使用与四肢偏瘫 CP 无显著相关（*OR* 0.7，95%*CI* 0.4~1.2）。提示，不能排除妊娠期使用阿司匹林和 NSAID 导致围产儿脑损伤的可能性[23]。

2018 年一项研究纳入来自丹麦全国出生队列和挪威母子队列研究的 185 617 对母子，检查了母亲在妊娠期间使用对乙酰氨基酚、阿司匹林或布洛芬是否会增加孩子患 CP 的风险[24]。49% 的妊娠报告使用对乙酰氨基酚，3% 使用阿司匹林，4% 使用布洛芬。与未接触阿司匹林的儿童相比，曾在妊娠期产前接触过阿司匹林的儿童患双侧痉挛性 CP 的风险升高（aOR 2.4，95%*CI* 1.1~5.3）。但作者也指出不能排除疾病混淆的可能性[24]。

8. **预防胎儿生长受限**　阿司匹林已较广泛地用于预防有高风险因素妇女的胎儿生长受限。2017 年一项荟萃分析和系统评价纳入 45 项随机对照试验，共有 20 909 名孕妇被随机分配至每天服用 50~150mg 阿司匹林[25]。结果表明，当在≤16 周时服用阿司匹林，有一个显著减少和用于预防先兆子痫（相对风险 0.57，95%*CI* 0.43~0.75，*P*<0.001）、重度先兆子痫（相对风险 0.47，95%*CI* 0.26~0.83，*P*=0.009）和胎儿生长受限（相对风险 0.56，95%*CI* 0.44~0.70，*P*<0.001）的剂量 - 反应效果，阿司匹林剂量越高，这 3 种结果的降低幅度越大。表明在高危女性中，阿司匹林预防先兆子痫、重度先兆子痫和胎儿生长受限的效果是剂量依赖性的，并且在妊娠 16 周以内开始使用时效果最佳[25]。

低剂量阿司匹林在妊娠期应用，目前已有多项指南推荐。对抗磷脂抗体阳性的合并系统性红斑狼疮（systemic lupus erythematosus，SLE）的妊娠有益。对存在子痫前期、子痫、胎儿宫内生长受限和复发性流产高风险的患者，小剂量阿司匹林（40~150mg/d）也有获益。2021 年一项荟萃分析，纳入 35 项随机对照研究，包括 46 568 名孕妇，分析表明妊娠期低剂量阿司匹林预防可显著降低先兆子痫、早产、围产期死亡率和宫内发育迟缓的风险，而不会增加出血风险，低剂量阿司匹林可显著增加新生儿出生体质量，但并未降低妊娠高血压的风险[26]。

接近足月使用，阿司匹林可能会延长妊娠和产程，新生儿可能产生严重的出血性合并症。大剂量阿司匹林在妊娠期的安全性尚缺乏研究。妊娠期应避免长期和间断大剂量服用阿司匹林，因其可能影响母亲和新生儿凝血机制，导致出血危险增加。母亲服用全量（＞150mg/d）阿司匹林可能导致妊娠晚期胎儿动脉导管过早关闭。新生儿持续性肺动脉高压（persistent pulmonary hypertension of the newborn, PPHN）是动脉导管过早关闭的潜在并发症。此外，非甾体抗炎药（NSAID）在多种动物研究中发现可影响胚胎植入，与人类自然流产风险增加有关，虽然相关性较小（见布洛芬）。

【哺乳期用药研究】阿司匹林及其代谢物水杨酸可少量分泌至乳汁，但未见因哺乳母亲使用常规剂量阿司匹林的婴儿不良反应报道。1993年一项电话随访研究中，5名婴儿经母乳接触阿司匹林（未指定剂量和婴儿年龄）后没有出现副作用[27]。2017年一项研究对7名母乳喂养妇女的乳汁样本进行测定，评估使用低剂量阿司匹林（81mg）后乙酰水杨酸及其代谢物水杨酸向母乳中的转移，分别在0小时、1小时、2小时、4小时、8小时、12小时和24小时内收集母乳样本测定乙酰水杨酸和水杨酸的含量[28]。结果表明，所有母乳样品中的乙酰水杨酸水平均低于定量限（0.61ng/ml），而检测到的水杨酸浓度非常低＜平均浓度为24ng/ml，估计相对婴儿剂量为0.4%。哺乳期每天服用81mg阿司匹林应该被认为是安全的[28]。StatPearls数据库指出，乙酰水杨酸（250mg）、对乙酰氨基酚（250mg）和咖啡因（65mg）的组合的所有成分在母乳喂养期间都被认为是安全的[29]。

但阿司匹林与瑞氏综合征相关，可能对母乳喂养的婴儿产生潜在毒性[30]。美国儿科学会建议哺乳期母亲慎用阿司匹林[31]。可考虑使用布洛芬或对乙酰氨基酚作为缓解哺乳期妇女疼痛的。当婴儿患有病毒感染时，在哺乳期避免使用更高剂量的阿司匹林。

【男性用药研究】2016年一项研究评估了亚慢性剂量阿司匹林对雄性大鼠生殖特征的影响[32]。实验动物分为三组：对照组，阿司匹林亚慢性剂量（12.5mg/kg）治疗30天组和治疗60天组。亚慢性剂量的阿司匹林降低了附睾和睾丸的精子密度、数量和活动度，在大鼠中，组织病理学和初级精原细胞发育（初级精原细胞、次级精原细胞和成熟精母细胞）计数也显著下降。60天治疗组，观察到了造血异常以及肝肾功能障碍。本研究的结果表明，给雄性大鼠服用亚慢性剂量的阿司匹林会导致生殖特征和血清生物化学特性发生改变[32]。

2019年一项动物实验发现长期给予阿司匹林［10mg/（kg·d），持续1月］

未增强或减弱成年大鼠或老年大鼠的勃起功能[33]。

2021年一项研究对阿司匹林治疗5周后对雄性大鼠生殖参数的影响进行了调查[34]。25只雄性大鼠随机分配到对照组（n=10）和阿司匹林治疗组（n=15）。结果发现，5周的阿司匹林治疗（12.5mg/kg体质量）降低了大鼠血清睾酮水平、间质细胞数、精子计数、精子活力、精子管状分化指数和精子发生指数和再群体指数，染色质凝聚受损和精子DNA断裂增加[34]。

而2020年一项荟萃分析纳入两项随机对照试验（randomized controlled trial，RCT），共214名符合标准的男性，发现阿司匹林对血管源性男性勃起功能障碍有改善作用[35]。两项RCT的参与者被随机分为干预组和安慰剂组。其中一项RCT使用阿司匹林作为干预药物，每日剂量为100mg，而另一项剂量为每天3次，每次80mg。两项试验都评估了干预6周后的结果。结果发现患者服用阿司匹林后表现出勃起功能的显著改善（平均差异5.14，95%CI 3.89~6.40）。但目前相关研究有限，阿司匹林的剂量不同，需要更多的研究来支持这项荟萃分析的结果[35]。

【药师建议】阿司匹林妊娠期使用的研究较多，总体低剂量阿司匹林妊娠期暴露与出生缺陷风险增加无显著相关。妊娠期阿司匹林暴露与心脏缺陷、智商影响、哮喘、脑瘫的风险研究目前尚存争议。此外还有少数研究认为妊娠期阿司匹林暴露增加子代腹裂和精神疾病风险。目前大量研究证实阿司匹林对抗磷脂抗体阳性的合并SLE的妊娠有益。对存在妊娠期高血压子痫前期、子痫、胎儿宫内生长受限和复发性流产高风险的患者，小剂量阿司匹林（40~150mg/d）也有获益。已有较多的指南推荐阿司匹林用于有高危因素的孕妇，预防胎儿生长受限。

因阿司匹林与瑞氏综合征相关，对婴儿有潜在不良影响，建议哺乳期避免使用。

阿替卡因 Articaine

【别名】必兰（阿替卡因肾上腺素）、Orabloc、Septocaine

【药理学分类】主要作用于中枢系统药物-麻醉药及其辅助用药

【剂型】注射剂

【妊娠期风险】FDA原分级C

【哺乳期风险】L3-没有数据-可能适用[b]

【说明书建议】动物研究中未发现有致畸作用，对人类的致畸作用尚无定论。对于口腔疾病，阿替卡因仅在必需时方可用于孕妇；如同其他局麻药，阿替卡因极微量分泌于乳汁,但麻醉结束后,可以继续哺乳。

【重要参数】 Mw 284,t_{max} 25 分钟,$t_{1/2}$ 1.8 小时,PB 60%~80%。

【国内外指南】 根据 2019 年英国妇科内镜学会 / 英国皇家妇产科医师学会发布的《妊娠期腹腔镜手术指南》[1],专家认为现代麻醉药品、肌肉松弛剂和阿片类药物在使用临床剂量和维持母体生理功能时,不会产生致畸作用。

【妊娠期用药研究】 阿替卡因是一种局麻药物,结构与利多卡因、依替卡因相似。阿替卡因是一种具有中等持续时间的局部麻醉剂,具有酯键中间结构,使其能够被血液和组织酯酶快速水解。

1. **动物数据** 家兔皮下注射给予 80mg/kg[约 4 倍人类最大推荐剂量(MRHD)]阿替卡因肾上腺素(0.01μg/ml)显示胎儿死亡和骨骼变化增加,但这可能是该剂量引起的严重母体毒性反应,如癫痫。家兔和大鼠在器官生成期皮下注射给予 2 倍 MRHD 的阿替卡因肾上腺素(0.01μg/ml)时未观察到胚胎 / 胎儿毒性。但在大鼠整个妊娠期和哺乳期皮下注射 2 倍 MRHD 阿替卡因肾上腺素显示死产数增加,且对幼鼠的被动躲避(对认知的测试)有负面影响[2]。另有研究提示大鼠和家兔暴露于 10 倍 MRHD(7mg/kg)时未显示胚胎 / 胎儿毒性[3]。

2. **人类数据** 阿替卡因主要在牙科医疗中常用,也与肾上腺素合用。目前尚无良好的人类妊娠期使用阿替卡因肾上腺素的对照研究。局麻药不在注射局部停留但是可被吸收,取决于注射部位和血管性,也可经母体血液到达胎儿。局麻药通过钠离子通道阻断抑制神经传导,过量或意外血管内注射时可能导致不良作用。添加血管收缩剂如肾上腺素可延长麻醉局部作用的持续时间,限制系统吸收速率而减少血液水平。但是在整个妊娠期使用局麻药通常是可耐受的,对新生儿的神经生理未显示持久的作用,妊娠早期使用局麻药未观察到致畸损害。

德国一篇报道明确指出阿替卡因肾上腺素(0.005μg/ml)可以在妊娠任何时期使用[4]。2012 年土耳其有研究,比较发现剖宫产术硬膜外麻醉时联合使用 2% 阿替卡因和 0.75% 罗哌卡因优于单用 0.75% 罗哌卡因[5]。阿替卡因肾上腺素被认为是妊娠期和哺乳期牙科首选的局部麻醉药[6]。

【哺乳期用药研究】 目前没有关于阿替卡因在母乳喂养中的数据,尚不清楚阿替卡因是否会在人乳中排泄。与利多卡因一样,转移到人乳中的可能性很小。即使婴儿经乳汁摄入很少的阿替卡因,也会被胃酯酶迅速水解[b]。一般来说,对牙科手术进行单剂量局部麻醉的女性在清醒和稳定后可以恢复母乳喂养[7]。

【男性用药研究】 暂无数据。

【药师建议】 妊娠期间可使用阿替卡因(含或不含肾上腺素),妊娠早期使用未观察到致畸损害。

哺乳期使用阿替卡因的研究数据缺乏,但婴儿经乳汁吸收阿替卡因的可能很小,建议麻醉苏醒后可以继续哺乳。

阿昔洛韦 Aciclovir/Acyclovir

【别名】无环鸟苷、克毒星、中宝韦平、沙威洛、Zovirax

【药理学分类】抗感染药物 - 抗病毒药

【剂型】片剂、胶囊剂、颗粒剂、注射剂、眼膏剂、滴眼剂、乳膏剂、凝胶剂

【妊娠期风险】FDA 原分级 B;适用[a]

【哺乳期风险】L2- 有限数据 - 可能适用[b]

【说明书建议】阿昔洛韦在妊娠期使用需权衡利弊;口服阿昔洛韦后,2名妇女的母乳中阿昔洛韦浓度为相应血浆水平的 0.6~4.1 倍。这些浓度可能会使哺乳期婴儿接触到剂量高达 $0.3mg/(kg \cdot d)$ 的阿昔洛韦。应谨慎使用于哺乳期妇女,且仅在有需要时使用。

口含:口腔含化给药阿昔洛韦的全身暴露量是最小的。只有当对胎儿的潜在好处大于潜在风险时,才应该在妊娠期间使用。目前尚不清楚局部应用阿昔洛韦是否会在母乳中排出,应谨慎使用。

【重要参数】Mw 225,$t_{1/2}$ 2.4 小时,t_{max} 1.5~2 小时,F 15%~30%,PB 9%~33%,RID 1.09%~1.53%,M/P 0.6~4.1。

【国内外指南】2017 年加拿大妇产科医师协会(SOGC)临床实践指南《妊娠期单纯疱疹病毒的管理(No.208)》指出[1],妊娠期抗单纯疱疹病毒(herpes simplex virus,HSV)感染治疗建议采用阿昔洛韦或伐昔洛韦。除了引起母体暂时性中性粒细胞减少以外,妊娠期使用阿昔洛韦与妊娠期并发症或胎儿、新生儿副反应均没有关系。

2018 年法国妇产科医师学会(College of Gynaecologists and Obstetricians, CNGOF)的《妊娠和分娩期间生殖器单纯疱疹感染的预防和管理指南》[2]:怀孕期间首次出现生殖器疱疹,或出现复发性疱疹均可使用阿昔洛韦或伐昔洛韦治疗。在获得聚合酶链反应(polymerase chain reaction,PCR)结果之前,任何疑似疱疹的新生儿都应接受静脉注射阿昔洛韦治疗。

2020 年美国妇产科医师学会(ACOG)指南 NO.220《妊娠期生殖器疱疹的处理》[3]:推荐阿昔洛韦用于治疗妊娠期生殖器单纯疱疹,动物与人类数据均证明其妊娠期,包括妊娠早期的安全性,及治疗有效性。

【妊娠期用药研究】目前暂无妊娠期间使用阿昔洛韦对胎儿或新生儿造成不良影响的报道。对于严重的播散性单纯疱疹病毒感染,静脉注射阿昔洛

韦进行治疗可降低母婴死亡率。口服阿昔洛韦治疗原发性生殖器单纯疱疹病毒感染，可预防原发感染所导致的不良的胎儿结局，如早产、宫内生长受限和新生儿单纯疱疹病毒感染。

阿昔洛韦可穿透胎盘进入胎儿体内[4]，根据美国 1984—1999 年阿昔洛韦妊娠登记处的数据显示，随访到 1 234 名妊娠期暴露于阿昔洛韦的孕妇的 1 246 个妊娠结局，其中妊娠早期暴露 756 个、妊娠中期 197 个、妊娠晚期 291 个，妊娠早期暴露的活产婴儿中，出生缺陷风险为 19/596（3.2%，95%CI 2.0~5.0），与普通人群相比，先天缺陷风险没有增加[5]。

2010 年发表的一项基于丹麦全国性大型人群队列的研究对 1996 年到 2008 年的 837 795 名活产婴儿进行了分析。在妊娠早期暴露于阿昔洛韦的 1 561 名婴儿中有 32 名（2.0%）被诊断出严重出生缺陷（aOR 0.82，95%CI 0.57~1.17），妊娠早期暴露于伐昔洛韦的 229 名婴儿中有 7 名（3.1%）被诊断出严重出生缺陷（aOR 1.21，95%CI 0.56~2.62），认为妊娠早期暴露于阿昔洛韦或伐昔洛韦与主要出生缺陷风险的增加无关[6]。

2013 年美国出生缺陷预防研究机构报道，妊娠早期使用抗病毒药物（阿昔洛韦、伐昔洛韦或泛昔洛韦）与腹裂可能存在关联。941 例腹裂婴儿中有 1.1%（n=10），8 339 例对照者中有 0.3%（n=27）母亲，报告在受孕前一个月到怀孕第三个月使用了以上药物。与未使用药物、未报告生殖器疱疹女性相比，妊娠早期宫内暴露与腹裂相关性为 aOR 4.68，95%CI 1.65~13.28（自我报告生殖器疱疹）和 aOR 4.68，95%CI 1.15~19.03（未报告生殖器疱疹）。在报告未使用抗病毒药物的女性中，自我报告的生殖器疱疹与腹裂相关性为 aOR 3.0，95%CI 1.6~5.7。但是该研究收集数据的方式为自我报告，可能存在一定偏倚[7]。

2017 年一项在乌干达穆拉戈医院对 200 名孕 28 周的 HSV-2 阳性孕妇进行的随机、双盲安慰剂对照试验显示，相对于安慰剂组，孕 28~36 周间给 HSV-2 阳性孕妇口服阿昔洛韦治疗可降低早产的发生率[8]。

瑞典健康登记处报道 842 例宫内暴露于阿昔洛韦的婴儿，其中 19 例发生严重畸形，与瑞典整体出生缺陷相比，无显著性差异（RR 0.72，95%CI 0.46~1.13）[9]。

如果是针对严重母体感染的抗病毒治疗，或为了保护胎儿免受宫内感染，则应尽可能使用阿昔洛韦或伐昔洛韦作为首选药物，其他抗病毒药物仅适用于比阿昔洛韦更具有治疗优势的情况[c]。

【哺乳期用药研究】阿昔洛韦可以分泌进入乳汁，其 RID 较小（1.09%~1.53%），研究认为，婴儿每天摄入 1 500μg 阿昔洛韦，不会产生不良反应[b]。WHO 认为使用阿昔洛韦治疗的母亲可以母乳喂养[10]，但需要注意的是，若母乳喂养的母亲在乳房附近或乳房上有疱疹性病变，应避免母乳喂养[11]。美国儿科学会药物委员会也认为适用于母乳喂养[12]。Micromedex 哺乳评级：婴儿风险较小。

【男性用药研究】阿昔洛韦对雄性大鼠生殖系统有不利影响：在 16mg/kg 和 48mg/kg 剂量水平下雄性大鼠的血清睾酮浓度显著降低，阿昔洛韦还能诱导睾丸组织病理学变化并显著增加睾丸管周细胞或间质组织中肥大细胞的平均数量[13]。

有研究对 20 名长期口服阿昔洛韦（6 个月，每天服用高达 1g）的患者进行精液检测，发现阿昔洛韦在精液中浓度明显高，但治疗对精子计数、运动性或形态未发现显著的临床影响。考虑到该研究数据较为有限，且未探讨药物对精子生殖潜力、诱变作用的影响，因此，目前仍建议对那些患有复发性生殖器疱疹的育龄男性，长期口服阿昔洛韦治疗仍须谨慎，并长期监测以发现罕见的或较轻的不良反应[14]。

【药师建议】阿昔洛韦被推荐为治疗妊娠期生殖器单纯疱疹感染的首选药物，现有人类数据认为，阿昔洛韦的妊娠期使用与主要出生缺陷没有相关性。

阿昔洛韦外用或全身给药的哺乳期妇女，可进行母乳喂养；但若乳房附近或乳房上有疱疹性病变时，应避免母乳喂养。

艾司唑仑 Estazolam

【别名】舒乐安定、去甲阿普唑仑、三唑氯安定、忧虑定

【药理学分类】主要作用于中枢系统药物 - 抗焦虑药

【剂型】片剂、注射剂

【妊娠期风险】FDA 原分级 X；人类数据提示妊娠早期和晚期存在风险[a]

【哺乳期风险】L3- 没有数据 - 可能适用[b]

【说明书建议】有说明书认为：在妊娠期前三个月内，艾司唑仑有增加胎儿致畸的风险。孕妇长期服用可成瘾，使新生儿呈现停药症状，妊娠后期用药影响新生儿中枢神经活动。分娩前及分娩时用药可导致新生儿肌张力较弱，应慎用。哺乳期妇女应慎用。

也有说明书认为：孕妇禁用艾司唑仑。如果患者在接受艾司唑仑时有可能妊娠，应警告其对胎儿的潜在风险并指导患者在妊娠前停药。不建议哺乳期妇女使用艾司唑仑。

【重要参数】Mw 295，F 100%，$t_{1/2}$ 10~24 小时，t_{max} 0.5~3 小时，PB 93%。

【国内外指南】2017 年中国药物滥用防治协会牵头编写的《苯二氮䓬类药物临床使用专家共识》[1]中提到，孕妇使用苯二氮䓬类药物的安全性存在争

议,使用时需要仔细权衡利弊。

2017年英国精神药理协会（British Association for Psychopharmacology,BAP）发布的《妊娠和产后应用精神病药物共识指南》[2]指出,现有数据没有可靠的证据表明苯二氮䓬类与先天缺陷风险增加有关。苯二氮䓬类药物通常在妊娠期间用于控制严重的焦虑或躁动,半衰期短的药物（例如劳拉西泮）是首选。

2020年加拿大妇产科医师协会发表的《妊娠期间饮酒的筛查和咨询指南（第405号）》[3]中提到,妊娠期间短期使用苯二氮䓬类药物通常是安全的;如果在分娩前几天使用,新生儿会出现苯二氮䓬类药物戒断症状。哺乳期间使用苯二氮䓬类药物需要监测婴儿是否嗜睡、食欲下降和体质量增加减少等。

【妊娠期用药研究】

目前尚无有关艾司唑仑在人类妊娠期间使用的报告。该药物对胎儿的影响应与其他苯二氮䓬类药物相似（见地西泮）。产妇在接近分娩时使用可能会导致新生儿运动抑制和戒断症状[a]。

2002年发表的一项丹麦人口研究[4]记录了61例过量暴露于弱镇痛药/精神药物自杀未遂妇女的妊娠结局。其中1名妇女在妊娠早期（妊娠第13天）一次性摄入艾司唑仑36mg,最终足月分娩了1名2.5kg的婴儿,Apgar评分为10分。

2016年美国出版的《关于精神科药物处方和医生对患者教育》[5],提到艾司唑仑对孕妇不安全,妊娠期间应避免使用艾司唑仑。

2019年一项研究[6]报道母亲在妊娠期间使用苯二氮䓬类药物与学龄前儿童的运动、沟通技能以及注意缺陷/多动障碍症状之间的关系。队列研究招募了1999—2008年间在妊娠前和/或妊娠期间患有抑郁/焦虑症（$n=4\ 195$）、睡眠障碍（$n=5\ 260$）或疼痛相关障碍（$n=26\ 631$）的女性,在其婴儿出生满6个月、18个月和36个月时发放母婴健康随访问卷,并一直定期随访至5岁、7岁和8岁。在宫内不同时间点暴露于苯二氮䓬类药物后,其注意力缺陷多动障碍症状或精细运动缺陷的风险没有增加。但是妊娠后期服用苯二氮䓬类药物的抑郁/焦虑障碍妇女所生的孩子比未服用苯二氮䓬类药物孕妇所生的孩子有更大的运动障碍（$RR\ 0.67$, $95\%CI\ 0.21{\sim}1.13$）和沟通缺陷（$RR\ 0.35$, $95\%CI\ 0.04{\sim}0.65$）。该研究中涉及的苯二氮䓬类药物包括地西泮、奥沙西泮、阿普唑仑、硝西泮、咪达唑仑、氟硝西泮和氯硝西泮,没有艾司唑仑。

2020年一项研究[7]报道了受孕前使用苯二氮䓬类药物增加异位妊娠的风险,作者对1 691 366例妊娠进行队列研究。其中1.06%的孕妇在受孕前90天内至少服用了两种苯二氮䓬类药物（具体品种不明）,且至少持续10天。与未服用苯二氮䓬类药物的妇女相比,服用苯二氮䓬类药物妇女的异位妊娠风险高1.47倍（$95\%CI\ 1.32{\sim}1.63$）。

2021年发表的一篇关于失眠的药物治疗的综述[8]认为所有苯二氮䓬类药物都有致畸风险,不应在妊娠期间使用。

Micromedex妊娠评级:胎儿危害已被证实。

【哺乳期用药研究】目前尚无艾司唑仑在哺乳期应用的报道,其较低分子量(约295)和较长的清除半衰期提示药物可通过乳汁分泌。同类药物(如夸西泮、替马西泮)能够以低浓度水平分泌入乳汁,在接触这两种药物的哺乳婴儿中未观察到毒性,对婴儿神经系统功能的影响尚未明确[a]。没有关于艾司唑仑在人乳中的具体数据,建议选用其他具有更多哺乳期用药数据的苯二氮䓬类药物(如劳拉西泮)[b]。

e-lactancia数据库认为[9]艾司唑仑为母乳喂养低风险,其高血浆蛋白结合率使其不太可能转移到母乳中,建议哺乳期尽可能选择短效的苯二氮䓬以及选择最小有效剂量,尤其是新生儿和早产儿,因为长期使用可能会在婴儿体内累积。

通过母乳喂养暴露于苯二氮䓬类药物的婴儿可能出现镇静,但该风险通常较低。2012年一项前瞻性研究[10]纳入了124例在哺乳期间使用苯二氮䓬类药物的母亲(主要是劳拉西泮、氯硝西泮和咪达唑仑),结果发现仅有2例婴儿(1.6%)出现中枢神经系统抑制(嗜睡、含乳差、肌张力减退或对刺激无反应)。该研究支持分娩后服用苯二氮䓬类药物的同时可以母乳喂养。

2021年一项研究[11]认为虽然苯二氮䓬类药物已被证明可分泌至母乳,但分泌量很小,适用于母乳喂养。对11名服用阿普唑仑、布罗替唑仑、氯硝西泮、克洛西泮、乙唑仑、洛氟西泮乙酯、氟硝西泮或劳拉西泮的产妇乳汁样本进行分析,结果显示所有药物的乳汁血浆比(M/P)均小于1,且相对婴儿剂量RID均小于10%。作者认为接受苯二氮䓬类药物治疗的哺乳期妇女是可以母乳喂养的。

Micromedex哺乳评级:婴儿风险不排除。

【男性用药研究】在推荐人用剂量30倍的剂量条件下,雄性大鼠生育力未受影响[12]。

【药师建议】尽管有研究表明,产前暴露于苯二氮䓬类药物与先天性畸形的风险增加相关性不大,但也有研究报道存在不同的结论,孕妇使用苯二氮䓬类药物的安全性存在争议。孕妇使用艾司唑仑的数据很少,仅有个案报道。建议妊娠期避免使用艾司唑仑,特别是妊娠早期。在近分娩期使用苯二氮䓬类药物可引起新生儿运动抑制和戒断症状,须观察新生儿体征。有研究报道妊娠前期使用苯二氮䓬类药物,增加异位妊娠风险,应注意。

目前尚无艾司唑仑在人类母乳分泌的具体数据,鉴于该药的较小分子量和较长药物半衰期,艾司唑仑可能分泌至乳汁,存在婴儿风险。临床确有需要,建议选用其他具有更多哺乳期数据或半衰期更短的苯二氮䓬类药物,如劳拉西泮。

桉柠蒎 Eucalyptol

【别名】切诺

【药理学分类】主要作用于呼吸系统药物 - 祛痰药

【剂型】胶囊剂

【妊娠期风险】暂无数据

【哺乳期风险】暂无数据

【说明书建议】孕妇 / 哺乳期妇女慎用。

【重要参数】t_{max} 1~3 小时。

【国内外指南】暂无。

【妊娠期用药研究】

1. **动物数据** 桉柠蒎的成分包括桉油精、柠檬烯及 α- 蒎烯。动物研究表明,在小鼠妊娠的第 6~15 天,每天皮下注射给药(135mg/kg),未发现致畸性或胚胎毒性[1-2]。桉油精(500mg/kg,皮下注射给药)可在啮齿动物中穿透胎盘,并在胎仔血液中达到足以刺激肝酶活性的浓度[3],因此在妊娠期间不应再摄入桉油精[4]。此外小鼠研究发现,含柠檬烯的产品可能会增加孕妇的子宫收缩力[5],因此在妊娠期间应避免使用。经口给予妊娠的大鼠含 α- 蒎烯和其他几种萜烯的产品,仅在母体毒性剂量水平下才具有胚胎毒性。

2. **人类数据** 暂无数据。柠檬烯是一种在柑橘类水果果皮和其他植物中发现的化学物质。柠檬烯在食品级用量时是安全的,但没有足够的信息来判断它在更大的药用剂量下是否安全。

【哺乳期用药研究】动物研究显示桉油精不进入乳汁。

【男性用药研究】体外研究显示桉树精油对精子暴露 10 分钟后显著提高精子的活动性和活力[6]。

【药师建议】目前仅有针对药物成分的动物研究结果,暂无人类相关研究,妊娠期及哺乳期不建议使用。

氨基葡萄糖 Glucosamine

【别名】葡萄糖胺、维固力、葡立、伊索佳、普力得、Viartril-S

【**药理学分类**】主要作用于内分泌系统药物 - 影响骨代谢药物

【**剂型**】胶囊剂、片剂、颗粒剂、散剂

【**妊娠期风险**】FDA 原分级暂无数据；人类数据有限 - 可能适用 [a]

【**哺乳期风险**】L3- 没有人类数据 - 可能适用 [b]

【**说明书建议**】妊娠期和哺乳期应在权衡利弊后使用本品，妊娠期前三个月应避免使用。

【**重要参数**】Mw 179，$t_{1/2}$ 0.3 小时，$F < 26\%$，PB 0。

【**国内外指南**】中华医学会运动医疗分会的《骨关节炎临床药物治疗专家共识》提到氨基葡萄糖适用于轻度骨关节炎，但目前该类药物对骨关节炎的临床疗效尚存争议，有症状患者可选择性使用，禁忌证为对本品过敏者，未提及妊娠患者[1]。

2021 年发布的《意大利多学科实践共识：膝骨关节炎的非手术治疗》指出：可用数据表明处方药氨基葡萄糖的硫酸盐具有长期疗效，但不适用于其他氨基葡萄糖酸根的盐制剂[2]。

【**妊娠期用药研究**】

1. **动物数据**　氨基葡萄糖被兽医广泛使用，小鼠和家兔的使用未报道致畸作用[3]。

小鼠研究表明暴露于葡萄糖胺影响小鼠生殖结果，对于 16 周龄的妊娠小鼠，被给予氨基葡萄糖后可减轻胎鼠出生体质量，增加先天性异常，不减少产仔数量；对于 8 周龄的妊娠鼠，氨基葡萄糖的暴露减少产仔数量[4]。有研究认为葡萄糖胺可抑制小鼠妊娠，具有发展成为一种可逆的、非激素避孕药的潜力[5]；而大鼠的研究则发现通过饮水补充葡萄糖胺可增加卵巢质量，调节胚胎发育均匀性。

2. **人类数据**　目前，氨基葡萄糖未经 FDA 批准，仅被归类为膳食补充剂，因此 FDA 法规要求安全性证据，但不需要功效证据。2004 年，FDA 宣布制造商没有足够的证据表明氨基葡萄糖可有效治疗关节炎、关节变性或软骨恶化[6]。氨基葡萄糖是人体组织中广泛存在的一种内源性物质，胚胎 / 胎儿在发育过程中必须合成它。而且，非结合的氨基葡萄糖在关节软骨聚集，血浆中检测不到游离药物[7]，因此在母胎界面可供穿过胎盘的游离药物即使存在也非常有限。因此，在妊娠期间计划或无意服用氨基葡萄糖并不表明临床上对胚胎和胎儿造成伤害的重大风险。Micromedex 妊娠评级：胎儿风险不排除。

2007 年一项前瞻性队列研究[8]评估了孕妇服用氨基葡萄糖后的妊娠结局，该研究由加拿大 The Motherisk 开展，共纳入 54 例妊娠期氨基葡萄糖暴露的妇女（34 例暴露于器官分化期），其中有 50 例活产（两组双胞胎）、4 例自然流产、1 例治疗性流产和 1 例死产，无严重畸形。根据这些有限的数据作者认

为,在妊娠期服用氨基葡萄糖,不增加重大畸形或其他胎儿不良影响的发生风险。

【**哺乳期用药研究**】尽管尚无在母乳喂养期间服用氨基葡萄糖的相关研究,但因氨基葡萄糖主要在肝脏中代谢,血浆药物浓度几乎无法检测[9],因此分泌进入乳汁的量极少,哺乳时服用氨基葡萄糖可能对乳儿的影响较小。Micromedex 哺乳评级:婴儿风险不排除。

目前没有关于氨基葡萄糖转移到母乳的数据。因为氨基葡萄糖主要在肝脏中代谢,且血浆中几乎检测不到,所以不太可能进入母乳。此外,由于它的生物利用度很低,婴儿不太可能吸收并达到临床相关剂量[b]。

【**男性用药研究**】暂无数据。

【**药师建议**】有限的人类数据提示,在妊娠期服用氨基葡萄糖,不增加重大畸形或其他胎儿不良影响的发生风险。但一系列动物实验及生殖学家告诫,氨基葡萄糖应谨慎用于妊娠期及备孕期。

目前缺少人类哺乳期使用氨基葡萄糖的数据,但从其药代动力学特征推断,对母乳喂养的影响可能较小。

氨甲环酸 Tranexamic Acid

【**别名**】止血环酸、凝血酸、卡维安、捷宁、Lysteda

【**药理学分类**】主要作用于血液和造血系统药物 - 促凝血药

【**剂型**】胶囊剂、片剂、注射剂

【**妊娠期风险**】FDA 原分级 B;人类数据有限 - 动物数据提示低风险[a]

【**哺乳期风险**】L3- 有限数据 - 可能适用[b]

【**说明书建议**】氨甲环酸可以通过胎盘,脐带血中药物浓度与母体血药浓度接近。从已发表的研究、病例系列和病例报告中获得的关于在妊娠中期、晚期和分娩时使用氨甲环酸的孕妇的数据,尚不清楚是否存在与药物相关的流产风险或不良的母体或胎儿结局。大鼠繁殖研究中,其剂量高达人类推荐剂量的 4 倍,尚未发现妊娠期不良发育结果。权衡利弊是否在妊娠期使用氨甲环酸治疗;已发表的文献报道了人乳中存在氨甲环酸。没有关于氨甲环酸对母乳喂养婴儿的影响数据或对泌乳的影响数据。应当考虑母乳喂养对发育和健康的益处、母亲对氨甲环酸的临床需要,以及药物对母乳喂养婴儿的任何潜在不利影响。

另有说明书认为:在怀孕期间使用氨甲环酸的少量数据显示对胎儿没有危害。尚无本品用于孕妇的临床试验数据。孕妇慎用本品。尚无本品用于哺乳期妇女的临床试验数据。由于母乳中氨甲环酸的浓度很低(只有血中的百分之一),婴儿每日从母乳中吸收的药量很少。在确实需要时,哺乳期妇女应遵医嘱使用本品。

【重要参数】 Mw 157, $t_{1/2}$ 11 小时, t_{max} 3 小时, F 45%, PB 3%。

【国内外指南】 中国《产后出血预防与处理指南》(2014)[1]指出,针对产后出血,如果宫缩剂止血失败,或者出血可能与创伤相关,可考虑使用止血药物,推荐使用氨甲环酸。指南中未提及哺乳期妇女用药是否需暂停哺乳。

2022 年《国际过敏组织/欧洲过敏和临床免疫学学会遗传性血管性水肿管理指南》[2]指出,在妊娠期间可能需要长期预防用药,当一线预防治疗药物无法获得,且雄激素是治疗禁忌时,可以考虑使用抗纤溶药物,但疗效尚未得到证实。抗纤维蛋白溶解剂在母乳中分泌,但氨甲环酸在哺乳期被认为是安全的。

【妊娠期用药研究】

1. **动物数据** 在小鼠、大鼠和家兔的生殖毒性试验中,未观察到对胎仔有毒副作用。在器官形成期,给予小鼠和大鼠最大剂量达每日 1 500mg/kg 的氨甲环酸,没有发现其对胎仔有致畸性[a]。

在一项大鼠胚胎/胎仔发育毒性研究中,在器官形成期间(从妊娠第 6 天到第 17 天)以每天两次 0mg/kg、150mg/kg、375mg/kg 和 750mg/kg[基于体表面积(mg/m^2)推荐的人类口服剂量 3 900mg/d 的 1 倍、2 倍和 4 倍]的剂量给予氨甲环酸,对胚胎或胎仔发育没有不利影响。在一项围产期-产后发育毒性研究中,大鼠从妊娠第 6 天到出生后第 20 天以 0mg/kg、150mg/kg、375mg/kg 和 750mg/kg 的每日 2 次剂量给予氨甲环酸,未观察到对母体行为或体质量的显著不良影响,并且没有观察到对幼崽生存力、体质量、发育里程碑或成年生育力的显著影响[3]。

2. **人类数据** 氨甲环酸可穿过人体胎盘到达胎儿。12 名妇女在剖宫产前接受了 10mg/kg 静脉注射氨甲环酸,分娩后立即抽取脐带血和母体血样,脐带血和母体血清中的平均药物浓度分别为 19μg/ml(范围 4~31μg/ml)和 26μg/ml(范围 10~53μg/ml),二者比值为 0.7[a]。没有报告显示,妊娠期使用氨甲环酸会对胎儿或新生儿造成不良影响[a]。

氨甲环酸被用于治疗因胎盘早剥或前置胎盘而出血的女性。胎盘早剥的特点是激活纤溶系统,而氨甲环酸可以提供局部止血并降低早产的风险。一项 1980 年瑞典的研究报道了 73 例胎盘早剥患者在妊娠 26~30 周连续使用氨甲环酸治疗的母儿预后[4]。所有患者在急性出血期静脉注射 1g 氨甲环酸,另有 6 名患者连续口服治疗 4g/d,持续 1~12 周直至分娩。6 名新生儿(8.2%)死亡,死亡原因被认为与胎盘早剥的急性出血并发症有关。与期待治疗的患者相比,未观察到出血、血栓形成或产妇死亡人数增加,研究提示,氨甲环酸治疗组的死亡率显著降低33%~37%,且新生儿死亡不是氨甲环酸造成的[4]。

也有报道妊娠早期使用氨甲环酸治疗先兆流产,控制出血,从而降低流产风险。一项2007年俄罗斯的随机试验使用氨甲环酸治疗复发性流产和先兆流产妇女的出血,纳入共计80例受试者,分别给予40例氨甲环酸治疗与40例安慰剂治疗[5]。氨甲环酸的给药剂量为每日口服750mg,在妊娠5~22周持续治疗5~7天。没有观察到孕产妇和新生儿的不良反应,且研究组出血的持续时间显著减少($P<0.001$)[5]。

妊娠期使用氨甲环酸的诊断主要包括宫颈锥切术期间止血、胎盘早剥、前置胎盘、血液系统疾病导致的出血、不明原因出血。有较多早期案例和小样本研究,一项文献综述经统计,共计7例案例报道以及731例相关妊娠期暴露的对照研究[6]。其中一项对照研究报道了2例肺栓塞的不良反应,第一名患者在妊娠35周前因前置胎盘接受氨甲环酸3g/d,持续61天;第二名患者在妊娠26周前因胎盘早剥而接受氨甲环酸4g/d,持续15天。但该研究中未接受氨甲环酸的对照组也报道1例肺栓塞,3例深静脉血栓。新生儿结局报道中,2例新生儿死亡,认为与胎盘早剥的急性出血并发症有关,而不是氨甲环酸的不良反应,且没有发现其他新生儿并发症,也没有其他氨甲环酸致畸的证据。该综述认为,应谨慎解释妊娠期使用氨甲环酸与肺栓塞的关联,在妊娠期长期使用时,须密切监测,避免血栓形成的风险。同时,有血栓栓塞病史的女性应禁用氨甲环酸,肾功能不全的女性需减少剂量[6]。

【哺乳期用药研究】氨甲环酸在母乳中的排泄量很小,浓度约为相应母体血清浓度的1%[b]。其乳汁/血浆药物浓度比、婴儿相对剂量尚无数据。在一项对21名使用氨甲环酸(1.5~4g/d)的母亲的研究中,观察到1例婴儿出现躁动不安的反应。对比哺乳期未暴露的母亲和婴儿,暴露的婴儿生长发育情况在随访过程中(1~3年)并未发现显著性差异[b]。尚无理由限制哺乳期妇女使用氨甲环酸后哺乳[c]。

一项随机、双盲、多中心研究比较了在产后出血妇女中静脉注射1g氨甲环酸($n=10\,051$)与安慰剂($n=10\,009$)的情况。在母乳喂养的婴儿中,两组之间的婴儿死亡率没有差异,也没有报告任何血栓栓塞事件[7]。

【男性用药研究】研究表明氨甲环酸可进入精液,并对精液高纤溶活性抑制作用显著,但对精子的迁移没有影响[8]。

【药师建议】已知的人类数据未证实氨甲环酸妊娠期使用会增加胎儿致畸风险。在明确需要的情况下,尤其是在危及生命的出血时,氨甲环酸可在妊娠期使用。

氨甲环酸分泌入乳汁的量很低,哺乳期妇女可以权衡利弊进行母乳喂养,这期间注意监测婴儿是否有躁动不安、呕吐、腹泻等不良反应。

氨溴索 Ambroxol

【**别名**】溴环己胺醇、沐舒坦、美舒咳、Musco、Ruiaile

【**药理学分类**】主要作用于呼吸系统的药物 - 祛痰药

【**剂型**】片剂、糖浆剂、颗粒剂、胶囊剂、注射剂、口服溶液剂、喷雾剂

【**妊娠期风险**】暂无数据

【**哺乳期风险**】暂无数据

【**说明书建议**】口服：孕妇及哺乳期妇女慎用。

静脉注射：妊娠 28 周后的大量的临床经验显示，本品对胎儿没有不良影响。但妊娠期间，应遵循关于妊娠期用药的常见预防措施。特别是在妊娠早期不推荐应用本品。在动物研究中，发现药物可分泌至乳汁，因此不推荐哺乳期间使用本品。

【**重要参数**】Mw 378，F 79%，$t_{1/2}$ 7~12 小时，t_{max} 1~6.5 小时，PB 90%。

【**国内外指南**】暂无。

【**妊娠期用药研究**】氨溴索是溴己新的代谢产物，常作为祛痰剂，也用于有早产风险的妊娠晚期妇女，以预防新生儿呼吸窘迫综合征（respiratory distress syndrome，RDS）。尽管有大量妊娠晚期使用氨溴索预防新生儿呼吸窘迫综合征的临床资料，但其有效性和安全性尚未得到强证据级别的支持[1]。氨溴索未在美国上市，无相关妊娠期安全性评估。

Micromedex 妊娠评级：不能排除胎儿风险。

1. **动物数据** 临床前动物实验中，每日经口给予大鼠 3 000mg/kg 盐酸氨溴索，或家兔每日给药 200mg/kg，均未见胚胎毒性和致畸性；每日剂量 500mg/kg 时，雄性、雌性大鼠生育力未见影响。围产期发育毒性试验在日剂量为 500mg/kg 时，对母体和幼仔有轻微毒性，可见动物体质量增长迟缓，窝仔数减少[2]。部分研究认为，根据目前的经验，妊娠期可以使用氨溴索或溴己新，且没有胎儿致畸的风险[c]。

2. **人类数据** 鉴于氨溴索的妊娠期安全性资料缺乏，通过溴己新的妊娠期使用情况可作进一步间接评估。溴己新是欧洲国家孕妇患普通感冒后常用的药物，使用率较高[3]。欧洲先天性异常流行病学监测人口登记网（European network of population-based registries for the epidemiological surveillance of congenital anomalies，EUROCAT）基于人口的药物警戒系统进行的一项回顾性对照研究调查了胎儿腹裂畸形的药物暴露危险因素，发现妊娠期使用溴己新可能增加腹裂风险[4]。瑞典卫生登记处的数据中，有 1 032 例妊娠早期暴露

于溴己新，1 750 例妊娠早期暴露于溴己新与伪麻黄碱的复合制剂，经回顾性病例对照研究分析得出，妊娠早期暴露于溴己新或含溴己新复合制剂后，婴儿发生严重出生缺陷的分别有 32 例（RR 1.01，95%CI 0.71~1.44）和 56 例（RR 1.03，95%CI 0.79~1.35），没有统计学意义。因此该研究认为普通感冒、咳嗽后使用溴己新与胎儿畸形没有关联[5]。尽管溴己新的妊娠期使用频率较高，但是对于溴己新和出生缺陷的风险的关联仍然需要更大样本的研究。

氨溴索的妊娠期安全性仍不够明确，但是目前妊娠晚期使用有一定临床经验，未见明显的胎儿不良反应；妊娠早期、中期有一定使用率，也未见明确的胎儿致畸风险。建议在妊娠早期尽量避免使用氨溴索，因为妊娠早期的安全性需要更进一步的研究。

【哺乳期用药研究】氨溴索在哺乳期使用具有良好的耐受性。如果哺乳期哮喘吸入治疗和补液治疗失败，氨溴索是首选的祛痰剂及黏液溶解剂之一[c]。

【男性用药研究】暂无数据。

【药师建议】妊娠 28 周前使用氨溴索的安全性仍不够明确，建议在妊娠早期尽量避免使用。如有使用必要，需谨慎告知患者目前妊娠早期的临床资料很少。少量溴己新（氨溴索的前体药物）的临床研究认为，妊娠期使用溴己新可能增加胎儿腹裂风险。

氨溴索可进入乳汁，但治疗剂量对婴儿无影响，如果哺乳期哮喘吸入治疗和补液治疗失败，氨溴索是首选的祛痰剂及黏液溶解剂之一。

奥氮平 Olanzapine

【别名】再普乐、奥拉扎平、欧兰宁、悉敏、Zyprexa

【药理学分类】主要作用于中枢神经系统药物 - 抗精神病药

【剂型】片剂、注射剂

【妊娠期风险】FDA 原分级 C；适用 - 母亲获益≫胚胎 / 胎儿风险[a]

【哺乳期风险】L2- 有限数据 - 可能适用[b]

【说明书建议】妊娠：对孕妇还没有足够的对照试验研究。已经妊娠或奥氮平治疗期间准备妊娠的患者，要和医师沟通。由于经验有限，只有当可能的获益大于对胎儿的潜在危险时方能使用本药。在妊娠期的最后三个月使用抗精神病药（包括奥氮平）的母亲，新生儿有出现不同程度及持续时间的不良反应（包括锥体外系症状和 / 或停药反应）的风险，已有激越、肌张力升高、肌张力减退、震颤、嗜睡、呼吸窘迫和喂食障碍的报告。因此，新生儿应密切监护。在一项健康妇女的哺乳研究中，奥氮平通过乳汁排泄。稳态时平均婴儿暴露量（mg/kg）估计是母体奥氮平剂量（mg/kg）的 1.8%。如果患者服用奥氮平，不建议哺乳。

【重要参数】Mw 312，$t_{1/2}$ 21~54 小时，t_{max} 5~8 小时，$F>57\%$，RID 0.28%~2.24%，M/P 0.38，PB 93%。

【国内外指南】2017 年英国精神药理协会（BAP）关于《妊娠和产后使用精神药物的共识指南》指出，现有的证据表明，第二代抗精神病药（second generation antipsychotics，SGAs）——奥氮平的妊娠期安全性数据相对较多，它不是主要的致畸物，几乎未发现致畸关联。妊娠期暴露于抗精神病药，没有证据表明死产或自然流产的风险增加。妊娠期使用 SGAs，可能会增加妊娠糖尿病（gestational diabetes mellitus，GDM）的风险，建议做葡萄糖耐量试验进行糖尿病筛查，并确保按照适当的指导进行管理。奥氮平可能会导致内分泌紊乱，使催乳素升高，损害男 / 女性的生育能力。由于复发的风险，一般不建议更换药物。有证据表明，奥氮平的 RID 值较低。没有严重不良反应的报道。建议密切监视接近分娩时暴露于抗精神病药的婴儿或由服用抗精神病药的母亲哺乳的婴儿。对于患有双向情感障碍且在妊娠期间未服药的妇女，在分娩后第 1 天重新开始服用有效的抗精神病药，如奥氮平 / 喹硫平，可能会预防部分（而非全部）早期复发[1]。

【妊娠期用药研究】

1. **动物数据** 在高达 18mg/（kg·d）的大鼠剂量和 30mg/（kg·d）的兔子剂量的口服生殖研究中（基于体表面积，分别是人类最大推荐剂量的 9 倍和 30 倍），未观察到肢体方面的致畸性证据。在一项大鼠致畸研究中，当剂量为 18mg/（kg·d）时，观察到生化妊娠率和死胎数量增加。当剂量为 10mg/（kg·d）时妊娠期延长（人类最大推荐剂量的 5 倍）。在一项兔子的致畸研究中，母体毒性剂量为 30mg/（kg·d）（人类最大推荐剂量的 30 倍）时发生胎儿毒性，表现为生化妊娠率增加和胎儿体质量下降。大鼠实验证明奥氮平会发生胎盘转移[2]。

2018 年一项研究测试了 CD1 小鼠产前暴露于奥氮平是否会影响第一代（F1）和第二代（F2）小鼠的代谢。结果发现，在 F1 小鼠中，奥氮平产前治疗导致新生儿体质量下降，且仅在雄性动物中持续终生；F1 雌性小鼠也表现出葡萄糖耐受性改变。F2 小鼠由正常雄性小鼠与 F1 雌性小鼠在产前接触奥氮平后交配而生，表现出较高的出生体质量，仅在 F2 雌性动物中持续存在。结果表明，产前奥氮平暴露诱导成年后后代小鼠葡萄糖耐量改变和性别特异性，并建议须仔细监测妊娠期间暴露于奥氮平的儿童[3]。

2. **人类数据**

（1）胎盘通过率：2007 年一项前瞻性观察研究纳入了妊娠期暴露于非

典型抗精神病药的 50 名女性,结果显示该类药物可通过胎盘屏障。采集分娩时母体和脐带血样,测定结果发现奥氮平能通过胎盘,且通过率是 72.1%(SD=42.0%),与其他抗精神病药(氟哌利多、利培酮)相比是最高的[4]。

(2)孕妇使用奥氮平的致畸风险:2000 年一项研究观察了 23 例奥氮平暴露的孕妇,在患者的妊娠结局中未发现自然流产、死产、早产或严重畸形的风险增加[5]。

2005 年一项研究为确定非典型抗精神病药是否会使一般人群的主要畸形率升高,对 151 名在妊娠早期接受抗精神病药(奥氮平、利培酮、喹硫平和氯氮平)治疗的妇女与未接受任何药物治疗的 151 名妇女进行比较。结果发现,两组之间的主要先天畸形在统计学上没有显著差异[6]。

2013 年一项研究表明妊娠期暴露于奥氮平未发现出生缺陷风险增加[7]。

2015 年一项研究报道了妊娠早期暴露于奥氮平、喹硫平、利培酮和阿立哌唑的先天畸形率。结果显示:在 1 090 名妊娠早期暴露于奥氮平病例中,有 38 例(3.5%)畸形,相对危险度和 95%CI 分别为 1.0(0.7~1.4)。该综述得出的结论是,妊娠早期暴露于奥氮平并未明显增加先天性畸形的风险,已有的安全性数据表明奥氮平可作为妊娠早期的一线药物[8]。

2016 年美国进行了一项全国性队列研究,以确定妊娠早期接触抗精神病药相关的先天性畸形和整体心脏畸形的风险。2000—2010 年约有 136 万名妇女分娩,在调整关键混杂因素后,与未暴露于抗精神病药的女性相比,发现接触奥氮平(n=1 394)后风险没有明显增加[9]。

2018 年一项重点对妊娠期间使用 SGAs 的安全性进行回顾分析。23 项研究提供了 14 382 名妊娠期间使用 SGAs 的各种妊娠结局。结果显示,宫内暴露于阿立哌唑、奥氮平和喹硫平与主要先天性畸形的风险增加无关,而利培酮和帕利培酮可能与非常轻微的先天性畸形风险增加有关[10]。

2021 年一项基于人群的出生队列研究,使用芬兰 1996—2017 年药物和妊娠数据库中提取的国家登记数据,排除了遗传条件,使用多元逻辑回归模型比较了暴露于 SGAs 和两个对照组(露于第一代抗精神病药和未暴露于任何抗精神病药)胎儿重大先天畸形(major congenital malformation,MCM)的风险。与未暴露组相比,奥氮平使用与总体 MCM 风险增加相关(OR 2.12,95%CI 1.19~3.76),特别是骨骼肌畸形风险增加(OR 3.71,95%CI 1.35~10.1),但与暴露于第一代抗精神病药组相比,未显示出显著差异[11]。

(3)妊娠晚期暴露对新生儿的影响:FDA 更新了抗精神病药(包括奥氮平)标签上关于孕妇的用药警告内容,这些警告包括对新生儿锥体外系和戒断症状的潜在危险。FDA 数据库发现 69 例新生儿锥体外系和戒断症状,包括躁动、肌张力过高、肌张力减退、震颤、嗜睡、呼吸窘迫和喂养障碍。FDA 建议临床医师对妊娠晚期暴露于抗精神病药的新生儿进行相关监测,有些新生儿锥体外系和/或戒断症状会在数小时或数天内消失,不需要特殊治疗;有些新生儿可能需要较长时间的住院治疗[12]。

（4）妊娠期使用与妊娠糖尿病的风险:少数研究和病例报告表明,抗精神病药使用者在妊娠期间发生妊娠糖尿病的风险增加,但也有研究未发现任何相关性。

2012年一项研究对2005年7月1日—2009年12月31日期间在瑞典分娩的所有妇女进行分析,探讨了妊娠期服用抗精神病药对妊娠糖尿病和胎儿生长的影响。结果发现,奥氮平和/或氯氮平的风险增加幅度相似,但没有统计学意义（*OR* 1.94,95%*CI* 0.97~3.91）,在妊娠期间使用抗精神病药的女性患妊娠糖尿病的风险增加[13]。

2018年一项研究[10]评估了妊娠期继续使用抗精神病药是否增加妊娠糖尿病的风险,研究纳入妊娠期前三个月使用了抗精神病药（阿立哌唑 *n*=1 924、齐拉西酮 *n*=673、喹硫平 *n*=4 533、利培酮 *n*=1 824、奥氮平 *n*=1 425）的非糖尿病女性,与停药者相比（在妊娠期间继续接受抗精神病药治疗的女性通常有更高的合并症和更长的抗精神病药使用时间）,继续服用者发生妊娠糖尿病的风险分别为:阿立哌唑为4.8%和4.5%,齐拉西酮为4.2%和3.8%,喹硫平为7.1%和4.1%,利培酮为6.4%和4.1%,以及奥氮平为12%和4.7%。阿立哌唑的调整后相对风险为0.82（95%*CI* 0.50~1.33）,齐拉西酮为0.76（95%*CI* 0.29~2.00）,喹硫平为1.28（95%*CI* 1.01~1.62）,利培酮为1.09（95%*CI* 0.70~1.70）,奥氮平为1.61（95%*CI* 1.13~2.29）。研究者认为,与在妊娠前停止使用非典型抗精神病药的女性相比,继续使用奥氮平或喹硫平治疗的女性患妊娠糖尿病的风险增加,这可能是这两种药物相关的代谢作用所致[14]。

2019年一项研究回顾分析了妊娠期间使用抗精神病药与妊娠糖尿病之间的潜在关系,共检查了10项符合审查标准的相关研究。这些研究数据表明,使用抗精神病药的孕妇和非药物治疗组的妊娠糖尿病患病率分别为2.6%~22% 和0.95%~10.7%。已有的证据表明,抗精神病药（包括第一代和第二代抗精神病药）与患妊娠糖尿病风险之间没有显著关系[15]。

（5）对早产的影响:2013年一项研究回顾和分析了礼来公司的全球安全数据库中所有关于妊娠和/或哺乳期间使用奥氮平的自发报告数据。有610例使用奥氮平的妊娠结果数据可用,其大多数妇女正常生育（66%）,有9.8%的孕妇报告早产,这与一般人群中报告的胎儿结局发生率没有显著差异[7]。

Micromedex妊娠评级:胎儿风险不排除。

【哺乳期用药研究】2003年一项研究[11]报道了7名女性乳汁中的奥氮平浓度,发现6名女性乳汁中药物峰浓度中位数为8.8μg/L（范围1.2~22.7μg/L）,

达峰时间为服药后 5.2 小时（范围 0.7~13.2 小时），*M/P* 比值（以 AUC 计）为 0.38，婴儿血浆奥氮平浓度低于检测限（1~5µg/L），未见乳儿不良反应，计算出相对婴儿剂量为 1.02%。第 7 名女性服药后 6 小时 *M/P* 比为 0.75。所有婴儿均健康，未观察到不良反应[16]。

2008 年一项包含 1950—2008 年的系统性综述研究未能得出关于抗精神病药治疗期间母乳喂养的风险 / 益处的结论，但明确指出，母乳喂养期间不应使用氯氮平（可能在婴儿体内诱发潜在的危及生命的事件）和奥氮平（似乎与母乳喂养婴儿诱发锥体外系反应的风险增加有关）[17]。

2009 年一项研究通过搜索 Medline（1967—2008 年）、Embase（1975—2008 年）和 PsycINFO（1967—2008 年）数据库对母乳喂养期间使用抗精神病药进行了一项系统性评价。作者推荐氯丙嗪和奥氮平作为治疗母乳喂养母亲精神病的首选药物，因为这些抗精神病药经母乳排泄程度最低。由于氯氮平和舒必利的婴儿相对剂量较高，因此在母乳喂养期间被列为禁忌[18]。

2013 年为了确定在哺乳期间使用抗精神病药的安全性，一项研究通过搜索更新至 2012 年 3 月的 Medline、LactMed 和 Reprotox 数据库，对临床中使用的 21 种抗精神病药的哺乳期使用安全性进行评估。发现 64 例暴露于奥氮平母乳喂养（母体剂量为 5~20mg/d）的婴儿中，3 例出现嗜睡，1 例体质量增速减慢，1 例发育延迟。该研究将奥氮平归为母乳喂养可接受的类别[19]。

同年，一项研究回顾和分析了礼来公司的全球安全数据库中所有关于妊娠和 / 或哺乳期间使用奥氮平的自发报告数据。共有 102 例孕妇报告在母乳喂养期间接受奥氮平治疗。在这些婴儿中，最常见的不良事件是嗜睡（3.9%）、易怒（2%）、震颤（2%）和失眠（2%）[7]。

2015 年一项关于使用 SGAs 对新生儿睡眠和发育标志进行监测的系统性评价指出，尤其是与其他抗精神病药同时使用时，奥氮平似乎是母乳喂养期间的一线药物[20]。

2016 年对 SGAs 在母乳喂养婴儿中的安全性进行的审查，确定了 206 例暴露婴儿中的 37 项研究（其中 170 例暴露于奥氮平），没有严重不良反应的报道。但接触抗精神病药后可能出现嗜睡、烦躁、运动异常和喂养不良，应适当监测婴儿，尤其是在高风险婴儿（例如早产或低体质量儿）中[21]。

2018 年一项个例病案研究报道了一例妇女在妊娠期和哺乳期间接受非典型抗精神病药奥氮平帕莫酸盐（ZypAdhera®）储库制剂通过肌内注射治疗。报告表明，奥氮平在母乳中排泄，但母乳喂养婴儿的奥氮平浓度非常低，未导致任何不良反应[22]。

2021 年一项研究介绍了一种新的哺乳期使用精神药物的安全评分系统，基于报告的总样本、报告的最大相对婴儿剂量、报告的相对婴儿剂量样本量、婴儿血浆药物水平、报告的任何不良反应的发生率和报告的严重不良反应等6个安全性参数。得出奥氮平被认定为"具有良好的安全性"[23]。

同时,制造商汇编了母亲服用奥氮平的母乳喂养婴儿的不良反应报告,报告汇编自医师和母亲的自发性报告、临床试验和发表的文章。总的来说,102名母乳喂养婴儿的母亲正在服用奥氮平。其中有62例报告在妊娠期间服用,平均每天口服7.4mg。据报道,30名哺乳期母亲接触奥氮平的时间中位数为30天,平均为74天。在通过母乳接触奥氮平的婴儿中,据报道有15.6%的婴儿出现了不良反应,主要是嗜睡、易怒、震颤和失眠[7]。至少有部分不良反应似乎是产前接触奥氮平所致。

Micromedex哺乳评级:婴儿风险不排除。

【男性用药研究】2013年一项研究采用成年雄性大鼠通过腹腔给药暴露于奥氮平[1~10mg/(kg·d)]45天,结果显示血浆睾酮水平降低,睾丸、附睾和前列腺质量减少。生精组织病理学和组织形态计量学分析表明睾丸变性。此外,还观察到生殖细胞脱落、合胞体多核细胞、支持细胞空泡化以及坏死和凋亡生殖细胞的存在。说明奥氮平对大鼠的治疗促进了睾丸的内分泌变化和损伤,导致精子产生障碍[24]。

2021年一项研究通过雄性大鼠口服2.5mg/kg、5mg/kg或10mg/kg奥氮平28天来评估其生殖毒性作用。研究对大鼠的精子浓度、活力和形态以及DNA损伤进行了测定,并对睾丸组织进行了病理学检查。结果显示,与对照组相比,5~10mg/kg奥氮平给药组的正常精子形态降低,并且奥氮平给药组的睾丸结构中的病理学结构改变明显。确定奥氮平给药组的血清黄体生成素、血清促卵泡激素和睾酮水平降低。此外,还测定和评估了睾丸组织中还原型谷胱甘肽水平,以其降低作为奥氮平在睾丸中诱导氧化应激的标志。结论显示,奥氮平给药对大鼠产生生殖毒性作用。这种病理变化伴随着激素水平和睾丸氧化应激的改变而改变[25]。

【药师建议】基于目前的多项研究结果,提示宫内暴露于奥氮平几乎不会对胎儿造成先天性畸形,但妊娠晚期暴露于奥氮平的新生儿可能会出现锥体外系和/或戒断症状,需要加强监护。妊娠期间使用奥氮平可能与葡萄糖代谢异常相关,建议做糖耐量试验。在疾病需要的前提下,孕妇可首选使用奥氮平治疗急性或慢性精神疾病,不建议在治疗中更换药物,建议补充叶酸以降低神经管畸形的风险。

奥氮平可分泌入乳汁,基于有限的数据,奥氮平的RID低,未报告母乳喂养儿童有出现严重不良反应。哺乳期使用奥氮平进行母乳喂养,被认为是相对安全的,可权衡利弊继续母乳喂养。

奥利司他 Orlistat

【**别名**】赛尼可、Orlipastate、Tetrahydrolipstatin、Xenical

【**药理学分类**】脂肪酶抑制剂、抗肥胖症药

【**剂型**】胶囊剂、片剂

【**妊娠期风险**】FDA 分级 X；禁用 [a]

【**哺乳期风险**】L3- 没有数据 - 可能适用 [b]

【**说明书建议**】摘自两份不同的药品说明书。

在动物生殖毒性研究中没有观察到与奥利司他相关的胚胎毒性和致畸作用。在动物研究中没有出现致畸作用。孕妇禁用。尚未研究过奥利司他是否经人乳排泌。哺乳期妇女禁用本品。

妊娠分级 X（有别于 1999 年上市版本 B 分级）。妊娠期禁用，因为妊娠期减重无潜在受益，会导致胎儿伤害。妊娠期少量增重不减重，是目前对所有孕妇（包括超重、肥胖）的推荐方案，因为妊娠期母体体质量会自主性增加。动物实验中高于人类推荐剂量的奥利司他不会导致胚胎毒性或致畸性。如果妊娠期使用奥利司他，或者使用药物期间发现怀孕，患者应被告知母体减重对胎儿的潜在风险。目前尚不清楚母乳中是否存在奥利司他，哺乳期妇女服用奥利司他时应谨慎。

【**重要参数**】Mw 495，$t_{1/2}$ 1~2 小时，t_{max} 8 小时，F 极小，PB＞99%。

【**国内外指南**】2018 年英国皇家妇产科医师学会（RCOG）《孕期肥胖妇女的护理》指出：不建议在妊娠期间使用抗肥胖或减肥药物[1]。

【**妊娠期用药研究**】

1. **动物数据** 在动物生殖研究中，每日给予大鼠或兔 800mg/（kg·d）剂量奥利司他（基于人体表面积，每日剂量的 23 倍或 47 倍），未显示胚胎毒性或致畸性[2]。

2. **人类数据** 奥利司他是特异性胃肠道脂肪酶抑制剂，使胃和小肠腔内脂肪酶失活，失活的酶不能水解食物中的脂肪。通常长期治疗剂量下，奥利司他的全身吸收极其有限，无蓄积[3]。

2005 年一项案例报道了 1 例 33 岁女性意外妊娠前 8 周使用奥利司他[4]。该女性因病态肥胖、2 型糖尿病、高血压和高胆固醇血症，还使用的其他药物包括格列美脲、雷米普利、硫秋水仙碱（一种肌肉松弛剂）、辛伐他汀、二甲双胍、环丙沙星和阿司匹林。孕 8 周时确认妊娠，停用所有药物，转换为甲基多巴和胰岛素。妊娠 38 周分娩一名 3.47kg 女婴，1 分钟、5 分钟时 Apgar 评分分

别为 5 分、7 分,未观察到婴儿存在轻微或严重畸形[4]。

2006 年一项研究通过奥利司他在英国上市后 1998—1999 年的处方事件监测数据,评估奥利司他的安全性[5]。据统计,共计 109 例女性因妊娠而停止药物治疗,其中 35 例女性在末次月经期前停用,67 例女性妊娠早期暴露于奥利司他,2 例女性妊娠中期暴露于奥利司他,其余 5 例的妊娠暴露时间不确定。共计 3 例婴儿出生时有先天异常:1 例先天性髋关节脱位,其母亲在末次月经后 8 周停用奥利司他;1 例大血管易位,其母亲在末次月经后约 8 周停用奥利司他,并患有妊娠合并糖尿病,在末次月经后约 3 月,将二甲双胍、阿卡波糖改为胰岛素治疗;1 例肠旋转不良,须行手术治疗,其母亲在妊娠 4~6 周服用奥利司他约 10 天。另外有 1 例婴儿出生时肩难产,导致锁骨骨折,且因新生儿黄疸需要光疗,其母亲在末次月经后约 1 月停用奥利司他[5]。

2014 年一项研究基于 1998—2011 年瑞典出生登记册的数据进行抗肥胖药的妊娠期安全性评估[6]。据统计,1 392 126 例出生婴儿中,有 248 例妊娠早期暴露于奥利司他的女性,242 例妊娠早期暴露于西布曲明,其中 6 例同时暴露于奥利司他和西布曲明。妊娠早期奥利司他暴露后共计 8 例畸形,其中 4 例为严重畸形,分别为无脑畸形、幽门狭窄、男性生殖器畸形、胫骨或腓骨弯曲,胎儿严重畸形风险没有增加(RR 0.42,95%CI 0.11~1.07);妊娠早期西布曲明暴露后,共计 15 例畸形,15 例均为严重畸形,胎儿严重畸形风险有显著增加(RR 1.81,95%CI 1.02~2.99),主要风险可能源于心血管缺陷风险增加(6例,其中 5 例隔膜缺损),与西布曲明延长 Q-T 时间的作用有关[6]。

【哺乳期用药研究】尚无哺乳期使用奥利司他的报告,也未见奥利司他在母乳中分泌的研究。但奥利司他口服后全身吸收很低,同时具有中等分子量、高蛋白结合率,在母乳中分泌的量可能很少,不太可能影响母乳喂养的婴儿。但由于奥利司他对脂溶性维生素和其他脂肪的吸收有影响,因此,哺乳期妇女使用奥利司他期间,应密切监测母乳喂养母亲的营养状况,补充脂溶性维生素,避免母体自身和喂养婴儿维生素 A、维生素 D 和维生素 E 缺乏 b,[7]。奥利司他在成人中的常见不良反应包括油性斑点、胃肠排气增多、大便急迫、油性排便、脂肪泻、排便增多和大便失禁。如果母乳喂养期间母亲服用奥利司他,则应监测哺乳婴儿是否存在这些情况 a。

【男性用药研究】奥利司他可以降低肥胖大鼠睾丸内乳酸水平,增加阴茎抗氧化能力,改善性行为,因此可以提高肥胖状态下的生育潜力[8]。

【药师建议】尽管奥利司他口服后人体全身吸收量很低,但是该药的妊娠期安全性分级由上市后的 B 转为 X,主要原因在于妊娠期不建议减重、排油,这会对正在生长发育的胚胎或胎儿造成伤害。现有少量妊娠期意外暴露于奥利司他的人类数据,未见对胎儿造成不良影响,因此,妊娠期意外暴露于奥利司他不是终止妊娠的指征,但不建议在妊娠状态下为减重服用奥利司他。

奥利司他的口服生物利用度低,尽管没有哺乳期相关研究数据,但一般认为,哺乳期使用后,母乳中分泌的量可能很少,不太可能影响母乳喂养的婴儿。但由于奥利司他影响脂溶性维生素的吸收,哺乳期妇女使用应保证营养状况,补充脂溶性维生素,避免母体自身和喂养婴儿维生素 A、维生素 D 和维生素 E 缺乏,监测婴儿排便情况是否正常。

奥美拉唑 Omeprazole

【别名】洛赛克、奥克、金奥康、Losec

【药理学分类】主要用于消化系统药物 - 治疗消化性溃疡和胃食管反流病药物

【剂型】胶囊剂、片剂、注射剂

【妊娠期风险】FDA 原分级 C;人类数据提示低风险 [a]

【哺乳期风险】L2- 有限数据 - 可能适用 [b]

【说明书建议】摘录自多份不同的说明书:

妊娠期间可以使用。

妊娠期权衡利弊使用。

妊娠期禁用,哺乳期慎用。

现有流行病学资料未能证明在妊娠早期使用奥美拉唑会增加重大先天性畸形或其他不良妊娠结局的风险。在大鼠和家兔的生殖研究中,奥美拉唑的剂量约为人类口服剂量(40mg)的 3.4 倍至 34 倍(基于 60kg 的人的体表面积),导致了剂量依赖的胚胎致死率;有限的数据表明,奥美拉唑可能存在于母乳中。目前尚无奥美拉唑对母乳喂养婴儿或母乳生产的影响的临床数据。建议权衡利弊。

【重要参数】Mw 无水游离碱约为 345,$t_{1/2}$ 1 小时,t_{max} 0.5~3.5 小时,F 30%~40%,RID 1.1%,PB 95%。

【国内外指南】2013 年美国胃肠病学院《胃食管反流病诊断和治疗指南》指出:质子泵抑制剂(proton pump inhibitor, PPI)对有临床症状的孕妇是安全的。妊娠期胃食管反流病管理必须个体化,抗酸剂或硫糖铝被认为是一线治疗药物。如果症状持续存在,可以使用 H_2 受体拮抗剂(histamine-2 receptor antagonist, H_2RA)。若症状顽固或为复杂反流疾病亦可使用 PPI[1]。

2016 年加拿大妇产科医师协会(SOGC)临床实践指南《妊娠期恶心呕吐的管理(No.339)》指出:质子泵抑制剂,包括奥美拉唑、兰索拉唑、雷贝拉唑、埃索美拉唑和泮托拉唑，妊娠期使用时安全性高[2]。

2019年澳大利亚和新西兰产科医学会（Society of Obsteric Medicine of Australia and New Zealand,SOMANZ）指南《妊娠期恶心呕吐以及妊娠剧吐的管理》认为：妊娠期中重度恶心呕吐、难治性妊娠剧吐可加用抑酸疗法，其中PPI为抑酸疗法的三线方案，耐受性良好，未见胎儿先天畸形风险增加。具体用法为：奥美拉唑20mg、兰索拉唑15mg、雷贝拉唑20mg、埃索美拉唑40mg、泮托拉唑40mg，每日1次或2次[3]。

2020年发布的中国指南《质子泵抑制剂临床应用指导原则》指出，质子泵抑制剂用于孕妇的临床资料有限，一般不推荐孕妇使用质子泵抑制剂。对于治疗酸相关疾病，仅对于在调整生活方式的基础治疗及抗酸剂、胃黏膜保护剂等治疗效果不佳时，充分评估患者的获益和风险后，方予以考虑使用质子泵抑制剂。在妊娠前1个月以及妊娠的第1~3个月避免使用任何质子泵抑制剂。指导原则参考国内原研药的药品说明书、FDA妊娠分级及最新临床诊疗指南后认为奥美拉唑妊娠期可以使用；哺乳期使用对婴儿的影响较小[4]。

【妊娠期用药研究】

1. 动物数据　动物实验显示无致畸性，但埃索美拉唑（奥美拉唑的 S- 异构体）长期使用后在动物身上观察到的胃肿瘤的潜在毒性作用值得进一步研究[a]。

根据药品说明[5]，给大鼠肠外注射奥美拉唑高达138mg/（kg·d）[34倍人类最大推荐剂量（MRHD）]，未对大鼠生育能力造成损害。畸形学研究发现，大鼠和兔子两个物种均存在奥美拉唑剂量依赖性的胚胎致死率、流产率。

2. 人类数据　2005年，8个欧洲畸形学信息服务机构进行了一项研究，研究纳入了295位接触过奥美拉唑的孕妇，其中有233位在妊娠早期接触过奥美拉唑。研究最终随访到249例成功分娩的婴儿，其中有9例（3.6%）畸形，这与对照组并无显著差异[6]。

2010年丹麦的一项观察性研究[7]发现3 651例在早期妊娠暴露于PPI的婴儿与837 317例未暴露的婴儿相比，重大出生缺陷的风险并未增加。该研究纳入了1 800位妊娠早期接受过奥美拉唑处方的孕妇，并未发现其分娩婴儿有畸形率升高的现象。一项2012年以色列研究[8]也认为，在妊娠早期接受奥美拉唑处方的955位女性产下的婴儿畸形率未增高。

2012年美国国家出生缺陷预防研究中的一项病例对照研究对妊娠剧吐使用药物的胎儿畸形风险进行调查，发现尿道下裂和使用质子泵抑制剂（包括奥美拉唑、兰索拉唑、埃索美拉唑）有关（*aOR* 4.36, 95%*CI* 1.21~15.81）。但是，妊娠剧吐包含单独用药及联合用药两种暴露于PPI的方式，且PPI的暴露仅 12 份病例(尿道下裂 7/12),难以判断单个药物的风险[9]。

2012 年一项以色列处方登记研究纳入 1998—2009 年数据分析,共有 1 186 例女性在妊娠早期接触过 PPI(1 159 例分娩,27 例流产)。其中,955 例暴露于奥美拉唑,233 例暴露于兰索拉唑,17 例暴露于泮托拉唑。通过与未接触 PPI 的妊娠女性对比 109 586 例,研究认为接触 PPIs 与先天性畸形风险增加无关(aOR 1.06,95% CI 0.84~1.33)[10]。

2014 年一项研究对丹麦全国注册中心登记的 1997 年至 2009 年的 430 569 名活产男孩进行鉴定,其中 2 926 名在妊娠早期(受孕前 30 天至妊娠早期结束)暴露于 PPI,在暴露的男孩中,20 名(0.7%)被诊断为尿道下裂;有 5 227 名男童在整个妊娠期(妊娠前 30 天至妊娠结束)暴露于 PPI,其中 32 名(0.6%)患有尿道下裂,患病率为 1.0(95% CI 0.7~1.4);未暴露的男孩中有 2 683 名(0.6%)患有尿道下裂(调整后的患病率为 1.1;95% CI 0.7~1.7)[11]。

2015 年一项以色列回顾性队列研究收集了 1998—2011 年 91 428 位儿童及其母亲,关联疾病和用药信息后发现 5.5% 儿童的母亲在受孕前 2 月至妊娠期曾接触过 H_2RA 或 PPI(32% 母亲受孕前 2 月使用,39% 妊娠早期使用,14.5% 妊娠中期使用,14.5% 妊娠晚期使用),暴露后儿童患哮喘的风险较未暴露儿童相比轻微增高(282/5 025 vs. 2 685/86 403, RR 1.09; P=0.023)。但该研究将 PPI 类药物分别统计后发现,宫内暴露于奥美拉唑(占 38.7%,1 947 例)后并未发现与儿童哮喘风险有显著关联[12]。

2020 年一项最新的大型荟萃分析,纳入 23 项临床研究报告(18 项研究评估孕妇使用 PPI 与先天性畸形相关性分析以及 11 项研究评估 H_2RA 妊娠期使用风险),结果显示孕妇使用 PPI 与先天性畸形风险增加有关(OR 1.28,95% CI 1.09~1.24)其中奥美拉唑导致先天性畸形的风险为 1.05(95% CI 0.89~1.24)[13]。

对于妊娠期和哺乳期患胃食管反流病(gastroesophageal reflux disease,GERD)的女性,抑酸剂和硫糖铝是一线治疗药物;如果症状持续存在,可以使用 H_2RA(尼扎替丁除外);对于顽固性或复杂性 GERD,可以使用 PPI[14]。

大部分人类妊娠早期的暴露数据表明,奥美拉唑在妊娠期间使用可以被归类为低风险。有一项研究表明,宫内暴露于胃酸抑制药物与儿童过敏和哮喘之间存在关联,但这一研究需要证实。没有其他研究观察到使用 PPI 的主要出生缺陷率显著增加。如果需要奥美拉唑,或者如果在妊娠早期确实发生了意外接触,那么对胚胎的已知风险似乎很低。有必要对妊娠期间暴露的后代进行长期随访[a]。

妊娠期间可以使用质子泵抑制剂,奥美拉唑是首选药物[c]。

Micromedex 妊娠评级:胎儿风险不排除。

【哺乳期用药研究】奥美拉唑分子量小，可能排泄到母乳中。埃索美拉唑（奥美拉唑的 *S*- 异构体）长期使用后对哺乳婴儿胃酸分泌受到抑制的可能性值得进一步研究 [a]。目前资料很少有关于 PPI 分泌进入母乳的情况。奥美拉唑是极不稳定的酸，在 pH 低于 4.2 的情况下半衰期为 10 分钟，几乎所有通过母乳摄入的奥美拉唑在婴儿吸收之前都可能在胃内被破坏，奥美拉唑的 RID 很小（1.1%）[b]。

Micromedex 哺乳评级：婴儿风险不排除。

【男性用药研究】西班牙药物警戒数据库中发现了 24 例与 PPI 相关的男性乳房发育症[16]。早些时候，WHO 国际药物监测中心报告了 13 例使用奥美拉唑治疗的女性乳房发育症[17]。高浓度的奥美拉唑具有抑制肝脏中雌二醇催化酶细胞色素 P450 的某些特性[18]，这可能导致雌二醇代谢受到抑制，可能导致雌激素 / 雄激素比率升高，从而导致乳腺组织生长。新近的数据表明外消旋体奥美拉唑及其纯 *S*- 异构体埃索美拉唑为人体内胆碱乙酰转移酶（choline acetyltransferase，ChAT）的有效竞争抑制剂。外消旋体奥美拉唑处理后可显著减少活动精子总数以及具有渐进活动能力的精子总数[19]。

【药师建议】奥美拉唑可获得的胎儿安全的资料较多，妊娠期如果需要可以使用奥美拉唑。

奥美拉唑在胃内容易被胃酸破坏，所以奥美拉唑的 RID 很小，哺乳期可以使用。

奥司他韦 Oseltamivir

【别名】达菲、可威、奥塞米韦、奥尔菲、Tamiflu

【药理学分类】抗感染药物 - 抗病毒药

【剂型】胶囊剂、颗粒剂

【妊娠期风险】FDA 原分级 C；适用 - 母体获益 ≫ 胚胎 / 胎儿风险 [a]

【哺乳期风险】L2- 有限数据 - 可能适用 [b]

【说明书建议】应对现有安全性信息、流行病毒株的致病性和孕妇的基本条件进行评估，以确定孕妇是否可以服用本品。有限数据证明，奥司他韦及其活性代谢产物可于人乳汁中检出，但浓度非常低，对于婴儿来说低于治疗剂量。鉴于此，以及流行病毒株的致病性和哺乳母亲的基本条件，可以考虑哺乳期给予奥司他韦。

【重要参数】Mw 312，F 75%，$t_{1/2}$ 6~10 小时，RID 0.04%~0.47%，PB 42%。

【国内外指南】2018 年美国 ACOG《妊娠女性疑似或确诊流感的评估和治疗（No.753）》指南建议，如当地的病毒对奥司他韦耐药率低，奥司他韦是孕妇流感治疗的首选(口服75mg,每天2次,持续5天)[1]。

2019年在《中华围产医学杂志》上发表的《孕产妇流感防治专家共识》也建议对疑似或确诊流感的孕产妇尽早给予奥司他韦等抗病毒治疗[2]。

【妊娠期用药研究】

1. **动物数据** 大鼠的生殖研究中,剂量达到人体全身暴露剂量的100倍时对大鼠的生育行为或胚胎/胎儿发育没有影响。家兔生殖研究中,剂量达人体全身暴露剂量50倍时对胚胎/胎儿发育无影响。奥司他韦及其活性代谢物在小鼠和大鼠的2年研究中无致癌性,奥司他韦在数项研究中无致突变作用,在一项中显示致突变作用,活性代谢产物均无致突变作用[a]。在3项大鼠分娩前后的研究中给予母鼠中毒剂量的磷酸奥司他韦,有2项研究出现未断奶幼鼠的生长迟滞,产程也延长。大鼠和家兔的胚胎所接受的药物暴露量为母鼠、母兔的15%~20%[3]。

2. **人类数据** 奥司他韦在妊娠女性体内的清除率增加约45%,系统暴露量约减少30%(19%~36%)[4]。2017年离体人胎盘灌注模型研究表明磷酸奥司他韦及其代谢产物奥司他韦羧酸盐可以透过胎盘,灌注3小时,磷酸奥司他韦及其代谢产物奥司他韦羧酸盐的胎儿透过率分别为12.39%±3.26%和10.17%±2.03%[5]。

目前已有的研究表明妊娠期任意阶段暴露于奥司他韦均未发现出生缺陷风险和新生儿不良结局的增加[6-9]。

2014年研究者对罗氏公司全球安全数据库中奥司他韦数据进行了分析评价[10],截至2012年4月的13年中妊娠期暴露于奥司他韦女性2 926名,其中妊娠早期暴露的575例,已知妊娠结局的为2 128例。其妊娠不良结局发生率包括自然流产2.9%(61/2 128),选择性流产1.8%(39/2 128),早产4.2%(2 000名活产婴儿中84名),均低于一般群体的发生率。已知胎儿结局的为1 875例,其中81例有出生缺陷(4.32%)。81例中仅11例在胚胎发育敏感期暴露,提示妊娠期奥司他韦暴露与出生缺陷无关。

2014年另一项研究利用法国处方数据库的数据,比较了妊娠期间接触和未接触奥司他韦的妇女的妊娠结局,包括2004年7月1日至2010年12月31日期间分娩的1 011名妇女,其中暴露于奥司他韦的337名,与未暴露组674名妊娠女性比较,流产(HR 1.52,95%CI 0.80~2.91)、早产(aOR 0.64,95%CI 0.31~1.27)和新生儿疾病(aOR 0.62,95%CI 0.23~1.54)无显著区别。妊娠早期暴露的49名孕妇的出生婴儿中观察到1例先天性异常(2.0%),在99名未暴露妇女中观察到1例出生婴儿缺陷(1.0%)(cOR 2.00,95%CI 0.13~32.00)。最终得出结论为,不良妊娠结局与妊娠期间奥司他韦暴露之间没有显著关联[9]。

2017 年欧洲的一项研究，纳入了丹麦、挪威、瑞士和法国妊娠期暴露于神经氨酸酶抑制剂的孕妇共 5 824 名，及未暴露孕妇 692 232 名为对照，其中大部分妇女（4 310 例，74%）单独暴露于奥司他韦。研究结果显示与对照组相比，宫内暴露于神经氨酸酶抑制剂的新生儿不良结局，包括低出生体质量、低 Apagr 评分、早产、出生体质量低于孕周、死产，新生儿死亡率和发病率均无显著增加。妊娠早期（1 220 例）暴露于神经氨酸酶抑制剂未发现先天畸形风险的增加，单暴露于奥司他韦的也没有增加出生缺陷风险[6]。

2018 年丹麦一项基于注册数据的全国性流行病学研究，比较了妊娠期间使用奥司他韦与出生结局之间的关联。研究纳入了 2002 年至 2013 年丹麦所有记录的妊娠数据，包括 946 176 次妊娠，其中 449 人在妊娠早期暴露于奥司他韦，1 449 人在妊娠中期 / 妊娠晚期暴露于奥司他韦。结果显示与未暴露于奥司他韦的妊娠相比，妊娠早期暴露于奥司他韦后主要先天性畸形发生的 aOR 为 0.94（95%CI 0.49~1.83），先天性心脏缺陷发生的 aOR 为 1.75（95%CI 0.51~5.98）[7]。

如确有需要，神经氨酸酶抑制剂奥司他韦和他那米韦可用于妊娠期[c]。

【哺乳期用药研究】奥司他韦及其活性代谢物可分泌入乳汁。一位母亲因流感服用奥司他韦 75mg，每天 2 次，共 5 天，此期间收集乳汁样品（n=11），检测奥司他韦浓度。结果发现服药开始 3 天后代谢物达到稳态浓度（37~39ng/ml），该研究者估计最大相对婴儿剂量为 0.012mg/（kg·d）或母亲体质量调整剂量的 0.5%，婴儿经母乳获得剂量远低于儿科剂量。此外因为母乳的婴儿免疫系统的优点，H1N1 感染母亲建议继续母乳喂养，无论其是否接受治疗[11]。上市后数据未提示暴露于乳汁中奥司他韦的婴儿有严重不良作用[3]。2009 年 4 月，美国 FDA 批准了一项紧急使用授权，允许奥司他韦用于 1 岁以下婴儿流感的治疗和预防。2010 年一项研究妊娠期、哺乳期与新生儿期使用奥司他韦的推荐比较表明：国际上大多数卫生当局不认为奥司他韦治疗是母乳喂养的禁忌证[12]。美国疾病控制与预防中心（Centers for Disease Control and Prevention，CDC）近期也推荐将奥司他韦用于母乳喂养的母亲[b]。

【男性用药研究】暂无数据。

【药师建议】动物数据提示奥司他韦及其活性代谢产物无致畸作用，无致突变。目前尚无良好的对照研究明确奥司他韦相关的不良发育结局风险信息，已知的有限的流行病学数据提示其在妊娠任意阶段使用致畸风险无明显增加。妊娠期流感是一个高风险状态，奥司他韦治疗对于母体的获益远大于未知的可能风险。此外流感常伴随着高热，而高热可增加神经管缺陷风险，妊娠期权衡利弊可以使用奥司他韦。奥司他韦可分泌入乳汁，但婴儿暴露量不足以产生临床作用，可权衡利弊继续母乳喂养。

奥硝唑 Ornidazole

【别名】氯丙硝唑、氯醇硝唑、傲宁、奥博林、Tiberal

【药理学分类】抗感染药物 - 化学合成的抗菌药

【剂型】注射剂、胶囊剂、栓剂、片剂

【妊娠期风险】暂无数据

【哺乳期风险】暂无数据

【说明书建议】摘录自四份不同说明书。

妊娠早期和哺乳期妇女禁用。目前尚无充分和严格对照的孕妇临床研究资料。由于动物生殖研究并不能完全预测药物对人的影响,所以只有当确实需要时才可以在怀孕期间使用本品。

动物实验研究表明本品无致畸形或胎儿毒性作用,然而,未在孕妇中进行对照研究,因此除绝对需要外,在妊娠早期或哺乳期妇女应避免使用。

妊娠早期慎用,治疗期间不适宜于哺乳。

妊娠早期和哺乳期妇女慎用(栓剂)。

【重要参数】Mw 220,F 90%,t_{max} 3 小时,$t_{1/2}$ 12~14 小时,PB 13%。

【国内外指南】妊娠早期(妊娠期前 3 个月)和哺乳期妇女慎用[1]。妊娠早期(妊娠期前 3 个月)患者应避免应用硝基咪唑类药物,哺乳期患者用药期间应停止哺乳[2]。

对于妊娠期、哺乳期女性的滴虫性及细菌性阴道炎的治疗,国内外指南均推荐首选药物为甲硝唑[3-4]。由于缺乏奥硝唑在孕妇中的使用资料,未见指南中推荐妊娠期、哺乳期使用奥硝唑。

【妊娠期用药研究】

1. **动物数据** 与其他硝基咪唑类药物类似,奥硝唑对多种细菌具有致突变作用,但是人淋巴细胞和小鼠显性致死试验表明,奥硝唑对哺乳类动物细胞染色体无影响。在所进行的大鼠[400mg/(kg·d)]、小鼠[400mg/(kg·d)]和家兔[100mg/(kg·d)]的高剂量研究中,对胎儿和围产期无明显影响,未见致畸作用[5]。

长期毒性试验表明奥硝唑具有良好的耐受性、无致突变、致畸、致癌性[6]。

将果蝇在含有浓度为 0μg/ml、500μg/ml、1 000μg/ml 和 2 000μg/ml 奥硝唑的培养基中产卵 24 小时,在此培养基中培养幼虫直至完成发育,新生果蝇研究发现缺陷发生率没有显著差异,但使用奥硝唑使得个体体型缩小的频率呈剂量依赖性显著增加[7]。

2. **人类数据** 妊娠晚期的 5 名妇女每天服用头孢曲松 2g、妥布霉素 3mg/kg 和奥硝唑 1g,持续 6~10 天,其生产的孩子均发育正常[8]。

75 名妇女在妊娠期间(2 例妊娠 12 周前, 25 例 13~28 周, 48 例 29~40 周)使用奥硝唑治疗,共 77 名新生儿。2 例妊娠 25 周和 35 周使用奥硝唑后胎儿宫内死亡;1 例妊娠 28 周使用奥硝唑后 34 周早产,新生儿在 48 小时后死于呼吸衰竭症,但似乎与奥硝唑无关,与母体疾病有关。其余 74 名新生儿无畸形,无神经损伤[9]。

【哺乳期用药研究】大鼠从交配前两周到哺乳期 21 天服用奥硝唑,在哺乳期未观察到对幼崽的影响,平均体质量正常,活力和泌乳指数均在正常范围内[10]。

对 9 例哺乳期妈妈进行奥硝唑的乳汁药物浓度监测,2 例在用药后 12 小时,乳汁中的浓度分别可达 5.54mg/L 和 8.86mg/L;给药 42 小时浓度仍有 1.88mg/L,且研究发现奥硝唑的乳药浓度存在较大的个体差异,提示必要时可进行用药监测[11]。

【男性用药研究】大鼠生殖研究表明,高剂量[400mg/(kg·d)]的奥硝唑会导致雄性大鼠不育,影响可逆[10,12]。未观察到对精子发生的影响,睾丸功能、质量和组织学结构正常,附睾未见组织学异常[10]。奥硝唑会抑制精子速度[13]、活动性[6]。

【药师建议】目前缺乏奥硝唑在妊娠期使用的安全资料,有说明书建议妊娠早期(妊娠期前三个月)禁用,也有说明书提示妊娠早期慎用。若在妊娠中晚期不慎使用了奥硝唑,不是终止妊娠的指征;若在妊娠早期不慎使用了奥硝唑,应借助胎儿超声等检查及时决定是否终止妊娠。

奥硝唑可分泌至乳汁中,且分泌量较大,有说明书建议哺乳期妇女禁用。

B

胞磷胆碱　Citicoline

【别名】胞二磷胆碱、二磷酸胞嘧啶胆碱、尼可林、思考林、Nicholin

【药理学分类】主要作用于中枢系统神经药物 - 脑代谢改善药

【剂型】注射剂、片剂、胶囊剂

【妊娠期风险】暂无数据

【哺乳期风险】暂无数据

【说明书建议】孕妇及哺乳期妇女用药的安全有效性尚未确立，孕妇及哺乳期妇女慎用。

【重要参数】Mw 488，$t_{1/2}$ 3.5 小时，t_{max} 3 小时。

【国内外指南】暂无。

【妊娠期用药研究】

1. **动物数据**　围产期窒息（perinatal asphyxia, PA）会诱导海马神经炎症与损伤，2020 年一项研究母体补充胞磷胆碱的饮食（citicoline-supplemented diet, CSD）的后代大脑对 PA 反应，出生 6 天的大鼠（母亲正常饮食或者补充胞磷胆碱的饮食）暴露于 PA，实验结果显示，母体补充胞磷胆碱饮食的后代延缓与窒息相关的神经炎症、改变围产期窒息后海马表观遗传特征、改善活动能力、减少抑郁行为、改善记忆[1]。

2. **人类数据**　胞磷胆碱是胆碱和胞苷的衍生物，是卵磷脂合成必需辅酶之一，胞磷胆碱作为内源物可以促进新陈代谢，能够增加脑部血流量，改善脑功能[2]。口服胞磷胆碱在体内主要的代谢产物为胆碱和尿苷，较多的文献支持胞磷胆碱通过胆碱发挥促智的作用[3]。

郭存玲等探讨胞磷胆碱联合维生素 B 治疗妊娠剧吐的疗效，将妊娠剧吐的 60 名孕妇随机分为对照组和实验组（给予胞磷胆碱注射液），结果表明使用胞磷胆碱治疗孕吐有效率为 96.7%，对照组为 73.3%，显示胞磷胆碱联合维生素 B 治疗妊娠剧吐具有较好的疗效且治疗期间无不良反应[4]。

卢旭梅等使用胞磷胆碱联合艾灸治疗妊娠剧吐，共纳入 64 名妊娠剧吐患者，随机分为对照组与实验组，实验组在胞磷胆碱治疗的基础上加上艾灸，结果表明实验组疗效更佳且无相关不良反应报道。鉴于妊娠剧吐使用胞磷胆碱的患者无相关出生缺陷的报道,妊娠期使用可能风险较小[5]。

2020 年上海共招募 145 名早产及 157 名足月分娩的妇女进行调查妊娠期胆碱的摄入量,同时对 DNA 样本进行 PEMT rs7946(G5465A)基因分型,并测量血浆同型半胱氨酸(Hcy)水平。结果显示,与胆碱摄入量最低四分位数相比,摄入量最高四分位数内的女性早产的校正优势比(aOR)为 0.48(95%CI 0.24~0.95),母体胆碱摄入量与 PEMT rs7946 之间存在显著的相互作用(P 值为 0.04),其中与妊娠期间 GG 基因型和胆碱摄入量>255.01mg/d 的人相比,摄入胆碱量<255.01mg/d 的 AA 基因型携带者的早产(aOR)为 3.75(95%CI 1.24~11.35),PEMT rs7946 AA 基因型可能与这些妊娠期胆碱摄入量低的妇女的早产增加有关[6]。

【哺乳期用药研究】尚未找到胞磷胆碱哺乳期用药相关研究及数据。

【男性用药研究】暂无数据

【药师建议】目前尚无孕妇应用的资料,国内文献有报道将胞磷胆碱用于妊娠剧吐的治疗,均无不良反应及不良妊娠发生。胞磷胆碱作为内源物可以促进新陈代谢,能够增加脑部血流量,改善脑功能。妊娠期暴露风险较低。

尚未找到胞磷胆碱哺乳期用药相关研究及数据,哺乳期避免使用。

倍他米松 Betamethasone

【别名】得宝松、贝施利、迪安松、Diprospan

【药理学分类】肾上腺皮质激素和促肾上腺皮质激素

【剂型】注射剂、片剂、乳膏剂、软膏剂、凝胶剂、洗剂、搽剂

【妊娠期风险】FDA 原分级:C(口服给药、肠道外给药、局部/皮肤外用);D(如在妊娠早期用药);适用,母亲益处≫胚胎/胎儿风险[a]

【哺乳期风险】L3-无数据-可能适用[b]

【说明书建议】注射剂:对于糖皮质激素类药物未进行设有对照的人类生殖研究,因而只有在权衡药物对母体与胎儿的利弊后,才对孕妇或育龄期妇女使用本品。对于妊娠期接受大剂量糖皮质激素类药物的母亲生下的婴儿,应仔细观察肾上腺机能减退的征象。由于本品可能对婴儿造成不良影响,故应考虑药物对母亲的重要性并作出停药或停止哺乳的决定。

软膏剂:尚无足够的数据支持本品可以用于孕妇。动物实验提示糖皮质激素可致生殖毒性。但一些流行病学研究(孕妇病例数少于 300)结果并没有显示妊娠期间使用皮质类固醇的妇女生产先天性异常婴儿。孕妇使用本品的安全性尚不明确。因而,在妊娠期只有当利大于弊时方可使用本品;倍他米

松可以分泌至乳汁,但在治疗剂量内不会对婴儿产生不良影响,哺乳期妇女使用本品应慎重。患者在哺乳期间不应将本品用于乳房部位。

洗剂:至今未有关于克霉唑和二丙酸倍他米松复方制剂致畸的动物和人类研究。目前尚不清楚局部应用皮质类固醇是否能被母体过量吸收,导致其在乳汁中的含量高于最低检测限,故哺乳期妇女应权衡利弊。

【重要参数】Mw 392,$t_{1/2}$ 5.6 小时,t_{max} 10~36 分钟,PB 64%,pK_a 12.42,口服吸收完全。

【国内外指南】2020 年美国妇产科医师学会(ACOG)第 217 号实践指南推荐[1]:对于孕 24^{+0} 周至 33^{+6} 周且 7 天内有早产风险的孕妇,建议单疗程使用糖皮质激素(倍他米松 / 地塞米松),对于 23^{+0-7} 周,7 天内有早产风险的孕妇,也可考虑使用糖皮质激素。中国发布的《胎膜早破的诊断与处理指南(2015)》中提出[2]:胎膜早破小于 34 周无期待保胎治疗禁忌证者,均应给予糖皮质激素治疗。

2011 年英国妊娠局部用糖皮质激素的循证指南表明:局部使用强效 / 非常强效的皮质类固醇可增加胎儿生长受限风险,在妊娠期尽量选择轻度 / 中度强度局部皮质类固醇。目前没有证据显示母亲暴露于强效的局部皮质类固醇激素与口面部裂(唇腭裂)、早产和胎儿死亡有关联[3]。

【妊娠期用药研究】

1. **动物数据** 动物实验研究显示小鼠和家兔在器官形成期暴露于倍他米松可导致胎儿毒性,包括胎儿死亡、胎儿体质量减轻、外部畸形(包括畸形耳朵、腭裂、脐疝、扭结尾巴、手内翻、脚内翻)和骨骼畸形(包括第一指指骨缺失和颅骨发育不良)。围产期暴露倍他米松可导致母体体质量降低,幼崽存活率呈剂量依赖性减少。哺乳期用药未观察到幼鼠学习能力及繁殖能力受到影响[4]。

2017 年一项研究对大鼠产前倍他米松暴露对雄性子代精子质量和生育能力产生的负面影响进行考察。研究表明,倍他米松可对大鼠垂体 - 肾上腺轴产生多代效应。该研究母代大鼠在妊娠第 12 天、第 13 天、第 18 天和第 19 天暴露于倍他米松(0.1mg/kg)。在子代 F1 大鼠中,倍他米松治疗组在出生后 1 天时体质量显著下降,青春期开始延迟,卵泡刺激素水平、睾丸间质细胞体积、精子数量和活力、精囊收缩力和射精量下降。此外,还观察到血清黄体生成素水平升高、精子 DNA 损伤和形态异常,导致生育能力下降。总之,产前倍他米松治疗导致雄性子代大鼠的代际长期生殖障碍,引起了人们对在早产中广泛使用倍他米松的关注[5]。

2. **人类数据** 尽管在动物中使用皮质类固醇与多种毒性作用有关,在单次使用倍他米松的人体研究中,没有观察到这些作用。然而,多个疗程的倍他米松与出生体质量降低和出生时头围减少有关[a]。

（1）呼吸窘迫综合征（RDS）：倍他米松可穿过胎盘进入胎儿，尽管胎盘灌注使该药物部分代谢为非活性的 11- 酮类固醇衍生物（占 47%），但该代谢比例少于其他皮质类固醇。倍他米松通常用于妊娠 26~34 周的早产患者，以刺激胎儿肺成熟。该疗法的益处：降低 RDS 的发生率；降低 RDS 的严重程度；降低颅内出血的发生率和死亡率；早产儿的存活率增加[a]。

倍他米松治疗在降低男婴 RDS 发生率方面不如在女婴中有效。尚未找到造成这种差异的原因。男性胎儿的肺成熟迟缓被认为是导致新生儿死亡率中性别差异的主要因素。该疗法在多胎妊娠中也不太有效，即使剂量增加一倍。在双胞胎中，只有头胎似乎可以从产前类固醇治疗中受益[a]。

（2）动脉导管未闭（patent ductus arteriosus，PDA）：在出生体质量＜2 000g 的早产儿中研究了倍他米松对动脉导管未闭（PDA）的影响[6]。未接受治疗的母亲的婴儿 PDA 发生率为 44%，而接受治疗的母亲的婴儿 PDA 发生率为 6.5%（P＜0.01）。在其他研究中也观察到产前皮质类固醇或倍他米松治疗后 PDA 发病率降低[7-8]。

（3）产前皮质类固醇暴露的远期影响：在母亲接受倍他米松治疗的早产孩子中，在 4 岁和 6 岁时进行的研究发现，在认知和社会心理发展方面与对照组没有差异。1990 年发表的两项研究评估了在子宫内暴露于倍他米松的 10~12 岁儿童，该研究是一项皮质类固醇对胎儿肺成熟的影响的随机双盲安慰剂对照试验。暴露和安慰剂组在智力和运动发展，学业成就和社会情感功能方面没有发现差异；在身体发育，神经和眼科发育以及肺功能方面没有差异。然而，在生命的最初几年中，暴露于皮质类固醇的组的感染住院人数要明显多于对照组[a]。

2020 年一项人群回顾性队列研究纳入了芬兰存活至 1 岁的所有单胎活产儿（670 097 例），中位随访 5.8 年。与未暴露者相比，产前暴露于皮质类固醇的儿童期精神和行为障碍累积发病率和风险更高（校正 HR 1.33，95%CI 1.26~1.41）。包括注意缺陷 / 多动障碍或品行障碍、情绪障碍、社会功能障碍，以及抽动障碍。但该研究也有一定的局限性：缺乏关于妊娠期暴露时机和类固醇疗程数量的信息，以及这些发现可能与促使类固醇使用的妊娠并发症有关，而非类固醇药物本身。但研究无法排除类固醇的独立不良影响[9]。

（4）产前类固醇暴露对妊娠结局的影响：对 2 岁以下极低出生体质量的婴儿（500~1 500g）进行的研究表明，与未暴露的对照组相比，暴露的婴儿接受了产前倍他米松治疗，生存率显著提高，生长发育改善，早期呼吸道疾病减少[7]。对 5 岁以下儿童的进一步研究（但仅限于出生体质量为 500~999g 的儿童）发现，存活率显著提高，但早期呼吸道发病率却没有明显改善[10]。

2015 年关于在低中收入国家促进肾上腺皮质类固醇（antenatal corticosteroids，ACS）应用策略的一项大型随机试验，即产前皮质类固醇试验（antenatal corticosteroids trial，ACT），报道了产前类固醇暴露组的新生儿死亡率升高这一意外发现（RR 1.12，95%CI 1.02~1.23）[11]。ACS 组的疑似孕产妇感染率也更高（3% vs 2%，OR 1.45，95%CI 1.33~1.58）。新生儿死亡率升高的原因不明，但可能与暴露组严重新生儿感染的发生率略高有关[12]。

2020 年一篇系统评价纳入了在有早产风险的患者（早产孕龄范围较大）中比较 ACS 与安慰剂 / 无治疗的随机试验，发现 ACS 组的下述结局减少，证据级别高[13]：新生儿死亡（9.3% vs 11.9%，RR 0.78，95%CI 0.70~0.87；22 项试验，10 600 多例婴儿）、围产期死亡（死产和出生后 28 日内死亡：13.3% vs 15.6%，RR 0.85，95%CI 0.77~0.93；14 项试验，9 800 多例婴儿）、呼吸窘迫综合征（10.5% vs 14.8%，RR 0.71，95%CI 0.65~0.78；26 项试验，11 000 多例婴儿）。另外，ACS 组的下述结局也有减少，但证据等级为中等：中至重度呼吸窘迫综合征减少（RR 0.70，95%CI 0.59~0.83），但不确定慢性肺疾病是否减少（RR 0.86，95%CI 0.41~1.79）；机械通气 / 持续正压通气的需求减少（RR 0.75，95%CI 0.66~0.84；11 项试验，4 500 多例婴儿）；早产儿颅内出血风险减少（1.9% vs 3.3%，RR 0.58，95%CI 0.45~0.75；12 项试验，8 400 多例婴儿）；急性坏死性小肠结肠炎减少（RR 0.50，95%CI 0.32~0.78；10 项试验，4 702 例婴儿）。

（5）对新生儿肾上腺抑制作用：分娩前 48 小时和 24 小时分别对母亲给予两次肌内注射 8mg 倍他米松，对 5 名在子宫内暴露的早产儿（三男两女）进行评估，以确定该药物对内源性孕酮、盐皮质激素和糖皮质激素活性的影响[14]。在新生儿出生和接下来的几天中，血浆盐皮质激素，醛固酮和 11- 脱氧皮质酮的水平没有显著降低。新生儿的糖皮质激素活性（通过皮质酮、皮质醇、可的松和 11- 脱氧皮质醇的水平来衡量）在出生时显著降低，但在 2 小时后反弹至正常值以上，然后不久就恢复到正常范围。

1994 年的一例病例报告描述，在妊娠 24 周至分娩 34.5 周之间，每周进行 7 次疗程（每 12 小时，两个 12.5mg IM 剂量）。这位 2 625g 的男婴有"月相"外观和"水牛驼峰"，明显在上背部有过多的脂肪沉积。在 10 个月大时，库欣样特征已完全消失[15]。其他报告也描述了在多个产前暴露于倍他米松继发的母亲中和暴露于≥3 个疗程的新生儿中的肾上腺抑制 a。然而 1999 年的一项研究，未观察到母亲平均接受 4.8 次疗程倍他米松治疗的 9 名婴儿的肾上腺抑制作用[16]。

（6）腭裂：迄今为止，使用糖皮质激素对人类致畸性的影响一直存在争议，一些荟萃分析表明，在妊娠早期使用糖皮质激素与口腔裂隙之间存在很小但很重要的关联，这与动物研究的结果一致[17-18]。早期人类证据表明，妊娠早期宫内糖皮质激素暴露会增加腭裂的风险，其中两篇较早的研究提示妊娠早期全身使用糖皮质激素发生唇裂伴 / 不伴腭裂的风险增加 2~9

倍[19-20]。2000 年发表的一项研究也显示妊娠期使用糖皮质激素增加了婴儿腭裂的风险（*OR* 3.4，95%CI 1.97~5.69）[21]。

2011 年丹麦 Hviid 及其同事[22]进行了妊娠早期暴露于糖皮质激素的回顾性研究，纳入了 1996—2008 年间出生的 832 636 例活产儿，共发现 1 232 例唇腭裂（305 例唇裂、570 例唇裂伴腭裂和 357 例仅腭裂），包括 84 例在妊娠早期暴露于糖皮质激素，与未暴露组相比，妊娠早期糖皮质激素暴露组（*n*=51 973）的唇腭裂并没有增加。出生后第一年诊断出的孤立性面裂（即唇裂、伴腭裂、仅腭裂）的相应发生率分别为每 1 000 例新生儿 1.48 例、1.05 例和 0.43 例。51 973 名女性（6.2%）在妊娠期前三个月使用皮质类固醇。在此期间，皮肤科外用皮质类固醇是最常用的给药形式（43.3%），其次是其他外用形式（23.3%）、鼻腔喷雾剂（21.6%）、吸入剂（14.3%）和口服药物（4.2%），产生口面裂的风险比与研究的总体结果一致，虽然妊娠期暴露于皮肤类外用皮质激素婴儿的唇裂伴 / 不伴腭裂发生率的 *OR* 为 1.45（95%CI 1.03~2.05），但是没有显示出显著的异质性。丹麦的另一项研究[23]，纳入 1999—2009 年间的 83 043 例活产儿，在 1 149 例妊娠早期暴露于任一糖皮质激素（口服或吸入）的活产儿中仅有 1 例唇腭裂，其风险没有增加（*OR* 0.4，95%CI 0.1~2.8），或许与样本量较少有关。

Skuladottir 和他的同事[24]做了最大的对照研究，分析了美国国家出生缺陷预防研究 1997—2002 年和 2003—2009 年期间的数据，1997—2002 年间数据显示唇腭裂的风险略有增加（*OR* 1.7，95%CI 1.1~2.6），在后期 2003—2009 年，糖皮质激素与唇腭裂的整体关联弱（*OR* 1.0，95%CI 0.7~1.4），系统性的皮质激素和唇腭裂之间几乎没有关联。有可能是妊娠期糖皮质激素使用时间较短或剂量更小。综合考虑证据及方法的局限性，妊娠早期系统性糖皮质激素可能与唇裂（伴或不伴腭裂）风险的略微增加有关，从 0.17% 增加到 0.27%。一般活产儿人群口面裂（唇裂和 / 或腭裂）的发生率约为 0.14%[25-26]。

总的来说，近期研究，糖皮质激素和口腔裂之间的联系已经减弱到不明显的程度。研究的局限性在于：没有一项研究是根据疾病种类及疾病严重程度来统计调整的，吸烟、喝酒、肥胖、妊娠间隔等因素是否有影响也未明确。此外，没有一项研究考虑了系统性皮质类固醇的剂量，这是评估潜在致畸性的必要条件。此外在方法学上，关于暴露时间段的分类，几个研究纳入时间从孕前到妊娠早期暴露于糖皮质激素，而实际上影响唇腭裂的时间在于关键的几周（妊娠 5~9 周）。有些暴露虽然在前几个月，但是不在关键阶段。在流行病学中很难确定糖皮质激素的暴露危险阶段。随着时间的推移，接触皮质类固醇对唇腭裂风险评估减弱，2003 年以后发表的研究报告中很少报道有统计学意义的评估[18]。

（7）早产：一些研究表明，服用泼尼松的孕妇早产的风险略有增加[18]。

一项针对狼疮女性的研究表明，狼疮活跃且每天服用泼尼松 10mg 以上的女性早产风险增加[27]。2020 年一项研究[28]表明类风湿关节炎孕妇在孕 139 天前口服中高剂量的糖皮质激素，相比于未服用糖皮质激素，其早产风险增加（调整后高剂量 *OR* 4.77，中剂量 *OR* 2.76）。孕 139 天后暴露于口服糖皮质激素≥相当于 10mg 泼尼松每日剂量早产风险增加（*OR* 2.45），但<10mg 剂量没有显著增加早产发生率。但是目前没有发现足够的证据来支持妊娠期全身使用皮质类固醇会增加早产风险[18]。

（8）其他：据报道，子宫内暴露于倍他米松的新生儿低血糖发生率升高[29]。尽管其他研究人员尚未观察到这种作用，但如果药物是在分娩前不久服用的，倍他米松引起的母亲高血糖症可能是一种解释。

有报道产前暴露于皮质类固醇引起罕见的新生儿白细胞计数极端升高（称为类白血病反应）。1978 年观察到一例体质量 880g 妊娠 30 周的女婴疑似倍他米松诱发的类白血病反应，其母亲在分娩前 4 小时接受了 12mg 倍他米松[30]。1997 年公布了第二例，该婴儿出生于其母亲服用倍他米松 71 小时后[31]。在 7~10 天内，两个婴儿的白细胞计数均恢复正常[31]。

【哺乳期用药研究】倍他米松是强效的长效类固醇，效力是氢化可的松的 25 倍。它通常比其他类固醇产生更少的钠和液体潴留。对于哪种剂量会造成损害，目前没有明确数据。在小剂量中，大多数类固醇在哺乳母亲中不是禁忌。高剂量类固醇的短暂应用可能并不禁忌，因为总体暴露量很低。采用长期高剂量治疗，应密切监测婴儿的生长和发育。

大多数局部使用制剂（鼻腔用、眼用、耳用、皮肤用或吸入制剂）的剂量小且全身吸收少，因此不太可能会有大量药物进入母乳。当需要治疗乳头湿疹或皮炎时，应使用效力最低的类固醇化合物[32]。应在喂食后立即使用，以便在下一次哺乳前药物基本消除，或者用干净的纱布擦去乳膏。每次持续使用时间不得超过 10 天[33]。含倍他米松、莫匹罗星和咪康唑的制剂在治疗乳头疼痛、开裂和炎症方面并不优于羊毛脂乳膏[34]。据报道，由于在乳头上连续使用乳膏，发生了一例矿物类固醇中毒[35]。建议避免将乳膏、凝胶和其他含有石蜡（矿物油）的外用产品涂抹在乳头上，以免婴儿吸收[36-37]。

【男性用药研究】地塞米松可能会增加或减少某些患者精子的活力和数量。在动物实验中，地塞米松会影响精子发生[38]。一般建议在最后一次使用后至少一个月内有效避孕。倍他米松暂无对男性生殖影响数据。

【药师建议】动物实验妊娠早期使用倍他米松治疗有胎儿毒性，包括胎儿死亡、胎儿体质量减轻、外部畸形和骨骼畸形。迄今为止，使用糖皮质激素对人类致畸性的影响一直存在争议，综合考虑证据及方法的局限性，妊娠早期系统性糖皮质激素可能与唇裂（伴或不伴腭裂）风险轻微的增加有关，从

0.17% 增加到 0.27%。此外可能增加胎盘功能不全、自发性流产和子宫内生长发育迟缓的发生率,为了降低这些风险,在妊娠期尽可能使用最低剂量的糖皮质激素来控制疾病。仅在潜在益处大于潜在风险的情况下,才应在妊娠期间使用倍他米松,并告知患者用药风险。产前倍他米松的多个疗程与降低新生儿出生体质量、感染风险增大以及新生儿血糖水平升高有关。

哺乳期避免高剂量长期使用。因倍他米松生物半衰期较长,建议使用替代药物泼尼松,并在服药 4 小时后哺乳,并关注新生儿喂养、生长和体质量增加。当哺乳期妇女因疾病需要倍他米松长期全身用药时,建议停止母乳喂养。单次或短期小剂量使用时建议在最后一次使用 3 天后恢复母乳喂养。

比沙可啶 Bisacodyl

【别名】便塞停、鞣酸双醋苯啶、双吡甲胺、Biscolax、HalfLytely

【药理学分类】主要作用于消化系统药物 - 泻药和止泻药

【剂型】片剂、栓剂

【妊娠期风险】FDA 原分级 C,口服给药 B,直肠给药 B;没有人类数据 - 可能适用[a]

【哺乳期风险】L2- 有限数据 - 可能适用[b]

【说明书建议】应仅在明确需要时才提供给孕妇。尚不清楚是否会从人乳中排泄,哺乳期妇女慎用。

【重要参数】Mw 361,$t_{1/2}$ 16 小时,$F < 5\%$。

【国内外指南】暂无。

【妊娠期用药研究】

1. **动物数据** 在大鼠中进行的生殖研究没有发现造成胎儿生育能力受损的证据。在相当于人类剂量 70 倍的剂量条件下,有一些证据表明断奶时幼崽的存活率较低[1]。

2. **人类数据** 1985 年一篇评论认为刺激性泻药(如比沙可啶)在孕妇中使用是安全的,但应避免经常或长期使用[2]。由于只有少量(约 5%)可被吸收进入体循环中,所以胚胎 / 胎儿暴露的风险可能为零[a]。2015 年发表的一篇综述提到,比沙可啶与致畸或胎儿毒性无关,被认为适用于妊娠期[3]。

有研究者提出美国 FDA 对其在妊娠期和哺乳期间服用的风险类别划分依据的并不是循证信息,因此其风险类别无助于泻药使用的正确决策。他们建议使用聚乙二醇和乳果糖作为治疗妊娠期慢性便秘的一线疗法,如果不起作用则可在妊娠中晚期使用双酚类泻药比沙可啶作为二线治疗[4]。

【哺乳期用药研究】2011年一项研究中，8名哺乳期妇女在产后第1天和第3~8天分别服用10mg比沙可啶肠溶片，结果无论是比沙可啶还是其活性代谢物（游离或总代谢物）在母乳中的浓度均低于检测限（<1ng/ml），并且其活性代谢物在多次给药后没有积累，因此作者认为使用比沙可啶治疗哺乳期妇女的便秘具有良好的耐受性[5]。虽然其分子量较低，估计可以进入乳汁，但仅少量（约5%）的比沙可啶被吸收到母体循环中。对哺乳期婴儿的影响尚不清楚，但似乎存在的影响可以忽略不计[6-7]。

【男性用药研究】暂无数据。

【药师建议】妊娠期间便秘优先选择乳果糖、聚乙二醇等容积性泻药。从药动学角度分析，使用比沙可啶的吸收较少，临时使用是安全的，但不推荐长期使用，可能会导致肠痉挛和电解质紊乱。

哺乳期妇女的乳汁中检测到的比沙可啶量极少，可以忽略不计，哺乳期使用是安全的。

丙泊酚 Propofol

【别名】得普利麻、异丙酚、力蒙欣、Diprivan、Disoprofol

【药理学分类】主要作用于中枢神经系统药物-麻醉药及其辅助用药

【剂型】注射剂

【妊娠期风险】FDA原分级B；人类数据有限-动物数据提示有风险[a]

【哺乳期风险】L2-有限数据-可能适用[b]

【说明书建议】摘录自三份不同说明书。

孕妇及产科患者禁用（流产者除外）。

本品能透过胎盘屏障，并可能与新生儿的抑制状态有关，该药禁用于产科麻醉。

不推荐哺乳期的母亲使用该药物，据报道该药物可从人乳中排泄，且尚不清楚其影响。

【重要参数】Mw 178，丙泊酚可迅速从血液中分布到周围组织，故麻醉作用时间短，为3~10分钟，$t_{1/2}$ 1~3天，t_{max}立即，PB 97%~99%，RID 4.44%。

【国内外指南】2016年韩国麻醉医师学会丙泊酚镇静实践指南指出：丙泊酚被FDA归类为"B类"药物，妊娠早期的安全性尚未得到充分研究。此外，应尽可能将侵入性手术推迟到妊娠中期，并且应始终具有强烈的适应证并仔细评估风险。虽然丙泊酚可能会从母乳中排泄，但在临床剂量下，其数量太少，不会对婴儿产生显著影响[1]。

2019 年美国妇产科医师学会（ACOG）、美国麻醉医师协会（American Society of Anesthesiologists, ASA）共同发布了《妊娠期间非产科手术第 775 号委员会意见》[2]，指出目前使用的麻醉剂，在任何孕龄，使用标准浓度时，均未显示对人类有任何致畸作用，没有证据表明在妊娠期使用麻醉剂或镇静剂会对发育中的胎儿大脑产生任何影响；同时，也没有动物数据支持持续时间少于 3 小时的暴露会产生影响。

【妊娠期用药研究】

1. **动物数据** 大鼠在器官形成期，以 5mg/（kg·d）、10mg/（kg·d）和 15mg/（kg·d）（0.3 倍、0.65 倍和 1 倍人类诱导剂量）静脉注射丙泊酚，尽管存在母体毒性，但丙泊酚暴露量为 1 倍人类诱导剂量时，并未对胎儿造成不良影响；大鼠从妊娠晚期到哺乳期（妊娠第 16 天至泌乳第 22 天），静脉注射丙泊酚 10mg/（kg·d）和 15mg/（kg·d），在所有剂量下都观察到幼崽存活率下降[3]。

有研究提出，妊娠早期暴露于丙泊酚通过抑制组蛋白的乙酰化损害大鼠后代的学习与记忆，妊娠晚期暴露于丙泊酚通过 BDNF-TrkB 信号通路损害大鼠后代学习与记忆[4-5]。

2. **人类数据** 丙泊酚可通过人类胎盘[6]，脐带血浓度约为母体血液的 70%。在妊娠 12~18 周采集的样本也有类似的发现[7]。一些体外数据表明，胎儿丙泊酚的暴露程度取决于母亲和胎儿血浆白蛋白浓度[8]。

丙泊酚已成功地与吸入麻醉联合应用于妊娠中期或晚期的开放性胎儿手术[9]。有 2 份病例[10-11]报告了在妊娠中、晚期使用丙泊酚后，未发现其对胎儿造成不良影响。另外一些报告得出结论，在分娩期间使用丙泊酚对新生儿健康没有不良影响[12]。

关于丙泊酚妊娠期暴露单独的风险评估研究较少，多数为对麻醉剂的研究报告。尽管在动物研究中，麻醉中使用的许多药物都与致畸作用有关，但由于种间差异和动物研究中使用的高剂量药物，这些发现极难外推到人类。没有麻醉剂被证明对人类有致畸作用，多项大型回顾性研究并未显示在妊娠期间接受手术和麻醉的母亲所生婴儿的先天性缺陷增加，包括 2 853 例妊娠早期暴露[13-18]。一项对 54 项研究和 12 452 名在妊娠期间接受手术的患者的系统评价显示，与一般人群相比，妊娠期间接受手术的出生缺陷率没有增加[19]。

2016 年，美国 FDA 发布警告：妊娠女性和 3 岁以下儿童应用麻醉药和镇静药存在对发育中的脑部有不良影响的潜在风险，特别是重复暴露或 3 小时以上的手术[20]。FDA 推荐，对于 3 小时以上且需麻醉的手术，医护人员应与孕妇和幼儿父母讨论手术的利弊及恰当时机。现有最佳证据表明，一次短暂的麻醉暴露不会对健康的幼儿造成神经毒性。长期或反复麻醉暴露的影响、不同麻醉药与及其组合之间影响的差异，以及可能导致易受麻醉神经毒性影响的患者因素，需要进一步的临床研究。目前，尚无有力证据表明在妊娠期间应避免使用任何特定的麻醉药，也不应该出于担心神经毒性而推迟必要的手术。

动物实验发现，动物幼崽和妊娠动物暴露于全身麻醉和镇静药品3小时以上，会导致处于发育状态的大脑丢失大量神经细胞，这一现象将对幼崽的行为或学习产生长期的不良影响。美国FDA建议，孕妇尽量不要推迟或取消必要的手术或操作，否则可能会对自身及其婴儿造成不良影响[21]。

【哺乳期用药研究】乳汁中丙泊酚的含量非常低，婴儿不太可能吸收。一项研究中，4名妇女在剖宫产前接受了单次静脉推注丙泊酚2.5mg/kg，给药4小时后，3名女性的初乳中丙泊酚含量平均为0.17mg/L，给药8小时后含量平均为0.14mg/L；在同一份报告中，3名女性接受2.5mg/kg的丙泊酚静脉推注，然后以5mg/（kg·h）的速度连续输注，在1名患者中，推注后4小时丙泊酚水平为0.33mg/L，第2名患者在推注后5小时和8小时的水平分别为0.74mg/L和0.048mg/L，第3名患者在推注后6小时的水平为0.036mg/L[22]。这些数据表明只有极少量的丙泊酚运转至乳汁。尽管有专家建议在丙泊酚给药后暂停哺乳，但大多数建议在母亲从全身麻醉中恢复到足以哺乳时立即恢复母乳喂养，且不需要丢弃母乳。

4名母乳喂养婴儿的母亲使用丙泊酚行全身麻醉，所有患者还使用了瑞芬太尼和罗库溴铵，并吸入氙气作为麻醉的一部分，手术时间为35~45分钟，婴儿的首次母乳喂养时间分别为拔管后1.5小时、2.8小时、4.6小时和5小时，喂养后或出院后在家中均未观察到任何婴儿出现镇静迹象[23]。

目前数据显示，使用标准治疗剂量的丙泊酚乳汁中浓度低，不会明显影响婴儿。

【男性用药研究】暂无数据。

【药师建议】根据实验动物研究，在妊娠期间使用丙泊酚进行麻醉预计不会增加先天性畸形风险。已有报告得出结论，丙泊酚用于妊娠中晚期手术具有明显的安全性。动物研究显示，重复或长期使用全身麻醉剂和镇静药物阻断NMDA受体和/或增强GABA受体活性可能会影响大脑发育，但人类研究没有证据表明宫内接触麻醉剂或镇静剂会对发育中的胎儿大脑产生任何影响。目前使用的麻醉剂，在妊娠期暴露标准剂量时，未显示对人类有任何致畸作用，但重复暴露或经历3小时以上的手术须谨慎，可能存在对发育中脑部的潜在风险。

丙泊酚分泌入乳汁的量非常低，婴儿不太可能吸收，建议在母亲从全身麻醉中恢复到足以哺乳时即可恢复母乳喂养，且不需要丢弃母乳。

丙硫氧嘧啶 Propylthiouracil

【别名】丙基硫氧嘧啶、敖康欣、PTU

【药理学分类】主要作用于内分泌系统药物 - 抗甲状腺药

【剂型】片剂、胶囊剂

【妊娠期风险】FDA 原分级 D；适用 - 母亲获益 ≫ 胚胎 / 胎儿风险 [a]

【哺乳期风险】L2- 有限数据 - 可能适用 [b]

【说明书建议】摘录自 2 份不同说明书。

孕妇慎用，哺乳期妇女禁用。

孕妇应选用最低有效剂量，否则可能导致新生儿甲状腺功能亢进和甲状腺肿。在妊娠期间，特别是怀孕后第 10 周至第 14 周内，正是胎儿的甲状腺激素开始生成时，用药必须经医师认真检查。哺乳期用药，婴儿可能会受到影响，需对其进行特别观察。在哺乳期间，如必须用抗甲状腺药物，可选择应用本品治疗。哺乳期可服用丙硫氧嘧啶片（PTU），因为母乳中药物浓度最多只有母体内血清药物浓度的 1/10。但因个别病例有甲状腺功能亢进的报道，故应对婴儿进行特别监视。在许多孕妇中，甲状腺功能障碍随着怀孕的进行而减弱，因此，可以适当减少剂量。在某些情况下，抗甲状腺治疗可以在分娩前几周或几个月停止。由于甲硫咪唑（MMI）可能与罕见的胎儿畸形发展有关，PTU 可能是妊娠期前三个月的首选药物。考虑到 PTU 对孕妇的潜在肝毒性，在妊娠中期和晚期改用 MMI 可能是更好的选择。PTU 在母乳中存在的程度很小，因此哺乳婴儿暴露剂量较低。

【重要参数】Mw 170，$t_{1/2}$ 1.5~5 小时，t_{max} 1 小时，F 50%~95%，RID 1.8%，M/P 0.1，PB 80%~95%。

【国内外指南】美国甲状腺协会（American Thyroid Association，ATA）2017 年发布的《妊娠和产后甲状腺疾病诊断和管理指南》[1]建议为避免潜在的不良反应，在格雷夫斯病（Graves' disease，GD）控制良好且复发风险低的患者中，一旦发现妊娠，抗甲状腺药物（antithyroid drug，ATD）可立即停用；建议密切监测母体和胎儿甲状腺功能。当需要治疗时，ATD 是妊娠期甲状腺功能亢进（简称"甲亢"）控制的首选治疗药物。妊娠期间与 PTU 使用相关的不良事件包括母亲和胎儿的肝损害和胎儿 / 新生儿甲状腺功能减退。男性后代的面部和颈部囊肿和尿路异常也有报道。通过母乳接触 PTU 的婴儿甲状腺功能正常。

美国妇产科医师学会（ACOG）建议为防止不良结局，应使用最低有效剂量，使孕妇的血清总甲状腺素（TT_4）/血清游离甲状腺素（FT_4）处于或略高于妊娠特异性正常上限[2]。

中国《妊娠与产后甲状腺疾病诊治指南》[3]指出服用低至中等剂量的PTU对母乳喂养是安全的，建议最大剂量为300mg/d。在妊娠前与妊娠早期优先选择PTU，FDA报告，PTU可能引起肝脏损害，建议仅在妊娠早期使用PTU。

【妊娠期用药研究】PTU可通过胎盘，妊娠期暴露于PTU的出生缺陷率与MMI无显著性差异，只是PTU程度较轻，MMI出生缺陷程度较严重。妊娠6~10周是ATD导致出生缺陷的危险窗口期，在备孕期及妊娠期前三个月，首选PTU治疗甲亢，MMI为二线选择。正在用MMI治疗的患者如果确定妊娠，在妊娠期前三个月应该改用PTU。如果在妊娠早期之后需要继续ATD治疗，目前尚无证据支持继续应用PTU或转换成MMI[4]。因为2种药物均可能有副作用，而且转换药物可能导致甲状腺功能变化。PTU和MMI都可引起肝毒性，PTU引起临床严重肝损伤甚至致命的风险比MMI更高[5-7]。MMI与PTU的等效剂量比为1∶（10~20）。PTU每天2~3次，分开服用。在PTU和MMI转换时应当注意监测甲状腺功能变化及药物不良反应，特别是血常规和肝功能。ATA指南[1]建议：在ATD治疗期间，应每2~6周监测FT_4、促甲状腺激素（thyroid stimulating hormone，TSH）和促甲状腺激素受体抗体（thyroid stimulating hormone receptor antibody，TRAb）水平，FT_4目标值维持于非妊娠期正常参考值1/3。

PTU经胎盘通道对胎儿的主要影响是当接近足月使用该药物时，产生轻度甲状腺功能减退。这通常在几天内就会消失，无须治疗。据报道，PTU治疗后胎儿甲状腺肿的发生率约为12%（29例甲状腺肿/241例患者）。其中一些病例可能是由同时服用碘引起的。妊娠早期使用PTU不会引起胎儿甲状腺肿，因为胎儿甲状腺直到妊娠11周或12周才开始产生激素。PTU诱导的甲状腺肿是不可预测的或剂量依赖性的，应尽可能使用最小剂量的PTU，特别是在妊娠晚期。在暴露与未暴露的兄弟姐妹之间的比较研究中，未观察到PTU诱导的甲状腺功能减退症对智力或身体发育的影响a。

2013丹麦进行了妊娠早期使用抗甲状腺药物后的出生缺陷研究[8]，该研究包括1996—2008年出生的817 093名活产儿童，统计2岁前确诊的出生缺陷率。结果显示：妊娠早期暴露于PTU的儿童出生缺陷率为8.0%，主要缺陷为面部、颈部畸形；同时暴露于PTU和MMI两种药物的缺陷率为10.1%，主要缺陷为泌尿系统畸形；暴露于MMI的缺陷率为9.1%，主要缺陷为后鼻孔闭锁，食道闭锁，脐膨出，脐带、输卵管异常和发育不全。未暴露儿童缺陷发生率5.7%。致畸的高风险阶段在妊娠6~10周。

2017年瑞典进行了妊娠早期使用抗甲状腺药物后的出生缺陷研究[9]，该研究包括 2006—2012 年在瑞典活产的 684 340 名儿童,统计两岁前确诊的出生缺陷率。发现妊娠早期暴露于 PTU 出生缺陷率为 6.4%,主要与耳和阻塞性泌尿系统畸形有关;暴露于 MMI 的出生缺陷率为 6.8%,主要与室间隔心脏缺陷的发生率增加有关;同时暴露于 MMI 和 PTU 后观察到一例鼻后孔闭锁。妊娠期停止用药的甲亢患者所生子女的出生缺陷发生率为 8.8%,与暴露组无显著差异。

另外 2017 年一项荟萃分析[10],比较妊娠期暴露于不同抗甲状腺药物后新生儿先天性畸形的发生率。共纳入 12 项研究,研究设计包括病例对照研究、前瞻性队列研究和回顾性队列研究。8 028 名受试者在妊娠期间暴露于不同的抗甲状腺药物。结果表明妊娠期单纯接触 PTU 与未暴露于甲状腺药物之间无差异(OR 0.81;95%CI 0.58~1.15;$P = 0.24$)。在妊娠期间仅仅暴露于甲巯咪唑(MMI)/卡比马唑(CMZ),相比暴露于 PTU 显著增加了新生儿先天性畸形的风险(OR 1.90;95%CI 1.30~2.78;$P = 0.001$)。

2020 年一项综述[11]指出,在孕前或妊娠早期将 CMZ/MMI 换为 PTU 出生缺陷的风险增加(RR 1.92,95%CI 1.32~2.81)。与 2013 年丹麦研究结果一致,同时暴露于 PTU 和 MMI 两种抗甲状腺药物的缺陷率高于单独暴露于任何一种抗甲状腺药物。

Micromedex 妊娠评级:胎儿风险不排除。

【哺乳期用药研究】PTU 可以分泌到乳汁,但分泌量很少,因此婴儿摄入量远低于婴儿的治疗剂量,不易产生婴儿不良反应。9 例哺乳期妇女口服 200mg 的 PTU,测定服药 4 小时后的乳汁 PTU 浓度,仅为服用剂量的 0.007%~0.077%。如此计算,服用 PTU 200mg/d 的妇女,每天通过乳汁向婴儿喂服 PTU 0.149mg,这个剂量远低于治疗剂量。也有研究证实,服用 PTU 的甲亢患者,其母乳喂养的婴儿甲状腺功能正常。出于谨慎,可定期评估婴儿的甲状腺功能。

中国《妊娠与产后甲状腺疾病诊治指南》[3]认为服用低至中等剂量 PTU 和 MMI 对母乳喂养儿是安全的。但考虑到目前研究人群规模相对较小,安全建议下的最大剂量为 MMI 20mg/d 或 PTU 300mg/d。可在哺乳后分次服用抗甲状腺药物,因为用药后 3~4 个小时再进行下一次哺乳,可以进一步减少婴儿摄入剂量[12]。

PTU 可能不会对母乳喂养的婴儿构成重大风险,出于谨慎,可定期评估婴儿的甲状腺功能[a]。

【男性用药研究】暂无数据。

【药师建议】甲状腺功能亢进患者在备孕期及妊娠期前三个月,优先选择丙硫氧嘧啶。关于妊娠期间的药物转换,如患者服用甲巯咪唑期间发现妊娠,在孕 6 周前发现,可转换为丙硫氧嘧啶,孕 6 周后发现,为减少敏感期致畸药物暴露叠加风险,不建议再进行药物转换。

哺乳期服用低至中等剂量的丙硫氧嘧啶(≤300mg/d)或甲巯咪唑(≤20mg/d)对母乳喂养都是安全的,为减少婴儿的暴露量,抗甲状腺药物在哺乳后分次服用。

丙戊酸 Valproic Acid

【别名】德巴金、二丙乙酸钠、典泰、Depakene、Depacon

【药理学分类】主要作用于中枢神经系统药物 - 抗癫痫药 / 抗狂躁药

【剂型】片剂、糖浆剂、注射剂、口服溶液剂

【妊娠期风险】FDA 原分级 D;人类数据提示有风险 [a]

【哺乳期风险】L4- 有限数据 - 可能危险 [b]

【说明书建议】孕妇和未采取有效避孕措施的育龄妇女禁用丙戊酸盐来预防偏头痛。

对于癫痫或双相情感障碍,丙戊酸盐不应用于治疗妊娠或计划妊娠的女性,除非其他药物未能提供足够的症状控制或不可耐受。为防止严重癫痫发作,癫痫孕妇不应突然停用丙戊酸盐,因为这会导致癫痫持续状态,从而导致母体和胎儿缺氧并危及生命。即使是轻微的癫痫发作也可能对发育中的胚胎或胎儿造成危害。但如果癫痫发作的严重程度和频率不会对患者构成严重威胁,在个别情况下可以考虑在妊娠前和妊娠期间停药。

服用丙戊酸盐的孕妇可能会出现凝血异常,包括血小板减少症、低纤维蛋白原血症和 / 或其他凝血因子减少,这可能导致新生儿出血并发症,包括死亡。如果在妊娠期间使用丙戊酸盐,应仔细监测母亲的凝血参数。如果母亲出现异常,则应在新生儿中监测凝血参数。

FDA 就丙戊酸盐的胎儿风险发布了黑框警告,提示丙戊酸盐可导致严重的先天性畸形,尤其是神经管缺陷(例如脊柱裂)。应向使用丙戊酸盐的孕妇提供可用的产前诊断检查来检测神经管和其他缺陷。目前尚不清楚补充叶酸是否会降低接受丙戊酸盐的妇女的后代神经管缺陷或智商下降的风险。应常规推荐使用丙戊酸盐的患者在妊娠前和妊娠期间补充膳食叶酸。

丙戊酸盐在人乳中排泄。乳汁中的丙戊酸浓度很低,浓度为母体血清浓度的 1%~10%。从出生后 3 天至分娩后 12 周的母乳喂养婴儿收集的血清,丙戊酸浓度范围为 0.7~4μg/ml,是母亲血清浓度水平的 1%~6%。应权衡母乳喂养的婴儿获益与母亲使用药物的临床需求。有报道称,在妊娠期间使用丙戊

酸盐的妇女其后代会出现肝功能衰竭和凝血异常,应监测母乳喂养的婴儿是否有肝损迹象,包括黄疸和异常的瘀伤或出血。

【重要参数】Mw 166,$t_{1/2}$ 15~17 小时,t_{max} 1~4 小时,F 完全,RID 0.99%~5.6%,M/P 0.42,PB 94%。

【国内外指南】2014 年底欧洲药品管理局(European Medicines Agency,EMA)加强了对丙戊酸使用的限制,规定对女孩(不论年龄和癫痫类型)和有生育能力的女性,不应开具"丙戊酸",除非其他治疗方法无效或不耐受[1]。

2015 年《妊娠期女性抗癫痫药物应用中国专家共识》指出,相对其他抗癫痫药物(anti-epileptic drug, AED),丙戊酸单药或联合用药时,尤其当药物总剂量＞1 000mg/d 时,胎儿罹患神经管缺损、脊柱裂、泌尿生殖系统先天畸形的概率相对较高。因此建议:①所有 AED 调整最好在受孕前完成;②尽量在癫痫发作控制稳定后开始备孕,尤其是对于全身强直 - 阵挛性发作患者;③尽可能避免使用丙戊酸、扑痫酮、苯巴比妥等;④尽量将 AED 调整至单药治疗的最低有效剂量。在受孕前 1 个月和早期妊娠阶段,口服 5mg/d 大剂量叶酸,可在一定程度上降低胎儿发生先天畸形的风险。女性癫痫患者在产后仍应继续服用 AED[2]。

2016 年英国皇家妇产科医师学会(RCOG)关于妊娠期癫痫指南指出,暴露于丙戊酸钠及其他 AED 等可能对新生儿造成神经发育方面的远期影响。丙戊酸钠与神经管畸形、面裂及尿道下裂有关,是致畸概率最高的抗癫痫药物。医师应告知癫痫患者及其家属,妊娠期服用丙戊酸钠可能对胎儿远期神经发育产生影响。考虑到叶酸对先天性畸形的防治作用及对远期神经发育的有利影响,建议癫痫妇女受孕前 3 个月口服 5mg/d 叶酸直至妊娠早期结束。计划妊娠前,服用丙戊酸钠或多种 AED 治疗的癫痫妇女应向神经内科专家进行详细咨询并继续服用 AED 或调整药物。若调整药物导致癫痫加重风险过高,仍建议患者继续服用丙戊酸钠或多种药物联合治疗。服用 AED 药物患者的新生儿可能出现副反应,如嗜睡、哺乳困难、过度镇静及停药综合征。应个体化评估该类新生儿,及早发现停药综合征及中毒征象,必要时可检测新生儿血药浓度。母乳喂养对于曾宫内暴露于丙戊酸钠单药治疗的新生儿来说,并不会影响 3 岁之内的儿童认知能力[3]。

2017 年英国精神药理协会(British Association for Psychopharmacology,BAP)发布的关于妊娠及产后使用精神药物的共识指南指出,尽管可能有非常罕见的例外,丙戊酸盐是患有精神病(育龄期女性)适应证治疗时唯一禁用的药物。丙戊酸盐与一系列重大先天性畸形,特别是神经管畸形风险显著增加有关。补充叶酸似乎无法降低因宫内暴露于丙戊酸盐或其他 AED 引起的神经管缺陷和其他主要先天性畸形的风险,但对于服用丙戊酸盐的患者,仍然推荐在受孕的前后 3 个月内服用高剂量叶酸（5mg/d）。整个妊娠期间宫内暴露于丙戊酸与学龄期儿童智商降低和自闭症谱系障碍风险增加有关。丙戊酸在妊娠中期或妊娠晚期的使用可能与新生儿相关问题的增加有关，但证据基础有限。丙戊酸的这些有害影响可能作用于整个胎儿发育过程。总而言之，不应给儿童或青少年、有生育潜力、妊娠或计划妊娠的妇女服用丙戊酸盐。如果妇女能持续使用高度可靠的避孕措施，则可以开具丙戊酸盐。如果计划妊娠的妇女已经在服用丙戊酸盐，则应（除非有特殊情况）在至少 4 周内逐渐停用，同时使用有效的避孕措施。如果女性在服用丙戊酸期间妊娠，通常应立即停止服用并考虑用其他抗精神病药代替。丙戊酸盐不应用于母乳喂养的情感障碍妇女[4]。

2018 年欧洲药品管理局（EMA）的药物警戒和风险评估委员会（Pharmacovigilance Risk Assessement Committee, PRAC）在整个欧盟范围内实行使用丙戊酸盐的避免妊娠计划（pregnancy prevention programme, PPP），除非满足PPP细则规定的所有条件，否则在育龄妇女中禁止使用丙戊酸盐[5]。

2021 年《中国围妊娠期女性癫痫患者管理指南》指出：长期服用丙戊酸可能增加高雄激素血症和多囊卵巢综合征发生的风险，甚至影响生育。目前研究结果表明，患癫痫女性妊娠期暴露于丙戊酸，与其子女的智商减低、学习能力下降及孤独症谱系障碍相关。一般认为，服用 AED 的患癫痫女性较大众人群需要补充更多叶酸，尤其当同时使用拮抗叶酸的 AED，如丙戊酸、苯巴比妥、苯妥英、卡马西平。建议在备孕时，有限选择新型 AED，尽可能避免使用丙戊酸，尽量保持单药治疗的最低有效剂量；对于已经在使用丙戊酸的女性患者，建议重新评估，尽量改用其他 AED 替代后再考虑妊娠；计划外妊娠且正在使用丙戊酸的女性，若发作控制良好，不推荐在妊娠期临时替换丙戊酸，调整到较低剂量即可；若发作控制不佳，可尝试用起效快的新型 AED 进行替换，或添加新型 AED，并维持较低的丙戊酸剂量。分娩期间应当继续服用AED，如果经口不能耐受，则改为具备胃肠外给药途径的药物，如丙戊酸、苯巴比妥和左乙拉西坦等[6]。

【妊娠期用药研究】

1. **动物数据**　在小鼠、大鼠、兔和猴子中进行的胚胎发育毒性研究[7]中发现，器官形成期间使用人类相关剂量（根据体表面积换算）的丙戊酸盐后，其胎儿结构异常、宫内发育迟缓和胚胎/胎儿死亡的发生率明显增加。丙戊酸盐引起的多器官系统畸形，包括骨骼、心脏和泌尿生殖系统缺陷。在小鼠中，除了其他畸形外，在器官形成的关键时期服用丙戊酸盐后还报告了胎儿神经管缺陷，且致畸作用与母体药物水平相关。产前暴露于人类相关剂量丙戊酸盐的小鼠和大鼠后代中也报告了行为异常（包括认知、运动和社会互动缺陷)和脑组织病理学变化。

2. 人类数据

（1）致畸性：2010 年发表于《新英格兰医学杂志》的一项基于欧洲先天性异常监测数据库数据（包括 1995 年至 2005 年在 14 个欧洲国家的 380 万例新生儿，其中的 98 075 例患有严重先天畸形）的病例对照研究发现，丙戊酸钠与几种先天性畸形的风险增加有关。与未使用抗癫痫药物相比，特定畸形的 *aOR* 为脊柱裂 12.7（95%*CI* 7.7~20.7），房间隔缺损 2.5（95%*CI* 1.4~4.4），腭裂 5.2（95%*CI* 2.8~9.9），尿道下裂 4.8（95%*CI* 2.9~8.1），多指 2.2（95%*CI* 1.0~4.5）和颅缝早闭 6.8（95%*CI* 1.8~18.8）。当丙戊酸单药治疗与其他抗癫痫药物的单药治疗进行比较时，其结果大致相似[8]。

2012 年北美抗癫痫药物妊娠登记处对 323 次丙戊酸盐暴露的妊娠进行随访。丙戊酸盐单药治疗女性的后代中重大出生缺陷率为 9.3%，而其他抗癫痫药物（苯巴比妥 5.5%、托吡酯 4.2%、卡马西平 3.0%、苯妥英 2.9%、左乙拉西坦 2.4% 和拉莫三嗪 2.0%）治疗的女性后代中重大出生缺陷率均低于丙戊酸盐。与拉莫三嗪和左乙拉西坦等新型抗癫痫药物相比，丙戊酸盐发生严重畸形的风险更高[9]。

2018 年发表在《柳叶刀》上的一篇评论文章认为，丙戊酸钠是一种明确的致畸原，与主要的先天性畸形以及最初隐藏的发育迟缓、自闭症和注意力缺陷多动障碍（高达 30%~40%）有关。剂量较低或降低，也不能完全避免致畸风险。叶酸可降低某些畸形的发生率，但不能特别预防由丙戊酸盐引起的畸形[10]。

2019 年另一项基于欧洲抗癫痫药物和妊娠登记处进行的一项纵向、前瞻性队列研究，纳入了在妊娠时暴露于抗癫痫药物单一疗法的女性数据，比较了产前暴露于 8 种常用抗癫痫药物（卡马西平、拉莫三嗪、左乙拉西坦、奥卡西平、苯巴比妥、苯妥英、托吡酯和丙戊酸盐）中的一种的后代在出生后 1 年评估的主要先天性畸形的风险，共 7 355 次妊娠。结果发现，重大先天畸形发生率为：丙戊酸 142/1 381（10.3%），苯巴比妥 19/294（6.5%），苯妥英 8/125（6.4%），卡马西平 107/1 957（5.5%），托吡酯 6/152（3.9%），奥卡西平 10/333（3.0%），拉莫三嗪 74/2 514（2.9%）和左乙拉西坦 17/599（2.8%）。不同的抗癫痫药物和剂量有不同的致畸风险，与剂量为 250~4 000mg/d 的左乙拉西坦相比，剂量为 650mg/d 或更低的丙戊酸盐与主要先天性畸形风险增加相关（*OR* 2.43，95%*CI* 1.30~4.55，*P*=0.006 9）[11]。

2021 年一项研究分析了 2010 年 1 月至 2019 年 12 月期间在喀拉拉邦癫痫和妊娠登记处暴露于丙戊酸盐的所有妊娠记录。其中有 221 名孕妇（17.75%）暴露于丙戊酸（单药治疗的 149 名）。在暴露于丙戊酸的 193 例已完成孕妇中,其主要先天性畸形率(n=20,10.36%)高于未暴露于丙戊酸的妊娠(n=39,4.96%)。作者根据其研究结果提出,如使用其他抗癫痫药物代替丙戊酸,大约每100例妊娠中有5例可以避免主要先天性畸形的发生[12]。此外,同年的其他研究也都进一步证实了丙戊酸钠的致畸作用[13-14]。

(2)对儿童神经系统的影响:2006年在美国和英国25个癫痫中心进行的前瞻性观察研究(招募了1999年10月—2004年2月期间患有癫痫的孕妇),评估了四种最常用的抗癫痫药物是否存在不同的长期认知和行为神经发育影响。结果发现,导致严重不良结果的频率分别为:卡马西平8.2%、拉莫三嗪1.0%、苯妥英10.7%和丙戊酸盐20.3%。严重不良结果的分布之间存在显著差异,丙戊酸盐表现出剂量依赖性[15]。

2009年《新英格兰医学杂志》发表的一项研究提示:妊娠期丙戊酸钠治疗可能会对后代的认知和神经功能造成有害影响。宫内暴露于丙戊酸钠的儿童,语言功能与智力显著降低,运动发育协调能力更低。与其他常用的抗癫痫药物相比,在宫内暴露于丙戊酸盐与3岁时认知功能受损的风险增加有关,使用丙戊酸钠和智商之间的关联呈剂量依赖性的,服用丙戊酸钠的儿童智商得分比服用拉莫三嗪的儿童低9分(95%CI 3.1~14.6;P=0.009),比服用苯妥英的儿童低7分(95%CI 0.2~14.0;P=0.04),比服用卡马西平的儿童低6分(95%CI 0.6~12.0;P=0.04)[16]。

2013年一项基于丹麦活产儿童进行的人群研究纳入了丹麦1996—2006年出生的650 000余名儿童,其中包括6 584名癫痫女性、2 655人次抗癫痫药物暴露的妊娠和508人次丙戊酸盐暴露的妊娠。结果显示,母亲在妊娠期间使用丙戊酸盐与后代患自闭症谱系障碍(HR 2.9,95%CI 1.7~4.9;绝对危险度4.42%)和儿童自闭症的风险(HR 5.2,95%CI 2.7~10.0;绝对危险度2.50%)显著增加有关,即使对母亲药物进行调整后也是如此。所以,对于使用抗癫痫药物的育龄妇女,必须权衡使用丙戊酸盐控制癫痫的利弊关系[17]。

2019年丹麦一项基于人群的队列研究结果表明,与没有丙戊酸暴露的儿童相比(29 396/912 722),产前丙戊酸暴露的儿童(49/580)患有多动症的风险增加了48%(aOR 1.48,95%CI 1.09~2.00)[18]。

2020年一项研究使用瑞典登记数据(n=14 614)并调整一系列混杂因素后评估在妊娠期间使用抗癫痫药物的妇女所生的孩子是否有更高的自闭症谱系障碍和注意力缺陷/多动障碍风险,重点评估了3种最常报告的单药治疗(丙戊酸4.8%、拉莫三嗪6.8%和卡马西平9.7%)。没有发现与拉莫三嗪暴露相关的风险证据,观察到丙戊酸的使用与自闭症谱系障碍(HR 2.30,95%CI 1.53~3.47)和注意力缺陷/多动障碍(HR 1.74,95%CI 1.28~2.38)相关,与卡马西平的相关性较弱且无统计学意义[19]。

2021 年一项评估性别与丙戊酸暴露之间的影响的研究表明,在暴露于除丙戊酸外的抗癫痫药物的儿童中,男性有更高的自闭症谱系障碍(autism spectrum disorder, ASD)症状(P=0.01);然而,这种性别影响在暴露于丙戊酸的儿童中并不明显。性别的主要影响显示男性比女性的 ASD 得分更高(P=0.006)。研究结果提示产前丙戊酸暴露似乎否定了 ASD 发病率中常见的男性性别相关优势。这些初步发现加深了丙戊酸作为"行为致畸剂"的概念,表明其影响可能受性别影响,女性似乎对丙戊酸的影响特别敏感[20]。

【哺乳期用药研究】1985 年的研究报道,乳汁中的丙戊酸浓度很低[21]。

2010 年一项前瞻性多中心观察性调查研究了宫内抗癫痫药物暴露对认知的长期影响。研究包括妊娠期宫内暴露于卡马西平、拉莫三嗪、苯妥英、丙戊酸盐的癫痫妇女,报告了母乳喂养的 199 名儿童 3 岁认知结果(共有 42% 的儿童接受母乳喂养),对于所有抗癫痫药物组合和单一组分的药物,其母乳喂养儿童的智商与非母乳喂养儿童的智商没有差异[22]。

2013 年另一项研究纳入 223 例曾在宫内暴露于抗癫痫药的儿童,发现产前药物暴露与儿童发育结局不良有关。在 6 个月大时,与对照组相比,使用抗癫痫药物母亲(n=223)的婴儿精细运动技能受损的风险更高(分别为 11.5% 和 4.8%, OR 2.1, 95%CI 1.3~3.2),与对照组相比,使用多种抗癫痫药物与精细运动技能(分别为 25.0% 和 4.8%, OR 4.3, 95%CI 2.0~9.1)和社交技能(分别为 22.5% 和 10.2%, OR 2.6, 95%CI 1.2~5.5)的不良结果相关。与没有母乳喂养或母乳喂养时间少于 6 个月的妇女相比,使用抗癫痫药物妇女的孩子持续母乳喂养在 6 个月和 18 个月时的发育受损较少,在 36 个月时,无论第一年的母乳喂养状况如何,产前抗癫痫药物暴露与不良发育相关。研究者认为,母乳喂养没有明显有害影响,无论抗癫痫药物治疗如何,都应鼓励患有癫痫的妇女给孩子进行母乳喂养[23]。

2014 年再次报告了抗癫痫药物与长期神经发育影响的前瞻性观察性多中心研究,数据包括 1999 年 10 月 14 日至 2004 年 4 月 14 日在美国和英国接受单一疗法(即卡马西平、拉莫三嗪、苯妥英或丙戊酸盐)的癫痫孕妇。其子代在 6 岁时,对 181 名儿童进行母乳喂养和智商数据评估,母乳喂养的平均持续时间为 7.2 个月,且不同药物组的母乳喂养率和持续时间没有差异。结果未观察到通过母乳接触抗癫痫药物的不良反应,这与前述在 3 岁时进行的另一项研究结果一致。值得注意的是,母乳喂养的儿童表现出更高的智商和更强的语言能力[24]。

2020 年一项多中心前瞻性队列研究(2012 年 12 月—2016 年 10 月期间进行,数据分析时间为 2014 年 5 月—2019 年 8 月)对美国 20 个地点的 6 岁以下儿童进行随访,观察性调查抗癫痫药物的孕产妇结局和神经发育影响,考察了 7 种抗癫痫药物和 1 种代谢物（卡马西平、卡马西平 -10,11- 环氧化物、左乙拉西坦、拉莫三嗪、奥卡西平、托吡酯、丙戊酸盐和唑尼沙胺）的婴儿与母亲血药浓度的中位数百分比范围为 0.3%~44.2%。总体而言，母乳喂养婴儿血液样本中的抗癫痫药物浓度显著低于母体血液浓度，鉴于母乳喂养众所周知的好处，该研究支持正在接受抗癫痫药物治疗的癫痫母亲对婴儿进行母乳喂养[25]。

用于预防性偏头痛治疗与母乳喂养相容的药物包括三环类抗抑郁药（阿米替林、去甲替林）、β 受体拮抗剂（美托洛尔、普萘洛尔、比索洛尔）。当治疗方案失败时，丙戊酸也是可以接受的°。

【男性用药研究】制造商说明书指出，丙戊酸钠在上市后监测期间曾报道过无精子症、精子数量减少、精子活力降低、男性不育和精子形态异常[26]。

1990 年采用跨膜迁移方法研究了四种抗惊厥药物（苯妥英、苯巴比妥、卡马西平和丙戊酸盐）对人类精子活力的体外作用，结果显示精液 - 药物混合物预孵育 2 小时后评估药物效果时，抑制精子活力达到对照的 50% 的苯妥英、卡马西平和丙戊酸盐的浓度分别为 1.59mmol/L、4.23mmol/L 和 5.00mmol/L。此外，卡马西平和丙戊酸盐 100mmol/L 的浓度暴露后立即产生 50% 的运动抑制作用[27]。

2015 年一项研究评估了服用丙戊酸盐的癫痫男性患者的精子参数和睾丸体积（n=55），测定性激素谱、精液分析、睾丸体积和总精浆肉碱。与对照组相比，患者的游离睾酮（$P<0.01$）、精子浓度（$P<0.000\ 1$）和计数（$P<0.000\ 1$）、肉碱（$P<0.01$）及睾丸体积（$P<0.01$）水平较低，而不动精子（$P<0.001$）和异形精子（$P<0.000\ 1$）的比率较高。精子数量、活力、不动精子、精子异形、睾丸体积、肉碱水平和疾病持续时间、丙戊酸盐治疗持续时间和剂量之间存在显著相关性。因此，长期使用丙戊酸盐治疗与精子数量和活力减少、异常精子数量增加和睾丸体积减少相关，可能会导致生育能力下降[28]。

【药师建议】丙戊酸钠是一种具有明确致畸风险的药物，有证据表明丙戊酸致畸性具有剂量及时间依赖性；它与儿童多动症、自闭症谱系障碍等风险增加有关。如果有替代丙戊酸盐的有效抗癫痫方案，就应该避免使用丙戊酸盐。单药治疗及尽可能使用最低有效剂量可降低致畸风险。在计划妊娠前 6个月，应使抗癫痫药物治疗方案达到最佳。建议在妊娠前补充高剂量的叶酸（5mg/d）。如果妊娠期必须使用丙戊酸钠来控制癫痫症状，推荐在妊娠期监测丙戊酸的血药浓度。

乳汁中的丙戊酸浓度相对较低，尚无大量证据确定丙戊酸暴露是否对新生儿有明确意义的影响，但从现有的资料来看，抗癫痫药物治疗不应中断，母乳喂养的利大于弊。

布地奈德 Budesonide

【别名】普米克、英福美、雷诺考特、Ortikos、Entocort EC

【药理学分类】主要作用于呼吸系统药物 - 平喘药、皮质激素类药物

【剂型】粉雾剂、气雾剂、喷雾剂、混悬剂、吸入剂

【妊娠期风险】FDA 原分级：口服给药 C；鼻腔给药 B；直肠给药 C；吸入 B；适用（吸入 / 鼻），没有人类数据 - 动物数据提示风险（口服）[a]

【哺乳期风险】L1- 广泛数据 - 适用 [b]

【说明书建议】没有数据证明吸入性布地奈德在妊娠期间会增加胎儿畸形的风险。除在动物研究的发现之外，妊娠期间用药造成胎儿伤害的可能性极小。在大量的前瞻性流行病学研究结果及世界范围的上市后使用经验中未发现妊娠期间使用吸入性布地奈德会对胚胎及新生儿产生不良作用，妊娠期间使用布地奈德应当权衡其对母体的益处及其对胚胎 / 胎儿的可能风险。布地奈德可分泌到人乳汁内。对于使用吸入用布地奈德混悬液的哺乳期妇女尚无研究；然而，可以预测婴儿通过哺乳同样会从母体获得一定百分比的布地奈德。因此，只有当临床治疗需要时，哺乳期妇女才可以使用吸入用布地奈德混悬液进行治疗。医师需要权衡母乳喂养对母亲和婴儿的收益以及婴儿暴露于微量布地奈德中的潜在风险。

【重要参数】Mw 430，$t_{1/2}$ 2.8 小时，t_{max} 2~8 小时，PB 85%~90%，F 10.7%，RID 0.3%，M/P 0.5。

【国内外指南】根据国际哮喘指南，妊娠期间不应停止吸入性皮质激素，包括研究较多的药物布地奈德[1]。

2020 年发布的《支气管哮喘基层合理用药指南》表示妊娠期间使用布地奈德造成胎儿损伤的可能性很小，然而人体研究不能完全排除伤害的可能性，同时哮喘长期的良好控制对于疾病预后至关重要，故建议妊娠期哮喘患者应在医师的综合评估和权衡利弊情况下使用[2]。

美国国立卫生研究院心肺血液研究所 2007 年发布了第三版《哮喘诊断和管理指南》指出：对于患持续性哮喘的孕妇，吸入糖皮质激素可减少妊娠期间哮喘发作，而妊娠期间停用吸入性糖皮质激素会增加哮喘发作风险。布地奈德是妊娠期间优先选用的吸入性糖皮质激素，因为该药有更多已发布的妊娠相关人类资料[3]。

【妊娠期用药研究】据报道皮质类固醇会增加唇裂风险（有或无腭裂），虽然风险较小但有统计学意义。妊娠期应考虑限制皮质类固醇的使用，尤其是

在妊娠早期。哮喘控制不佳可能导致不利的孕产妇、胎儿和新生儿结局。产妇并发症包括先兆子痫、妊娠高血压、妊娠剧吐、阴道出血以及引产和难产的风险增加。胎儿和新生儿的不良反应可能是围产期死亡、胎儿生长受限(fetal growth restricion, IUGR)、早产、低出生体质量和新生儿缺氧的风险增加。由于控制母体哮喘可以改善或预防所有这些并发症,因此治疗的益处大于药物引起的致畸性或毒性的潜在风险。对于需要吸入皮质类固醇(如布地奈德)来控制哮喘的孕妇,应告知治疗的风险和益处,但不应因为妊娠而停止治疗[a]。

1. **动物数据** 布地奈德与其他皮质类固醇一样对家兔和大鼠存在致畸性和胚胎/胎仔毒性。在一项研究中家兔接受约为成人最大推荐每日吸入剂量0.4倍的皮下注射给药,大鼠接受约为成人最大推荐每日吸入剂量4倍的皮下注射给药,导致二者胎仔数量减少、幼仔体质量降低和骨骼发育异常。在另一项对大鼠进行的研究中,以约为成人最大推荐每日吸入剂量的2倍(基于体表面积计算)吸入给药后,没有观察到药物的致畸作用和胚胎/胎仔毒性。与人类相比,啮齿动物更容易受到类固醇的致畸作用影响[4]。

2. **人类数据** 对孕妇的研究并未表明吸入性布地奈德会增加妊娠期间出现异常的风险。一项大型前瞻性队列流行病学研究审查了1995—1997年间覆盖约99%妊娠的三个瑞典登记处的数据(即瑞典医学出生登记处、先天性畸形登记处和儿童心脏病学登记处)[5],结果表明妊娠早期使用吸入性布地奈德没有导致先天性畸形的风险增加。在2014名婴儿中进行了先天性畸形研究,这些婴儿的母亲报告在妊娠早期(通常在末次月经后10~12周)使用吸入性布地奈德治疗哮喘,这是大多数器官畸形发生的时期。记录的先天性畸形率与一般人群相似(分别为3.8%和3.5%)。此外,在暴露于布地奈德后,出生时患有口唇裂的婴儿数量与正常人群中的预期数量相似(即2014名婴儿中分别为4名婴儿和3.3名婴儿)。在第二项研究中母亲暴露于吸入性布地奈德的婴儿总数达2534名。在这项研究中,母亲在妊娠早期使用吸入性布地奈德所生婴儿的先天畸形率与同期所有新生儿没有差异[5]。正是根据瑞典出生登记处的广泛研究,FDA将其吸入剂从妊娠分级C级升级为B级[6]。

2007年的一份在42名孕妇中使用吸入性布地奈德的报告中,在这些患者中未观察到对胎儿生长或妊娠结局的影响。尽管大多数合成皮质类固醇被胎盘羟基转化酶部分代谢,但不代谢布地奈德或氟替卡松[7]。然而,研究显示使用吸入性类固醇治疗哮喘不会影响胎儿生长。Cochrane数据库的妊娠期哮喘管理干预措施综述[8]指出:妊娠期使用吸入性布地奈德的人类安全性数据最多,氟替卡松和布地奈德等药物被认为是妊娠期首选使用的吸入性皮质类固醇。

【哺乳期用药研究】就母乳喂养的安全性而言,吸入性布地奈德是一种极好的药物选择。有限的全身吸收、相对较快地清除和较弱的盐皮质激素活性降低了对婴儿的潜在风险[b]。相对较低的分子量和高脂溶性预示布地奈德会排泄到乳汁中,但吸入治疗后布地奈德的全身生物利用度相对较低,因此乳汁中的实际含量也可能很低[a]。一项研究测试了 8 名女性吸入布地奈德后的母乳样本。布地奈德的平均乳汁水平为 0.105nmol/L 和 0.219nmol/L(剂量分别为 200μg 和 400μg,每天 2 次)。在上述剂量下报道的布地奈德平均母体血浆水平为 0.246nmol/L 和 0.437nmol/L,药物乳汁与血浆浓度比值为 0.428 和 0.502。喂养后 1~1.5 小时婴儿的血浆样本水平已低于定量限。因此,估计的婴儿每日剂量为母亲每日剂量的 0.3% 或 0.006 8~0.014 2μg/(kg·d)[9]。另一项研究数据相近[10]。

【男性用药研究】暂无数据。

【药师建议】妊娠期使用吸入性布地奈德的人类安全性数据较多,妊娠期患者如果病情需要,可以使用吸入性布地奈德,尽可能使用最低有效剂量。哺乳期可以使用吸入性布地奈德。

布洛芬 Ibuprofen

【别名】芬必得、异丁苯丙酸、异丁洛芬、Caldolor

【药理学分类】主要作用于中枢神经系统药物 - 非甾体抗炎药

【剂型】片剂、胶囊剂、颗粒剂、凝胶剂、栓剂、混悬剂、口服溶液剂、糖浆剂、搽剂、乳膏剂、注射剂、滴剂、散剂

【妊娠期风险】FDA 原分级:妊娠前 30 周 C,从妊娠 30 周开始 D;口服给药 B(D- 如在妊娠晚期或临近分娩时用药);人类数据提示妊娠早晚期有风险[a]

【哺乳期风险】L1- 广泛数据 - 适用[b]

【说明书建议】使用非甾体抗炎药,包括布洛芬,可导致胎儿动脉导管过早闭合和胎儿肾功能障碍,导致羊水过少,在某些情况下,新生儿肾功能损害。由于这些风险,在妊娠 20~30 周限制布洛芬的剂量和使用时间,并避免在妊娠 30 周后使用布洛芬。

【重要参数】Mw 206,F 80%,$t_{1/2}$ 1.8~2.5 小时,PB>99%,t_{max} 1~2 小时,RID 0.12%~0.66%。

【国内外指南】2016 年英国风湿病学会[1]指南指出,妊娠期前三个月的非甾体抗炎药(nonsteroidal anti-inflammatory drug, NSAID)使用提高了流产和畸形的风险;除低剂量阿司匹林外,所有非选择性 NSAID 均应在妊娠第 32 周

停止使用，以避免动脉导管关闭。

【妊娠期用药研究】

1. 体外数据 2017 年，一项体外研究试验发现，布洛芬对 8~9 周人类胎儿睾丸细胞及异体移植的小鼠具有抑制睾丸激素和间质细胞激素 INSL3 的作用，同时还降低酶 CYP11A1、CYP17A1 和 HSD17B3 等表达。研究结果认为，在妊娠期特定的"早期窗口"内，布洛芬会直接影响人类胎儿睾丸的内分泌，并可能改变生殖细胞的生物学行为[2]。

2018 年，关于妊娠早期人类胎儿卵巢的体外研究试验表明，布洛芬对胎儿的发育是有害的：取 7~12 周胎儿卵巢器官型培养物（共纳入 185 个样本），在 1~100μmol/L 浓度下暴露布洛芬 2 天、4 天或 7 天。无论胎儿的胎龄如何，暴露于 10μmol/L 和 100μmol/L 布洛芬后，细胞数量和增殖细胞数量明显减少，凋亡增加，生殖细胞数量急剧减少。在 10μmol/L 的布洛芬暴露 7 天后也同样观察到此不良效果，且在停药 5 天后其影响仍未完全消除[3]。

2021 年，将 7~12 周龄的人胎儿肾外植体离体暴露于布洛芬、阿司匹林或对乙酰氨基酚 7 天，并通过组织学、免疫组织化学和流式细胞术进行分析后发现，这些 NSAID 在早期发育结构中引起了一系列异常，包括细胞死亡及分化的肾小球密度下降等。这些结果提示，妊娠期前三个月使用 NSAID 时要非常谨慎[4]。

2. 人类数据 2010 年，丹麦一项研究使用了丹麦国家出生队列的 47 400 名活产单胎妇女的数据（1996—2002 年间参加），研究发现女性在妊娠期间服用对乙酰氨基酚超过 4 周，特别是在妊娠早期和中期，可能会增加隐睾的发生率，而暴露于布洛芬（n=2 333）和阿司匹林（n=3 135）与隐睾无关[5]。

2013 年，一项前瞻性队列研究，纳入了 5 325 名使用了布洛芬的孕妇，结果未发现布洛芬对婴儿存活率、先天性畸形或心脏结构性缺陷的影响。妊娠中期（2 126 名）布洛芬的使用与低出生体质量显著相关（aOR 1.7，95%CI 1.3~2.3），妊娠中期（2 126 名）和妊娠晚期（882 名）布洛芬的使用与儿童（18 个月龄时）哮喘的发生率显著相关，其妊娠中期使用后的 aOR 值为 1.5（95%CI 1.2~1.9），妊娠晚期使用后的 aOR 值为 1.5（95%CI 1.1~2.1）[6]。研究结果显示，布洛芬似乎不会增加整体的畸形风险概率，但 NSAID 在妊娠后期的使用仍须谨慎[7]。

2016 年，有项目探究了产前布洛芬暴露与出生体质量和胎龄的关系，主要是采用挪威医学出生登记处（Medical Birth Registry of Norway, MBRN）的数据，包括 28 597 名儿童，其中 1 080 名儿童在出生前暴露于布洛芬，26 824 名未暴露于任何 NSAID。结果显示，妊娠期前三个月服用布洛芬可使胎儿出生体质量降低 79g（95%CI –133~–25），而妊娠中期和 / 或妊娠晚期暴露，以及暴露持续时间对出生体质量没有显著影响。提示妊娠期前三个月布洛芬暴露与出生体质量轻微下降有关[8]。

2018年，德国的一项国家胚胎毒素队列研究（数据来源于德国 Embryotox 数据库），评估了妊娠早期暴露布洛芬后的不良妊娠结局。研究直接比较了在妊娠早期暴露布洛芬组妇女（1 117名）和未使用布洛芬组妇女（2 229名）的出生缺陷风险，结果发现两组之间没有显著差异（8% vs 4.1%，aOR 1.11，95%CI 0.75~1.64），而在不同队列中，自然流产的累积发生率也没有显著差异（15.5% vs 16.6%，aHR 0.85，95%CI 0.65~1.11），同时亚组又分析了暴露布洛芬7天（n=223）和30天（n=72）的妊娠结局，结果也未显示随着治疗时间的增加其出生缺陷的风险增加。总之，布洛芬似乎不存在明显的胚胎毒性风险[9]。

2020年，有一项产前队列研究发现，产前和妊娠早期使用对乙酰氨基酚和布洛芬与儿童中期神经行为较差有一定的相关性，该研究中有46.1%的母亲使用对乙酰氨基酚≥10次，18.4%的母亲使用了布洛芬（不分使用次数）。这些研究结果提示，可能需要进一步研究 NSAID 对胎儿和儿童大脑发育的作用机制[10]。所以，2020年一篇荟萃分析认为，妊娠期使用布洛芬与儿童孤独症谱系障碍、注意力缺陷多动障碍之间可能存有关联[11]，妊娠期使用该药还须谨慎。

2021年，一项多地病例对照研究对（1998—2015年来自 Slone 流行病学中心出生缺陷研究的数据）267名脊柱裂婴儿的母亲与6 233名正常对照组的母亲进行了比较。在对照组母亲中，有1 257例（20.2%）在末次月经前后一个月内使用 NSAID，其中987例（15.8%）使用布洛芬，实验组母亲中，有61例（22.9%）在末次月经前后一个月内使用 NSAID，其中使用布洛芬49例（18.4%），结果发现孕期使用 NSAID 的妇女所生婴儿的脊柱裂风险略有增加，但这种风险又与叶酸摄入有关[12]。

2021年，最新的荟萃分析认为，尽管一些医疗机构已经宣布在妊娠的大多数阶段使用一些 NSAID 是安全的，但这些决定通常是基于对文献的部分理解，妊娠期间使用非处方镇痛药的安全性结论还需要进一步研究，以便为妇女在妊娠期间使用 NSAID 提供明确的指导[13]。

总之，多项体外研究实验提示布洛芬可能会造成胎儿异常，多种动物模型实验也发现其布洛芬阻断胚泡植入，但体外试验并不能完全预示人类结果。在妊娠期间使用 NSAID 可能会引起子宫动脉导管狭窄，如在分娩前1~3个月使用布洛芬，可能会导致新生儿持续性肺动脉高压（persistent pulmonary hypertension of the newborn, PPHN）[13]，且可抑制分娩和延长妊娠时间。此外，NSAID 也与自然流产和心脏缺陷、口腔裂痕和低体质量出生有一定相关性

（但是，这些缺陷的风险相对较小）。布洛芬的 Micromedex 妊娠评级：不能排除胎儿风险。故妊娠期使用布洛芬须谨慎，尤其是妊娠晚期。

【哺乳期用药研究】布洛芬只有少量分泌到乳汁中（小于母体剂量的0.6%）。即使大剂量使用，母乳中的含量也非常低。在一名接受每次 400mg，每天 2 次布洛芬的患者中，乳汁药物浓度低于 0.5mg/L；在另一项研究中，12名女性每 6 小时接受 400mg 剂量的药物，共 5 次，所有母乳布洛芬浓度均低于监测下限 1mg/L。美国儿科学会将布洛芬定位哺乳适用。由于布洛芬在母乳中的含量极低、半衰期短且在婴儿中安全使用的剂量远高于母乳中排泄的剂量，因此布洛芬是哺乳期妇女首选的解热镇痛药[14]。

【男性用药研究】2020 年，一项研究中发现，男性使用低剂量的解热镇痛药与生育力没有明显关系[15]。动物实验显示，布洛芬可能导致小鼠精子参数和精子染色体/DNA 完整性显著降低，但这些不良影响是剂量依赖性的［在30mg/（kg·d）的剂量水平下，对精子活力、计数、存活力、形态和精子染色体完整性造成不利影响］[16]。

【药师建议】动物和人类数据提示，布洛芬可能会阻止胚泡植入，也与自然流产和先天性畸形有关，故不推荐备孕期和妊娠期使用。妊娠晚期（30 周后）至接近分娩时使用，可能会抑制分娩和延长产程，还可能会导致新生儿持续性肺动脉高压，故建议妊娠 30 周后禁用。布洛芬只有少量分泌到乳汁中（小于母体剂量的 0.6%），是哺乳期妇女首选的解热镇痛药。

C

重组乙型肝炎疫苗
Recombinant Hepatitis B Vaccine

【**别名**】安在时

【**药理学分类**】其他 - 疫苗

【**剂型**】注射剂

【**妊娠期风险**】FDA 原分级 C；适用[a]

【**哺乳期风险**】L2- 有限数据 - 可能适用[b]

【**说明书建议**】尽管灭活病毒疫苗不会对胎儿造成损伤，但是在对孕妇进行接种前，仍需要权衡接种疫苗后的风险和利益，当确定利益大于风险并确实需要接种时，才能将重组乙型肝炎疫苗（酿酒酵母）用于孕妇。由于没有对哺乳期妇女接种乙型肝炎疫苗后对婴儿的影响进行临床评估，因此没有关于经乳汁分泌的相关资料。

【**重要参数**】研究证实疫苗对新生儿、儿童和高危成人的保护效力为 95%~100%。

【**国内外指南**】2020 年中华医学会《慢性乙型肝炎基层诊疗指南（2020年）》指出：未感染过乙型肝炎病毒（hepatitis B virus，HBV）的妇女在妊娠期间接种乙肝疫苗是安全的[1]。美国疾病控制与预防中心（CDC）、卫生与公众服务部免疫实践咨询委员会（Advisory Committee on Immunization Practices，ACIP）明确了所有孕妇都应进行乙型肝炎表面抗原（hepatitis B surface antigen，HBsAg）常规检测，并且建议在妊娠期间有 HBV 感染风险的妇女（例如在过去 6 个月内有一个以上的性伴侣 / 接受过性病评估或治疗 / 最近或当前注射吸毒 / 有过 HBsAg 阳性性伴侣）接种疫苗[2]。

《中国乙型肝炎病毒母婴传播防治指南（2019 年版）》建议：慢性 HBV 感染的孕妇所生婴儿应在出生 12 小时内尽早完成乙型肝炎疫苗和 100IU 乙型肝炎免疫球蛋白的联合免疫，并在 1 月龄和 6 月龄分别接种第 2 针和第 3 针疫苗[3]。美国儿科学会也建议 HBsAg 阳性妇女所生的婴儿应在出生后 1~12小时内给婴儿接种乙型肝炎疫苗（连同乙型肝炎免疫球蛋白）并且跟进后续接种，这样母乳喂养不会造成婴儿感染 HBV 的额外风险。

【妊娠期用药研究】重组乙型肝炎疫苗系由细胞(重组酿酒酵母/汉逊酵母/CHO等)表达的HBsAg经纯化,加入铝佐剂制成[4]。

1. 动物数据 重组乙肝疫苗Heplisav-B在雌性大鼠中进行了发育毒性研究。在交配前和妊娠第6天、第18天使用0.3ml Heplisav-B(含2.5μg HBsAg),未观察到对子代的不利影响[5]。

2. 人类数据 两项早期研究已经揭示乙肝疫苗无致畸作用,可在妊娠期接种。1987年的研究[6]中:72名HBV阴性的尼日利亚孕妇在妊娠晚期肌内注射疫苗两次,第二次给药后1个月有84%为乙型肝炎表面抗体(HBsAb)阳性,在母亲或其新生儿中均未观察到显著影响,59%的新生儿发生HBsAb的被动转移,但婴儿中的抗体会迅速消失,到3个月时只有23%的婴儿可检测到抗体。作者认为乙肝疫苗对孕妇是安全的,孕妇接种疫苗可在孩子接种疫苗前提供足够保护,但赋予婴儿的被动免疫持续时间较短。1991年的前瞻性队列[7]调查跟进了10名妊娠早期接种了疫苗的妇女,未观察到先天性异常,所有婴儿在2~12个月时身体发育均正常。

制造商说明书记载:26名孕妇在妊娠早期或中期使用乙肝疫苗的妊娠结果中有3例流产(妊娠20周之前接触),未报告严重出生缺陷[8]。另一生产商的说明书中记载了90例在妊娠早期或中期暴露于乙肝疫苗的妊娠结果中有2例流产,83名活产婴儿中有2名报告有严重出生缺陷,与普通人群的总体出生缺陷率无明显差异[9]。

有文献认为,乙肝疫苗可用于高感染风险孕妇的暴露前和暴露后预防[10]。美国疾病控制与预防中心(CDC)认为没有明显的胎儿不良反应风险,妊娠并不是妇女接种疫苗的禁忌证[11-12],有HBV感染风险的孕妇更应针对性地接受疫苗接种[13]。美国CDC于2020年发布的关于妊娠期免疫的更新建议中仍然强调,乙型肝炎的疾病风险往往超过接种疫苗的理论风险,没有证据表明在妊娠期间接种疫苗是有害的[14]。

【哺乳期用药研究】早在2012年就有专家呼吁加速在全球范围内开展对所有婴儿接种HBV疫苗[15]。2019年肝脏疾病权威杂志*Hepatology*曾报道及时接种出生剂量的乙型肝炎病毒疫苗可能会打破围产期乙型肝炎传播链,从机制层面阐述了该接种计划的重要性[16]。出生时接受了乙型肝炎免疫球蛋白和乙肝疫苗的婴儿可采用母乳喂养。

【男性用药研究】暂无数据。

【药师建议】目前为止,尚无母体接种疫苗对胎儿造成风险的报告。多国指南认为,乙肝疫苗妊娠期不作为禁忌。因此,如果妊娠期筛查出乙肝系列抗体阴性,且存在高危暴露风险的建议接种疫苗。指南同时建议HBsAg阳性妇女所生的婴儿应在出生后1~12小时内接种乙型肝炎疫苗(连同乙型肝炎免疫球蛋白)并且跟进后续接种,母乳喂养不是禁忌。

D

地奥司明 Diosmin

【别名】爱脉朗、Daflon、Vasculera、Diosmplex

【药理学分类】心血管系统药

【剂型】片剂

【妊娠期风险】暂无数据

【哺乳期风险】暂无数据

【说明书建议】动物实验并未显示有任何致畸作用。到目前为止,尚无对人体有害的报告。虽然尚无有关药物随母乳分泌的资料,但治疗期间不推荐母乳喂养。

其他国家药品说明书的妊娠期使用建议如下。

妊娠期和哺乳期的使用没有足够的临床试验。动物实验表明,地奥司明不会导致胚胎幼仔发育异常。少数妇女于妊娠晚期和产后前 4 周服用地奥司明(最高剂量 900mg/d),未对胎儿、婴儿造成不良影响。哺乳期妇女长期使用对婴儿造成的影响无法明确。因此,妊娠期或哺乳期是否能使用地奥司明需要医师决定,备孕妇女在使用前需咨询医师[3]。

如果服药期间发现妊娠,或者妊娠期计划服用,请咨询医师。服药期间不建议哺乳,因为没有关于药物进入母乳的相关数据[4]。

【重要参数】Mw 609,$t_{1/2}$ 11 小时。

【国内外指南】2016 年法国结肠直肠学会发布《痔疮治疗指南》[1]:致畸剂参考中心允许妊娠期和哺乳期妇女使用地奥司明进行痔疮治疗。

2016 年印度结肠直肠外科医师协会《痔疮治疗实践指南建议》[2]:地奥司明药物疗法在治疗妊娠期痔疮是安全有效的,但是由于证据不足,建议在妊娠早期避免使用。

【妊娠期用药研究】地奥司明是从芸香科(*Rutaceae*)成熟果实的橙皮苷中提取的黄酮类化合物。由于此类甜橙果实在地中海南部、中国部分地区种植,因此地奥司明在欧洲、亚洲部分地区被广泛用于治疗痔疮、静脉曲张和其他周围血管问题。在中国、法国及其他几个欧洲国家 / 地区,地奥司明作为处方药使用,但《欧洲药典》将其定义为膳食补充剂,FDA 将其定义为处方类医学食品（prescription medical food）。

妊娠期使用地奥司明报道极少，50 名患急性痔疮妇女在产前 8 周与产后 4 周这个时间区间内使用地奥司明（Daflon），66% 患者于治疗第 4 天缓解急性症状，且安全性良好，未影响妊娠和胎儿发育，新生儿出生体质量、生长及喂养状态正常[5]。根据 EFEMERIS 数据库信息，2004—2007 年间于法国分娩或终止妊娠的妇女共有 37 079 人，其中 6 266 名（16.9%）妇女曾在妊娠期使用地奥司明，根据研究统计，宫内暴露于地奥司明后新生儿疾病风险并未增加，在胎儿器官形成期暴露于地奥司明，未见新生儿畸形率增加[6]。

【哺乳期用药研究】没有哺乳期使用地奥司明后，乳汁内药物含量的资料。部分国家在痔疮指南中对地奥司明的哺乳期使用给说予了建议和说明（见【国内外指南】），其他国家药品说明书的哺乳期使用建议详见【说明书建议】。

【男性用药研究】暂无数据。

【药师建议】目前没有证据表明妊娠期使用地奥司明会增加胎儿风险，法国、印度等国家的参考指南中，孕妇在一定疾病情况下也会考虑使用地奥司明。但是由于妊娠期和哺乳期的使用没有足够的临床试验，现有的少量研究缺乏大样本或严密对照，因此妊娠期选用地奥司明须谨慎。妊娠早期如果无意中暴露于地奥司明，不是终止妊娠的指征。

鉴于药物随母乳分泌的资料缺乏，哺乳期妇女应避免使用地奥司明。

地氯雷他定 Desloratadine

【别名】地洛他定、芙必叮、信敏汀、恩瑞特、Clarinex

【药理分类】主要影响变态反应和免疫功能药物 - 抗变态反应药

【剂型】片剂、胶囊剂、混悬剂、糖浆剂

【妊娠期风险】FDA 原分级 C；无人类数据 - 动物数据提示低风险[a]

【哺乳期风险】L2- 有限数据 - 可能适用[b]

【说明书建议】摘录自三份不同的药品说明书。

孕妇使用的数据有限，不能明确药物相关的主要出生缺陷和流产风险，没有对孕妇进行充分且对照良好的研究。没有关于地氯雷他定对母乳喂养婴儿的影响或地氯雷他定对泌乳的影响的足够数据。应考虑母乳喂养对发育和健康的益处、哺乳期母亲的临床需求以及地氯雷他定或潜在母体状况对母乳喂养婴儿的任何潜在不良影响，再决定是停止哺乳还是停止使用地氯雷他定。

也有说明书认为：由于尚无孕妇使用地氯雷他定的临床资料，妊娠期内使用地氯雷他定的安全性尚未确定。除非潜在的益处超过可能的风险,妊娠期内不应使用地氯雷他定。

地氯雷他定可经乳汁排泄,所以不建议哺乳期妇女服用地氯雷他定。

【重要参数】Mw 310,口服吸收良好(主要经肝脏代谢,代谢产物为有生物活性的3-羟基地氯雷他定),$t_{1/2}$ 27小时,t_{max} 3小时,PB 87%,RID 0.03%。

【国内外指南】2018年由欧洲变应性反应与临床免疫学会、世界过敏组织等共同制定的指南《荨麻疹的定义、分类、诊断和管理》[1]中指出,虽然目前还没有关于孕妇罹患荨麻疹时安全的、系统的治疗方案,但考虑到妊娠期较高的组胺水平可能影响妊娠结局,加之目前没有孕妇服用第二代抗组胺药增加出生缺陷率的报道,指南推荐妊娠期可选用的治疗药物包括氯雷他定、地氯雷他定、西替利嗪、左西替利嗪。

2020年日本变态反应学会(the Japanese Society of Allergology, JSA)《过敏性鼻炎》推荐氯雷他定为妊娠期鼻炎首选的第二代抗组胺药[2]。

2009年发表的《EAACI/GA²LEN/EDF/WAO荨麻疹及血管性水肿诊疗指南》指出:在治疗方面,迄今为止还没有关于在妊娠期间使用第二代抗组胺药的妇女出现先天缺陷的报道。由于现在有几种第二代抗组胺药无须处方,并且广泛用于治疗过敏性鼻炎和荨麻疹,因此必须假设许多女性尤其是在妊娠初期,至少在确认妊娠之前已经使用过这些药物。然而,出于安全性考虑,妊娠期使用第二代抗组胺药的建议应仅限于氯雷他定,可以外推到地氯雷他定。由于尚未进行安全性研究,因此建议在妊娠期间应谨慎增加第二代抗组胺药的剂量[3]。

【妊娠期用药研究】

1. **动物数据** 器官形成期间给予妊娠大鼠地氯雷他定5mg/(kg·d)(人类推荐剂量的320倍),给予妊娠兔人类推荐剂量的230倍,均未发现致畸作用。在器官形成期至哺乳期给予妊娠大鼠地氯雷他定导致F1幼崽总暴露量约为人类推荐剂量暴露量的70倍或更高时,其体质量减轻和翻正反射缓慢。

在围产期和产后发育研究中,地氯雷他定在围产期(妊娠第6天)至哺乳期(产后第21天)期间以3mg/(kg·d)、9mg/(kg·d)和18mg/(kg·d)的剂量给予大鼠口服。在9mg/(kg·d)或更高的剂量下,F1幼崽出现体质量减轻和翻正反射缓慢[4]。

2. **人类数据** 2012年的一项研究报告了40例妊娠,其中29例发生在治疗期间或停用地氯雷他定后3个月内,其中18名患者在妊娠早期接触地氯雷他定,报告了9例活产(无缺陷报告)、2例自然流产、1例流产和1例治疗终止,而其中5例的结果尚未确定[5]。

2020年丹麦的一项全国性队列研究将地氯雷他定和氯雷他定妊娠期使

用者基于协变量评分进行 1∶1 比例配对，利用 5 个队列比较不良胎儿结局风险：评估主要出生缺陷队列（共计 3 348 例妊娠，1∶1 比率分别使用地氯雷他定或氯雷他定）、自然流产队列（5 498 例妊娠）、早产队列（5 280 例妊娠）、出生体质量小于胎龄儿队列（5 436 例妊娠）和死产队列（6 776 例妊娠）的风险。研究结果显示，妊娠期间使用地氯雷他定和氯雷他定在主要出生缺陷［4.5% vs 4.2%，*pOR* 1.07，95%*CI* 0.77~1.50］、自然流产［9.3% vs 8.4% *HR* 1.15，95%*CI* 0.96~1.37］、早产［5.6% vs 6.6%，*pOR* 0.84，95%*CI* 0.67~1.05］、小于胎龄儿［8.9% vs 9.2%，*pOR* 0.97，95%*CI* 0.80~1.16］或死胎［0.2% vs 0.2%，*HR* 0.91，95%*CI* 0.31~2.70］方面没有显著性差异，均没有明显高于背景风险[6]。

氯雷他定的数据足以证明它不是主要的人类致畸剂。由于地氯雷他定是氯雷他定的主要代谢物，因此推测地氯雷他定也不是主要的致畸剂是合理的。如果女性在已知或未知的妊娠期间服用地氯雷他定，绝对胚胎／胎儿风险似乎很低[a]。

【**哺乳期用药研究**】早期一份问卷调查发现：母乳喂养期间使用抗组胺药（其中 54% 为第一代抗组胺药，46% 为第二代抗组胺药）的母亲有 22.6% 表示其新生儿存在易怒、困倦或睡眠减少的情况，第一代和第二代抗组胺药物之间没有显著差异[7]。

地氯雷他定是氯雷他定的活性代谢产物，其半衰期长于前体药物。研究包括 6 位产后的妇女，给予其单次剂量 40mg 的氯雷他定，在用药后 0~48 小时的多个时间点取母亲血液和乳汁的样品，血浆中氯雷他定和其活性代谢产物地氯雷他定的峰浓度分别为 30.5ng/ml 和 18.6ng/ml，乳汁中氯雷他定及其代谢产物的浓度分别为 29.2ng/ml 和 16ng/ml，通过 48 小时的代谢，仅有 6μg 的地氯雷他定分泌至母乳中，为母体剂量的 0.019%，相当于 48 小时后有总剂量为 11.7μg 或 0.029% 的氯雷他定及其活性代谢产物进入乳汁。研究者推测，一个体质量为 4kg 的婴儿仅可获得剂量为 2.9μg/kg 的氯雷他定[b]。这个剂量对母乳喂养的婴儿造成危害的可能性很小。

地氯雷他定分泌入乳汁的量较小，且没有镇静和抗胆碱能作用，因此，母亲使用地氯雷他定不太可能影响母乳喂养的婴儿或母乳分泌[8]。

【**男性用药研究**】大鼠口服地氯雷他定剂量为 12mg/kg（地氯雷他定及其代谢物约为人类推荐剂量总暴露量的 65 倍）或更高时，男性生育力出现特异性下降。地氯雷他定剂量为 3mg/kg（地氯雷他定及其代谢物约为人类推荐剂量总暴露量的 10 倍）时，男性生育能力不受影响[4]。

雌性大鼠口服给药 24mg/（kg·d）时，对生育力无影响；口服给药剂量达到 12mg/（kg·d），雌鼠妊娠率下降，雄鼠精子数减少、精子活力降低与睾丸组织学改变，表明雄性大鼠生育力降低，雄性大鼠给药剂量达 24mg/（kg·d），可见植入前丢失率增加、植入数与胚胎数减少[9]。

【药师建议】动物数据提示地氯雷他定及其活性代谢产物无致畸作用,但大剂量给药时可能会导致植入前丢失率增加、植入数和胚胎数减少、仔鼠体质量减轻以及翻正反射减慢。一项全国性队列研究提示妊娠期间使用地氯雷他定和氯雷他定在主要出生缺陷、自然流产、早产、小于胎龄儿或死胎方面没有显著性差异。氯雷他定为指南推荐的妊娠期鼻炎首选的第二代抗组胺药,地氯雷他定与氯雷他定比较没有增加妊娠不良结局的风险,加之地氯雷他定是氯雷他定的代谢产物,基于目前数据,认为妊娠期使用地氯雷他定安全性可能较高。

地氯雷他定分泌入乳汁的量较小,且没有镇静和抗胆碱能作用,因此,母亲使用地氯雷他定不太可能影响母乳喂养的婴儿或母乳分泌。

总的来说,由于地氯雷他定的数据相对较少,妊娠期抗组胺药物可选择氯雷他定、西替利嗪和左西替利嗪;母乳喂养期间推荐的抗过敏药为氯雷他定和西替利嗪。

地奈德 Desonide

【别名】地索奈德、Hydroxyprednisolone Acetonide、Tridesilon、Verdeso
【药理学分类】皮肤科用药
【剂型】乳膏剂、洗剂
【妊娠期风险】FDA 原分级 C
【哺乳期风险】L3- 有限数据 - 可能适用[b]
【说明书建议】没有关于孕妇使用本品导致严重出生缺陷、流产或不良母体或胎儿结局的药物相关风险的可用数据。为了尽量减少母乳喂养婴儿接触母乳的潜在风险,请在母乳喂养期间尽可能在最小的皮肤区域和最短的时间内使用。建议哺乳期妇女在哺乳前洗掉任何涂抹在乳头和乳晕上的药物以避免婴儿直接接触。

【重要参数】*Mw* 417。
【国内外指南】暂无。
【妊娠期用药研究】

1. **动物数据** 对妊娠大鼠(妊娠 6~15 天)和妊娠兔(妊娠 6~18 天)局部施用 0.05% 地奈德乳膏[剂量水平设置了 0.2g/(kg·d)、0.6g/(kg·d)和 2.0g/(kg·d)],两个物种的所有剂量水平均与母体体质量减轻有关。在大鼠中的局部剂量≥0.6g/(kg·d)和兔的局部剂量为 2.0g/(kg·d)的条件下观察到皮质类固醇导致的畸形特征。在大鼠中局部剂量为 0.2g/（kg·d）以及兔中局部剂量为 0.6g/（kg·d）时未观察到畸形[2]。上述剂量[0.2g/（kg·d）和 0.6g/（kg·d）]与基于体表面积换算的最大推荐人体剂量相似[1]。

2. **人类数据** 没有对孕妇进行充分且对照良好的研究。因此只有在潜在收益大于对胎儿的潜在风险时才可在妊娠期间使用[1]。

【哺乳期用药研究】全身吸收的皮质类固醇很难在母乳中排泄，局部应用时吸收会有所不同，具体取决于效力[3]，必须注意皮质类固醇效价和药物浓度相关。由于婴儿体表面积与体质量之比高，因此一般首选低效价药物。目前还没有研究表明外用糖皮质激素在母乳中的分布是否达到可检测水平。当大面积、长时间应用于身体并与封闭敷料一起使用时，可能发生全身不良反应，母乳喂养时应谨慎使用[4-5]。

【男性用药研究】尚未评估地奈德对生育力的影响[2]。

【药师建议】地奈德在妊娠期使用的资料较少，建议妊娠期使用权衡利弊。短期小面积局部应用地奈德不太可能通过进入母乳而对母乳喂养的婴儿构成风险，对婴儿造成不良影响的可能性较小。对于皮质类固醇，谨慎的做法是在尽可能小的皮肤区域上使用效力最低的药物，而确保婴儿皮肤不会直接接触到治疗过的皮肤区域尤为重要。考虑到脂溶性软膏可能会使婴儿通过舔舐接触到高浓度的矿物石蜡[6]，在乳房周围使用时尽可能选用水溶性乳膏或凝胶产品。

地屈孕酮 Dydrogesterone

【别名】达芙通、去氢孕酮、6- 去氢逆孕酮、Dufaston
【药理学分类】主要作用于内分泌系统药物 - 性激素和促性腺激素
【剂型】片剂
【妊娠期风险】暂无数据
【哺乳期风险】暂无数据
【说明书建议】估计约有 900 万妊娠患者使用地屈孕酮的数据。根据自发报告系统，至今尚无地屈孕酮不能在妊娠期间使用的证据。美国的一项病例对照研究调查了 502 例尿道下裂患儿和 1 286 例健康婴儿，发现妊娠前不久或妊娠早期应用孕激素（主要是黄体酮）的母亲，生育的男孩患有二、三度尿道下裂的风险至少增加 2 倍（ *OR* 2.2，95%*CI* 1.0~5.0），两者之间的因果关系尚不清楚。由于妊娠期间需要使用黄体酮的原因可能是尿道下裂潜在的危险因子，地屈孕酮导致尿道下裂的风险不详。对人体的潜在风险不详，有限的动物安全性数据显示地屈孕酮具有延迟分娩的作用,这与其孕激素活性相符合。妊娠期或应用性激素时产生或加重的疾病或症状,如严重瘙痒症、阻塞性黄疸、妊娠期疱疹等,禁用地屈孕酮。

地屈孕酮可分泌至乳汁,不能排除对哺乳儿童的风险,因此母乳喂养期间不应使用地屈孕酮。此外,没有证据表明地屈孕酮在治疗剂量下会导致生育力下降。

【重要参数】Mw 321,$t_{1/2}$ 5~7 小时,t_{max} 0.5 小时,F 28%,PB >90%。

【国内外指南】2021 年中国医师协会《孕激素维持妊娠与黄体支持临床实践指南》建议在辅助生殖技术(assisted reproductive technology,ART)黄体早期需要黄体支持治疗,可以改善妊娠结局,地屈孕酮是有效的黄体支持药物,推荐口服每天 30mg。先兆流产患者首选地屈孕酮口服用药,即刻 40mg,后每 8 小时 10mg 至症状消失,以降低流产率,妊娠剧吐患者应谨慎使用。另外,不明原因复发性流产患者中,因地屈孕酮在降低流产率及提高活产率方面表现佳,不同孕激素类型中,优先推荐口服地屈孕酮,每天 30mg[1]。

【妊娠期用药研究】

1. **动物数据** 大鼠胚胎 - 胎仔发育毒性试验中,大鼠口服给药 1mg/kg、10mg/kg、100mg/kg(一天 2 次),剂量为 100mg/kg 时观察到母体轻微毒性,与整个治疗期间一过性摄食量减少和饮水量增多有关,骨骼骨化的变异数明显增多,但认为本质上不是不良反应,同时对妊娠和胎仔参数无影响。大鼠围产期毒性实验中,剂量为 100mg/kg(一天 2 次)时观察到妊娠鼠初期体质量减轻与妊娠期延长,大部分雄性子代明显的乳头与尿道下裂伴不育,对母体的不良反应暴露剂量为 10mg/kg(一天 2 次),F1 代发育毒性暴露剂量为 10mg/kg(一天 2 次,为人类推荐剂量的 87 倍)。兔胚胎 - 胎仔发育试验研究中,口服给药 30mg/kg、90mg/kg、150mg/kg(一天 2 次),当剂量≥30mg/kg 时观察到母体毒性,均观察到体质量减轻,摄食量及饮水量减少;剂量为 150mg/kg 时,胎仔与胎盘质量略降低,矮小胎仔、掌部不完全骨化胎仔的百分率轻度升高,27 骶椎骨的发生率与额外第 13 肋的发生率升高[2]。

此外,实验表明地屈孕酮暴露诱导斑马鱼卵母细胞成熟和排卵,地屈孕酮在雌性鱼的卵巢中诱导了排卵后卵泡和闭锁卵泡[3]。

2. **人类数据** 2009 年有文献报告了超过一千万例妊娠期使用地屈孕酮的妇女,其中 28 例新生儿观察到有不同类型的出生缺陷,肌肉骨骼系统缺陷与复杂的出生缺陷是最常见的,其次是女胎男性化、泌尿生殖道缺陷、神经管缺陷与眼睛缺陷,但地屈孕酮的临床经验没有证据证实妊娠期使用地屈孕酮与出生缺陷的发生存在因果关系[4]。但是英国国家儿童处方集指出合成孕激素在结构上与孕酮相关,没有雌激素或雄激素特性,不会导致女胎男性化[5]。

2015 年一项研究比较了有先天心脏缺陷的儿童 202 名,与正常儿童 200 名对照,发现有先天心脏缺陷组妊娠早期使用地屈孕酮更多(*aOR* 2.71, 95%*CI* 1.54~4.24, *P*=0.001),提示妊娠早期使用地屈孕酮与子代先天性心脏病之间存在正相关[6]。

2019 年我国一项将辅助生殖中孕激素促排卵刺激方案中使用地屈孕酮的新生儿结局和先天性畸形的安全性作为研究,这项回顾性队列研究包括 3 556 名活产婴儿,发现地屈孕酮联合人类绝经期促性腺激素(human meno-pausal gonadotropin, hMG)方案中主要先天性畸形的发生率(1.12%)与 GnRH 激动剂短方案中的发生率(1.08%)相似,没有差异, *aOR* 0.98(95%*CI* 0.40~2.39)[4]。

【哺乳期用药研究】地屈孕酮可分泌至人乳汁,不能排除对被哺乳儿童的风险。母乳喂养期间不应使用地屈孕酮[2]。

地屈孕酮的分布容积大和蛋白结合率高,使得大量转移到母乳中的可能性不大[8]。其较低的口服生物利用度进一步使婴儿难以从摄入的母乳中吸收进入血浆,除非早产儿和刚出生的新生儿可能有更大的肠道通透性。

【男性用药研究】地屈孕酮可增加雄鱼睾丸中的精子细胞和精子,提示促进精子发生[3]。

【药师建议】地屈孕酮作为高效孕激素,在我国广泛应用于先兆流产、习惯性流产以及辅助生殖中的黄体支持治疗。由于欧美国家对先兆流产患者不进行干预,目前地屈孕酮在欧美国家已下市,该药无权威的妊娠期和哺乳期相关数据说明。文献对地屈孕酮的妊娠期安全性看法不一致,有研究认为妊娠期使用地屈孕酮会发生不良结局,如心脏缺陷、肌肉骨骼系统缺陷等风险,也有研究认为新生儿结局或先天性异常无差异,目前缺乏明确的评估结论,因此建议妊娠期应权衡利弊下使用。由于地屈孕酮能进入乳汁分泌,目前暂无哺乳期相关安全数据,建议用药期间应避免哺乳。

地塞米松 Dexamethasone

【别名】氟美松、意可贴、博舒能、Maxidex、Hemady
【药理学分类】皮质类固醇
【剂型】片剂、滴眼剂、膜剂、凝胶剂、乳膏剂、植入剂、注射剂
【妊娠期风险】FDA 原分级:口服给药 C(D- 如在妊娠早期用药),肠道外给药 C(D- 如在妊娠早期用药),眼部给药 C; 适用 - 母体获益 ≫ 胚胎 / 胎儿风险[a]
【哺乳期风险】L3- 没有数据 - 可能适用[b]

【说明书建议】孕妇使用可增加胎盘功能不全、电解质紊乱、新生儿体质量减少、增加死胎的发生率，促进胎儿肺成熟，增加孕产妇和新生儿感染的风险。动物实验有致畸作用，如腭裂、骨畸形等，应权衡利弊使用；皮质类固醇全身给药进入乳汁中，可抑制婴儿生长，干扰内源性皮质类固醇的产生，或引起其他不良影响。乳母接受大剂量给药，则不应哺乳，以免造成婴儿生长抑制、肾上腺功能抑制等不良反应。

另外有说明书建议哺乳期妇女在治疗期间和最后一次注射后的 2 周内不要母乳喂养。

【重要参数】Mw 392，F 70%~78%，$t_{1/2}$ 3.3 小时，PB 77%，t_{max} 1~2 小时。

【国内外指南】2020 年美国风湿病学会指南建议妊娠期间风湿性疾病需要全身皮质类固醇时，首选非氟皮质类固醇（如泼尼松），在治疗孕产妇疾病时应避免长期高剂量使用[1]。

2020 年美国妇产科医师学会（ACOG）第 188 号实践指南推荐[2]：对于孕 24^{+0} 周至 33^{+6} 周的且 7 天内有早产风险的孕妇，建议单疗程使用糖皮质激素，对于 23^{+0-7} 周，7 天内有早产风险的孕妇，也可考虑使用糖皮质激素。2015 年中国《胎膜早破的诊断与处理指南》中提出[3]：胎膜早破小于 34 孕周无期待保胎治疗禁忌证者，均应给予糖皮质激素治疗。

2011 年英国妊娠局部用糖皮质激素的循证指南表明强效/非常强效的局部使用皮质类固醇可增加胎儿生长受限风险[4]，在妊娠期尽量选择轻度/中度强度局部皮质类固醇。目前没有证据显示母亲暴露于强效的局部皮质类固醇激素与口面部裂痕、早产和胎儿死亡有关联。

【妊娠期用药研究】地塞米松可通过胎盘进入胎儿体内。多数研究表明妊娠期使用糖皮质激素与胎儿唇腭裂和生长发育不良的风险增加相关，尤其在妊娠第一阶段使用有比较小的增加口腔唇腭裂的绝对风险。

1. **动物数据**　小鼠实验表明，地塞米松会增加后代出生缺陷的风险，最常见的就是唇腭裂[5]。大鼠研究发现地塞米松产前暴露的影响具有隔代效应，第三代大鼠和第一代表现一致，可见卵巢形态和生殖行为的改变[6]。

妊娠期间暴露于地塞米松会影响发育中胚胎的成骨作用，但这一说法仍存在很大争议。基于动物和体外研究的公开数据表明，地塞米松可能在发育过程中对骨骼祖细胞产生不利影响[7]。鸡和恒河猴在胚胎发育阶段暴露于地塞米松会导致颅骨发育异常[8-9]。近期胎鼠研究进一步证实产前地塞米松暴露，可导致胎儿软骨发育不良[10-11]。

动物研究提示产前地塞米松暴露导致出生后早期脂质沉积和巨噬细胞浸润[12]，并增加后代高脂饮食诱导的脂肪肝疾病的风险[13]。2021 年一项动物研究表明妊娠期间母体地塞米松过度暴露可能导致雄性胎儿肝脏发育不良，并使后代易患肝脏相关疾病[14]。

2. 人类数据

（1）唇腭裂：迄今为止，使用糖皮质激素对人类致畸性的影响一直存在争议，一些荟萃分析表明，在妊娠早期使用糖皮质激素与口腔裂隙之间存在很小但很重要的关联，这与动物研究的结果一致[15-16]。早期人类证据表明，妊娠早期宫内糖皮质激素暴露会增加腭裂的风险，其中 2 篇较早的研究提示妊娠早期全身使用糖皮质激素发生唇裂伴 / 不伴腭裂的风险增加 2~9 倍[17-18]。2000 年发表的一项研究也显示妊娠期使用糖皮质激素增加腭裂的风险（OR 3.4，95%CI 1.97~5.69）[19]。

2011 年丹麦 Hviid 及其同事[20]进行了妊娠早期暴露于糖皮质激素的回顾性研究，纳入了 1996—2008 年间出生的 832 636 例活产儿，共发现 1 232 例唇腭裂，包括 84 例在妊娠早期暴露于糖皮质激素，与未暴露组相比，妊娠早期糖皮质激素暴露组（n=51 973）的唇腭裂并没有增加。不同用药方式，如口服（n=2 195）、吸入（n=7 421）、鼻喷雾剂（n=11 245）、皮肤（n=22 480）和其他局部药物（n=12 091），产生口面裂的风险比与研究的总体结果一致，虽然妊娠期暴露于皮肤类皮质激素婴儿的唇裂伴 / 不伴腭裂发生率的 OR 为 1.45（95%CI 1.03~2.05），但是没有显示出显著的异质性。丹麦的另一项研究[21]，纳入 1999—2009 年期间的 83 043 例活产儿，在 1 149 例妊娠早期暴露于任一糖皮质激素（口服或吸入）的活产儿中仅有 1 例唇腭裂，其风险没有增加（OR 0.4，95%CI 0.1~2.8），或许与样本量较少有关。

Skuladottir 等人[22]做了较大的对照研究，分析了美国国家出生缺陷预防研究 1997—2002 年和 2003—2009 年期间的数据，1997—2002 年间数据显示唇腭裂的风险略有增加（OR 1.7，95%CI 1.1~2.6），在后期 2003—2009 年的数据显示，糖皮质激素与唇腭裂的整体关联弱（OR 1.0，95%CI 0.7~1.4），系统性的皮质激素和唇腭裂之间几乎没有关联。有可能是妊娠早期糖皮质激素使用时间较短或剂量更小[23]。综合考虑证据及方法的局限性，妊娠早期系统性糖皮质激素可能与唇裂（伴 / 不伴腭裂）风险较小的增加有关，从 0.17% 增加到 0.27%。一般活产儿人群口面裂（唇裂和 / 或腭裂）的发生率约为 0.14%[24]。

总的来说，糖皮质激素和口腔裂之间的联系已经减弱到不明显的程度。研究的局限性在于：没有一项研究是根据疾病种类及疾病严重程度来统计调整的，此外吸烟、喝酒、肥胖、妊娠间隔等因素是否有影响也未明确。另外，没有一项研究考虑了系统性皮质类固醇的剂量，这是评估潜在致畸性的必要条件。在方法学上，关于暴露时间段的分类，几个研究纳入时间从受孕前到妊娠早期暴露于糖皮质激素，而实际上影响唇腭裂的时间在于关键的几周（妊娠 5~9 周）。有些暴露虽然在前几个月，但是不在关键阶段。在流行病学中很难确定糖皮质激素的暴露危险阶段。随着时间的推移，接触皮质类固醇对唇腭裂风险评估减弱，2003年以后发表的研究报告中很少报道有统计学意义的评估[16]。

（2）早产和低出生体质量：许多关于妊娠合并自身免疫性疾病的流行病学研究，包括类风湿关节炎（rheumatoid arthritis, RA）、炎性肠病（inflammatory bowel disease, IBD）和系统性红斑狼疮（SLE），已经注意到低出生体质量和早产儿低出生体质量的风险增加。但是在调整孕龄和疾病因素后风险降低。Chamutal Gur等人[25]发现低出生体质量和早产儿使用任何皮质类固醇之间存在关联，但结果很难解释，因为没有母亲疾病的调整。2019年一项研究[26]表明类风湿关节炎孕妇在孕139天前口服中高剂量的皮质类固醇，相比于未服用皮质类固醇者，其早产风险增加（调整后高剂量 OR 4.77，中剂量 OR 2.76）。孕139天后暴露于口服皮质类固醇≥相当于10mg泼尼松每日剂量，早产风险增加（OR 2.45），但<10mg泼尼松剂量没有显著增加早产发生率。

关于糖皮质激素和早产的关联研究在特定疾病中进行，消除了适应证的差异，但是在调整胎龄和泼尼松剂量后，疾病的严重程度仍然是早产、低出生体质量的重要影响因素。尽管很难区分是疾病的严重程度影响或是糖皮质激素的作用，但是在多变量分析中考量疾病活动性并对其进行调整将更好地为临床决策[16]。

总而言之，似乎是疾病的严重程度，而不是糖皮质激素，导致了早产及低出生体质量。目前几乎没有证据表明糖皮质激素对出生体质量有直接影响。

（3）先兆子痫：根据疾病和疾病严重程度进行调整的研究未发现糖皮质激素使用与先兆子痫之间有关联的证据。与自身免疫性疾病相关的任何增加的风险最有可能与疾病的严重程度混淆。另外，先前的先兆子痫研究尚未评估糖皮质激素的剂量，但这很重要，因为高剂量的泼尼松会引起水钠潴留和高血压。2019年美国一项回顾性研究[27]，纳入2003年至2015年间共3 999例妊娠早期长期使用皮质类固醇的孕妇和婴儿结局，结果发现长期使用类固醇女性更容易发生子痫前期（RR 1.72，95%CI 1.30~2.29），胎膜早破（RR 1.63，95%CI 1.01~2.44），肾盂肾炎（RR 4.81，95%CI 1.18~19.61）和静脉血栓（RR 2.50，95%CI 1.32~4.73），其新生儿更易早产（RR 1.51，95%CI 1.13~2.05）和低于孕龄体质量（RR 2.10，95%CI 1.34~3.30）。

（4）先天性心脏病：妊娠前糖尿病是先天性心脏病（congenital heart disease, CHD）的重要危险因素，口服皮质类固醇可能引起高血糖，孕妇使用可能会影响胚胎心脏的发育。为了确定受孕后0~8周口服糖皮质激素与后代CHD之间的关系，2019年丹麦进行了一项全国性队列研究[28]，包括了1996—2016年丹麦的所有单胎活产。在1 194 687例活产中，有2 032名母亲在受孕后 0 至 8 周使用了口服糖皮质激素,其后代中,有 32 名患有心脏缺陷。在妊娠早期从未使用过口服皮质类固醇的女性的后代中,有 10 534 人有心脏缺陷。调整后的患病率风险比是 1.29(95%CI 0.90~1.84),表明受孕后最初 8 周内口服糖皮质激素与 CHD 之间没有关联。

(5)外用药:多数研究表明,外用皮质类固醇比全身性使用安全,孕妇在妊娠期间使用局部皮质类固醇激素不会明显增加胎儿不良反应的风险,对胎儿口面部裂的发生影响相对较小[29-30]。外用皮质类固醇对胎儿异常的影响主要取决于皮肤吸收的程度,在正常情况下,皮肤吸收率可在 0.7%~7% 之间。皮质类固醇用于治疗皮肤疾病患者时,皮肤屏障经常被破坏,导致皮质类固醇的全身吸收增加,从而增加了胎儿的风险[31]。

目前的证据表明,使用和不使用局部皮质类固醇激素的孕妇所生婴儿之间没有统计学上的显著差异。但是,母亲在妊娠期间使用非常强效的局部皮质类固醇激素,特别是当整个妊娠期间局部使用皮质类固醇激素的累积剂量非常大时,与低出生体质量有关[32]。需要进一步的队列研究,包括全面的结果测量,皮质类固醇的效力,剂量和适应证以及大样本量。研究没有显示母亲局部使用皮质类固醇激素与不良妊娠结局(包括分娩方式,先天性异常,早产,胎儿死亡和低 Apgar 评分)增加之间存在关联[25]。

【哺乳期用药研究】地塞米松是一种长效皮质类固醇,作用与泼尼松相似,但效力更强。一些指南建议在母亲口服全身皮质类固醇 4 小时后再母乳喂养,以减少与母乳喂养婴儿的潜在接触(基于一项使用强的松龙的研究)[33-36]。哺乳期妇女因风湿病需要全身皮质类固醇时,低剂量的非氟皮质类固醇(如泼尼松)是首选[37]。

地塞米松 0.75mg 相当于 5mg 泼尼松剂量。虽然地塞米松消除半衰期很短,成人仅 3~6 小时,但其代谢作用可持续 72 小时。目前尚无地塞米松分泌入母乳的数据,很可能与泼尼松相似,乳汁中含量极低。除非地塞米松长时间大剂量使用,单次使用母乳的剂量不大可能产生临床效果。世界卫生组织 2002 年基本药物标准清单认为单剂量使用地塞米松后可以母乳喂养,但缺少长期使用的数据。

当治疗乳头湿疹或皮炎需要外用皮质类固醇激素时,应使用效力最低的类固醇化合物,在哺乳后立即使用,并在下一次哺乳之前搽洗干净,不要连续使用超过 1 周。避免药物蓄积对新生儿的影响。

【男性用药研究】地塞米松可能会增加或减少某些患者精子的活力和数量。在动物实验中,地塞米松会影响精子产生。一般建议在最后一次使用后至少一个月内有效避孕。

【药师建议】妊娠期地塞米松治疗可能轻度增加胎儿唇腭裂及其他出生

缺陷和胎儿宫内生长受限的风险，为了降低这些风险，在妊娠期尽可能使用最低剂量的糖皮质激素来控制疾病。仅在潜在益处大于潜在风险的情况下，才应在妊娠期间使用地塞米松，并告知风险。产前地塞米松的多个疗程与降低新生儿出生体质量、感染风险增高以及新生儿血糖水平升高有关。

哺乳期避免高剂量长期使用。因地塞米松生物半衰期较长，建议使用替代药物泼尼松，并在服药 4 小时后哺乳，并关注新生儿喂养、生长和体质量增加。当哺乳期妇女因疾病需要地塞米松长期全身用药时，建议停止母乳喂养。单次或短期小剂量使用时建议在最后一次使用 3 天后恢复母乳喂养。

对乙酰氨基酚 Paracetamol

【别名】扑热息痛、泰诺林、必理通、百服宁、Acetaminophen

【药理学分类】镇痛药/退热药

【剂型】颗粒剂、片剂、口服液体制剂、滴剂、胶囊剂、阴道用制剂、外用液体制剂、注射剂、凝胶剂、丸剂、栓剂

【妊娠期风险】FDA 原分级 B（口服给药）；人类数据表明低风险 [a]

【哺乳期风险】L1- 广泛数据 - 适用 [b]

【说明书建议】基于已发表的观察性流行病学研究和病例报告，数十年来对乙酰氨基酚在妊娠女性中的长期经验未发现重大出生缺陷、流产或母体或胎儿不良结局的药物相关风险。尚未使用对乙酰氨基酚静脉注射进行动物繁殖研究。来自已发表文献的大鼠、小鼠生殖和发育研究在对乙酰氨基酚临床相关剂量下发现了不良事件。妊娠大鼠接受剂量约等于最大人用日剂量（maximum human daily dose, MHDD）的对乙酰氨基酚显示胎仔毒性和胎仔骨骼变异增加的证据。在另一项研究中，在剂量约等于 MHDD 时，在妊娠大鼠及其胎仔的肝脏和肾脏中均观察到坏死现象。在接受临床剂量范围内的对乙酰氨基酚治疗的小鼠和大鼠中，报告了具有生殖能力累积的不良反应。在小鼠中，观察到亲代交配对的窝仔数量减少以及生长迟缓、其后代精子异常和下一代出生体质量降低。在大鼠中，子宫内暴露于对乙酰氨基酚后，雌性生育力降低。尚无关于人乳汁中存在对乙酰氨基酚对母乳喂养婴儿或对乳汁生成影响的信息。然而，有限的已发表研究报告称，对乙酰氨基酚可快速进入人乳汁，乳汁和血浆中的药物水平相似。单次口服 1g 对乙酰氨基酚后，报告的平均和最大新生儿剂量分别为体质量调整的母体剂量的 1% 和 2%。有 1 例记录母乳喂养婴儿皮疹报告称，当母亲停止使用对乙酰氨基酚时婴儿皮疹消退，当她恢复使用对乙酰氨基酚时复发。应考虑母乳喂养对发育和健康的益

处，以及母亲对对乙酰氨基酚注射液的临床需求和对乙酰氨基酚注射液或母体基础疾病对母乳喂养婴儿的任何潜在不良影响。

【重要参数】Mw 151，$t_{1/2}$ 2 小时，t_{max} 10~60 分钟，$F>85\%$，RID 6.41%~8.82%，M/P 0.91~1.42，PB 10%~25%。

【国内外指南】2016 年英国风湿病学会（British Society for Rheumatology，BSR）和英国风湿病卫生专业人员协会（British Health Professionals in Rheumatology，BHPR）发表的《妊娠期和哺乳期间处方药物指南》[1]指出：对乙酰氨基酚在受孕期间和整个妊娠期可用；建议间歇性使用，因为妊娠期间长期使用对乙酰氨基酚会增加儿童哮喘风险。此外，有研究报道提示对乙酰氨基酚会增加隐睾病的发病率，应避免于妊娠第 8~14 周经常使用。

2018 年美国妇产科医师学会（ACOG）发布的《孕妇疑似或确认流感的评估和治疗委员会意见》（NO.753）[2]中表示，疑似或确诊流感感染的孕妇应接受奥司他韦和对乙酰氨基酚抗病毒治疗发热。

【妊娠期用药研究】

1. **动物数据**　在器官形成期，经口给予妊娠大鼠剂量高达人每日最大剂量的 0.85 倍（MHDD=4g/d，基于体表面积比较）对乙酰氨基酚，显示了胎仔毒性（胎仔体质量和身长减少）和骨变异呈剂量相关性增加（骨化减少和肋骨退化变化），子代无外部、内脏或骨骼畸形证据。在整个妊娠期间，经口给予妊娠大鼠 1.2 倍 MHDD 的对乙酰氨基酚时（基于体表面积比较），妊娠大鼠和胎仔的肝脏和肾脏均出现坏死区域。根据体表面积比较，在接受 0.3 倍 MHDD 剂量的对乙酰氨基酚经口给药的动物中未发生这些效应[3]。

已发表的啮齿类动物研究报告显示，雄性动物被经口给予 1.2 倍 MHDD 及以上剂量的对乙酰氨基酚（基于体表面积比较）时，导致被给予相同剂量的雌性动物睾丸质量降低、精子发生减少、生育力降低和着床部位减少。这些效应似乎随治疗持续时间延长而增加[3]。

三项独立的啮齿动物研究评估了在妊娠期间给予对乙酰氨基酚的母亲的雌性后代生殖系统的改变。综合数据表明对乙酰氨基酚可能会影响雌性后代在成年期的生育能力，如原始卵泡减少、月经周期不规则、黄体过早缺失，以及生育能力下降，类似于人类过早绝经的卵巢功能不全综合征。在啮齿动物和人类中，雌性出生时具有有限数量的卵细胞以供将来繁殖[4]。

2. **人类数据**　多项流行病学研究表明，在妊娠期间使用单一成分对乙酰氨基酚未发现相关先天性畸形风险的增加[5]。生产制造商称，一项基于人群的大型前瞻性队列研究（包括 26 424 例在妊娠早期口服对乙酰氨基酚的单胎活产女性）的数据结果表明，与未暴露儿童的对照组相比，先天性畸形的风险未增加。先天性畸形的发生率（4.3%）与一般人群的发生率相似。来自全国出生缺陷预防研究的一项基于人群的病例对照研究显示，与对照组的 4 500 名儿童相比，在妊娠早期有产前接触对乙酰氨基酚的 11 610 名儿童没有增加重大出生缺陷的风险。其他流行病学数据显示了相似的结果。但是，由于方法学的局限性，包括回忆偏倚，这些研究不能非常确定不存在任何风险。

在妊娠期间使用对乙酰氨基酚与儿童哮喘的风险增加有关。2008 年一项丹麦的出生队列研究选择了 66 445 名在妊娠期间使用对乙酰氨基酚的妇女，在她们孩子 18 个月大时参加了访谈，另外选择了 12 733 名妇女，她们的孩子 7 岁。研究结果表明，在 18 个月大时患哮喘风险 RR 1.17（95%CI 1.13~1.23）、因哮喘住院至 18 个月大时 RR 1.24（95%CI 1.11~1.38）和 7 岁时医师诊断哮喘 RR 1.15（95%CI 1.02~1.29），而妊娠早期使用对乙酰氨基酚患持续性喘息（18 个月大时和 7 岁时均有喘息）的风险最高 RR 1.45（95%CI 1.13~1.85）[6]。2011 年一项荟萃分析中确定了 6 项研究，研究的儿童年龄从 30~84 个月不等。在妊娠的任何时期暴露于对乙酰氨基酚的妇女的孩子中患哮喘风险的汇总随机效应 OR 为 1.21（95%CI 1.02~1.44）。然而，母亲患有的疾病，或母亲在妊娠期间需要使用对乙酰氨基酚的其他原因，可能是儿童哮喘发生的原因，而不是对乙酰氨基酚药物本身[7]。

有研究指出妊娠期服用对乙酰氨基酚可能与子代语言延迟[8]、孤独症谱系障碍（ASD）和注意缺陷多动障碍（attention deficit and hyperactive disorder, ADHD）[9]有关。一项来自挪威母婴队列研究纳入了 112 973 名后代，其中 2 246 名患有 ADHD。研究结果表明，母亲使用对乙酰氨基酚超过 29 天的风险比（HR）为 2.20（95%CI 1.50~3.24），使用小于 8 天与 ADHD 呈负相关（HR 0.90，95%CI 0.81~1.00），使用对乙酰氨基酚用于治疗发热和感染 22~28 天与 ADHD 相关（HR 6.15，95%CI 1.71~22.05）。作者认为，妊娠期间使用对乙酰氨基酚 29 天或更长时间会使儿童被诊断患有多动症的风险增加一倍[10]。一篇综述纳入的 9 项研究均表明妊娠期暴露于对乙酰氨基酚，不良神经发育结局的风险增加，导致 ASD 和 ADHD 的最大风险似乎来自妊娠晚期的长期暴露[11]。但在 2015 年，美国食品药品管理局公布了对已发表研究的评估结果，这些研究调查了母亲在妊娠期间随时服用对乙酰氨基酚作为非处方药或处方药与其子代发生多动症的相关风险。他们发现所有研究都有可能由于其实验设计的限制，无法得出可靠的结论[12]。

妊娠期间宫内暴露于对乙酰氨基酚可能会增加隐睾症的风险。一项荷兰的大型基于人群的前瞻性出生队列研究，纳入了 3 184 名妇女。使用对乙酰氨基酚患隐睾症的风险，调整后的 OR 为 1.89（95%CI 1.01~3.51）[13]。在丹麦的出生队列中，轻度镇痛药（对乙酰氨基酚、阿司匹林、布洛芬）的使用与先天性隐睾症呈剂量依赖性相关。特别是在妊娠中期使用会增加风险。同时使用不同的镇痛剂后,这种风险进一步增加[14]。

2022年一项荟萃分析纳入了6项研究,其中4项队列研究和2项病例对照研究。综合数据表明,早产风险没有增加(RR 0.97,95%CI 0.59~1.58),低出生体质量(RR 0.65,95%CI 0.59~0.72)和小于胎龄儿(RR 0.69,95%CI 0.50~0.97)的风险降低。然而,妊娠晚期暴露于对乙酰氨基酚显示结局无显著性[15]。

【哺乳期用药研究】在一项连续育种研究中,妊娠小鼠通过饲料接受0.25%、0.5%或1%对乙酰氨基酚[357mg/(kg·d)、715mg/(kg·d)或1 430mg/(kg·d)]。根据体表面积比较,这些剂量分别约为MHDD的0.43倍、0.87倍和1.7倍。在所有剂量下,在哺乳期和断奶后,给药交配对的第4窝和第5窝后代的体质量均出现剂量相关性降低。高剂量组动物每对交配的窝数减少,雄性后代的异常精子百分比增加,并且下一代幼仔的出生体质量降低[3]。

对乙酰氨基酚是乳母镇痛、退热的良好选择。乳汁中的含量远低于婴儿通常给予的剂量。母乳喂养婴儿的不良反应似乎很少见[16]。

一名2个月大的婴儿躯干上部和面部的斑丘疹很可能是由于母乳中的对乙酰氨基酚引起的,在母亲治疗2天后发生皮疹,剂量为睡前1g,停药时消退。母亲再次服用对乙酰氨基酚剂量1g后2周复发[17]。

除1例皮疹外,尚未报告通过乳汁摄入对乙酰氨基酚的其他不良反应。2001年美国儿科学会将对乙酰氨基酚归类为与母乳喂养相容[18]。

两名临床医师根据其个人观察结果推测,母乳喂养期间母乳暴露于对乙酰氨基酚可能是母乳喂养婴儿发生哮喘和喘息的风险因素[19]。然而,这些观察结果不受控制,不能被认为是相关性的有效证据。

【男性用药研究】在国家毒理学计划进行的研究中,通过连续育种研究在小鼠中完成了生育力评估。根据体表面积比较,在给予高达1.7倍MHDD对乙酰氨基酚的小鼠中,生育力参数无影响。虽然对附睾中的精子活力或精子密度没有影响,但在摄入1.7倍MHDD的小鼠中,异常精子的百分比显著增加(基于体表面积比较),并且在该剂量下产生第五窝的交配对数量减少,表明接近每日给药上限的对乙酰氨基酚长期给药存在累积毒性的可能性[3]。

在丹麦年轻男性样本中,使用对乙酰氨基酚对精液质量没有任何强烈的不利影响。但是,由于对乙酰氨基酚的血浆半衰期短且经常使用的人很少,因此无法就潜在的高剂量效应做出结论。不能排除高剂量和频繁使用的影响[20]。然而,有综述认为高剂量对乙酰氨基酚可改变精液质量,尤其是精子形态,从而改变其受精能力。对乙酰氨基酚可能通过抑制睾酮合成、诱导氧化应激、引起精母细胞凋亡、减少一氧化氮生成和抑制前列腺素合成而对精液质量产生此类作用[21]。

【药师建议】基于已发表的观察性流行病学研究和病例报告,对乙酰氨基酚在孕妇中的长期经验未发现相关先天性畸形风险的增加。多个指南也将其作为妊娠期解热镇痛的推荐用药。但近期的一些研究发现对乙酰氨基酚会增加隐睾病的发病率,长期使用可能会增加儿童哮喘风险,此外,有研究报道提示对乙酰氨基酚可能与子代语言延迟、孤独症谱系障碍和注意缺陷多动障碍有关,需要更多的数据来确认这些风险。因此不建议妊娠期长时间使用对乙酰氨基酚。

对乙酰氨基酚在乳汁中的含量很低,母乳喂养婴儿的不良反应似乎很少见,哺乳期可以使用。

多潘立酮 Domperidone

【别名】哌双咪酮、吗丁啉、胃得灵、益动、Motilium

【药理学分类】主要作用于消化系统药物 - 促肠胃动力药

【剂型】片剂、混悬剂、胶囊剂

【妊娠期风险】FDA 原分级 C;无人类资料 - 动物资料提示有风险[1]

【哺乳期风险】L3- 有限数据 - 可能适用[b]

【说明书建议】本品用于孕妇的上市后经验有限。在一项用大鼠进行的研究中,在对母体产生毒性的较高剂量下,多潘立酮显示了生殖毒性。尚不清楚其对人体的潜在危害。因此,对于孕妇,只有在权衡治疗的利弊后,才可谨慎使用本品;婴儿通过乳汁摄入多潘立酮的量低。婴儿最大相对剂量(%)约为母亲体质量调整剂量的 0.1%。尚不知哺乳期妇女服用本品是否会对新生儿产生危害。因此,哺乳期妇女在服用本品期间,建议不要哺乳。

【重要参数】Mw 426,$t_{1/2}$ 7~14 小时,t_{max} 0.5 小时,F 13%~17%,RID 0.01%~0.35%,M/P 0.25,PB 93%。

【国内外指南】根据 2015 年意大利肝病学会意见书《肝脏疾病与妊娠推荐意见》,妊娠剧吐的一线治疗包括:静脉补液,镇吐药(甲氧氯普胺 5~10mg 每 6 小时;多潘立酮 10~20mg 每 6~8 小时;丙氯拉嗪 5~10mg 每 8 小时;异丙嗪 12.5~25mg 每 4~6 小时),逐渐恢复进食和补充维生素类[2]。

2016 年 RCOG 指南《妊娠期恶心呕吐以及妊娠剧吐的管理(No.69)》指出:推荐将多潘立酮 10mg 每 8 小时口服或 30~60mg 每 8 小时灌肠作为妊娠期呕吐的二线治疗方案[3]。

2018 年发布的《初始母乳喂养或增加母乳产生时催乳剂的应用(第 2 版)》指出:多潘立酮和甲氧氯普胺是目前最常用的药用催乳剂,两者都是增加泌乳素分泌的多巴胺拮抗剂[4]。

【妊娠期用药研究】

1. 动物数据 动物实验表明，高剂量的母体摄入会产生生殖毒性。在一项大鼠的研究中，多潘立酮可穿过胎盘，静脉注射或腹腔注射给药 1 小时后，胎盘药物水平比母体血浆高 2~2.7 倍，胎儿体内药物浓度比母体血浆低 2.1~2.5 倍。在峰浓度时，仅有 0.2%(i.v.)和 0.08%(p.o.)的剂量穿过胎盘[5]。另一项动物实验使用小鼠、大鼠、家兔进行致畸研究[6]，证实高剂量(人体推荐剂量的 40 倍)的多潘立酮能成功干扰交配，导致后代骨骼发育延迟。另有报道显示，大鼠每日摄入多潘立酮剂量达到 200mg/kg 时会增加后代眼和心血管异常。同时，多潘立酮可使大鼠胚胎产生浓度依赖性心动过缓[7]。

2. 人类数据 孕妇使用多潘立酮的上市后数据有限。多潘立酮未在美国批准销售。多巴胺拮抗剂被广泛用于治疗妊娠期间的恶心和呕吐。甲氧氯普胺似乎更安全有效，可能是多巴胺拮抗剂的首选药物°。

2013 年一项小样本的多潘立酮安全性研究没有发现妊娠期使用会产生不良影响。120 例女性妊娠早期使用多潘立酮，与 212 例对照一起被纳入对比研究。妊娠期使用多潘立酮多为控制功能性胃肠道疾病(59.2%)，一般使用剂量 10~30mg/d，妊娠暴露时间在孕 2^{+4} 周至孕 20 周内(中位数为孕 5^{+1} 周)，累积剂量范围约为 10~1 500mg。使用多潘立酮期间，25% 女性(n=30)同时使用止咳药、感冒制剂。研究组与对照组的胎儿、新生儿结局相似，每组有 3 例出生畸形(OR 0.6，95%CI 0.1~2.8)。研究组的 3 例畸形分别为：双脚马蹄内翻和右侧跟骨畸形(孕 2^{+4} 周，30mg/d，持续 2 天)，颅窝蛛网膜囊肿和巨型小脑延髓池(30mg/d，持续 8 天，直至孕 2.1 周)，右侧腹股沟疝(30mg/d，持续 8 天，直至孕 4^{+6} 周)。研究认为，畸形与多潘立酮的使用不相关，但由于曾报道多潘立酮与心律失常有相关性，需要进一步研究使用多潘立酮是否会导致母体及胎儿心脏功能异常[8]。

澳大利亚妊娠评级为 B2[9]。

【哺乳期用药研究】多潘立酮能显著提高泌乳素水平，研究发现，非哺乳期妇女服用 20mg 剂量多潘立酮后，血清泌乳素水平从 8.1ng/ml 增加到 124.1ng/ml[10]。哺乳期妇女乳汁中多潘立酮的浓度为其相应血浆浓度的 10%~50%，但乳汁中浓度不会超过 10ng/ml，RID 为 0.01%~0.35%^{b}。

多潘立酮用于催乳，推荐剂量为每天 3 次，每次 10~20mg。然而，目前没有任何国家的说明书批准泌乳适应症，因多潘立酮会增加 QTc 间期延长风险，并与室性心律失常和心源性猝死有关，有研究者警告不要使用多潘立酮催乳[11-13]。另有研究认为，一般产后妇女使用多潘立酮后，心律失常的发生风险较小。但有高危因素如既往室性心律失常史、高 BMI、高剂量多潘立酮，以及同时使用抑制 CYP3A4 药物,可能增加心律失常风险[14]。

一项研究观察 25 例哺乳期女性停用多潘立酮后对母乳产量的影响,发现其中 23 例(93%)停用多潘立酮后,并未明显增加配方奶粉的使用,所有受试者均报告婴儿生长正常。作者认为,使用多潘立酮建立足够的产奶量后,即使后期停用也能维持产奶量[15]。

EMPOWER 试验纳入 90 例处于产后 8~21 天,母乳量较低、哺乳早产儿(≤29 周)的妇女,随机分为 2 组。第一组使用多潘立酮 10mg,每天 3 次,共 28 天;第二组先使用安慰剂 10mg,每天 3 次,共 14 天,然后使用多潘立酮 10mg,每天 3 次,共 14 天。使用药物 14 天时,第一组 77.8% 的妇女产奶量增加 50%,第二组 57.8% 产奶量增加 50%;第 28 天,两组奶量没有显著差异[16]。

2012 年一项随机对照试验比较了甲氧氯普胺和多潘立酮催乳的效果。多潘立酮组和甲氧氯普胺组的乳汁供应量分别增加了 96.3% 和 93.7%,效果相似;但是甲氧氯普胺组有更多女性报告了不良反应(7 vs 3),如头痛、情绪波动、口干、食欲改变和腹泻[17]。

Micromedex 哺乳评级:婴儿风险不排除。

【男性用药研究】在雄性大鼠中测试了多潘立酮长期给药对性行为和血浆性腺激素水平的影响。通过每日腹腔注射多潘立酮(4.0mg/kg),持续 30 天,未观察到任何行为参数改变。持续 5 天治疗可刺激雄性大鼠的性行为,持续 30 天治疗不会抑制雄性大鼠的性行为。但是治疗 30 天后,雄性大鼠的血清睾酮水平显著降低[18]。

【药师建议】动物数据提示,母体摄入高剂量多潘立酮会产生生殖毒性。孕妇使用多潘立酮的上市后数据有限,目前未报道妊娠期使用多潘立酮导致胎儿畸形风险增加,妊娠期仅在权衡利弊后可以考虑使用。同时,由于多潘立酮与严重心律失常的相关性,使用时须注意监测,尤其心律失常的高危人群,使用更须谨慎。部分指南推荐多潘立酮为妊娠剧吐的止吐治疗药物,但甲氧氯普胺可能是目前治疗妊娠剧吐中更优的多巴胺拮抗剂。

多潘立酮的 RID 很小(0.01%~0.35%),理论上婴儿暴露量不足以产生临床作用,同时,多潘立酮能提高泌乳素水平,有研究将其用于催乳。但是鉴于多潘立酮可能增加 QTc 间期延长的风险,哺乳期使用多潘立酮须考虑是否存在心脏风险的高危因素。

多西环素 Doxycycline

【别名】盐酸多西环素、盐酸强力霉素、脱氧土霉素、Liviatin、Vibramycin

【药理学分类】抗感染药物 - 抗生素

【剂型】片剂、胶囊剂、注射剂、混悬剂

【妊娠期风险】FDA 原分级 D；妊娠中晚期禁用 [a]

【哺乳期风险】L3- 有限数据 - 可能适用 [b]

【说明书建议】孕妇不宜使用 / 暂停哺乳。

也有说明书认为：四环素类药物可由母乳中排出。哺乳期妇女短期使用并不一定是禁忌，然而长期接触的影响尚不清楚。考虑潜在的婴儿严重不良反应，应根据药物对母亲的重要性决定是否停止哺乳或停止用药。

【重要参数】Mw 444，$t_{1/2}$ 15~25 小时，t_{max} 1.5~4 小时，F 90%~100%，RID 4.2%~13.3%，M/P 0.3~0.4，PB 90%。

【国内外指南】暂无。

【妊娠期用药研究】

1. **动物数据**　1967—1980 年间进行了多项动物研究，动物研究表明，被给予人类最大推荐剂量（MRHD）6 倍的多西环素不增加小鼠和兔子先天性异常的发生，但是在给予其高于 17 倍 MRHD 时观察到骨骼异常比例增加及胎儿体质量减少[1]。给予妊娠小鼠、大鼠或兔子人类常用剂量 100 倍的多西环素未发现致畸作用[2]。另一项研究结果显示大鼠、兔子或猴子中多西环素暴露无致畸性[3]。

2. **人类数据**　目前还没有可用的人类数据来评估长期使用多西环素对孕妇的影响，例如治疗炭疽暴露的建议。华盛顿大学创建的致畸信息系统（the Teratogen Information System，TERIS）对已发表的妊娠期间使用多西环素的经验数据进行了专家审查，得出结论，妊娠期间的治疗剂量不太可能造成重大致畸风险（数据的数量和质量尚待完善），数据不足以说明没有风险。

3. **总体致畸性**　一项 1993 年密歇根的监测研究，纳入 1985—1992 年间完成的 229 101 次妊娠，其中 1 795 次暴露于多西环素，结果未发现多西环素与所评估的六种具体畸形存在关联（心血管缺陷、口腔裂、脊柱裂、多指、肢体减少缺陷和尿道下裂），多西环素暴露的重大缺陷率为 4.3%[a]。

1997 年一项病例对照研究观察了 18 515 名有先天畸形婴儿和 32 804 名健康婴儿，结果显示对照组中有 63 名（0.19%）孕妇，观察组中有 56 名（0.30%）孕妇接受了多西环素的治疗，表明在妊娠任何阶段使用多西环素的总致畸率轻微升高，但统计学上有显著相关性。当分析仅限于在器官发生期间（即妊娠的第二、三阶段）接受多西环素时，则未发现这种关联。作者认为，总体畸形的显著差异可归因于召回偏见[4]。

2009 年关于 30 049 名婴儿的一项大型回顾性研究中，妊娠期暴露于多西环素的婴儿（n=1 843）的总畸形风险为 2.5%，不高于未暴露婴儿（3%），妊娠期前四个月暴露(n=1 691)的心血管缺陷也没有发现增加(RR 0.9,95%CI 1.5~1.6)[5]。

2016 年一篇综述对妊娠期和儿童时期多西环素使用的安全性进行了系统评估,结果认为多西环素在上述时期的安全性不同于四环素,妊娠期使用多西环素与致畸效应不相关[6]。2019 年另一篇综述认为,多西环素是否会导致牙齿染色的证据仍不充足,仅在没有替代的、更安全的抗菌药物可供选择时,选择性地为孕妇或哺乳期妇女开具多西环素,且疗程应尽可能短[7]。

2017 年加拿大一项基于人群的队列研究结果提示 164 名妊娠期多西环素暴露相比于未暴露组,循环系统畸形、心脏畸形和室间隔 / 房间隔缺损的风险增加(aOR 2.38,95%CI 1.21~4.67,9 例;aOR 2.46,95%CI 1.21~4.99,8 例;aOR 3.19,95%CI 1.57~6.48,8 例)[8]。

4. 对胎儿牙齿和骨骼的不利影响　目前研究数据未发现胎儿暴露于多西环素会导致牙齿表面染色,但是由于四环素存在该效应,因此不能排除这种情况。已证实宫内暴露于四环素与牙釉质发育不良和龋齿不相关。

虽然没有关于多西环素宫内暴露后对骨骼影响的报道,但早期研究提示早产儿口服四环素与腓骨生长减少有关,该效应停药后可逆[9]。

目前多西环素已用于试管婴儿移植伴输卵管积水的抗感染治疗。2020 年有回顾性研究分析了在体外受精胚胎移植术(in vitro fertilization and embryo transfer, IVF-ET)伴输卵管积水患者,在 IVF-ET 周期前行输卵管切除术治疗输卵管积水(n=260)或周期中(n=45)延长多西环素治疗的妊娠结局,结果提示多西环素治疗组在胚胎植入率,临床妊娠,持续妊娠和活产率方面均显著低于输卵管切除术组,多西环素治疗组活产婴儿 7 例,无先天畸形[10]。

【哺乳期用药研究】 多西环素可分泌至母乳中,考虑四环素可能导致婴儿牙釉质染色或骨沉积,在母乳喂养期间禁用四环素。但是,对现有文献的研究表明,由于乳汁中的药物水平较低,哺乳期间短期使用多西环素可能是安全的,尽管分泌到乳汁中的大多数四环素通常可与钙结合,从而抑制了其吸收,但多西环素的结合最少(20%),在母乳喂养的婴儿中可能比四环素更易被吸收 b。根据美国疾病控制与预防中心(CDC)的研究,多西环素短期使用(3~4 周)不是禁忌,未发现会产生牙齿染色[11]。尚无母乳喂养婴儿的有害影响报道,但不建议长时间使用。母乳喂养期间应监测婴儿皮疹以及对胃肠道菌群的可能影响,例如腹泻或念珠菌病(鹅口疮、尿布疹)。Micromedex 哺乳评级:婴儿风险不排除,WHO 建议避免母乳喂养[12]。

【男性用药研究】 雄性小鼠在青春期使用四环素和多西环素治疗会对成年雄性的生殖器官和精子产生长期影响[13]。多西环素可分泌至精液中,16 名男性口服 200mg 多西环素 6 小时后,精液中多西环素峰浓度为 2.0μg/ml[14]。

【**药师建议**】上述的妊娠期暴露报告案例多为妊娠早期的短期治疗。妊娠期治疗剂量的多西环素不太可能产生大的致畸风险，但数据不足以表明没有致畸风险。在获得更明确的数据之前，仅在没有替代的、更安全的抗菌药物可供选择时，选择性地为孕妇或哺乳期妇女开具多西环素，且疗程应尽可能短。

哺乳期间短期使用多西环素可能是安全的，但不建议长时间使用。

E

厄多司坦 Erdosteine

【别名】和坦、阿多停、露畅、Dithiosteine、Dostein

【药理学分类】主要作用于呼吸系统药物 - 祛痰药

【剂型】片剂、胶囊剂

【妊娠期风险】暂无数据

【哺乳期风险】暂无数据

【说明书建议】摘自两份不同的药品说明书。

妊娠期和哺乳期用药安全性尚不明确,权衡利弊后用药。

尚未确定妊娠期使用的安全性,故孕妇及哺乳期妇女应避免使用。

【重要参数】Mw 249,F 较高,$t_{1/2}$ 1.3 小时,t_{max} 1.2 小时,PB 64.5%。

【国内外指南】暂无。

【妊娠期用药研究】

1. **动物数据** SD 大鼠在妊娠第 6~15 天连续灌服厄多司坦,剂量达 1 000mg/(kg·d)(按体表面积折算,相当于人临床拟用剂量的 162 倍)时,母鼠体质量增长抑制,胎仔头骨、舌骨、胸椎椎体中心及耻骨骨化迟缓,尾椎、剑突、掌骨骨化点数减少。无毒性反应剂量为 500mg/(kg·d)(按体表面积折算,相当于人临床拟用剂量的 81 倍)[1]。

2011 年一项研究厄多司坦对大鼠胎仔肺成熟的影响的研究将妊娠大鼠分为三组:Ⅰ组为对照组,Ⅱ组口服厄多司坦 2mg,Ⅲ组口服厄多司坦 4mg,在妊娠第 1 周后开始给药,持续到第 13 天或第 18 天,然后剖腹手术取出胎仔。分娩后,测量胎仔出生体质量、头臀长、全肺质量,通过组织病理学评估肺成熟,结果显示:在第 13 天剖腹分娩的胎仔中出生体质量与头臀长各组间无显著差异,Ⅲ组胎仔全肺质量显著增加($P<0.05$);妊娠第 18 天时,Ⅱ、Ⅲ组胎仔的全肺质量和头臀长度均高于Ⅰ组,Ⅲ组胎仔的肺小管 + 囊状分期(50%)显著大于Ⅱ组(15%)和Ⅰ组(10%)($P<0.05$)。作者得出结论:妊娠大鼠高剂量和长期使用厄多司坦可显著增加早产胎仔的肺成熟[2]。

2. **人类数据** 厄多司坦属黏液溶解性祛痰剂,为前体药物,其分子中含有被封闭的巯基通过肝脏生物转化为含有游离巯基的活性代谢产物而发挥黏痰溶解作用。目前尚无人体胎儿使用厄多司坦的大量病例报道或严格对照研究。该药是否穿过人类胎盘尚不明确,孕妇须权衡利弊后使用[3]。

【哺乳期用药研究】目前尚未发现厄多司坦在母乳中的具体排泄情况。鉴于它的半衰期短,因此不可能大量转移到母乳中。如果希望尽量减少药物接触,则应在给药后约 3 个小时进行母乳喂养。建议在有关该药的更多母乳喂养数据发表之前,选择更安全的已知替代品(替代药物包括乙酰半胱氨酸、氨溴索、溴己新、羧甲司坦,均为极低风险),尤其是在新生儿期和早产的情况下。e-lactancia 数据库哺乳评级为母乳喂养风险低:中等安全,应该适用,可能存在轻微风险[4]。

【男性用药研究】暂无数据。

【药师建议】孕妇使用厄多司坦的安全性资料有限,鉴于动物实验存在不良影响,须权衡利弊谨慎使用。该药的哺乳期安全性资料有限,建议选择更安全的已知替代品,尤其是在新生儿期和早产的情况下。如用药后确有母乳喂养需要,建议给药后约 3 小时再进行母乳喂养;按半衰期计,间隔 8 小时,药物浓度基本上可以忽略不计。

恩替卡韦 Entecavir

【别名】博路定、天丁、Baraclude

【药理学分类】抗感染药物 - 抗病毒药、主要作用于消化系统药物 - 肝胆疾病辅助药物

【剂型】片剂、胶囊剂

【妊娠期分级】FDA 原分级 C;适用 - 母体获益 ≫ 胚胎 / 胎儿风险 a

【哺乳期分级】L4- 没有数据 - 可能危险 b

【说明书建议】恩替卡韦对孕妇影响的研究尚不充分。只有当对胎儿潜在的风险利益作出充分的权衡后,方可使用本品。不推荐服药母亲哺乳。

【重要参数】Mw 277, F 100%, $t_{1/2}$ 128~149 小时, PB 13%。

【国内外指南】欧洲肝脏研究学会(European Association for the Study of the Liver, EASL)发布的《2017 年 EASL 临床实践指南:乙型肝炎感染的管理》[1]及我国《乙型肝炎病毒母婴传播预防临床指南(2020)》[2]均指出恩替卡韦不是妊娠期治疗慢性乙型肝炎的首选药物。

【妊娠期用药研究】

1. **动物数据** 大鼠和家兔暴露于恩替卡韦 28 倍和 212 倍人类治疗剂量

未发现胚胎和母体毒性。大鼠剂量达到母体毒害剂量（＞2 500 倍）时，胎儿发育表现为严重的智力迟缓。此外，家兔和大鼠暴露于大剂量恩替卡韦（分别是大于 883 倍和大于 3 100 倍人体剂量）时观察到骨骼畸形[3]。啮齿类和犬暴露于 35 倍人类治疗剂量时观察到输精管退化，但未在猴研究中证实。体外研究提示恩替卡韦无基因毒性，但是在小鼠和大鼠致癌性研究中表现出致癌[a]。

2. 人体数据　根据美国妊娠期抗病毒治疗注册中心报告数据，截至 2021 年 1 月，妊娠早期暴露于恩替卡韦 82 例，发现出生婴儿主要畸形 2 例，妊娠中晚期暴露于恩替卡韦 2 例，无出生主要畸形[4]。

2011 年一项案例报道描述了一名 35 岁女性，因乙型肝炎病毒感染，谷丙转氨酶（glutamic-pyruvic transaminase，GPT）1 309U/L，在妊娠 13 周开始服用恩替卡韦 0.5mg/d，治疗共 32 天，孕 39 周自然分娩，出生婴儿无先天异常[5]。

2020 年一项研究纳入了 152 名伴慢性乙型肝炎孕妇，其中经恩替卡韦或阿德福韦酯治疗后意外妊娠的 20 例为第一组（恩替卡韦 8 例，阿德福韦酯 4 例，恩替卡韦 + 阿德福韦酯 5 例，替比夫定 + 阿德福韦酯 1 例，拉米夫定 + 阿德福韦酯 2 例），所有患者均在妊娠 7 周前转用富马酸替诺福韦，其中活产 18 例；妊娠前使用富马酸替诺福韦治疗的孕妇 132 例为第二组，共有 141 次妊娠，其中 125 次活产。两组间流产率（10.0% vs 10.6%，P=1.00），出生缺陷率（5.6% vs 4.8%，P=1.00），妊娠并发症均无显著性差异。产后 7 月随访，乙肝病毒的母婴传播率均为 0。表明在妊娠前暴露于恩替卡韦或阿德福韦酯的婴儿中，不良出生结局的风险不增加[6]。

2021 年日本一项案例报道中一例母亲在妊娠期服用恩替卡韦治疗后出生的男婴没有外部畸形，新生儿科医师诊断为正常新生儿。母亲在哺乳期继续服用恩替卡韦，未进行母乳喂养。随访至 6 岁，其血清学、心脏和腹部超声检查、体质评估、发育评估均正常[7]。

育龄妇女选择长期抗乙肝病毒治疗，使用核苷类似物治疗的最好选择是替诺福韦。可以使用恩替卡韦，但受孕前应改为替诺福韦治疗[8]。

【哺乳期用药研究】恩替卡韦及其代谢物可分泌入大鼠乳汁，但能否进入人乳汁尚未知，由于其需要长期使用、半衰期长、分子量低且口服吸收好，并在动物实验中有致癌作用，哺乳期使用须特别谨慎[b]。

【男性用药研究】雄性大鼠和雌性大鼠暴露剂量高于 90 倍人类最大推荐剂量（MRHD）时未观察到生育力损伤证据。但是在其他研究中，啮齿类和犬类暴露剂量大于 35 倍 MRHD 时导致了生精管退化[a]。

2019 年 Hu 等招募了 30 名符合并愿意接受抗乙型肝炎病毒标准抗核苷类似物治疗的男性患者，平均年龄 32.2 岁。治疗前收集患者精液进行初步分析，根据 WHO 2010 标准，30 个样本均正常，用药后 6 个月（其中 27 人服用恩替卡韦，3 人服用替比夫定）进行第二次精液分析，结果精液量、精液浓度、精子活力和正常精子形态均无明显变化。该研究同时纳入了妻子受孕期间接受抗病毒治疗的男性 120 名，与受孕期间未抗病毒治疗 672 例的对照组相比，流产和早产率无显著差异。研究组中有 1 例新生儿轻度地中海贫血，对照组中有 1 例新生儿多指，3 例中度地中海贫血，1 例隐睾病和 1 例房间隔缺损，出生缺陷发生率无显著差异[9]。

【药师建议】恩替卡韦人类妊娠期使用的经验有限，目前有限的数据提示出生缺陷风险无增加，动物数据提示低风险。妊娠前服用恩替卡韦抗乙肝病毒的女性建议首选转换为替诺福韦，如病情需要不该因妊娠而停用恩替卡韦。

缺乏哺乳期使用恩替卡韦的数据，建议哺乳期避免使用。

二甲双胍 Metformin

【别名】格华止、瑞诺舒、三肖平、众氏得、Riomet

【药理学分类】主要作用于内分泌系统药物 - 其他影响血糖的药物

【剂型】片剂、胶囊剂

【妊娠期风险】FDA 原分级 B；人类数据提示低风险 a

【哺乳期风险】L1- 有限数据 - 适用 b

【说明书建议】对于计划怀孕或已经怀孕的患者，不推荐使用二甲双胍，但可以使用胰岛素来维持血糖水平，使其尽可能接近正常水平，从而降低胎儿畸形的风险。二甲双胍可以通过乳汁排泄，在二甲双胍治疗期间不推荐哺乳。

【重要参数】Mw 129，F 50%~60%，$t_{1/2}$ 4~8.7 小时，t_{max} 2.5~2.75 小时，RID 0.3%~0.7%，M/P 0.35~0.63，PB 极小。

【国内外指南】《中国 2 型糖尿病防治指南（2017 年版）》[1]指出：如妊娠期有特殊原因需要继续服用二甲双胍的患者，应在充分告知妊娠期使用二甲双胍利弊前提下，在胰岛素基础上加用二甲双胍。

2018 年美国妇产科医师学会（ACOG）实践指南第 190 号《妊娠期糖尿病临床指南》[2]指出：胰岛素是妊娠糖尿病（gestational diabetes mellitus，GDM）患者的一线治疗药物，二甲双胍是可以选择的二线药物，当孕妇拒绝胰岛素治疗，或产科大夫认为患者不能安全使用胰岛素治疗时，可选用二甲双胍。

2015 年国际妇产科联盟（International Federation of Gynecology and

Obstetrics，FIGO）发表的《妊娠期糖尿病倡议：诊断、管理和护理的实用指南》[3]指出：胰岛素、格列本脲和二甲双胍是妊娠中、晚期治疗 GDM 安全有效的药物，当改变生活方式后血糖控制仍不佳，以上药物均可作为一线治疗手段。

【妊娠期用药研究】

1. **妊娠早期** 妊娠早期使用二甲双胍，目前没有充分证据表明会导致先天性畸形或流产率增加。

（1）二甲双胍与多囊卵巢综合征（polycystic ovarian syndrome，PCOS）：PCOS 患者在受孕期及妊娠早期使用二甲双胍，妊娠不良结局（畸形、新生儿低血糖）的发生率与一般人群几乎相当[4]。另有荟萃分析显示，整个妊娠期使用二甲双胍的 PCOS 患者比仅在受孕期使用二甲双胍促排卵的患者有更低的流产率和早产率[5]。

（2）二甲双胍与妊娠期 2 型糖尿病：由于二甲双胍比胰岛素成本更低，在低收入国家针对 2 型糖尿病患者的治疗更具有吸引力，因此 2 型糖尿病患者妊娠早期不可避免地会暴露于二甲双胍。目前认为，2 型糖尿病应避免因血糖控制不佳导致的各类并发症及胎儿异常，如需要通过二甲双胍控制血糖，应在充分告知患者妊娠期使用二甲双胍利弊前提下，在胰岛素基础上加用二甲双胍[1]。

2. **妊娠中期、妊娠晚期** 妊娠期使用二甲双胍治疗 GDM 的安全性已被部分研究认可。未来的研究将主要集中在宫内暴露于二甲双胍后子代的长期健康状况上。然而，目前此类研究的随访只进行到子代 8 岁为止，还有更多不可预测的未知影响。

（1）二甲双胍与妊娠糖尿病：当 GDM 患者更改生活方式后血糖控制不佳，明确需要接受药物治疗时，胰岛素仍是目前治疗 GDM 的首选方法。胰岛素不会通过胎盘，无须担忧药物治疗本身对胎儿的不利影响，而二甲双胍会通过胎盘屏障，致使胎儿的暴露浓度接近甚至高于母亲体内血药浓度。二甲双胍在部分国家指南中被认可为 GDM 的一、二线药物[2,3,6]，但值得注意的是，妊娠期使用二甲双胍的安全性仍缺乏长远期证据。

二甲双胍治疗 GDM 的不利因素：因二甲双胍有胃肠道不良反应影响，部分 GDM 患者需要停用二甲双胍，或减少二甲双胍的使用剂量；另外，单用二甲双胍组有 26%~46% 的患者为控制血糖需要配合胰岛素治疗[7]。

二甲双胍治疗 GDM 的优势：与使用胰岛素的对比研究显示，使用二甲双胍发生新生儿低血糖、巨大儿的风险相对更低，新生儿短期内的预后没有明显差异[8]；与胰岛素组相比，二甲双胍对母亲的体质量控制更加有利，妊娠 36 周和 37 周之间体质量增加更少；另外，二甲双胍为口服药物，与注射剂型的胰岛素相比,患者的使用接受度更高。

目前,使用二甲双胍的风险研究主要集中在宫内暴露于二甲双胍后子代的潜在长期影响上。与母亲妊娠期使用胰岛素的子代相比,妊娠期因 GDM 宫内暴露于二甲双胍的子代 2 岁时神经发育未受影响[9],全身脂肪量、体脂百分比、血压没有差异,但是中上臂、肩胛下部、二头肌皮肤皱褶处的皮下脂肪组织量更多[10-11]。

与 GDM 母亲使用胰岛素的子代相比,因母亲 GDM 宫内暴露于二甲双胍的儿童在 12 个月时体质量较重,18 个月时身高较高、体质量较重,但平均重量指数(ponderal index,PI)没有显著差异,在 18 个月时评估运动、社交及语言情况,两组子代没有显著差异[12]。另有研究对比 GDM 母亲妊娠期使用二甲双胍或胰岛素后,儿童 7 岁、9 岁时的身体成分及代谢情况没有显著差异,但是宫内暴露于二甲双胍的儿童 9 岁时,体质量较重,臂长、腰围、腰围:身高也均大于胰岛素组,有显著性差异。体质量指数(body mass index,BMI)、三头肌皮褶、脂肪及肌肉质量相对偏高,研究认为这可能与子代的代谢情况相关[13]。

(2)二甲双胍与 PCOS:整个妊娠期因 PCOS 宫内暴露于二甲双胍的子代,与患 PCOS 妊娠期服用安慰剂的子代相比,8 岁时身高、体质量、脂肪量、脂肪分布、骨密度及胰岛素抵抗没有差异,但暴露于二甲双胍的儿童空腹血糖水平、收缩压较高,低密度脂蛋白较低[14]。

(3)二甲双胍与妊娠期 2 型糖尿病:由于妊娠期间的胰岛素抵抗,大多数 2 型糖尿病患者需要在妊娠期间通过胰岛素控制血糖。与妊娠期从口服降血糖药转为胰岛素治疗的患者相比,整个妊娠期使用口服降血糖药(二甲双胍或格列本脲)的治疗组胎儿围产期死亡率、死产率、新生儿死亡率都显著增加,一般不建议 2 型糖尿病患者妊娠期单独使用二甲双胍控制血糖。

【哺乳期用药研究】二甲双胍可分泌到乳汁中,但是婴儿从乳汁中摄取量约为母亲使用剂量的 0.5% 以下,极低的药物浓度不会引起婴儿低血糖,哺乳期使用二甲双胍得到 FIGO 的支持[3],在哺乳期用药安全分级中被归为 L1,安全级别较高。

【男性用药研究】暂无数据。

【药师建议】国内并未批准二甲双胍 PCOS 及 GDM 的适应证,因此妊娠期使用二甲双胍属超适应证、超适应人群用药。目前,没有证据表明妊娠期使用二甲双胍会导致胎儿结构性畸形风险增加,但是因随访时间短,妊娠期暴露于二甲双胍对后代是否有长远期影响(如子代代谢、生长发育、体脂成分异常等)的信息十分有限。PCOS 患者整个妊娠期使用二甲双胍,流产率和早产率均降低。26%~46% 的妇女使用二甲双胍单药无法控制血糖,最终仍需要配合胰岛素的治疗控制血糖,因此仅建议胰岛素用量较大或不愿意注射胰岛素的孕妇,及产科大夫认为不能够安全使用胰岛素治疗的孕妇,在知情同意的基础上,谨慎使用二甲双胍。

鉴于说明书提示,哺乳期妇女应慎用二甲双胍,故使用二甲双胍期间有哺乳意愿的女性,医务人员应详细告知其哺乳期使用信息。

F

伐昔洛韦 Valacyclovir

【别名】维德思、万乃洛韦、明竹欣、Valtrex

【药理学分类】抗感染药物 - 抗病毒药

【剂型】片剂、颗粒剂、胶囊剂

【妊娠期风险】FDA 原分级 B；适用[a]

【哺乳期风险】L2- 有限数据 - 可能适用[b]

【说明书建议】伐昔洛韦及其代谢物阿昔洛韦在孕妇中的临床数据尚未发现药物相关重大出生缺陷的风险。伐昔洛韦相关的流产、母亲或胎儿不良结局的数据不足。妊娠期单纯疱疹未经治疗对胎儿有危险。孕妇使用伐昔洛韦没有充分和良好的对照研究。根据 749 例前瞻性妊娠登记数据，宫内暴露于阿昔洛韦的婴儿出生缺陷率似乎与普通人群相似。只有当母体益处大于对胎儿的潜在风险时，才应使用伐昔洛韦。没有研究表明伐昔洛韦从乳汁中排出，但口服后其活性代谢物阿昔洛韦存在于母乳中，没有数据表明伐昔洛韦或阿昔洛韦对母乳喂养的婴儿或对泌乳有影响，建议权衡利弊。

阿昔洛韦能通过胎盘，孕妇用药需权衡利弊。阿昔洛韦在乳汁中的浓度为血药浓度的 0.6~4.1 倍，哺乳期妇女应慎用。

【重要参数】Mw 324，$t_{1/2}$ 2.5~3 小时，t_{max} 1.5 小时，F 54%，RID 4.7%，M/P 0.6~4.1，PB 9%~33%。

【国内外指南】2014 年英国皇家妇产科医师学会（RCOG）发布的《妊娠期生殖器疱疹管理指南》[1]和 2016 年欧洲发布的《带状疱疹管理指南》[2]均建议妊娠期首选的抗病毒药物为阿昔洛韦。伐昔洛韦是阿昔洛韦的缬氨酸酯，阿昔洛韦的妊娠晚期安全性数据可外推至伐昔洛韦。但由于使用伐昔洛韦或泛昔洛韦的经验较少，因此不推荐将其作为一线药物治疗。

2017 年加拿大妇产科医师协会（SOGC）临床实践指南[3]《妊娠期单纯疱疹病毒的管理（No.208）》指出：妊娠期单纯疱疹病毒感染治疗建议采用阿昔洛韦或伐昔洛韦。除引起母体暂时性中性粒细胞减少以外，妊娠期使用阿昔洛韦与妊娠期并发症或胎儿、新生儿副反应均没有关系。

2018 年法国妇产科医师学院（CNGOF）《怀孕和分娩期间生殖器单纯疱

疹感染的预防和管理》的指南[4]指出：妊娠期间首次出现生殖器疱疹或出现复发性疱疹均可使用阿昔洛韦或伐昔洛韦治疗。在获得聚合酶链反应（PCR）结果之前，任何疑似新生儿疱疹的新生儿都应接受静脉注射阿昔洛韦治疗。

2020年美国妇产科医师学会（ACOG）发布的《妊娠期生殖器疱疹的管理指南》[5]中指出：动物和人体数据表明阿昔洛韦在妊娠期间（包括妊娠早期）使用是安全的，而伐昔洛韦是阿昔洛韦的前体药物，在肝脏代谢后可迅速转化为阿昔洛韦，因此认为伐昔洛韦与阿昔洛韦具有相似的安全性。

2021年加拿大妇产科医师协会（SOGC）第420号指南[6]提供了有关妊娠期巨细胞病毒感染的建议：如果在妊娠早期被诊断为原发性巨细胞病毒感染，可以考虑使用伐昔洛韦进行早期治疗。

【妊娠期用药研究】

1. **动物数据** 在妊娠大鼠和妊娠家兔的器官发生期（分别为大鼠妊娠第6天至第15天，家兔妊娠第6天至第18天）给予其伐昔洛韦。当阿昔洛韦暴露量（按AUC计）高达人类最大推荐剂量（MRHD）的4倍（大鼠）和7倍（家兔）时未观察到不良胚胎/胎儿效应。但在200mg/（kg·d）的剂量（约为MRHD的6倍）条件下，在大鼠中观察到早期胚胎死亡、胎儿生长迟缓（体质量和长度）和胎儿骨骼发育异常（主要是肋骨外翻和胸骨骨化延迟），并与母体毒性有关[7]。

在一项产前/产后发育研究中[7]，从妊娠晚期到哺乳期（从妊娠第15天到产后第20天）给予妊娠大鼠200mg/（kg·d）剂量的伐昔洛韦，从出生前到哺乳期，母体暴露量（按AUC计）约为MRHD的6倍，在其后代中未观察到显著的不良反应。

2. **人类数据** 伐昔洛韦的代谢物阿昔洛韦可迅速通过人类胎盘。阿昔洛韦在羊水中累积，但在胎儿体内不会蓄积；分娩时，伐昔洛韦和阿昔洛韦的母体/脐静脉血浆药物浓度比值为1.7和1.3[8]。

1984年建立了妊娠期间使用阿昔洛韦和伐昔洛韦的国际前瞻性流行病学登记，并于1999年4月完成[7]。阿昔洛韦登记处记录了1 246例妊娠期间暴露于阿昔洛韦的妊娠结果（756例暴露于妊娠早期，197例暴露于妊娠中期，291例暴露于妊娠晚期，2例未知）。妊娠早期暴露于阿昔洛韦的主要出生缺陷的发生率为3.2%（95%CI 2.0%~5.0%），妊娠任何时期暴露的平均发生率为2.6%（95%CI 1.8%~3.8%）。伐昔洛韦妊娠登记处记录了111例妊娠期间暴露于伐昔洛韦的妊娠结果（28例暴露于妊娠早期，31例暴露于妊娠中期，52例暴露于妊娠晚期）。妊娠早期暴露于伐昔洛韦的主要出生缺陷发生率为4.5%（95%CI 0.24%~24.9%），妊娠任何时期暴露的平均发生率为3.9%（95%CI 1.3%~10.7%）。

2006 年一项前瞻性双盲对照试验[9]旨在评估妊娠晚期使用伐昔洛韦治疗外阴阴道单纯疱疹病毒（HSV）感染的效果。将 338 名孕妇分成两组，实验组 170 名孕妇从妊娠 36 周开始服用伐昔洛韦（500mg，每天 2 次）直至分娩，对照组 168 名孕妇服用安慰剂。与对照组相比，伐昔洛韦显著减少了 HSV 脱落和需要剖宫产的复发性生殖器疱疹，两组在分娩和新生儿结局方面没有差异。

2010 年丹麦一项基于人群的队列研究[10]纳入了 837 795 名活产婴儿，旨在分析妊娠早期暴露于阿昔洛韦、伐昔洛韦、泛昔洛韦与重大出生缺陷是否相关。229 名妊娠早期暴露于伐昔洛韦的婴儿中有 7 名（3.1%）存在严重缺陷（校准后 OR 1.21，95%CI 0.56~2.62）；1 561 名妊娠早期暴露于阿昔洛韦的婴儿中有 32 名（3.1%）存在严重缺陷（校准后 OR 0.82，95%CI 0.57~1.17）；泛昔洛韦暴露并不常见（n=26），其中 1 名婴儿（3.8%）被诊断为出生缺陷。作者得出的结论是妊娠早期暴露于伐昔洛韦和阿昔洛韦与增加重大出生缺陷的风险无关。

2012 年一项随机对照研究[11]纳入 148 名 HIV-1/HIV-2 双重感染的孕妇（妊娠 34 周），随机分成两组，分别服用伐昔洛韦（每次 500mg，每天 2 次）和安慰剂，直到产后 12 个月。对 146 对母婴进行产后随访，伐昔洛韦与婴儿 / 母体毒性或不良事件无关，也没有观察到先天性畸形。

2020 年发表在《柳叶刀》的一项前瞻性随机双盲对照试验[12]招募并随机分配了 100 例妊娠早期 / 备孕期感染患者接受伐昔洛韦（8g/d，每天 2 次）或安慰剂。排除了 10 例患者后，最终的分析包括伐昔洛韦组 45 例患者（均为单胎）和安慰剂组 45 例患者（43 例单胎和两组双胎）。在包括妊娠早期和备孕期感染在内的伐昔洛韦组中，45 例羊膜穿刺术中有 5 例（11%）巨细胞病毒呈阳性，而安慰剂组有 14 例（30%）（P=0.027；OR 0.29，95%CI 0.09~0.90）。在妊娠早期发生原发性巨细胞病毒感染的患者中，与安慰剂组（23 例羊膜穿刺术中的 11 例）相比，伐昔洛韦组（19 例羊膜穿刺术中的 2 例）发生巨细胞病毒羊膜穿刺术阳性的可能性显著降低（P=0.020）。上述数据表明伐昔洛韦可有效降低妊娠早期母体原发感染后胎儿巨细胞病毒感染率，对原发性感染的孕妇进行早期治疗可能有助于避免终止妊娠或分娩患有先天性巨细胞病毒感染的婴儿。

2021 年报告了一例双绒毛膜和双羊膜双胎妊娠[13]，其中第一个双胞胎的产前诊断为宫内生长受限和肠管回声增强，归因于巨细胞病毒感染，而第二个没有感染的证据。因此产前给予了母亲伐昔洛韦，产后使用口服缬更昔洛韦治疗受感染新生儿，其婴儿在 12 个月时神经发育评估正常。

2021 年一篇关于妊娠期单纯疱疹病毒感染的综述[14]提到：阿昔洛韦是妊娠期一线抗病毒药物，虽然它未获准用于妊娠期治疗，但在包括妊娠早期在内的所有阶段都被认为是安全的。伐昔洛韦和泛昔洛韦是阿昔洛韦的二线替代品。尽管它们的每日给药频率更低，但关于妊娠期间使用的安全性数据仍然有限。

【哺乳期用药研究】虽然没有关于在母乳中存在伐昔洛韦的信息，但口服伐昔洛韦后，其代谢物阿昔洛韦存在于母乳中。2002年的一项研究[15]中，5名产后妇女服用了伐昔洛韦（每次500mg，每天2次，持续7天）。在首剂、服药第5天和停药后24小时采集母亲血清和乳汁样本，在母亲服药第5天采集婴儿尿样，所有样品均检测到阿昔洛韦。乳汁中阿昔洛韦峰值（4.2μg/ml）出现在首次给药后4小时，而血清中阿昔洛韦峰值出现在首次给药后1小时（2.7μg/ml），血清中阿昔洛韦的消除半衰期为2.3小时。阿昔洛韦的 M/P 在首剂后4小时达到最高值3.4，达到稳定状态时为1.9。婴儿尿中阿昔洛韦的中位浓度为0.74μg/ml。停药后24小时 M/P 为0.25。母亲每天2次服用500mg伐昔洛韦，新生儿平均摄入的阿昔洛韦量可以忽略不计，约为新生儿静脉注射阿昔洛韦标准治疗日剂量的2%。在母亲血清、母乳或婴儿尿中均未检测到伐昔洛韦。

2012年的一项研究[11]纳入了74名感染 HIV-1/HSV-2 的孕妇，从妊娠34周开始服用伐昔洛韦（每次500mg，每天2次）至产后12个月。产后2周收集到乳汁样本共71份，随机选取44份样本测定阿昔洛韦浓度，其中有35份（80%）检测到阿昔洛韦，乳汁中阿昔洛韦的中位浓度和最大浓度分别为2.62mg/ml 和 10.15mg/ml。产后6周所有母乳喂养婴儿的血清肌酐均正常。对母乳喂养婴儿出生后第一年的跟踪随访发现：暴露于伐昔洛韦的母亲所生婴儿的肺炎发生率略高于安慰剂组（$P=0.08$），但其患湿疹（$P=0.02$）和鹅口疮（$P=0.05$）的可能性更小，两组婴儿不良事件的发生率没有其他重大差异。此外，在12个月的随访期间，两组婴儿的生长发育也没有显著差异。作者得出结论：母亲在妊娠期和产后使用伐昔洛韦导致婴儿暴露于阿昔洛韦与婴儿不良事件的增加无关。

2020年 ACOG《妊娠期生殖器疱疹的管理指南》[5]提到：伐昔洛韦对哺乳期妇女似乎是安全的，尽管在母乳中发现的阿昔洛韦浓度高于产妇血清浓度，但新生儿通过母乳摄取到的剂量仅为治疗剂量的2%。

【男性用药研究】在雄性大鼠中，当伐昔洛韦暴露量（按 AUC 计）达到给予 MRHD 条件下人体暴露量的6倍时，未见伐昔洛韦损害生育力。经口给予雄性大鼠18倍 MRHD 的剂量并持续97天，观察到睾丸萎缩，但是可逆[7]。

【药师建议】妊娠期疱疹对胎儿有危险，国内外多个指南均推荐妊娠期疱疹使用阿昔洛韦治疗，多项人类研究也显示孕妇使用阿昔洛韦未发现药物相关重大出生缺陷风险，宫内暴露于阿昔洛韦的婴儿出生缺陷率似乎与普通人群相似,而伐昔洛韦是阿昔洛韦的前体药物,妊娠期使用伐昔洛韦相对安全。

有研究表明伐昔洛韦的活性代谢物阿昔洛韦存在于母乳中,虽乳汁药物浓度较高,但新生儿通过母乳摄取的剂量为治疗剂量的2%。有报道哺乳期妇女使用伐昔洛韦与婴儿不良事件增加无关。建议哺乳期妇女根据临床指征,权衡利弊使用伐昔洛韦。

雄性大鼠被高剂量、长时间给予伐昔洛韦,观察到睾丸萎缩。男性用药须注意。

非那雄胺 Finasteride

【别名】保列治、普洛平、亦通、利尔泉、Propecia

【药理学分类】主要作用于泌尿系统药物、前列腺增生症用药

【剂型】片剂、胶囊剂

【妊娠期风险】FDA 原分级 X

【哺乳期风险】暂无数据

【说明书建议】本品禁用于孕妇或可能怀孕的妇女。因为 II 型 5α- 还原酶抑制剂会阻止睾丸素转化为 5α- 二氢睾酮(dihydrotestosterone, DHT),后者是男性生殖器正常发育所必需的激素,在动物研究中,非那雄胺引起男性胎儿外生殖器发育异常。如果在怀孕期间使用本药,或者患者在服用本药期间怀孕,应告知患者对男性胎儿的潜在危害。孕妇或可能怀孕的妇女不应接触破碎的非那雄胺片剂。因为药物可能被吸收继而对男性胎儿产生危害。完整的片剂有外层包膜,以防止在正常操作中接触到药品的活性成分;本品不适用于妇女,尚不清楚非那雄胺是否随人乳分泌。

【重要参数】Mw 373,$t_{1/2}$ 6 小时,t_{max} 2 小时,F 80%,PB 93%。

【国内外指南】《中国雄激素性秃发诊疗指南》[1]指出雄性激素秃发的男性患者可使用非那雄胺进行治疗,口服 1mg/d,服药 3 个月后脱发减少,6~9 个月后开始长头发,连续服用 1 年疗效较好,如需维持疗效,则需要长期使用;服用非那雄胺的男性,精液中不含或者含有少量的非那雄胺,与孕妇性接触没有导致男性胎儿畸形的危险。

日本皮肤病协会《治疗女性和男性雄激素性脱发的循证(S3)指南(简短版本)》指出:非那雄胺在女性中没有许可,并且有男性胎儿女性化的风险,孕妇和育龄妇女禁用。如果育龄妇女服用,需要使用安全的避孕方法[2]。

【妊娠期用药研究】

1. **动物数据** 给予妊娠大鼠剂量为 100μg/(kg·d)~100mg/(kg·d)的非

那雄胺(人类推荐剂量的 1~1 000 倍),雄性后代出现剂量依赖性增加的尿道下裂,其发生率分别为 3.6%、100%。此外,当剂量≥每天 30μg/kg(人类推荐剂量的 30%),妊娠大鼠的雄性后代的前列腺和精囊质量降低,包皮分离延迟以及短暂的乳头发育;当剂量≥3μg/(kg·d)(人类推荐剂量的 3%),出现泌尿生殖道间距缩短。大鼠产生这些影响的关键期为妊娠第 16~17 天。大鼠妊娠后期和哺乳期给予非那雄胺导致第一代雄性后代生育力轻度降低(给药为人类推荐剂量的 30 倍)。给予非那雄胺的雄性大鼠(给药为人类推荐剂量的 800 倍)和未给予非那雄胺的雌性大鼠交配后生出的第一代雄性或雌性后代均没有出现发育异常[3]。

兔妊娠第 6~18 天暴露于剂量高达 1 000mg/(kg·d)的非那雄胺(给药为人类推荐剂量的 1 000 倍),其胎仔没有出现畸形。妊娠猴静脉注射剂量高达 800ng/d 的非那雄胺,没有出现雄性胎仔畸形;妊娠猴口服极高剂量非那雄胺 2mg/(kg·d)(人类推荐剂量的 20 倍),导致雄性胎仔外生殖器畸形,雌性胎仔在任何剂量下均没有出现与非那雄胺有关的异常[3]。

2011 年一篇研究妊娠晚期抑制 5α- 还原酶活性对妊娠结局的文献,在妊娠第 17~21 天开始给予妊娠大鼠非那雄胺[50mg/(kg·ml),皮下注射]或其他载体药物,结果显示与其他组相比,非那雄胺显著缩短了妊娠时间和产仔数量,并损害幼年后代的认知和神经内分泌功能[4]。

2. **人类数据** 2009 年有文献报告了一例在妊娠早期使用非那雄胺(1mg/d)治疗脱发的病例,最终足月产下 1 名畸形女婴,其正常出生体质量为 3 850 克(适合胎龄),身高 53 厘米(第 50 百分位),头围 34 厘米(高于第 10 百分位),胸围 33 厘米,腹围 33 厘米。但婴儿右手畸形,呈小手形式,手指短,所有五个手指均无指骨;左脚的第二和第三脚趾短,没有指骨。但这篇病例报告不能充分证明,接触非那雄胺会造成无指节畸形[5]。

2018 年报道了一例在妊娠期间使用非那雄胺的病例报告。1 名 39 岁意外妊娠 5 周的女性,患者在接受 2.5mg/d 非那雄胺治疗脱发时受孕,其伴侣同时出于相同目的服用非那雄胺。整个妊娠期间超声扫描包括详细解剖均正常,检测胎儿性别为男性。患者在妊娠 38+5 周时分娩,通过择期剖宫产产下一名男婴,体质量 3.58kg,1 分钟和 5 分钟 Apgar 评分分别为 9 分和 10 分。婴儿健康,无明显畸形特征。在本病例报告中,母亲在妊娠早期使用非那雄胺与男婴外生殖器异常无关。此外,母亲暴露于接受非那雄胺治疗的伴侣精液不会对短期新生儿结局产生不利影响。然而,在单个病例报告中无明显新生儿不良反应并不表明使用的安全性。基于人群的长期新生儿结局尚未确定[6]。

【哺乳期用药研究】非那雄胺并不适用于女性。目前尚不清楚非那雄胺是否通过母乳排出[7]。

e-lactancia 数据库认为非那雄胺母乳喂养风险为低风险(low risk),其高血浆蛋白结合能力使其不太可能大量排泄至乳汁中[8]。在末次给药后恢复哺乳前,至少等待 6 小时,可将通过母乳的暴露降至最低,但应首选已知且更安全的替代药物,直至获得关于该药物在出生后前 6 个月内与母乳喂养相关的更多已发表数据,尤其是在新生儿期和早产情况下[8]。

Micromedex 评估:无法排除婴幼儿用药风险。

【男性用药研究】雄性大鼠皮下注射 0.1mg 非那雄胺 4 小时后,出现前列腺 DHT 浓度降低,犬口服 1mg/kg(18 小时内给药 4 次)非那雄胺,在最后 1 次给药后 6 小时出现前列腺 DHT 浓度降低。每天给予性成熟的雄性兔 80mg/kg 非那雄胺(人类推荐剂量的 800 倍)12 周,没有出现生育力、精子数或射精量的改变;性成熟雄性大鼠被给予同样剂量的非那雄胺 6 周或 12 周后,对生育力没有显著影响;但是如果继续给药至 24 周或 30 周,则出现生育力和受孕率的显著降低,且伴有精囊和前列腺质量的显著降低[3]。

一项对 1 524 名患者给予非那雄胺 5mg/d,1 516 名给予安慰剂,进行了 4 年多的研究,被研究人员认为可能、很可能和确定与本品有关,发生率>1% 且大于安慰剂的临床不良反应主要是性功能受影响、乳房不适和皮疹。在研究的第一年发现,服用非那雄胺的患者 8.1% 发生阳痿,而用安慰剂的患者为 3.7%;性欲降低率为 6.4% vs 3.4%,射精障碍为 0.8% vs 0.1%;在研究的第 2~4 年,发现两个治疗组间这三种不良反应的发生率没有明显差异。第 2~4 年的累积发生率:阳痿(非那雄胺组 5.1%;安慰剂组 5.1%);性欲降低(2.6%;2.6%);射精障碍(0.2%;0.1%)。在第一年中,使用本品和安慰剂射精量减少的患者分别为 3.7% 和 0.8%;在第 2~4 年中,累积发生率非那雄胺组为 1.5%、安慰剂组为 0.5%[3]。

在一项多中心研究中,1mg/d 的非那雄胺持续 48 周对精子浓度、每次射精的总精子量、精子活力或精子形态没有任何显著影响[9]。给予健康男性志愿者非那雄胺 24 周以评价精液参数,结果显示非那雄胺对精子浓度、活动度、形态或 pH 没有具有临床意义的影响。试验中观察到射精量平均减少 0.6ml,伴有每次射精的精子总量减少。但这些参数仍在正常范围内,并且停止用药后可以逆转[3]。然而,Amory 等人的一项研究,记录了服用 1 年非那雄胺(5mg/d)和度他雄胺(0.5mg/d)患者的精液参数(精子形态除外)的损害[10]。有记录显示男性服用非那雄胺时无法使伴侣怀孕,但在停用非那雄胺后可怀孕[11]。因此,每天 1mg 非那雄胺可能不会损害男性生育能力,尤其是在短期使用时。然而,先前存在生育力低于正常水平的男性服用非那雄胺时其伴侣可能无法怀孕。因此,在开始使用非那雄胺之前进行基线精液分析,并在患有少精子症的男性以及尝试受孕失败的情况下停用非那雄胺似乎是更为谨慎的做法。

一些报道指出，长期使用非那雄胺（1mg/d）会增加精子DNA碎片指数[11-12]。这种精子完整性受损可能导致无法受孕和自然流产。在停用非那雄胺几个月后，观察到精子DNA碎片指数的改善和成功受孕。

非那雄胺可在精液中检测到，但尚无报告显示有男性使用非那雄胺引起外生殖器发育异常。35名男性，每天服用1mg口服非那雄胺达6周，平均精液非那雄胺水平为0.26ng/ml，最高水平为1.52ng/ml，假设射精量为5ml，则女性每天最多暴露7.6ng非那雄胺，不足以引起发育异常。最安全的做法是在配偶尝试怀孕和妊娠期间，男性也避免使用非那雄胺，以防影响胎儿[13]。

【药师建议】动物研究表明，雌性接触高剂量非那雄胺会影响子代雄性生殖器官的发育，可能导致早产，损害幼年后代的认知和神经内分泌功能。没有充分的人类研究证实女性妊娠期间使用非那雄胺是否会导致出生缺陷，孕妇或正考虑怀孕的女性应避免使用非那雄胺或接触破碎的药片。男性用药后，精液中发现的药物量很少，如果通过阴道中的精液接触药物，可能不足以对胎儿的发育造成影响。

服用非那雄胺可引起精子数量减少、射精障碍等。低剂量短期使用可能不会损害男性的生育能力，低剂量长期或高剂量使用可导致精子DNA碎片指数增加或用药期间无法使伴侣怀孕，对于大多数人来说，停止服药后，精子水平会恢复正常。

在备孕期间，男性和女性都应该避免使用非那雄胺。

非那雄胺哺乳期安全性资料不足，由于其血浆蛋白结合率高，不太可能大量排泄至乳汁中。

夫西地酸 Fusidic Acid

【别名】褐霉素、梭链孢酸、甾酸霉素、奥络、Fucithalmic

【药理学分类】皮肤科用药

【剂型】软膏剂、乳膏剂、注射剂、滴眼剂、混悬剂

【妊娠期风险】暂无数据。

【哺乳期风险】暂无数据。

【说明书建议】注射液/口服混悬液：妊娠期最后三个月避免使用；哺乳期可用。

滴眼液：全身暴露可忽略，预期在妊娠期间及对哺乳期新生儿/婴儿

不太可能产生影响。因此,在充分权衡本品获益大于风险的前提下可考虑使用。

乳膏:孕妇及哺乳期妇女慎用。

【**重要参数**】Mw 517,$t_{1/2}$ 5~6 小时,F 91%,PB 97%~99%。

【**国内外指南**】暂无。

【**妊娠期用药研究**】动物实验及多年的临床经验表明夫西地酸没有致畸作用。局部应用夫西地酸/夫西地酸钠的全身暴露是微不足道的,因此妊娠期间局部用药不会产生影响。夫西地酸在胎盘中有分布,理论上有发生核黄疸的可能性,所以在妊娠期最后三个月避免使用[1]。

尽管夫西地酸问世已久,其产前耐受性尚未得到系统检查。由于其对革兰氏阳性菌(葡萄球菌)的有效性范围很窄,不推荐用于没有明确病原菌的治疗c。

【**哺乳期用药研究**】早期研究提示,7 名妇女每天 4 次静脉注射夫西地酸钠 750mg,间隔 4 小时。检测第 2 次给药后不同时间采集的母乳样品的药物浓度,结果夫西地酸浓度范围为 0.005~0.86mg/L[2]。夫西地酸在母乳中的浓度可以忽略不计,因此哺乳期妇女可使用本品。由于局部应用夫西地酸/夫西酸钠对母乳喂养妇女的全身暴露微不足道,因此预计不会对母乳喂养的婴儿产生影响。已有夫西地酸用于预防产后乳腺炎的临床应用[3]。

【**男性用药研究**】暂无数据。

【**药师建议**】通常在妊娠期或哺乳期间使用夫西地酸软膏是安全的,妊娠期最后三个月避免口服或静脉使用夫西地酸。母乳喂养时使用夫西地酸软膏,应注意不要使其接触到乳房。如果发生这种情况,请在喂养婴儿之前洗净乳房上的任何乳膏或药膏。

氟比洛芬 Flurbiprofen

【**别名**】凯纷、Ocufen、Froben

【**药理学分类**】主要作用于中枢神经系统药物 - 解热镇痛抗炎药

【**剂型**】注射剂、片剂、贴剂、滴眼液

【**妊娠期风险**】FDA 原分级:口服给药 B(D- 如在妊娠晚期或临近分娩时用药);眼部给药 C(D- 如在妊娠晚期或临近分娩时用药),口服给药 C;人类数据提示妊娠早晚期有风险(眼用:没有人类数据 - 可能适用)a

【**哺乳期风险**】L2- 有限数据 - 可能适用 b

【说明书建议】备孕：氟比洛芬的使用可能会损害女性的生育能力，不建议尝试怀孕的女性使用。对于受孕困难或正在接受不孕检查的女性，应考虑停用氟比洛芬。

怀孕：抑制前列腺素合成可能会对怀孕和 / 或胚胎 / 胎儿发育产生不利影响。流行病学研究数据表明，在妊娠早期使用前列腺素合成抑制剂后，流产、心脏畸形和腹裂的风险增加，心血管畸形的绝对风险从不到 1% 增加到大约 1.5%，这种风险会随着剂量和持续时间的增加而增加。动物实验表明，前列腺素合成抑制剂会导致流产率和胚胎 / 胎儿致死率增加，在器官发育期间给予前列腺素合成抑制剂的动物中，各种畸形的发生率增加，包括心血管畸形。

在妊娠期前三个月和中期，除非明确必要，否则不应给予氟比洛芬。备孕期和在妊娠期前三个月和中期使用氟比洛芬，应将剂量保持在最低水平并尽可能缩短治疗时间。

在妊娠晚期，所有前列腺素合成抑制剂都可能使胎儿暴露于心肺毒性和肾功能不全，可能导致动脉导管早闭、肺动脉高压，以及羊水过少的肾功能衰竭。在妊娠末期，可能延长出血时间，即使在非常低的剂量下也可能发生抗凝作用；此外抑制子宫收缩导致分娩延迟或延长，因此，氟比洛芬在妊娠晚期禁用。

另有说明书认为：孕妇应用的安全性尚未确立，妊娠或可能妊娠的妇女必须在治疗的有益性大于危险性时才能应用。尽量不要在妊娠末期应用（动物实验可导致分娩延迟及胎儿动脉导管收缩）；应用本品时避免哺乳（可能分泌进入乳汁）。

【重要参数】Mw 244，$t_{1/2}$ 3.8~5.7 小时，t_{max} 1.5 小时，F 100%，RID 0.7%~1.4%，M/P 0.008~0.013，PB 99%。

【国内外指南】暂无。

【妊娠期用药研究】

1. **动物数据** 氟比洛芬大鼠及兔子实验证实，妊娠前静脉给药出现排卵及着床减少，器官形成期静脉给药，出现伴有母体全身状态恶化的胎仔发育延迟、流产、早产、胎儿死亡率增加等[1]。

2. **人类数据** FDA 于 2020 年发布了药物安全通讯，提出对于处方非甾体抗炎药（NSAID），要求修改处方信息，以描述导致羊水过少、未出生婴儿肾脏问题的风险。FDA 建议孕妇在妊娠 20 周时避免使用 NSAID，而不是目前 NSAID 处方信息中描述的 30 周后避免使用。因为在妊娠 20 周或更晚使用 NSAID 可能会导致胎儿肾功能障碍，导致羊水过少，在某些情况下还会导致新生儿肾功能损害。到 2017 年，FDA 已收到 35 份关于妊娠期间服用 NSAID 的母亲羊水水平低或肾脏问题的报告。5 名新生儿死亡，2 名肾功能衰竭并确认低水平羊水,3 名肾衰竭但未确认低羊水。低羊水早在妊娠 20 周就开始了,有报告显示在停止使用 NSAID 后的 3~6 天内是可恢复的,并且重新启动相同的 NSAID 治疗后又会再次出现羊水减少。如果在妊娠 20~30 周期间必需使用 NSAID,将使用限制到最低的有效剂量和最短的持续时间;如果治疗时间超过 48 小时,考虑超声监测羊水,如果发现羊水过少,停止使用 NSAID。另外避免在妊娠 30 周及后期使用 NSAID,因为这会增加胎儿动脉导管过早闭合的风险[2]。

关于氟比洛芬致畸的人类数据较少。

2021 年法国进行了一项孕妇早期接触 NSAID 与早产风险的全国队列研究[3],排除了在 22 孕周后服用抗炎药物的妊娠。在 1 598 330 例单胎妊娠中,早期接触非选择性 NSAID 与早产风险显著增加相关,无论早产的严重程度如何。极早期早产(22~27 周)的校正优势比 aOR 1.76(95%CI 1.54~2.00),中度早产(28~31 周)aOR 为 1.28(95%CI 1.17~1.40),晚期早产(32~36 周)aOR 为 1.08(95%CI 1.05~1.11)。该研究确定了 5 种显著增加早产风险的 NSAID 为酮洛芬、氟比洛芬、纳布酮、依托多酸和吲哚美辛,总的来说,在妊娠 22 周前使用非选择性 NSAID(在医院外分娩)被发现与早产风险增加有关。但是由于存在未测量的混淆以及 NSAID 的某些适应证本身与早产有关(例如自身免疫性疾病),很难明确风险是由 NSAID 引起的,还是由正在治疗的疾病引起的。因此该结论不应被夸大[4]。

2017 年一项前瞻性双盲随机研究,在丙泊酚 - 瑞芬太尼麻醉下,研究氟比洛芬酯在超声引导下经阴道取卵的镇痛效果及其对妊娠率的影响,研究共纳入 200 例患者,在手术前 30 分钟随机分配接受 1.5mg/kg 的氟比洛芬酯或安慰剂(对照组)。结果显示氟比洛芬组患者术后苏醒时间早于对照组,疼痛评分低于对照组,两组之间在临床结局方面均无差异:包括取卵数量,移植的胚胎数量,接受胚胎移植的患者,移植成功妊娠的患者,两组均有 44 例达到临床妊娠[5]。

【哺乳期用药研究】中文说明书提示氟比洛芬酯可能会分泌进入乳汁,应避免在用药期间进行哺乳喂养。氟比洛芬在母乳中的含量极低,不足以达到临床水平[b]。美国儿科学会认为母乳中分泌的少量氟比洛芬似乎对哺乳婴儿的风险很小,它与母乳喂养兼容[a]。

对氟比洛芬在母乳中的含量进行分析,纳入 12 名母亲(产后 3~5 天),3 天内给予 9 剂氟比洛芬(50mg,一天 4 次),有 10 位母亲的母乳中的氟比洛芬浓度低于 0.05μg/ml,根据母乳中发现的小剂量氟比洛芬,研究者认为氟比洛芬产后早期使用对母乳喂养的婴儿是安全的[6]。

2020 年一项研究哺乳母亲产后使用镇痛药是否会影响新生儿高胆红素

血症,共纳入 480 名母亲,348 名(72.5%)和 132 名(27.5%)的母亲分别接受了对乙酰氨基酚和氟比洛芬。结果显示在对乙酰氨基酚使用者中有 7 名(2.01%)新生儿患有高胆红素血症,在氟比洛芬使用者中有 1 名(0.76%)新生儿患有高胆红素血症。母亲使用氟比洛芬的婴儿的高胆红素血症风险与母亲使用对乙酰氨基酚的婴儿的高胆红素血症风险没有显著差异(调整后 OR 0.5,95%CI 0.06~4.50,P=0.455 2),接受氟比洛芬的母亲母乳喂养不会增加新生儿高胆红素血症的风险[7]。

【男性用药研究】关于前列腺素合成酶抑制剂对男性不育的影响,Kyoto 大学医院在 164 例不育男性患者选取 40 例,连续 3 个月每天服用 120mg 氟比洛芬,2 例因消化系统症状严重而停药,比较用药前后的精液结果,在精子浓度大于 10^7/ml 的情况下,精子浓度和活力分别提高了 26.9% 和 23.1%。在精子浓度小于 10^7/ml 的情况下,精子浓度和活力分别提高了 8.3% 和 25.0%;另一方面,血液中的睾酮水平有略微升高的趋势,但没有统计学意义[8]。

【药师建议】不建议计划妊娠期间使用 NSAID,因为它可能会损害女性生育能力;建议在整个妊娠期间尽可能避免使用 NSAID。妊娠早期使用,可能增加流产和致畸风险,FDA 建议孕妇在妊娠 20 周或更晚时避免使用 NSAID。如果在妊娠 20~30 周之间需要使用 NSAID,请在尽可能短的时间内将使用限制在最低有效剂量;如果使用 NSAID 超过 48 小时,应考虑对羊水进行超声监测;如果发生羊水过少,停止使用 NSAID 并适当治疗。不推荐在分娩期间给药,可能导致分娩启动延迟、产程延长和母婴出血风险增大。

虽然说明书不建议哺乳期使用,但氟比洛芬蛋白结合率高,在母乳中药量极少,且半衰期短,不太可能对母乳喂养的婴儿产生不利影响,尤其是当婴儿大于 2 个月时,对哺乳期婴儿构成的风险较低,可以谨慎使用。

氟康唑 Fluconazole

【别名】大扶康、三维康、奥林斯克、Diflucan
【药理学分类】抗感染药物 - 抗真菌药
【剂型】胶囊剂、注射剂、滴眼剂、颗粒剂、片剂
【妊娠期风险】FDA 原分级:单次 150mg 用于阴道念珠菌病 C,所有其他适应证 D,口服给药 C,肠道外给药 C;人类数据提示有风险(≥400mg/d)[a]
【哺乳期风险】L2- 有限数据 - 可能适用[b]
【说明书建议】除非有明确需要,妊娠期应避免标准剂量氟康唑短期用药。除非发生潜在生命威胁的感染,妊娠期应避免氟康唑大剂量和 / 或长

期治疗。氟康唑可经乳汁分泌,乳汁浓度低于血浆浓度。如果单次使用氟康唑标准剂量 200mg(或更低),则可继续哺乳。多次用药或使用大剂量氟康唑后,建议停止哺乳。氟康唑对雄性或雌性大鼠的生育力无影响。

目前尚无对孕妇氟康唑的足够和设计良好的对照研究。有妊娠早期暴露于高剂量氟康唑(400~800mg/d),出现先天异常的报道,其异常与动物研究中看到的相似。根据回顾性流行病学研究,在妊娠期前三个月单次或多次口服 150mg 氟康唑具有自然流产和先天性异常的潜在风险,但这些流行病学研究有局限性,这些发现尚未在临床对照试验中得到证实。对于正在接受 400~800mg/d 氟康唑治疗的有生育潜力的妇女,应考虑采取有效的避孕措施,持续在整个治疗期间和最后一次剂量后大约 1 周(5~6 个半衰期)。如果在妊娠期间使用氟康唑或者如果患者在服药期间怀孕,应告知患者对胎儿的潜在危险。

【重要参数】Mw 306,$t_{1/2}$ 30 小时,F >90%,PB 11%~12%,t_{max} 1~2 小时;RID 16.4%~21.5%,M/P 0.46~0.85。

【国内外指南】《性传播疾病治疗指南》以及《HIV 成人和青少年生殖道机会性感染的预防和治疗指南》提出:不推荐在妊娠期间使用口服氟康唑治疗阴道念珠菌病,建议对孕妇进行口腔或阴道念珠菌病的局部治疗[1-2]。美国传染病学会(Infections Diseases Society of America, IDSA)2016 年更新《念珠菌病管理临床实践指南》,指出氟康唑不是孕妇侵袭性念珠菌病的治疗选择[3]。2016 年 IDSA《球孢子菌病治疗临床实践指南》指出,如果其他情况合适,氟康唑可用于治疗妊娠中晚期的隐球菌病或球孢子菌病[4]。

【妊娠期用药研究】

1. **动物数据** 动物实验显示本品具有生殖毒性。在两项研究中,孕兔在器官发育期间口服氟康唑,在所有剂量水平上(基于体表面积换算,为临床剂量 400mg 的 0.25~4 倍)母体体质量增加均受到损害,在 75mg/kg 时可发生流产(根据体表面积换算,约为 400mg 临床剂量的 4 倍);未观察到对胎儿的不良影响。在一些研究中,妊娠大鼠在器官发育期间口服氟康唑 25mg/kg 和 50mg/kg 及更高剂量时,观察到胎儿异常(多生肋骨、肾盂扩张)增加和骨化延迟。在 80~320mg/kg 剂量范围内(根据体表面积,为 400mg 临床剂量的 2~8 倍),大鼠胚胎死亡率增加,胎儿异常包括肋骨波浪、腭裂和异常颅面骨化[5]。

2. **人类数据** 一项观察性研究显示在妊娠期前三个月中使用氟康唑的妇女自然流产的风险升高。有报道显示患球孢子菌病的母亲接受了大剂量氟康唑(每日 400~800mg)3 个月或超过 3 个月的治疗后,婴儿出现了多处先天性异常(包括短头畸形、耳发育不良、前囟门巨大、股骨弓形化和肱桡关节融合）。这些异常是否与使用氟康唑有关尚不清楚[5]。

2013 年在丹麦发表的一个基于注册数据的活产婴儿队列研究中[6]，评估了妊娠早期口服氟康唑暴露以及总体出生缺陷的风险，56% 的孕妇接受 150mg 治疗，31% 的孕妇接受 300mg 治疗。总的来说口服氟康唑暴露与总体出生缺陷风险没有显著相关，在 7 352 例氟康唑暴露的孕妇中 210 例出生缺陷，发生率 2.86%，在 968 236 例未暴露孕妇中有 25 159 例出生缺陷，发生率 2.60%；aRR 1.06，95%CI 0.92~1.21。当暴露时间窗限制在妊娠 5~10 周时，观察到法洛四联症的风险显著增加，但绝对风险仍然很低，且二者的关系需要进一步证实（氟康唑暴露孕妇中有 7 例，患病率 0.10%，而未暴露孕妇有 287 例，患病率 0.03%，aRR 3.16，95%CI 1.49~6.71）。

2019 年 Bérard 等[7]评估了妊娠期间低剂量（≤150mg）和高剂量（>150mg）氟康唑暴露对自然流产、重大先天畸形和死产的影响。作者将魁北克省妊娠队列（1998—2015 年）中的 441 949 名孕妇纳入研究，其中 320 868 例纳入自然流产研究，226 599 例纳入重大先天畸形研究和 7 832 例纳入死产研究。在自然流产分析中，1 701 例（0.53%）暴露于低剂量氟康唑，其中 891 例（0.28%）在妊娠早期暴露于高剂量氟康唑，接受单一治疗剂量为 150mg（低剂量）占比 69.5%，其余为大于 150mg 的大剂量。与不使用相比，妊娠早期使用低剂量（≤150mg）和高剂量（>150mg）氟康唑与自然流产风险增加相关（345 例流产暴露于低剂量氟康唑，aOR 2.23，95%CI 1.96~2.54；249 例流产暴露于高剂量氟康唑，aOR 3.20，95%CI 2.73~3.75）。在妊娠早期使用高剂量和低剂量氟康唑与严重先天性畸形风险之间的关联研究中，有重大先天畸形的 19 488 例中，92 例暴露于氟康唑低剂量组（aOR 1.08，95%CI 0.87~1.34），50 例暴露于氟康唑高剂量组（aOR 1.30，95%CI 0.97~1.75），结果显示，与没有暴露相比，暴露于氟康唑没有增加主要先天性畸形的风险。但妊娠早期暴露于高剂量氟康唑会增加心脏间隔闭合异常的风险（aOR 1.81，95%CI 1.04~3.14；13 例暴露病例）；在妊娠期间接触氟康唑与死产风险之间没有关联。

2019 年一项妊娠早期口服氟康唑安全性的系统评价和荟萃分析[8]显示在妊娠早期口服氟康唑与先天性畸形的风险略微相关（OR 1.09，95%CI 0.99~1.2，6 个研究），而在亚组分析中，这种关联仅适用于大剂量（>150mg）使用者（OR 1.19，95%CI 1.01~1.4，2 个研究）。妊娠期前三个月氟康唑暴露也增加了心脏畸形（OR 1.31，95%CI 1.09~1.57，4 个研究）、心脏间隔缺损（OR 1.3，95%CI 1.1~1.67，3 个研究）和法洛四联症风险（OR 3.39，95%CI 1.71~6.74，2 个研究）。此外，妊娠期前三个月暴露于氟康唑与自然流产风险增加显著相关（OR 1.99，95%CI 1.38~2.88，3 个研究）。

在 2020 年的一项母亲使用氟康唑与后代先天性畸形的系统评价中[9]，纳入了最近发表的一项大型队列研究的数据，接触氟康唑组（低剂量和任何剂量组）与对照组仅在心脏畸形方面存在显著差异（低剂量：5 项研究，*OR* 1.95，95%*CI* 1.18~3.21；任何剂量：6 项研究，*OR* 1.79，95%*CI* 1.18~2.71）。

总之，在妊娠期前三个月，当母体暴露于氟康唑较高剂量（>150mg/d）时有观察到子代出现心脏畸形风险。当剂量≥400mg/d 时报告的异常包括短头畸形、面部异常、头颅发育异常、腭裂、股骨弓、肋骨和长骨异常、关节病和先天性心脏病。接触低剂量氟康唑（≤150mg）后的胎儿结局存在争议，需要进一步的研究，以确认母亲使用低剂量氟康唑与出生缺陷风险增加之间的关联。然而，流行病学研究表明，在妊娠早期单次或重复剂量使用≤150mg 氟康唑存在自然流产和畸形的潜在风险[10-12]。

【哺乳期用药研究】氟康唑可转运至乳汁中，乳汁 / 血浆药物浓度比值约为 0.85。根据一项对 10 名产后 5 天至 19 个月，暂时或永久停止母乳喂养的哺乳期妇女的研究数据，单次服用 150mg 氟康唑后，母乳中氟康唑含量较低。婴儿从母乳中摄入氟康唑的剂量为 0.39mg/(kg·d)，约为儿童口咽念珠菌病推荐维持剂量（3mg/d）的 13%[儿童剂量首剂 6mg/(kg·d)，维持剂量为 3mg/(kg·d)][5]。

母乳中氟康唑清除的半衰期为 27~30 小时，最高浓度为 3~4μg/ml。病例报告和临床实验系统评价证实，氟康唑可安全地应用于新生儿白念珠菌的治疗中，且出现肝脏毒性的可能性较低[13-17]。这一经验提示，婴儿可耐受远高于母乳剂量水平的氟康唑。一项个案报告，哺乳期因乳头念珠菌感染使用氟康唑治疗，连续 6 周暴露于氟康唑（200mg 负荷剂量，且 100mg/d）的婴儿未出现不良反应[18]。澳大利亚的一项研究显示，96 名因念珠菌感染而乳房疼痛的女性，接受了每隔一天氟康唑 150mg 的治疗，直至乳房疼痛缓解[20]，没有关于哺乳婴儿严重不良事件的报告，但报道称母乳喂养的婴儿脸颊发红、肠胃不适、大便疏松、黏液粪便和嗜睡[19]。

制造商建议哺乳期谨慎使用氟康唑，但现有的证据提示，以通常推荐剂量使用氟康唑时，可以母乳喂养[20-22]。母乳中含氟康唑的量不足以治疗婴儿的黏膜皮肤念珠菌病[23-24]，可能需要同时对哺乳婴儿和母亲进行治疗[25]。

【男性用药研究】在雄性兔子实验中，予以氟康唑每日 50mg/kg 的剂量水平，连续给药 1 个月，其血清睾酮浓度、精子体积、精子数量、活性精子百分比均出现了有意义的下降[26]。这一变化在停止给药 2 个月后恢复，且无组织病理损伤。目前，暂无氟康唑对雄性生殖影响的其他研究。

【药师建议】妊娠早期使用氟康唑自然流产风险略微增加，大剂量使用（>150mg）心脏畸形风险增加。阴道真菌感染单剂量服用氟康唑（150mg）治疗,风险较低。如果在妊娠早期必须连续、高剂量的氟康唑治疗,应告知患者潜在的风险。

氟康唑可转运至乳汁中,母亲单剂量服用 150mg,其婴儿摄取量远低于新生儿常见感染的治疗剂量。考虑氟康唑有儿童剂型,可安全地应用于新生儿白念珠菌的治疗,因此单次剂量服用(≤200mg)可以哺乳,如长期大剂量服用,建议暂停哺乳。

氟米龙 Fluorometholone

【别名】氟美童、艾氟龙、Oxylone、Fmlforte

【药理学分类】主要作用于内分泌系统药物 - 肾上腺皮质激素和促肾上腺皮质激素

【剂型】滴眼剂

【妊娠期风险】FDA 原分级 C;没有人类数据 - 可能适用[a]

【哺乳期风险】没有人类数据 - 可能适用[a]

【说明书建议】对孕妇或可能已经妊娠的妇女应避免长期、频繁用药。

没有关于孕妇使用氟米龙的充分且对照良好的研究,尚不清楚孕妇使用氟米龙是否会对胎儿造成伤害。仅当潜在获益大于风险时才可在怀孕期间使用。由于氟米龙可能对哺乳婴儿产生严重不良反应,因此应综合考虑药物对母亲的必要性后决定停止哺乳 / 用药。

【重要参数】Mw 376,家兔眼房水 t_{max} 45 分钟,家兔角膜 t_{max} 5 分钟。

【国内外指南】暂无。

【妊娠期用药研究】

1. **动物数据** 当以人眼用剂量的低倍数给药时,氟米龙已被证明在家兔体内具有杀胚胎和致畸作用。于妊娠第 6~18 天,每天经眼给予家兔不同浓度的氟米龙,观察到剂量相关的胎仔丢失、胎仔畸形(包括腭裂、胸腔变形、四肢异常)和神经系统畸形(如脑膨出、颅裂和脊柱裂)[1]。

2. **人类数据** 目前尚不清楚氟米龙是否会穿过人类胎盘,较小的分子量提示该药物可能会进入胚胎和 / 或胎儿体内。然而体循环中的含量可能非常低,即便胚胎 / 胎儿暴露于该药,其临床影响可能也是很小的[a]。

氟米龙滴眼液是眼部炎症的常用药物,有一篇关于妊娠期非感染性葡萄膜炎病程及治疗的综述[2]回顾了广泛用于葡萄膜炎的治疗方法,其中皮质类固醇治疗包括外用氟米龙滴眼液,作者提到局部类固醇是治疗妊娠期葡萄膜炎的理想选择,尤其是对于轻度疾病。另外一篇关于在结膜炎中使用局部类固醇的证据回顾综述[3]也提到氟米龙(0.1%)是当前研究中常用于眼部炎症的皮质类固醇,其中商品名为 FML 的氟米龙(0.1%)品种已被批准用于儿科(＞2 岁)人群的治疗。

2020 年一项日本研究[4]调查了妊娠期间局部眼用皮质类固醇暴露与不良新生儿结局之间的关联:作者得出的结论是在患有过敏性结膜炎的孕妇中使用局部眼科皮质类固醇 898 例(包括氟米龙 402 例)与先天性异常、早产、低出生体质量这些新生儿不良结局发生率的增加没有显著相关性。

【哺乳期用药研究】目前尚无氟米龙在人类哺乳期间使用的研究,尚不清楚皮质类固醇的局部眼科给药是否会导致足够的全身吸收以在人乳中达到可检测的量。全身给药的皮质类固醇会出现在人乳中,可能抑制生长、干扰内源性皮质类固醇的产生或引起其他不良影响。较小的分子量提示药物会通过母乳排出,然而,浓度可能非常低,如果有的话在临床意义上也是微不足道的[a]。

2020 年的一项研究共纳入 142 例哺乳期行激光原位角膜磨镶术和表面消融手术病例,所有病例术中使用的局部药物是双氯芬酸 1mg/ml、妥布霉素 3mg/ml、莫西沙星 5mg/ml、环丙沙星 3mg/ml、氟米龙 1mg/ml、利多卡因 2mg/ml 和地塞米松 1mg/ml,未见婴儿的不良影响,认为母乳喂养期间使用氟米龙的风险较低[5]。

【男性用药研究】暂无数据。

【药师建议】氟米龙滴眼液局部使用,全身吸收的量可能非常小,因此妊娠期间使用该药物的胚胎/胎儿风险似乎可以忽略不计。为了进一步减少到达体循环的药物量,建议滴眼后在眼角的泪管上施加压力至少 1 分钟,然后用吸水纸去除多余的溶液。

考虑眼用制剂全身吸收的剂量非常小,哺乳期妇女可以权衡利弊使用。

氟哌噻吨 Flupentixol / Flupenthixol

【别名】三氟噻吨、复康素、圣美弗、Fluanxol、Flumen

【药理学分类】主要作用于中枢系统药物 - 抗精神病药

【剂型】片剂、胶囊剂、注射剂

【妊娠期风险】FDA 原分级 C;人类数据有限 - 无相关动物数据[a]

【哺乳期风险】L3- 有限数据 - 可能适用[b]

【说明书建议】摘录自两份不同的说明书。

妊娠期与哺乳期间最好不要服用本品,但是未对孕妇进行对照研究。因此,妊娠期用药必须谨慎。由于不能排除新生儿的停药症状,建议预产期之前 14 天逐步减少本品用量。少量氟哌噻吨通过母乳分泌。一般来说,其乳汁浓度 / 血清浓度比平均是 1∶3,在治疗剂量水平上对儿童无影响。未进行有关母乳中是否有美利曲辛分泌的动物和人体研究。

女性患者在妊娠末三个月使用抗精神病药(包括氟哌噻吨),产后其新生儿具有锥体外系症状和 / 或停药症状的风险。新生儿可能出现焦躁不安、异常肌僵直或虚弱、震颤、嗜睡、呼吸困难或进食问题等症状。这些并发症可能存在严重程度差异。某些情况下,新生儿仅出现自限性症状,而在其他情况下,新生儿需要在重症看护病房进行监护或者延长住院时间。

【重要参数】Mw 507(片剂)/589(储库型),$t_{1/2}$ 35 小时(片剂)/3 周(储库型),t_{max} 3~8 小时(片剂)/4~7 天(储库型),F 40%,RID 0.7%~1.75%,PB 99%。

【国内外指南】暂无。

【妊娠期用药研究】《2010 版中国处方集》妊娠期前三个月禁用。

1. 动物数据 现有的动物数据有限,有研究表明氟哌噻吨可以通过大鼠胎盘[1]。黛力新的药品说明书提示动物的生殖毒性研究中由氟哌噻吨和美利曲辛两种活性成分组成的复方对胚胎发育无有害作用[2]。

2. 人类数据 现有的人类数据较为有限,无法很好地估计本品对于人类发育的影响。氟哌噻吨可通过胎盘,脐带血浓度是母体血浓度的 24%,羊水中的药物浓度与脐带血中的相当[3]。1988 年发表了一篇关于在妊娠期中使用氟哌噻醇的病例报告,一位孕妇在妊娠中晚期使用氟哌噻吨(1mg/d)治疗,其婴儿未表现出特定药物作用,且在后续 4 个月内运动发育正常[4]。2009 年的一篇综述称,至发表时,妊娠期暴露于氟哌噻吨仅报告了 3 例妊娠结局,均与出生缺陷无关[5]。

基于瑞典医疗出生登记处的数据,妊娠期暴露于氟哌噻吨的 98 名妇女,分娩的 101 名新生儿,其中 5 例出现相对严重畸形。主要表现为尿道下裂 + 颅骨变形、肾发育不良合并并指和梅克尔憩室、位置倒置和动脉导管未闭、脑囊肿和大静脉畸形、腭裂合并副拇指、轻微缺陷有隐睾症[6]。

在妊娠晚期使用抗精神病药有异常肌肉运动[锥体外系不良反应(extrapyramidal side effect, EPS)]和分娩后新生儿戒断症状的风险。新生儿的症状包括躁动、进食障碍、高张力、低张力、呼吸窘迫、嗜睡和震颤,这些影响可能是自限性的或需要住院治疗[7]。

【哺乳期用药研究】氟哌噻吨可少量分泌至乳汁,从乳汁中的药物浓度来看,婴儿每日摄入约 1L 乳汁时,顺式(Z)氟哌噻吨的摄入量约为 2μg/d。根据体质量,这相当于成人约 40μg 的剂量。因此,除非新生儿对药物的敏感性或代谢与成人有很大差异,否则当以常规剂量给予母亲氟哌噻吨或顺式(Z)- 氟哌噻吨癸酸酯时,随乳汁给予新生儿的药物量可忽略不计[a]。

一名妇女在妊娠期间每天服用氟哌噻吨 1mg 和去甲替林 100mg,并在产后立即服用氟哌噻吨 4mg 和去甲替林 125mg。在产后第 6 天和第 7 天共采集了 7 次乳汁样本。乳汁中氟哌噻吨的最高水平为 6.8μg/L,出现在服药 4.5 小时后,乳汁中氟哌噻吨的平均水平为 2.8μg/L。产后第 48 天,每日氟哌噻吨 2mg 剂量,服药 3.5 小时后乳汁中未检测到氟哌噻吨(<2μg/L)。在接下来的 4 个月里,母亲继续服用氟哌噻吨 2mg 和去甲替林 75mg,婴儿运动发育正常,没有表现出药物不良反应的迹象[4]。

基于这种药物的分子量较大(588Da)、高蛋白质结合(99%)和高分布容积,氟哌噻吨进入乳汁量可能较低。但是,应考虑到这种药物的半衰期较长(35 小时)[b]。

母乳喂养期间优先考虑使用的精神安定药包括氟哌噻吨[c]。但由于担心潜在的抗精神病药对神经系统发育的副作用,WHO 人类哺乳工作组建议在哺乳期妇女中禁用氟哌噻吨,除非出现明确需要使用该药物的临床指征[8]。

【男性用药研究】因为氟哌噻吨的多巴胺拮抗作用,对大鼠的生殖系统有影响。氟哌噻吨到达男性下丘脑的视前区会影响性行为,雄性大鼠暴露后开始交配和射精的数量减少[9-10]。可能对男性产生不利影响,已观察到性欲减退、勃起功能障碍和射精失败,严重的影响可能需要减少剂量或停止治疗[7]。

【药师建议】目前有关氟哌噻吨在孕妇中的研究有限,无法掌握详细的安全性信息,只有权衡利弊后,孕妇使用获益远大于风险时才使用。

氟哌噻吨可分泌至乳汁,虽然分泌量不多,但基于对潜在抗精神病药对神经系统发育不良影响的担忧,哺乳期使用氟哌噻吨是否继续哺乳须权衡利弊。

福莫特罗 Formoterol

【别名】安咳通、安通克、奥克斯都保、Atock、Perforomist

【药理学分类】主要作用于呼吸系统药物 - 平喘药

【剂型】吸入剂、片剂、气雾剂、粉雾剂

【妊娠期风险】FDA 原分级 C;人类数据有限 - 可能适用[a]

【哺乳期风险】L3- 没有数据 - 可能适用[b]

【说明书建议】没有充分的关于吸入福莫特罗对分娩影响的人体研究。由于 β 受体激动剂可能干扰子宫收缩力,分娩期间使用应仅限于获益明显大于风险的患者。在大鼠的生殖研究发现福莫特罗可通过乳汁排泄,因此哺乳期使用本品应综合考虑母乳喂养益处、母亲对药物的临床需求以及药物和潜在母体状况对母乳喂养婴儿的任何潜在不利影响。

【重要参数】 Mw 344，$t_{1/2}$ 7~10 小时，t_{max} 5 分钟，PB 61%~64%，F 43%。

【国内外指南】 β_2 受体激动剂包括沙丁胺醇、福莫特罗、沙美特罗等。上市时间较长的药物（如沙丁胺醇）的临床应用经验多于新上市的药物（如福莫特罗、沙美特罗）。为了缓解急性哮喘症状，建议使用短效 β_2 受体激动剂沙丁胺醇[1]。

【妊娠期用药研究】 有关吸入福莫特罗的潜在不良反应尚未见报道，报道的血浆药物浓度似乎很低不会引起毒性。根据可及的人类妊娠期使用经验，如果孕妇需要吸入 β 肾上腺素能支气管扩张剂，沙丁胺醇或沙美特罗将是更好的选择。但如果未妊娠时对吸入性福莫特罗反应良好的女性，在妊娠期间继续使用是合理的[a]。

1. **动物数据** 对于在整个器官形成过程中给药的妊娠大鼠，富马酸福莫特罗在暴露量约为人类最大推荐剂量（MRHD）的 50 倍（以体表面积计，母体口服剂量为 0.2mg/kg 或更高）时才会导致胎儿骨化延迟；暴露于 MRHD 约 1 500 倍（以体表面积计，母体口服剂量为 6mg/kg 或更高）时观察到胎儿体质量降低。在大鼠产前和产后发育研究中，妊娠晚期大鼠暴露于福莫特罗 1 500 倍 MRHD 时引起死胎和新生儿死亡，但该研究中，当暴露量约为 MRHD 的 50 倍时未观察到任何影响。在另一项对大鼠的研究中，当暴露量约高达 MRHD 的 300 倍[以体表面积计，母体吸入剂量为 1 200μg/（kg·d）]时，未观察到致畸作用[2]。

2. **人类数据** 目前尚不清楚福莫特罗是否会透过人类胎盘。有资料提示每日 2 次吸入给药后的平均稳态血浆药物浓度范围为 4.0~8.8pg/ml，因此可用于透过胎盘屏障的药物浓度非常低[a]。

2002 年在英国进行的一项上市后监测研究报告了 34 次妊娠暴露于福莫特罗的结果。大多数（n=31）为妊娠早期使用，其中足月活产 20 例，早产 5 例（妊娠 31~36 周），自然流产 3 例，选择性终止妊娠 3 例。其中一名早产儿胎儿心率异常（未提供其他信息），一名足月婴儿患有幽门狭窄。3 名妇女在妊娠中晚期开始接受治疗且均为足月活产，但是该研究未提及使用剂量[3]。

2013 年发表的一项研究[4]根据 Québec 数据库构建了 1998—2008 年分娩的哮喘妇女队列，考察母亲使用哮喘控制疗法对围产期结局的影响，该队列纳入了 7 376 例妊娠，其中 8.8% 使用长效 β_2 受体激动剂（单用吸入沙美特罗 69.7%；单用吸入福莫特罗 29.2%；二者联用 1.1%），56.9% 使用吸入皮质类固醇。所有使用长效 β_2 受体激动剂的也使用了吸入皮质类固醇。未发现 β_2 受体激动剂的使用与低出生体质量、早产或小于胎龄发生率的增加相关。尽管可能由于未控制或更严重的哮喘或吸烟状况而导致残留混杂，但使用长效 β_2 受体激动剂（包括福莫特罗）和低至中等剂量的吸入皮质类固醇与围产期不良结局发生率的增加无关。

2021 年报道了 1 名连续 3 次妊娠分娩的妇女其 3 个孩子均患有口裂的案例。该母亲患有支气管哮喘，她在妊娠期间接受了 symbicort（布地奈德福莫特罗复方制剂）治疗。研究者怀疑是由抗哮喘治疗引起，通过鸡胚体内模型验证了抗哮喘药物福莫特罗和布地奈德复方制剂能够在体内模型中诱导口面部裂隙、腹裂和心脏隔膜缺陷。该研究与临床 / 流行病学研究一致的是：抗哮喘药有可能在人类产前发育过程中诱发口裂、腹裂和心脏畸形[5]。

【哺乳期用药研究】吸入 120μg 福莫特罗后 5 分钟达到 92pg/ml 的最大血浆浓度，目前没有其转移到人乳中的数据，但极低的血浆水平提示乳汁中的水平将非常低[b]。在大鼠药代动力学研究中，福莫特罗可通过乳汁排泄，乳汁中放射性标记的 ^3H 富马酸福莫特罗含量小于母体血浆中的 2%[2]。

【男性用药研究】在大鼠中进行的生殖研究显示，口服剂量高达 3 000μg/kg（以体表面积计，约为人体最大推荐每日吸入粉末剂量的 730 倍）时生育力没有受到损害[2]。

【药师建议】妊娠期对于鼻溢、喷嚏或鼻痒，可使用色苷酸钠鼻腔内给药作为一线治疗，如无效或不耐受，可使用第一代和第二代抗组胺药，也可加用糖皮质激素鼻腔内给药。妊娠期如果需要使用福莫特罗，权衡利弊使用最低有效剂量。

福莫特罗在乳汁中的微小含量可能不会引起临床效应，吸入性福莫特罗可能适用于哺乳期妇女。

G

干扰素 α Interferon-α

【别名】干扰素 α-2a、干扰素 α-2b、罗扰素、干扰能、PEGINTRON

【药理学分类】抗病毒药,抗肿瘤药,免疫调节剂

【剂型】注射剂、栓剂、软膏剂、喷雾剂、片剂、凝胶剂、胶囊剂、滴眼剂

【妊娠期风险】FDA 原分级 C;人类数据有限 - 可能适用[a]

【哺乳期风险】干扰素 α-2b: L3- 没有数据 - 可能适用[1]

【说明书建议】摘录自多份不同的说明书。

注射:现有人类数据不足以确定干扰素 α-2b 与主要出生缺陷、流产、孕产妇或胎儿不良结局相关的药物风险,建议孕妇注意对胎儿的潜在风险。目前还没有关于聚乙二醇干扰素 α-2b 是否通过乳汁排泄以及对母乳喂养婴儿的影响或对泌乳影响的数据。非聚乙二醇化干扰素 α-2b 在母乳中低水平存在,建议权衡利弊。

目前还没有关于干扰素 α-2a 在孕妇中的充分和良好对照的研究提示药物相关的风险。根据动物生殖研究,干扰素 α-2a 可造成胎儿伤害,如流产。目前还没有关于母乳中是否存在干扰素 α-2a、对母乳喂养婴儿的影响或对母乳产生影响的信息。由于该药物对哺乳婴儿有潜在的不良反应,必须权衡利弊以决定是停止哺乳还是停止使用干扰素 α-2a。

外用:孕妇禁用,哺乳期妇女正常使用。

孕妇、哺乳期妇女禁用。

尚未在孕妇中进行充分的严格对照临床研究,医师确实认为本品的潜在利益大于胎儿的潜在风险才可使用。

【重要参数】Mw 19 271,$t_{1/2}$ 2~3 小时,t_{max} 3~12 小时,$F_{肌内注射}$ 83% / $F_{皮下注射}$ 90%,RID 0.05%。

【国内外指南】2016 年中华医学会血液学分会白血病淋巴瘤组编写的《原发性血小板增多症诊断与治疗中国专家共识》指出:有妊娠合并高危因素的原发性血小板增多症的孕妇,推荐给予阿司匹林每日 1 次(出血则停用)联合低分子肝素(4 000U/d)至产后 6 周,血小板计数(platelet count, PLT)≥1 500×10⁹/L 时加用干扰素(建议首选聚乙二醇化干扰素)[2]。

2020 年,英国血液病学学会(British Society for Haematology,BSH)针对慢性粒细胞白血病(chronic myelocytic leukemia,CML)发布了《慢性粒细胞白血病的诊断和管理指南》,推荐对于孕妇,需要采用个体化方法,包括在妊娠后期不治疗、白细胞单采、干扰素 α 和酪氨酸激酶抑制剂(tyrosine kinase inhibitors,TKI)的选择,认为干扰素在妊娠后期使用是安全的[3]。

2021 年中国肝炎防治基金会发表的《阻断乙型肝炎病毒母婴传播临床管理流程》指出:如果免疫接种失败,发生乙型肝炎病毒(HBV)母婴传播,婴儿出现肝炎活动,应及时进行抗病毒治疗,可以选择干扰素 α 治疗儿童乙肝患者[4]。

【妊娠期用药研究】

1. **动物数据**　在一项胚胎/胎儿发育研究中,恒河猴在器官形成期间和之后(妊娠 20~80 天)每天通过肌内注射接受非聚乙二醇化干扰素 α-2b,在剂量为 $1.5 \times 10^7 IU/kg$ 和 $3 \times 10^7 IU/kg$(基于体表面积,估计人体相当于 $0.5 \times 10^7 IU/kg$ 和 $1 \times 10^7 IU/kg$)时有致流产作用[5]。

Shepard 回顾了人干扰素 α 用于妊娠小鼠和兔子围产期的四项研究,显示干扰素 α 在这些小鼠和兔子的后代中没有致畸作用和副作用[a]。

每组 8~9 只恒河猴在妊娠 22~70 天期间每天被肌内注射非聚乙二醇化干扰素 α-2a,剂量为 $0.1 \times 10^7 IU/d$、$0.5 \times 10^7 IU/d$ 和 $2.5 \times 10^7 IU/d$,结果低、中和高剂量组分别有 2 只、3 只和 6 只猴子流产,而对照组只有 1 只。在所有剂量水平都观察到母体毒性,其特征是短暂的体质量减轻。剩余妊娠数量太少,无法评估致畸潜力,但在存活胎儿中未观察到发育异常[6]。

在雌性绵羊受孕前给予干扰素 α 将会增加妊娠绵羊的数量和胚胎存活,这可能与母体和胚胎间生物化学物质交换的提高有关。1986 年的一项研究,报道人类胎血、胎儿器官、胎盘、胎膜、羊水和蜕膜中含有一定量浓度的干扰素 α,然而,妊娠绵羊血液和非妊娠成年绵羊的血液和组织中很少有甚至无干扰素 α 蛋白。研究显示,干扰素 α 的作用之一是防止胎儿成为同种移植物[a]。

2. **人类数据**　基于有限数量的人类病例,孕妇接受干扰素 α 不会对发育中的胚胎和胎儿造成重大风险。虽然在恒河猴中,非常高剂量会导致流产,但临床使用剂量未发现这种结果。除上述外,在动物中没有观察到致畸或其他生殖毒性,在人类中也没有观察到可归因于干扰素的毒性。然而,由于药物的抗增殖活性,在妊娠期间应谨慎使用,直到有更多的数据来评估它们的抗增殖活性[a]。

一项对 8 名接受干扰素 α-2a 治疗的原发性血小板增多症患者的 10 例妊娠观察性研究报告了 90% 的活产率,这一数值与在接受干扰素治疗的患者中观察到的数据相似,并且优于之前报道的原发性血小板增多症患者的 64% 的活产率。并且在该人群中未观察到母体或胎儿出现并发症或畸形[7]。

2011 年一项研究中 63 例妇女妊娠期暴露于干扰素 α，其中有 40 例为原发性血小板增多症（essential thrombocythemia，ET），结局为 1 例自然流产、13 例早产（21%），未报告重大畸形或死产病例。71 例妊娠伴 ET 但未接受任何药物治疗妇女中，妊娠结局为早期（妊娠前 12 周内）或中期（妊娠 13~20 周）妊娠丢失共 46 例（65%），死产 3 例（4%），早产 4 例（5.6%），足月活产 18 例（25%），为健康婴儿。结果表明，干扰素 α 不会显著增加严重畸形、流产、死产或早产的风险（高于一般人群的发生率），可能对妊娠伴 ET 患者的妊娠丢失有保护作用[8]。

2020 年一份案例报道提示有 2 例 ET 患者，在妊娠期间使用聚乙二醇 - 干扰素 α（PEG-IFNα）50μg 治疗 2 周，皮下注射给药，每周 1 次，然后，将剂量递增至 135μg。最终，2 名妇女均正常分娩出出生体质量和认知功能正常的健康婴儿，且代谢筛查和甲状腺功能检查均显示正常[9]。

在妊娠期间不慎接触干扰素的妇女可能可以继续妊娠。在妊娠期急性丙型肝炎患者中，应考虑使用干扰素治疗，并进行密切监测[10]。

干扰素不能大量地通过胎盘。个别案例报道了在妊娠早期或整个妊娠期间使用过干扰素的女性妊娠成功的例子。妊娠期间如果没有别的同样或更有效的药物，使用干扰素治疗是可以接受的。在获益 - 风险评估后，干扰素 α 和聚乙二醇干扰素 α 可用于妊娠的所有阶段，但禁用干扰素 α 栓剂[c]。

【哺乳期用药研究】大分子量的干扰素（16 000~27 000Da）不易进入母乳，母乳药物浓度很低。给母乳喂养患者静脉注射 3×10^7IU 干扰素 α 治疗后，0（基线）小时、2 小时、4 小时、8 小时、12 小时和 24 小时的干扰素分泌量分别为 894IU、1 004IU、1 551IU、1 507IU、788IU、721IU。因此，即使使用大剂量，母乳水平也与基线水平没有大变化[1]。在静脉注射 3×10^7IU 干扰素 α-2b 后，分泌到母乳中的干扰素 α-2b 含量（1 551IU/ml）仅略高于对照组乳汁（1 249IU/ml）[1]。2001 年，美国儿科学会把干扰素归类为可以进行哺乳的药物[a]。尚无哺乳期妇女使用该药的报道，在给予降低新生儿传播风险药物的 HIV 感染哺乳期妇女中禁止哺乳[11]。

用于治疗母体乙型肝炎时，母乳喂养的婴儿与配方奶喂养的婴儿感染乙型肝炎的感染率没有差别，只要婴儿在出生时接受乙型肝炎免疫球蛋白和乙肝疫苗。鼓励患有乙型肝炎的母亲在婴儿接受这些预防措施后母乳喂养婴儿[10]。当与利巴韦林联合用于丙型肝炎时，不推荐母乳喂养（由于含有利巴韦林）[1]。

【男性用药研究】干扰素 α 会抑制睾丸类固醇生成。对不育男性给予干扰素 α 可能恢复精子产生，确切的机制尚不清楚。干扰素 α-2b 似乎能有效地预防男性因双侧腮腺炎性睾丸炎引起的不育和睾丸萎缩[13]。

【药师建议】动物研究显示高剂量使用干扰素 α 可导致流产，人类有限数据表明妊娠期使用干扰素 α 未发现重大风险，个别报道有流产现象。临床确需使用干扰素 α 时，如用于妊娠期急性丙型肝炎患者，应注意潜在的风险，经风险 - 效益评估，可使用干扰素 α 注射剂。干扰素 α 栓剂孕妇尽量避免使用。

尽管干扰素 α 分子量大，乳汁中干扰素 α 水平很低，但哺乳期使用的报道很少，须注意哺乳婴儿的潜在不良反应，权衡利弊使用。

H

汉防己甲素 Tetrandrine

【别名】粉防己碱、汉防己碱

【药理学分类】无

【剂型】片剂、注射剂

【妊娠期风险】暂无数据

【哺乳期风险】暂无数据

【说明书建议】孕妇禁用,能引起小鼠精子畸形率及微核率增高,有致突变作用。

【重要参数】Mw 623,$t_{1/2}$ 90 分钟。

【国内外指南】暂无。

【妊娠期用药研究】有研究者提出,动物模型产前给予汉防己甲素可以改善先天性膈疝(congenital diaphragmatic hernia,CDH)大鼠的肺发育,提示有望逆转 CDH 新生儿的肺部异常状况,可能是一种有望提高 CDH 婴儿存活率的治疗方法[1]。

粉防己碱曾被报道大鼠试验显示具有子宫平滑肌松弛活性[2]。

【哺乳期用药研究】暂无数据。

【男性用药研究】动物实验发现汉防己甲素能引起小鼠精子畸形率及微核率升高,有致突变作用[3]。

【药师建议】无相关资料,建议妊娠期和哺乳期禁用。

红霉素 Erythromycin

【别名】美红,罗力得、新红康、Eryc

【药理学分类】抗感染药物 - 抗生素、消化系统药物 - 促肠胃动力药

【剂型】注射剂、胶囊剂、片剂、栓剂、软膏剂、眼膏剂

【妊娠期风险】FDA 原分级 B;适用(红霉素酯化物除外)[a]

【哺乳期风险】L3- 有限数据 - 可能适用[b]

【说明书建议】摘录自两份不同的药品说明书。

在交配之前、交配期间、妊娠期间和连续两窝断奶期间，没有证据表明向雌性大鼠饲喂红霉素（高达 0.25% 饮食）具有致畸性或对生殖产生任何其他不利影响。但是，没有针对妊娠期的充分且良好的对照研究。由于动物繁殖研究并不总是能预测人类的反应，因此只有在明确需要的情况下，才可在妊娠期间使用该药物。据报道，红霉素可穿过人类胎盘屏障，但胎儿血浆浓度通常较低。红霉素对产程和分娩的影响未知。红霉素能通过母乳排泄，哺乳期妇女服用红霉素时应谨慎。

没有对孕妇进行充分且对照良好的研究。然而，对人类的观察性研究报告了在妊娠早期接触含有红霉素的药物后心血管畸形风险增加。据报道，红霉素可穿过人类的胎盘屏障，但胎儿的血浆水平通常较低。有报道称，母亲在分娩后 7 周内接触大环内酯类抗生素可能会增加婴儿肥厚性幽门狭窄（hypertrophic pylorostenosis, IHPS）的风险。红霉素可排泄到母乳中。由于有母乳喂养婴儿出现婴儿肥厚性幽门狭窄的报道，因此在给哺乳期母亲服用红霉素时应谨慎。

各国在妊娠期间使用大环内酯类药物的政策建议因国家而异。

【重要参数】Mw 734，$t_{1/2}$ 1.5~2 小时，t_{max} 2~4 小时，F 18%~65%，PB 80%~90%，M/P 0.92，RID 为 1.4%~1.7%。

【国内外指南】2015 年，WHO 关于改善早产结局的干预建议中指出，对于对青霉素过敏的胎膜早破的孕妇，红霉素可作为首选的抗菌药物[1]。

2019 年，法国妇产科医师学会（College of Gynaecologists and Obstetricians, CNGOF）《早产胎膜早破临床实践指南》指出，胎膜早破患者在入院时可开具预防性抗菌药物处方以 Ob 降低新生儿和孕产妇发病率，并推荐阿莫西林、第三代头孢菌素和红霉素分别单独使用或红霉素和阿莫西林联合使用 7 天[2]。同年，英国皇家妇产科医师学会（Royal College of Obstetricians and Gynaecologists, RCOG）的《妊娠 24^{+0} 周后疑似早产胎膜早破妇女的管理指南》（No.73）推荐，对青霉素过敏的孕妇，可首选红霉素[3]。

2020 年，美国妇产科医师学会（ACOG）发布《未足月胎膜早破（preterm premature rupture of membrane, PPROM）临床实践指南（No.217）》[4]，建议在妊娠小于 34 周 PPROM 妇女的期待治疗期间，推荐先使用静脉滴注氨苄西林联合红霉素，随后序贯口服阿莫西林和红霉素，总疗程为 7 天。

2021 年，美国疾病控制与预防中心（CDC）不再推荐红霉素用于孕妇，因为红霉素频发的胃肠道副作用导致患者的治疗依从性差；此外，系统评价和荟萃分析指出，妊娠期间使用大环内酯类抗菌药物（尤其是红霉素）和儿童期的远期并发不良结局有一定相关性[5]。尽管 2015 年，美国 CDC 认为红霉素在怀孕期间可用于治疗衣原体感染，且未证明在妊娠期间使用会有不利影响，但知识更新到目前,红霉素在妊娠期使用也须谨慎[6]。

【妊娠期用药研究】

1. **动物数据**　雌性大鼠在交配前和交配期间,以及在整个妊娠期和断奶期间,喂食红霉素(高达饮食的 0.25%)没有致畸作用[a];红霉素诱导的产前和产后治疗小鼠幼仔的遗传毒性和肝毒性的研究发现,红霉素会加剧幼崽出生后的氧化应激、细胞毒性和 DNA 损伤,因此,应避免在妊娠期间和哺乳期间使用红霉素[7]。

2. **人类数据**　红霉素能穿过胎盘,但浓度较低。孕妇红霉素血清浓度与正常男性和非妊娠女性相比有很大差异,这可能是胎儿中观察到较低血药浓度的原因[a]。Micromedex 妊娠评级:不能排除胎儿风险。早在 2005 年,瑞典医疗产品局建议妊娠早期不使用红霉素[8]。

2012 年挪威一项大型登记研究分析了妊娠期前三个月服用红霉素的(n=1 786)妇女的妊娠结局,在妊娠早期(aOR 1.2,95%CI 0.8~1.8)或心脏形成最易受影响的时期(aOR 1.6,95%CI 0.9~3.0)暴露红霉素,其心血管畸形的风险概率无明显增加[9]。

2014 年基于一项瑞典出生登记大型研究发布的结果,妊娠期前三个月使用红霉素的妇女 2 531 例,出生婴儿中有缺陷者 137 例,其中心血管缺陷 43 例,与总出生婴儿中的出生缺陷概率相比,其 OR 值分别为 1.14(95%CI 0.96~1.36)和 1.70(95%CI 1.26~2.29),红霉素治疗与心血管缺陷风险增加之间可能存在一定的关联,但大多数缺陷是轻微的。当然使用不同方法的其他研究尚未证实这一观察结果,但这一发现导致了妊娠早期使用红霉素的警告,随后此类药物使用量显著下降[10]。

2014 年另一项丹麦全国注册的队列研究中,有超过 25 000 名暴露于大环内酯类的受试者,在妊娠第 28 周至出生之间服用此类药物,其出生胎儿中肥厚性幽门狭窄的风险显著增加。虽然对重要混杂因素(例如吸烟)进行调整,并纳入青霉素对照组后,未显示出明显的风险增加,但此研究结果提示,在足月前的最后 2 个月使用大环内酯类药物时应谨慎,只有潜在的治疗益处大于风险时才考虑使用[11]。

2015 年一项使用健康网络的队列研究,在妊娠期抗菌药物与足月出生儿童脑瘫或癫痫之间的关联结果中,发现妊娠期抗菌药物与儿童脑瘫和 / 或癫痫之间没有总体关联。然而,与青霉素相比,大环内酯类药物与脑瘫或癫痫风险增加相关(aHR 1.78,95%CI 1.18~2.69),这进一步证明了使用大环内酯类药物会造成一定伤害[12]。

2017 年 ORACLE 儿童研究(ORACLE children study)考察了产前使用红霉素后的子代在 11 岁时的教育结果:对英国居住的 6 087 名儿童 11 岁时的教

育测试成绩(研究采用标准化的国家成绩测验)和特殊需求方面进行随访,未发现教育测试分数和特殊需求有明显差异,尽管有证据表明抗生素的使用与7岁时功能障碍增加有关[13]。

2020年基于人群的英国队列研究发现,妊娠期使用大环内酯类(与青霉素类抗菌药物相比)与儿童期不良结局有关联(包括儿童严重畸形、脑瘫、癫痫、注意缺陷多动障碍和孤独症谱系障碍)[8]。同年,一项回顾性研究比较了红霉素、阿莫西林及阿奇霉素在预防早产胎膜早破的结果中指出:对PPROM的妇女进行抗菌药物预防感染时,阿莫西林和阿奇霉素PPROM方案的妇女从破膜到分娩的中位潜伏期比历史对照组中接受红霉素单药治疗的妇女更长[14]。

2021年丹麦全国范围注册的队列研究(1997年1月1日至2016年12月31日期间丹麦所有记录),考察了1 192 539例活产妊娠,比较了使用大环内酯类药物的妊娠(13 019例)与使用青霉素的妊娠(比例为1:1),其中4 712例(36.19%)使用阿奇霉素、468例(3.59%)使用克拉霉素、5 459例(41.93%)使用红霉素、2 375例(18.24%)使用罗红霉素,5例(0.04%)使用螺旋霉素。结果显示,在妊娠期前三个月使用大环内酯类药物与主要出生缺陷之间没有显著关联。与英国2020年的一项队列研究相比,该研究发现的12个器官特异性出生缺陷亚组(包括心脏缺陷)中任何一个风险均未显著增加。丹麦的这项研究比英国的相比,具有更大的样本量,更科学的研究方法及登记方式[15]。

2021年研究报告显示,B族链球菌(group B *Streptococcus*, GBS)感染并需要进行常规治疗的情况下,如果青霉素过敏,特别是在Ⅰ型情况下过敏,红霉素尤其是克林霉素是一种好的选择。但研究数据显示21%的患者对红霉素具有耐药性[16]。同时,在PPROM中,高达42%的GBS分离株表现出红霉素耐药性[17]。另外,爱尔兰妇产医院研究了近10年间(2008—2017年)B组链球菌基因组流行病学,结果发现红霉素(26%)和克林霉素(18%)耐药性增加,且与基因有关[18]。

虽然韩国孕妇的GBS定植率低于许多西方国家,但最近的数据显示出上升趋势。研究调查了韩国孕妇GBS在定植率、抗生素敏感性、血清型和耐药基因型方面的近期流行病学变化,结果发现GBS对克林霉素、红霉素和四环素的耐药率分别为16.0%、28.0%和42.7%[19]。

【哺乳期用药研究】红霉素可分泌入乳汁。每8小时口服400mg红霉素后,乳汁中的药物浓度为0.4~1.6μg/ml;每天口服2g,乳汁中的药物浓度为1.6~3.2μg/ml;单次口服500mg红霉素,4小时后乳汁中的药物浓度为0.9~1.4μg/ml,乳汁/血浆药物浓度的比值为0.92;因此确定不太可能会影响哺乳婴儿[b]。但在一项研究中,母乳喂养的婴儿在出生时或出生后90天内母亲服用红霉素,婴儿幽门狭窄的概率更高[12]。

一般认为短期使用红霉素可与母乳喂养兼容。与接触任何抗生素一样,应密切观察母乳喂养的婴儿的不良反应,例如腹泻、尿布疹或鹅口疮(口腔酵母菌感染)。2001年,美国儿科学会将红霉素归类为与母乳喂养适用[a]。WHO也认为母乳喂养适用[20]。Micromedex哺乳评级:婴儿风险较小。

【男性用药研究】一项旨在研究常用抗生素对精子运动的影响的体外实验表明,红霉素浓度大于$100\mu g/ml$时对精子的快速运动、平均路径速度、直线速度、曲线速度具有显著影响[21]。

【药师建议】动物数据提示红霉素无明显致畸作用,但可能会加剧动物出生后的氧化应激、细胞毒性和DNA损伤等。在妊娠期前三个月使用红霉素胎儿心血管缺陷风险增加,但研究人员目前无法确定这是否是真正的药物效应。另外,妊娠晚期母体红霉素治疗可能导致婴儿肥厚性幽门狭窄,但大多数研究没有表明有这风险,故目前仍无定论。有相关指南推荐红霉素可用于治疗妊娠期间的衣原体感染;用于对青霉素过敏的PPROM孕妇预防性治疗,且认为是安全有效的。但鉴于红霉素可能的妊娠期风险及药物本身的不良反应和较高的耐药性,一般不推荐红霉素用于孕妇。

红霉素可分泌入乳汁,目前研究资料显示婴儿暴露量不足以对乳儿产生明显副作用。虽有一项研究在探讨婴儿幽门狭窄与母乳中红霉素暴露的相关性,但至今未被证实。故建议对于青霉素类和头孢菌素类过敏的哺乳期妇女,若确有指征使用抗菌药物,可以选用红霉素,并权衡利弊继续母乳喂养。

J

甲氨蝶呤 Methotrexate

【别名】氨甲喋呤、氨克生、美素生、Otrexup、Rasuvo

【药理学分类】免疫抑制药、抗叶酸类抗肿瘤药

【剂型】注射剂、片剂

【妊娠期风险】FDA 原分级 X；禁用 [a]

【哺乳期风险】L4- 有限数据 - 可能危险 [b]

【说明书建议】孕妇使用甲氨蝶呤（MTX）可导致胚胎毒性、流产、死胎和 / 或先天性畸形。育龄妇女在排除怀孕之前不能使用甲氨蝶呤（开始治疗前进行妊娠试验），非恶性疾病孕妇禁用甲氨蝶呤，当给怀孕的患者使用甲氨蝶呤时，请务必考虑甲氨蝶呤的益处和风险。尽管甲氨蝶呤治疗停止与怀孕开始之间的最佳间隔时间还没确定，但如果配偶任意一方正在接受甲氨蝶呤治疗或治疗结束后至少 6 个月内都应该避孕并采取可靠有效的避孕措施；目前还没有甲氨蝶呤对母乳喂养婴儿或泌乳的影响方面的信息。有文献报道甲氨蝶呤口服后，母乳中存有少量，但由于甲氨蝶呤可能对母乳喂养的婴儿产生严重的不良反应，包括骨髓抑制，哺乳期妇女禁用本品。有说明书建议妇女在甲氨蝶呤治疗期间和最后一次给药后 1 周内不要母乳喂养。

另有说明书认为：怀孕及哺乳期严禁使用，关于甲氨蝶呤用药与备孕，男方用药 3 个月，女方用药一个排卵周期内必须严格避孕。

MTX 可破坏接种的免疫反应，并可导致严重并发症，故 MTX 用药期间不得实行免疫接种。考虑到 MTX 可引起免疫抑制，对接种的反应需 3~12 个月才可恢复正常，因此，白血病患者使用 MTX 后至少 3 个月，才可接受生物接种。

【重要参数】Mw 454，$t_{1/2}$ 8~15 小时，t_{max} 1~2 小时（口服）/0.5~1 小时（肌内注射），F 20%~95%，RID 0.11%~0.95%，M/P >0.08，PB 50%。

【国内外指南】MTX 在药物流产中的应用较少，目前尚无统一的推荐方案。2014 年美国妇产科医师学会（ACOG）发布的《早期妊娠流产的医学处理》指出：MTX 作为替代方案，主要与米非司酮及米索前列醇联合使用[1]。

2015 年多伦多《关于妊娠期炎症性肠病治疗的共识声明》指出：在患有炎

性肠病(IBD)的女性服用甲氨蝶呤考虑妊娠时,建议在尝试妊娠前至少3个月停用甲氨蝶呤,以尽量减少致畸风险;如果女性在服用甲氨蝶呤期间妊娠,建议立即停用甲氨蝶呤并转诊接受产科咨询;对于母乳喂养的IBD女性,建议避免使用甲氨蝶呤治疗[2]。

对于宫颈部位妊娠,英国皇家妇产科医师学院认为可以考虑使用MTX,特别是对于合并威胁生命的失血风险的患者,手术治疗的失败率很高[3]。

此外,由于国家放开了二孩政策,剖宫产后瘢痕部位妊娠的发生率可能越来越多。2016年中华医学会妇产科学分会计划生育学组在《剖宫产术后子宫瘢痕妊娠诊治专家共识》中推荐MTX作为早孕期剖宫产术后子宫瘢痕妊娠公认的治疗药物[4]。

2017年中国《围受孕期增补叶酸预防神经管缺陷指南》指出正在服用增加胎儿神经管缺陷风险药物的妇女,如甲氨蝶呤,建议从可能妊娠或妊娠前至少3个月开始,每日增补0.8~1.0mg叶酸,直至妊娠满3个月[5]。

2018年美国妇产科医师学会(ACOG)发布的第191号实践指南《输卵管异位妊娠》指出:除肌内注射甲氨蝶呤外,没有推荐的异位妊娠替代治疗策略。虽然已经研究了口服甲氨蝶呤治疗异位妊娠,但数据结果较少,且有利数据有限[6]。

甲氨蝶呤主要用于早期输卵管妊娠、要求保存生育能力的年轻患者。应用时应把握使用指征,美国妇产科医师学会列出的绝对禁忌证包括宫内妊娠、免疫缺陷、中重度贫血、白细胞和血小板减少、活动性肺部疾病、活动性消化性溃疡、具有重要临床意义的肝肾功能异常、妊娠囊破裂、血流动力学异常、过敏[6]。

结合2018年美国妇产科医师学会(ACOG)发布的第191号实践指南《输卵管异位妊娠》及我国《妇产科学(第9版)》教科书(人民卫生出版社),相对禁忌证包括:妊娠囊直径≥4cm或≥3cm伴胎心搏动、血HCG(human chorionic gonadotrophin,人绒毛膜促性腺激素)>2 000IU/L(美国、英国均为>5 000mIU/ml)、拒绝接受输血[6]。

【妊娠期用药研究】

1. 动物数据 在大鼠的体外胚胎实验中,当把甲氨蝶呤加入胚胎培养的大鼠血清中时,观察到药物对胚胎发育有直接影响,甲氨蝶呤0.15μg/ml处理时胚胎的生长和发育值在统计学上显著降低,浓度为0.05μg/ml时观察到胚胎的端脑区发育不全、心管异常、具有透明外观的肿胀菱脑、异常水泡结构形成和短躯干,浓度为0.1pg/ml时引起胚胎上颌突增生[7]。氨基蝶呤、甲氨蝶呤、对甲胺二酮和三甲二酮对猴子没有致畸作用,尽管它们都有一些发育毒性(流产、死亡、宫内生长受限)[8]。叶酸缺乏可以抑制恒河猴胚胎干细胞的细胞增殖,影响胚状体和神经丛的形成[9]。甲氨蝶呤(MTX)可以显著抑制鸡胚血管生成[10];在小鼠的研究中观察到,即使 MTX 停药后完成 5~6 个排卵周期,也会影响体外受精成功率,以及导致胚胎发育异常。进一步研究发现卵泡颗粒细胞衰老和凋亡,伴随卵泡发育受阻,雌二醇和抗苗勒氏激素水平异常,而叶酸可以保护卵泡颗粒细胞,改善卵母细胞功能和胚胎发育[11]。从而作者建议延长 MTX 暴露与妊娠之间的间隔时间,并推荐在这一间隔时间内将叶酸作为一种特殊的膳食补充剂。

2. **人类数据** 甲氨蝶呤可以引起死胎和 / 或先天畸形,因此本品不推荐用于可能妊娠的妇女,除非有恰当的医学证据证明潜在的获益大于风险。妊娠的银屑病患者不能接受甲氨蝶呤治疗。有妊娠可能的妇女在排除妊娠之前也不能使用甲氨蝶呤,必须充分告知治疗期间妊娠对胎儿的严重风险。

有案例报告介绍了甲氨蝶呤对人类发育的不利影响,认为致畸的关键时期是在妊娠后 6~8 周,如果胎儿在妊娠后 10~32 周暴露于甲氨蝶呤用于抗癌治疗,没有表现出明显的致畸效应[12]。个案报道一位孕妇(患有慢性重度银屑病)在妊娠 8 周内每周接受 37.5mg 甲氨蝶呤治疗,胎儿出现产前发育缺陷、颅骨成骨严重缺乏、眶上嵴发育不良、小耳、低位耳、小颌畸形和肢体畸形[13]。

国外的一项研究则发现,MTX 联合米索前列醇与米非司酮联合米索前列醇的完全流产率分别为 84% 和 95%[14]。国内有学者探讨了 MTX 50mg 肌内注射联合米非司酮和米索前列醇的疗效,发现加用 MTX 组的完全流产率为95.05%,HCG 2 周内转阴率为 96.15%,均高于不用 MTX 组[15]。一个孩子的母亲(妊娠 6 周内)接受低剂量的甲氨蝶呤治疗类风湿关节炎,经过 6 周治疗后,胎儿出生时没有先天性异常,但随后出现癫痫发作并被诊断出发育迟缓,且 5 号和 20 号染色体易位[16]。

另外有一例产妇在妊娠第 6 周暴露于甲氨蝶呤(7.5mg/d)连续 7 天后,妊娠 28 周时的产前超声检查显示宫内发育迟缓、四肢短小、头部形状异常和侧脑室扩张[17]。另一项大样本的调查数据则显示,在 8 678 例早期药物流产的案例中,相对于单用米索前列醇,联合 MTX 可让产妇明显获益[18]。

在一组 8 例接受大剂量甲氨蝶呤治疗(45~175mg 肌内注射)的患者中,没有一例有健康的好结局。3 例在妊娠 5~6 周时肌内注射甲氨蝶呤 50~83mg时,7~14 天后自然流产;3 例在妊娠 4~8 周时肌内注射甲氨蝶呤 50~184mg,7~21 天后手术终止妊娠;2 名新生儿有心脏、骨骼肌或肾功能异常,其中一例妊娠 37 周分娩一名活产婴儿(妊娠 5 周时母亲肌内注射 50mg 甲氨蝶呤)发现法洛四联症、肺动脉闭锁、先天性脊柱侧弯、左侧 7 根肋骨、右侧 11 根肋骨及单肾;另一例为妊娠 30 周时死胎(妊娠 6 周时母亲肌内注射 100mg 甲氨蝶呤),发现法洛四联症、马蹄肾及单脐动脉[19]。

有一例报道了妊娠后 6~8 周采用米索前列醇和甲氨蝶呤药流失败的病例,生产的男孩畸形头骨表现包括额骨缺失或发育不全、颅缝早闭、大囟门、两眼眼距过远、短睑裂、宽鼻梁、耳朵畸形和低垂以及小颌畸形,骨骼异常包括并指、前臂中部缩短、肋骨缺失、髋关节脱位和足内翻[20]。

一项前瞻性研究纳入了 136 例受孕前三个月内甲氨蝶呤暴露病例和 188 例在妊娠后甲氨蝶呤暴露病例(用药剂量≤30mg/ 周)、459 名风湿性疾病的女性及 1 107 名没有自身免疫性疾病的女性(这两组为对照组),结果显示:在受孕后暴露的队列中,自然流产的累积发生率为 42.5%(95%CI 29.2~58.7),显著高于任一对照组的自然流产率;与没有自身免疫性疾病的女性队列[1 001人中的 29 人(2.9%)]和风湿性疾病队列[393 个中的 14 个(3.6%)相比,主要出生缺陷的风险都升高[106 人中有 7 人(6.6%),调整后的优势比分别为:没有自身免疫性疾病的女性队列 OR 3.1,95%CI 1.03~9.5]和风湿性疾病队列 OR 1.8,95%CI 0.6~5.7]。在受孕前暴露的队列中,自然流产的累积发生率(14.4%,95%CI 8.0~25.3)和主要出生缺陷的风险[114 人中的 4 人(3.5%)]均未增加。两个暴露于 MTX 的队列的选择性终止率都增加了[21]。

国家出生缺陷预防中心研究发现受孕前三个月到妊娠结束期间发生甲氨蝶呤暴露后有 0.06%(16 例)的女性分娩出重大出生缺陷活产儿。甲氨蝶呤暴露后活产非出生缺陷婴儿的比例为 0.04%。16 例畸形患儿中有 11 例患有先天性心脏病,包括房室间隔缺损、全肺静脉回流异常、法洛四联症(1 例)、瓣膜性肺动脉狭窄(1 例)、左室双流入道合并大动脉转位(1 例)。其中 5 例先天性心脏病患儿母亲仅在孕前有过暴露。非心脏畸形包括腭裂、尿道下裂、先天性膈疝或颅缝早闭。作者提出妊娠期甲氨蝶呤暴露和先天性心脏病可能相关[22]。

2016 年一项研究宫角妊娠治疗及随后生育情况的研究共纳入 19 名宫角妊娠患者,32%(6 例)采用全身注射甲氨蝶呤治疗(1 例采用手术治疗失败),68%(13 例)采用角部切除术进行手术治疗,在希望再次妊娠的 12 名患者中,7 名(58%)在没有辅助生殖技术的情况下妊娠,在接受手术治疗并希望妊娠的患者中,9 人中有 5 人成功妊娠并在随后的妊娠中没有发生产科并发症[23]。

MTX 治疗的成功率从 65% 到 95% 不等,平均率为 82%,异位妊娠药物治疗后分娩的生育率为 67%~80.7%,不低于保守和根治性手术后。同时,MTX 不会损害卵巢功能,增加患者随后不良妊娠和分娩结局的发生率[24]。

2017 年一项评估接受甲氨蝶呤治疗异位妊娠的妇女在随后的妊娠中出现不良妊娠结局的风险研究中,共纳入 542 名异位妊娠并接受甲氨蝶呤治疗的女性,其中 226 名女性甲氨蝶呤治疗后并妊娠,分娩了 206 名新生儿。除了 23 次(10.2%)妊娠在妊娠早期结束外,胎儿畸形等不良妊娠结局很少见。4 例严重畸形人工流产中，2 例多发畸形，1 例双侧畸形足，1 例 21 号染色体三体，2 例严重畸形分娩新生儿，1 例大室间隔缺损，1 例胆道闭锁。在治疗后 1~6 个月、治疗后 7~23 个月和治疗后 24 个月或更长时间受孕的女性之间，妊娠结局确实存在显著差异（$P=0.006$）。使用甲氨蝶呤治疗后 6 个月内妊娠的女性的早期流产频率最低（3/93，3.2%），在 6~23 个月之间增加（15/83，18.1%），此后一直很高（7/50，14.0%；$P=0.006$）。在治疗后长达 120 个月妊娠的女性中，胎儿畸形率较低，并且不会随着时间的推移而改变[25]。

一项回顾性实验共纳入 2017 年 1 月至 2017 年 12 月接受 MTX 治疗的 238 例异位妊娠的妇女，治疗成功组 166 例，治疗失败组 72 例，MTX 治疗异位妊娠的总体成功率为 69.75%，成功治疗组的平均初始 β- 人绒毛膜促性腺激素水平显著低于失败治疗组（2 538.08IU/ L 对 3 533.17IU/ L，$P=0.000$）[24]。

Micromedex 妊娠评级：胎儿危害已被证实。

【哺乳期用药研究】甲氨蝶呤可以泌入母乳中，哺乳期禁用。甲氨蝶呤在母乳中的最高浓度与血清浓度的比值可达到 0.08：1。由于哺乳婴儿时存在来自母乳中的甲氨蝶呤产生严重副反应的潜在危险，所以哺乳期妇女禁止使用甲氨蝶呤[26]。Micromedex 哺乳评级：婴儿危害已被证实。美国儿科学会药物委员会认为其可能干扰哺乳婴儿细胞代谢[27]。WHO 也建议用药时避免母乳喂养[28]。

甲氨蝶呤在母乳中有少量分泌，美国儿科学会在 2001 年发表的声明建议哺乳时避免使用[b]。母乳中甲氨蝶呤的浓度极低，但由于该药物的毒性和对快速发育的新生儿胃肠道细胞的未知影响，至少弃去用药后 24 小时内的母乳（单次给药或每周给药 1 次给药后），如果使用的剂量相当高（>75mg）或频繁给药（每周 2 次及以上），母亲丢弃母乳的时间可能需要延长（考虑中断 4 天）[b]。

1972 年，一位女性服用 22.5mg/d 口服甲氨蝶呤治疗绒毛膜癌。给药后 2 小时，乳汁中甲氨蝶呤浓度为 2.6μg/L，乳汁 / 血浆药物浓度比为 0.08，给药后 12 小时，乳汁中甲氨蝶呤的累积排泄量仅为 0.32μg。这些作者的结论是，在母乳喂养的母亲中，甲氨蝶呤治疗不会成为母乳喂养的禁忌证[b]。

WHO 药物和人类哺乳工作小组并不推荐母乳喂养期间母亲使用这种药物，除非没有其他选择[29]。少量甲氨蝶呤会被排泄到母乳中。尽管仅有小于 0.5% 的甲氨蝶呤（0.12mg/kg）会进入乳汁中，小于儿科治疗剂量，但作为细胞毒药物，新生儿体内积累此药可能会干扰细胞的新陈代谢，由此引起了美国儿科学会的关注[30]。

2014 年，一例病例报告一位妇女接受 25mg/w 的甲氨蝶呤皮下注射治疗类风湿关节炎（RA），这位妇女在产后 151 天重新接受甲氨蝶呤治疗，给药后 1 小时母体血清中浓度为 0.92μmol/L，在给药后 2 小时、12 小时和 24 小时采集的乳汁样品为 0.05μmol/L（可检测到但低于定量水平）。作者估计婴儿平均剂量为 3.4μg/（kg·d）（22.7μg/L）；这是基于在母体给药后 24 小时内保持稳定的浓度为 0.05μmol/L，相对婴儿剂量约为 1%，当母亲重新开始使用甲氨蝶呤时，该婴儿在 5 个月大时继续母乳喂养，并持续了 9 个月，该小孩无不良反应[31]。

在使用甲氨蝶呤进行母体大剂量抗肿瘤药物治疗期间，母乳喂养是禁忌的。已建议在化疗剂量的甲氨蝶呤后至少 1 周禁止哺乳。化疗可能会对母乳的正常微生物组和化学成分产生不利影响。在怀孕期间接受化疗的妇女更有可能难以哺乳婴儿[32]。

【男性用药研究】Shoning 等人检查了一名接受 MTX 治疗的患者的精液样本。治疗后每 4~20 周检查 1 次样本，发现在治疗期间精子数量减少且精子不活动[33]。

一项对 10 名接受 MTX 治疗的银屑病患者的研究发现，其中 5 名患者的精液没有明显变化，另 5 名受试者的精子发生轻微紊乱（显示精子形态异常增加，精子活力下降），在停止治疗后 2 个月内恢复正常[34]。

一项研究比较了 10 名使用局部皮质类固醇治疗严重银屑病患者和 10 名使用甲氨蝶呤治疗相同适应证的男性患者的精液。他们发现 MTX 对精液质量没有不良影响，且与皮质类固醇组相比，MTX 组精液参数在正常范围内的比例更高。但该研究小组也提出，一些患者的少精子症是由疾病引起的，由于并发疾病可能会降低精子数量，因此无法对两组进行有效的比较[35]。

一项研究检查了 26 名以 25mg/ 周的剂量接受 MTX 治疗的银屑病患者。在治疗前和治疗后 70 天进行精液分析。在 MTX 治疗前或治疗后 70 天，精液质量（计数、活力和形态）、睾丸组织学特征和生精活性（基于放射性磷的摄取）均未发现异常。值得注意的是，他们没有评估在接受 MTX 治疗期间的精液。而治疗后 70 天的精液分析结果符合许多建议提出的"接受甲氨蝶呤治疗后至少推迟妊娠 3 个月"[36]。

一项研究对一名患有严重银屑病的年轻男子进行了 30mg/w 剂量的 MTX 间歇性治疗。采集多个精液样本，分析精子浓度和细胞形态。在治疗的 3 周内，患者的精子浓度下降，形态学检查显示卵圆形（即成熟精子）的百分比下降，未成熟生发细胞和早期精子细胞的百分比增加。而通常不在精液中出现的精原细胞也在 MTX 治疗后 2~3 周出现。停止 MTX 治疗后，患者的精子数量迅速恢复，精子形态正常化（未检测到精母细胞和精原细胞），这表明少精子症可能是可逆的[37]。

一些小型研究表明，在妊娠期间接触甲氨蝶呤的男性没有不良妊娠结局。一项小型病例报道中，7 名父亲在妊娠期间服用 MTX 的婴儿没有出现畸形病例[38]。一项对 40 名父亲相关的 42 例妊娠的研究发现，不良妊娠结局的发生率与普通人群相似[39]。

一项前瞻性队列研究对 113 例接受低剂量（≤30mg/w）甲氨蝶呤（MTX）治疗的男性进行调查，对其妻子的妊娠结局与 412 例既未接触 MTX 也未接触其他致畸剂男性的女性妊娠结局进行比较，评估的结果包括主要出生缺陷、自然流产（spontaneous abortion，SAB）、选择性终止妊娠、分娩时孕龄和出生体质量。结果显示，主要出生缺陷发生率（OR 1.02，95%CI 0.05~7.0）和 SAB 风险（OR 1.19，95%CI 0.65~2.17）都没有增加，两组之间的胎龄和出生体质量没有显著差异。与对照组相比，MTX 暴露组的选择性终止妊娠率增加。研究没有证实父亲低剂量 MTX 治疗后不良妊娠结局的风险增加。令人欣慰的发现不支持男性接受甲氨蝶呤治疗后至少推迟妊娠 3 个月的必要性。当父亲不得不接受 MTX 治疗时，不推迟计划生育似乎是合理的[40]。

【药师建议】孕妇使用 MTX 可导致胚胎 / 胎儿毒性、流产、死胎或先天性畸形，非恶性疾病孕妇禁用 MTX。如必须在妊娠期使用 MTX，建议从可能妊娠或妊娠前至少 3 个月开始，每日增补 0.8~1.0mg 叶酸，直至妊娠满 3 个月，也可以整个妊娠期一直服用。MTX 有较强的致畸作用，根据目前已有数据推断，致畸的关键时间窗似乎在妊娠 4~8 周，如果胎儿在妊娠后 10~32 周暴露于 MTX 用于抗癌治疗，没有表现出明显的致畸效应。至于 MTX 治疗和备孕考虑的间隔时间，建议配偶双方停药 3 个月（不同药品说明书略有不同，也有建议女方用药在一个排卵周期内严格避孕的、建议 6 个月的、建议 3 个月至 1 年的，不等）。

MTX 可少量分泌入乳，但由于可能对母乳喂养的婴儿产生骨髓抑制等严重不良反应，故哺乳期妇女禁用。如果低剂量单次给药 MTX 或每周 1 次给药，至少弃去用药后 24 小时内的母乳，如果使用的剂量相当高（＞75mg）或频繁给药（每周 2 次及以上），建议中断母乳喂养 4 天。如果母体大剂量治疗，母乳喂养是禁忌的，建议治疗期间和结束治疗后 1 周内都不要母乳喂养。

男性 MTX 治疗后对精液质量与妊娠结局的影响尚有争议，总体来说，间隔 3 个月以上是理想的。根据目前数据，男性倘若低剂量治疗后配偶意外妊娠，权衡利弊，也是可以考虑保留妊娠的。

甲泼尼龙 Methylprednisolone

【别名】甲基泼尼松龙、甲强龙、美卓乐、Medrol
【药理学分类】皮质类固醇、免疫抑制药

【剂型】注射剂、片剂、混悬液

【妊娠期风险】FDA 原分级：口服给药 C，肠道外给药 C

【哺乳期风险】L2- 有限数据 - 可能适用[b]。

【说明书建议】动物研究表明，妊娠期间使用大剂量皮质类固醇可能会导致胎儿畸形。由于甲泼尼龙琥珀酸钠对人类生殖的影响缺乏足够的研究，仅在仔细评价对母亲和胎儿的获益风险比后才可在妊娠期使用本品。皮质类固醇易穿过胎盘。一项回顾性研究发现，正在接受皮质类固醇治疗的母亲所生的婴儿低出生体质量的发生率增加。在人类中，低出生体质量的风险似乎呈剂量依赖性，可以通过降低皮质类固醇剂量降低此风险。尽管在子宫内接触过皮质类固醇的婴儿似乎极少出现新生儿肾上腺皮质功能不全，但是对于那些母亲在妊娠期间接受过大剂量皮质类固醇的婴儿，应仔细观察并且评估其肾上腺皮质功能不全的迹象。已经发现，怀孕期间接受过长期皮质类固醇治疗的母亲所生的婴儿在出生时患有白内障。皮质类固醇随乳汁分泌，分布到母乳中的皮质类固醇可能会抑制哺乳期婴儿的生长，并干扰其内源性糖皮质激素的生成。由于未获得关于人类使用糖皮质激素的充分研究，只有在仔细评估母亲和婴儿的获益 - 风险比之后，才能在哺乳期使用该药物。

【重要参数】Mw 374，F 完全，$t_{1/2}$ 2.8 小时，PB 40%~60%，RID 0.46%~3.15%，甲基泼尼松龙琥珀酸酯钠 $t_{1/2}$ 约 30 分钟。

【国内外指南】详见泼尼松。

【妊娠期用药研究】详见泼尼松。

【哺乳期用药研究】泼尼松龙、泼尼松和甲泼尼龙是母乳喂养期间全身治疗的首选皮质激素。甲泼尼龙存在于母乳中[1-2]。乳汁中最高药物浓度发生在母体给药后 1 小时，甲泼尼龙在给药后 12 小时乳汁中浓度低于定量限[1]。

【男性用药研究】详见泼尼松。

【药师建议】妊娠期权衡利弊可以使用，并告知母亲可能的风险。

泼尼松龙、泼尼松和甲泼尼龙是母乳喂养期间全身治疗的首选皮质激素。一般来说，每天不超过 80mg 甲泼尼龙转运到乳汁中的量很小，小剂量短期使用并非母乳喂养禁忌，多大剂量会引起不良反应尚不明确，为减少婴儿暴露，尽可能在服药 8~12 小时后哺乳。母乳喂养期间须严密观察婴儿的生长发育。

甲巯咪唑 Thiamazole

【别名】赛治、他巴唑、Tapazole、Methimazole、MMI

【药理学分类】主要作用于内分泌系统药物 - 抗甲状腺药

【剂型】乳膏剂、片剂

【妊娠期风险】FDA 原分级 D；人类数据提示有风险 [a]

【哺乳期风险】L2- 有限数据 - 可能适用 [b]

【说明书建议】摘录自两份不同的说明书。

治疗期间，育龄期女性需使用有效的避孕措施。应对孕妇的甲状腺功能亢进症进行充分治疗，以防止严重的妊娠期并发症和胎儿并发症。甲巯咪唑能够通过胎盘屏障。根据流行病学研究和自发报告，怀疑在妊娠期间接受甲巯咪唑治疗（尤其是在妊娠早期使用、高剂量使用时）可能导致先天性畸形。报告的畸形包括先天性皮肤发育不全、颅面畸形（后鼻孔闭锁、面部畸形）、脐疝、食道闭锁、脐 - 肠系膜导管异常和室间隔缺损。只有在严格的个体获益 / 风险评估后才能在妊娠期间服用甲巯咪唑，并且只给予最低有效剂量且避免与甲状腺激素联合治疗。如果在妊娠期间使用甲巯咪唑，建议进行密切的孕产妇、胎儿和新生儿监测；甲巯咪唑可以分泌到乳汁中，乳汁中的浓度相当于母亲血清中的浓度，因此，婴儿存在着出现甲状腺功能减退的危险。在甲巯咪唑治疗期间，可以进行哺乳。但是，甲巯咪唑的每日剂量最高为 10mg，而且不能额外给予甲状腺激素。必须定期监测新生儿的甲状腺功能。

由于甲巯咪唑（MMI）可能与罕见的胎儿畸形发展有关，在需要治疗甲状腺功能亢进的孕妇中，特别是在妊娠期前三个月，推荐使用其他药物。甲状腺功能障碍随着妊娠的进行而减弱，在某些情况下，抗甲状腺治疗可以在分娩前 2~3 周停止使用。因为甲巯咪唑很容易穿过胎盘膜，孕妇服用会导致胎儿甲状腺肿大和克汀病。甲巯咪唑被排泄到母乳中。然而，一些研究发现，母亲服用甲巯咪唑对哺乳婴儿的临床状态没有影响。一项对 139 名甲状腺毒性哺乳母亲及其婴儿的长期研究未能证明由接受甲巯咪唑治疗的母亲喂养的婴儿有毒性。

【重要参数】Mw 114，F 70%~80%，$t_{1/2}$ 3 小时，PB 0。

【国内外指南】2017 年美国甲状腺协会《妊娠和产后甲状腺疾病诊断和管理指南》中提到甲巯咪唑可通过胎盘，妊娠期暴露于甲巯咪唑的出生缺陷率与丙硫氧嘧啶无显著性差异，但甲巯咪唑出生缺陷程度较丙硫氧嘧啶严重。在备孕期及妊娠期前三个月，首选丙硫氧嘧啶治疗甲亢。正在用甲巯咪唑治疗的患者如果确定妊娠，在前三个月应该改用丙硫氧嘧啶。3 个月后考虑改回甲巯咪唑，以降低母亲肝功能衰竭的风险[1]。

2017 年美国甲状腺协会《妊娠和产后甲状腺疾病诊断和管理指南》以及 2020 年美国妇产科医师学会（ACOG）关于妊娠期甲状腺疾病公告提到甲巯咪唑可随着妊娠的进展而降低剂量。为防止不良妊娠结局，应使用最低有效剂量，使孕妇（血清总甲状腺素 / 血清游离甲状腺素）TT_4/FT_4 保持在或略高于特定妊娠正常上限[1-2]。

【妊娠期用药研究】妊娠期暴露于甲巯咪唑（MMI）的出生缺陷率与丙硫氧嘧啶（PTU）无显著性差异，只是 MMI 出生缺陷程度较严重。妊娠 6~10 周是抗甲状腺药物（ATD）导致出生缺陷的危险窗口期，在备孕期及妊娠期前三个月，首选 PTU 治疗甲亢，MMI 为二线选择。正在用 MMI 治疗的患者如果确定妊娠，在前三个月应该改用 PTU。如果在妊娠早期之后需要继续 ATD 治疗，目前尚无证据支持继续应用 PTU 或转换成 MMI[3]。因为 2 种药物都可引起肝毒性，但丙硫氧嘧啶引起临床严重肝损伤甚至致命的风险比甲巯咪唑更高[4-6]。

MMI 与 PTU 的等效剂量比为 1 :（10~20）。在 PTU 和 MMI 转换时应当注意监测甲状腺功能变化及药物不良反应，特别是血常规和肝功能。ATA 指南建议：在 ATD 治疗期间，应每 2~6 周监测 FT_4、促甲状腺激素（TSH）和促甲状腺激素受体抗体（TRAb）水平，FT_4 目标值维持于非妊娠期正常参考值 1/3[1]。

2013 年丹麦进行了妊娠早期使用抗甲状腺药物后的出生缺陷研究[7]，该研究包括 1996 年至 2008 年出生的 817 093 名活产儿童，统计 2 岁前确诊的出生缺陷率。结果显示：妊娠早期暴露于甲巯咪唑的缺陷率为 9.1%，主要缺陷为后鼻孔闭锁，食道闭锁，脐膨出，脐带、输卵管异常和发育不全。未暴露儿童缺陷发生率 5.7%。致畸的高风险阶段在妊娠 6~10 周[8]。妊娠早期暴露于丙硫氧嘧啶的儿童出生缺陷率为 8.0%，主要缺陷为面部、颈部畸形；同时暴露于丙硫氧嘧啶和甲巯咪唑两种药物的缺陷率为 10.1%，主要缺陷为泌尿系统畸形。

2017 年瑞典进行了妊娠早期使用抗甲状腺药物后的出生缺陷研究[9]，该研究包括 2006—2012 年在瑞典活产的 684 340 名儿童，统计 2 岁前确诊的出生缺陷率。发现妊娠早期暴露于甲巯咪唑的出生缺陷率为 6.8%，主要与室间隔心脏缺陷的发生率增加有关；暴露于丙硫氧嘧啶出生缺陷率为 6.4%，主要与耳和阻塞性泌尿系统畸形有关；同时暴露于甲巯咪唑和丙硫氧嘧啶后观察到一例鼻后孔闭锁。妊娠期停止用药的甲亢患者所生子女的出生缺陷发生率为 8.8%，与暴露组无显著差异。

2017 年一项妊娠期甲巯咪唑和丙硫氧嘧啶暴露对新生儿先天性畸形风险的影响的荟萃分析，纳入病例对照研究、前瞻性队列研究和回顾性队列研究共 12 项研究，8 028 名参与者。未接触抗甲状腺药物相比，仅在妊娠期间接触甲巯咪唑（MMI）/ 卡比马唑（CMZ）显著增加了新生儿先天性畸形的风险（OR 1.88，95%CI 1.33~2.65）。丙硫氧嘧啶（PTU）暴露与在妊娠期间未暴露抗甲状腺药物之间未观察到差异（OR 0.81，95%CI 0.58~1.15）。与暴露于 PTU 相关的风险相比，仅在妊娠期间暴露于 MMI/CMZ 显著增加了新生儿先天性畸形的风险（OR 1.90，95%CI 1.30~2.78）[10]。

Micromedex 妊娠评级：胎儿风险不排除。

【哺乳期用药研究】中国《妊娠与产后甲状腺疾病诊治指南》认为服用低至中等剂量 PTU 和 MMI 对母乳喂养儿是安全的。但目前研究人群规模相对较小，安全考虑建议最大剂量为 MMI 20mg/d 或 PTU 300mg/d。同时，建议在哺乳后分次服用抗甲状腺药物，因为用药后 3~4 小时再进行下一次哺乳，可以进一步减少婴儿摄入剂量[11]。

Micromedex 哺乳评级：婴儿风险不排除。

【男性用药研究】暂无数据。

【药师建议】甲状腺功能亢进患者在备孕期及妊娠期前三个月，优先选择丙硫氧嘧啶；如患者服用甲巯咪唑期间发现妊娠，在妊娠 6 周前发现，可转换为丙硫氧嘧啶，妊娠 6 周后发现，为减少敏感期致畸药物暴露叠加风险，不建议再进行药物转换。

甲巯咪唑可以分泌到乳汁，但婴儿摄入量远低于婴儿的治疗剂量。哺乳期服用低至中等剂量甲巯咪唑（≤20mg/d）可以母乳喂养，为减少婴儿暴露量，应该分次在哺乳后服用，过 3~4 个小时再进行下一次哺乳，以减少婴儿摄入剂量。

甲硝唑　Metronidazole

【别名】灭滴灵、甲硝基羟乙唑、灭滴唑、Flagyl

【药理学分类】抗感染药物 - 抗生素、抗寄生虫药

【剂型】片剂、洗剂、混悬剂、胶囊剂、栓剂、注射剂、凝胶剂、乳膏剂、贴剂、胶浆剂

【妊娠期风险】FDA 原分级 B；人类数据提示低风险 [a]

【哺乳期风险】L2- 有限数据 - 可能适用 [b]

【说明书建议】静脉注射用药：没有对孕妇进行充分且对照良好的研究，由于动物生殖研究并非完全预测人类反应，且甲硝唑在啮齿动物中是致癌物，因此仅在明确需要使用本品时才应在妊娠期使用。甲硝唑经乳汁排泄，浓度与血浆相近，哺乳期间，应停止哺乳或停用甲硝唑。

口服用药：孕妇及哺乳期妇女禁用。

阴道用药：不同厂家的说明书所提示的内容不同，差异较大，如：孕妇及哺乳期妇女慎用；孕妇及哺乳期妇女禁用；孕妇应在医师指导下使用，妊娠期前三个月不宜使用，哺乳期妇女慎用。

局部凝胶、乳膏：孕妇及哺乳期妇女禁用。

【重要参数】Mw 171，$t_{1/2}$ 8~8.5 小时，t_{max} 6~12 小时，口服吸收完全，PB 10%，RID 12.6%~13.5%。

【国内外指南】 2015 年美国疾病控制与预防中心（Centers for Disease Control and Prevention，CDC）发表的《性传播疾病治疗指南》[1]：建议对所有有滴虫性阴道炎症状的孕妇进行治疗。尽管甲硝唑穿过胎盘，但目前未在孕妇的研究中发现子代致畸或致突变作用的证据，现有证据表明妊娠期使用甲硝唑治疗风险较低。使用单剂量 2g 甲硝唑治疗后，可将后续母乳喂养时间推迟 12~24 小时。

【妊娠期用药研究】甲硝唑是一种在 20 世纪 60 年代初期推出的合成硝基咪唑，目前主要临床适应证是滴虫病、厌氧菌引起的感染。尽管甲硝唑上市后使用时间较长，但是妊娠期使用的安全性仍存在争议。

Micromedex 妊娠评级：胎儿危害已被证实。

1. **致癌性** 甲硝唑在啮齿动物中具有致癌性，在细菌中具有致突变性，但是并未发现会导致人类癌症发生率增加[2]。虽然致癌性在人类中未曾显示，但是对致癌性的关注导致妊娠期使用甲硝唑受到关注。妊娠期使用甲硝唑可以透过胎盘，但是目前尚不能从甲硝唑的致癌潜力来评估对胎儿的风险。

1995 年的一份病例报告描述了一名患有肾上腺神经母细胞瘤并肝转移的儿童，追溯该儿童的母亲，曾在妊娠早期使用口服、阴道制剂的甲硝唑，但是儿童癌症与母亲使用甲硝唑之间的关系无法明确[3]。

一项流行病学研究随访了多名曾子宫内暴露于甲硝唑的儿童。1 172 696 名随访人群中，175 名儿童符合要求：母亲在妊娠期使用过甲硝唑，5 岁以下发生儿童肿瘤性疾病。在随访人群中，没有发现具有统计学意义的任何形式的癌症风险的升高。此研究的作者指出，神经母细胞瘤的风险是否增加需要进一步评估[4]。

由于儿童癌症的发生较为罕见，且无法排除混淆的环境因素，所以甲硝唑对胎儿的致癌风险无法准确评估。因此，一般认为，甲硝唑应尽量不使用于妊娠早期，如有必要，妊娠中、晚期可以考虑使用。

2. **致畸** 甲硝唑有数十年的应用，多项孕妇使用的研究并未发现甲硝唑会增加胎儿的出生缺陷或其他不良反应[5]。两项 Meta 分析通过较早的流行病学数据得出总结：妊娠早期使用甲硝唑后，发生出生缺陷的风险并没有增加[6-7]。一项包含 2 829 名孕妇的队列研究表明，妊娠期（包括妊娠早期、中期、晚期）使用甲硝唑并未增加早产、低出生体质量等妊娠结局，也并未发现高于一般人群的出生缺陷率[8]。瑞典医学出生登记处有 668 名妊娠早期暴露于甲硝唑（全身给药）的新生儿数据，共计 11 名出生后有畸形诊断，没有任何类型的畸形因暴露于甲硝唑后过多发生[9]。

3. **不同剂型的评估** 经阴道给药的甲硝唑血药浓度水平显著低于口服给药的甲硝唑。甲硝唑阴道给药时，栓剂的生物利用度为 20%~25%，凝胶的生物利用度为 56%[10]。一项涉及少数参与者的试验显示，每天 2 次，每次口服 500mg 甲硝唑，与每天 1 次，每次阴道给药 5g 0.75% 甲硝唑凝胶治疗妊娠期阴道病的效果相同，治愈率达到 70%。但是有研究发现口服药物治疗可降低晚期流产的风险[1]。

甲硝唑局部用药可以治疗酒糟鼻，由于局部皮肤用药的全身吸收较少，一般认为妊娠期局部、少量、短期使用甲硝唑相对安全[11]。

【哺乳期用药研究】甲硝唑可分泌到乳汁中。口服 2g 甲硝唑后 2 小时，乳汁中药物浓度到达高峰，为 50~57mg/L。如果在此服药期间不停止哺乳，婴儿可能会通过乳汁摄入 21.8mg 甲硝唑。对比口服 400mg 甲硝唑和静脉给药 400mg 甲硝唑，发现口服 90 分钟后达到血药浓度高峰，峰值浓度为 17.4μg/ml，而静脉用药的峰浓度为 18.8μg/ml，可见口服吸收较为完全。

甲硝唑单剂量顿服 2g，或每天 3 次，每次 250mg 持续 7~10 天后哺乳，均未发现对婴儿的不良反应。曾报道一例婴儿经哺乳后发生了腹泻和乳糖不耐受，但是与其母亲服用甲硝唑的关联性不明确。

啮齿类动物使用甲硝唑会引发致突变、致癌风险，尽管目前人类短期的观察数据并不支持增加人类致癌的风险，但是哺乳期使用甲硝唑仍备受关注。国外临床指导建议，使用单剂量 2g 甲硝唑治疗后，可将后续母乳喂养时间推迟 12~24 小时[1,12]。局部用药的全身吸收较少，认为哺乳期使用相对安全。

【男性用药研究】甲硝唑易分布在前列腺和睾丸中，但动物实验未发现甲硝唑与精子异常有关[13]。在初级精母细胞阶段，高剂量的甲硝唑可通过抑制精子发生而导致雄性大鼠不育，但这种影响是部分可逆的[14]。

【药师建议】目前没有人类证据表明，妊娠期使用甲硝唑会增加致畸风险。有动物实验表明甲硝唑具有致癌性，但是妊娠期暴露于甲硝唑对后代是否有致癌风险的信息十分有限。仅建议妊娠中、晚期妇女在没有可代替抗菌药物时谨慎选用甲硝唑。甲硝唑局部皮肤用药的全身吸收较少，一般认为妊娠期局部、少量、短期使用甲硝唑相对安全。

甲硝唑可分泌到乳汁中，低剂量、短期使用后建议推迟母乳喂养时间至少 12 小时，并做好患者知情同意。少量、局部使用甲硝唑的全身吸收很少，妊娠期、哺乳期可以考虑使用。但需关注使用频次、剂量和持续时间，谨防大面积涂抹。

甲氧那明 Methoxyphenamine

【别名】甲氧苯丙甲胺、阿斯美、克之、诺尔彤、奥克索斯、瑞咳宁、Orthoxine

【药理学分类】主要作用于呼吸系统药物 - 平喘药

【剂型】片剂、胶囊剂

【妊娠期风险】暂无数据

【哺乳期风险】暂无数据

【说明书建议】孕妇慎用，哺乳期妇女禁用。

【重要参数】Mw 179，口服吸收迅速，作用维持时间 3~4 小时。

【国内外指南】暂无。

【妊娠期用药研究】小鼠研究提示妊娠未改变甲氧那明的尿排泄和代谢情况[1]。甲氧那明的妊娠期安全性资料匮乏。Orthoxine（methoxyphenamine）的制造商声称其能够有效缓解老年人和孕妇夜间腿部抽筋，并认为非常有效[2]。

【哺乳期用药研究】暂无数据。

【男性用药研究】暂无数据。

【药师建议】甲氧那明的妊娠期和哺乳期安全性研究匮乏，建议妊娠早期避免使用，妊娠中晚期权衡利弊谨慎使用。哺乳期避免使用，或暂停 20 小时后哺乳。

间苯三酚 Phloroglucinol

【别名】斯帕丰、Spasfon

【药理学分类】主要作用于消化系统药物 - 胃肠解痉药

【剂型】注射剂

【妊娠期风险】暂无数据

【哺乳期风险】暂无数据

【说明书建议】动物实验未发现间苯三酚有致畸作用。但妊娠期间使用本品仍应权衡利弊。哺乳期间应避免使用本品。

【重要参数】Mw 162，$t_{1/2}$ 15 分钟。

【国内外指南】暂无。

【妊娠期用药研究】

1. 动物数据 急性毒性 LD_{50}：5 200mg/kg（大鼠经口），4 550mg/kg（小鼠经口）。三代雌雄小鼠经 0.15%、0.31%、0.62% 浓度间苯三酚喂养 221 天（第一代）、105 天（第二代）、115 天（第三代）后，未见器官形态改变、内分泌改变、胎儿解剖未见病理学改变[1-2]。

2. 人类数据 间苯三酚可作为皮肤抗氧化剂及染发剂，也用于预防胃、肠或泌尿生殖系统痉挛。

2011 年法国一项研究[3]纳入 EFEMERIS 数据库中 2004—2008 年的孕妇，比较了妊娠器官形成期接触间苯三酚的妇女和未接触间苯三酚的妇女的妊娠结局。在器官形成期暴露于间苯三酚的 5 132 名新生儿（12.7%）比未暴露的 35 223 名新生儿，在妊娠早期有更多的平均暴露药物数量[（6.4±4.3）vs（2.4±3.3），$P<10^{-4}$]。器官形成期暴露于间苯三酚的新生儿有 126 例（2.5%）畸形，与对照组 804 例（2.3%）畸形相比，无显著性差异（OR 1.1，95%CI 0.9~1.3）。研究认为，现有妊娠早期间苯三酚暴露证据不能证明其存在人类致畸风险。

2019 年中国一项荟萃分析[4]纳入中英文共 21 项随机对照试验，比较间苯三酚和硫酸镁治疗先兆流产的疗效和安全性，认为间苯三酚的疗效较好，不良反应少，但目前仍然缺乏大样本、高质量、多中心的证据。

2017 年南非一项单盲、随机对照研究[5]纳入 122 名 18 岁以上单胎无妊娠并发症的女性，分娩时静脉给予 80mg 间苯三酚或 8ml 无菌水。治疗组和安慰剂组的平均总产程分别为（216.8±38.7）分钟和（358.5±65.8）分钟（$P=0.243$）；活动期平均时间分别为（183.0±35.6）分钟和（316.0±52.2）分钟（$P=0.046$）；平均宫颈扩张率分别为（2.1±0.4）cm/h 和（1.3±0.4）cm/h（$P=0.322$）。两组妊娠结局没有差异，但间苯三酚使活跃产程缩短约 2 小时（42%）。研究认为，间苯三酚在分娩期使用对母亲和婴儿都是安全的。

2019 年一项间苯三酚治疗妇科或产科疼痛的系统评价[6]发现，目前仅 12 项随机对照试验涉及妇科或产科疾病，其中 1 项涉及宫腔镜检查、11 项涉及分娩和其他产科病例。因此，研究认为，间苯三酚在产科和妇科方面没有得到很好的评估，有效性是不确定的，因此在使用时权衡药物风险显得更为重要。

【哺乳期用药研究】目前尚无间苯三酚在母乳中分泌的数据。

2003 年法国一项围产期用药研究[7]统计了 100 例哺乳期妇女的用药情况，发现对乙酰氨基酚、间苯三酚、铁剂、阿莫西林和地奥司明均为哺乳期妇女的常用药物，使用期间没有报道新生儿不良反应。

【男性用药研究】暂无数据。

【药师建议】动物实验未见间苯三酚有致畸作用，现有人类数据未发现妊娠早期使用间苯三酚存在致畸风险，分娩期使用可以加速产程，也未见母婴不良反应。尽管间苯三酚在海外部分地区在妊娠期广泛使用，但目前的妊娠期安全性数据仍然较为有限，妊娠期使用须权衡利弊。

目前没有间苯三酚在母乳中分泌的数据。间苯三酚在海外部分地区广泛应用于围产期止痛，哺乳婴儿未见不良反应。考虑到间苯三酚半衰期较短，用药后间隔 1.5 小时再哺乳，可避免风险。

胶体果胶铋 Colloidal Bismuth Pectin

【别名】碱式果胶酸铋钾、维敏、唯迪亚、华纳福

【药理学分类】主要作用于消化系统药物 - 治疗消化性溃疡和胃食管反流药物

【剂型】混悬剂、胶囊剂、散剂、颗粒剂

【妊娠期风险】胶体果胶铋暂无数据，参考水杨酸铋 FDA 原分级 C；水杨酸铋人类数据提示低风险[a]

【哺乳期风险】胶体果胶铋暂无数据，参考次没食子酸铋和水杨酸铋：L3-没有数据 - 可能适用[b]

【说明书建议】孕妇禁用。哺乳期妇女应用本品时应暂停哺乳。服用本品期间不得服用其他的铋剂，应按照规定剂量服用，不宜大剂量长期使用。

【重要参数】胶体果胶铋为三价铋复合物，文献报道测定的胶体果胶铋的平均分子量为：180 362。

参考其他铋剂：①次没食子酸铋，Mw 394，口服吸收差，$F<1\%$；②碱式水杨酸铋，Mw 362，口服吸收差，$t_{1/2}$ 高度可变。

美国处方药 Pylera（复方制剂，包含枸橼酸铋钾；甲硝唑；盐酸四环素）说明书中指出枸橼酸铋中的铋 PB>90%，$t_{1/2}$ 约为 5 天；美国处方药 Helidac（复方制剂，包含碱式水杨酸铋；甲硝唑；盐酸四环素）说明书中指出口服铋的吸收率低于 1%，PB>90%，铋具有多个处置半衰期，中间 $t_{1/2}$ 5~11 天，终末 $t_{1/2}$ 21~72 天。

无机铋：如次硝酸铋、次没食子酸铋或复方铝酸铋（胃必治，每片含铝酸铋 200mg）等。有机铋：胶体果胶铋，枸橼酸铋钾，次水杨酸铋，碱式碳酸铋，胶体酒石酸铋等。无机铋盐的水溶性和全身吸收性较有机铋复合物差[1-2]。

【国内外指南】2017 年美国胃肠病学院(American College of Gastroenterology, ACG)指南：一项观察性研究的荟萃分析发现，妊娠剧吐孕妇的幽门螺杆菌感染率明显高于对照组，但没有充分证据支持对妊娠剧吐的患者进行幽门螺杆菌常规检测与治疗(不推荐；极低质量证据)[3]。

2020 年美国疾病控制和预防中心(CDC)指南不推荐碱式水杨酸铋用于治疗或预防妊娠期间的旅行者腹泻[4]。

【妊娠期用药研究】

1. **动物数据** 尽管无机铋很少被吸收，但一项母羊暴露于 5mg/(kg·d)的酒石酸铋的研究中发现，其四只羔羊中一只流产，一只发育不良、无毛和眼球突出 [a]。

2. **人类数据** 胶体果胶铋是我国研制的一种新型铋盐，是生物大分子果胶酸代替现有铋制剂中的小分子酸根，如碳酸根、硝酸根及枸橼酸根等与三价铋离子(Bi^{3+})反应生成碱性铋盐。与枸橼酸铋相比，体内吸收量更小，吸收速度也略慢。本药口服后在胃中形成不溶性胶体沉淀，很难被消化道吸收，其吸收低于摄入量的 1%。以下几点请关注：①当胃液 pH 超过 6 时，铋剂吸收量增加。铋与血浆蛋白高度结合(95%)，血药浓度与尿药浓度极低，绝大部分该品随粪便排出体外。②抑酸药等与铋剂同时服用可增加铋的吸收。Pylera 说明书提示铋的平均血药浓 8.1ng/ml，合用奥美拉唑后上升为 25.5ng/ml，由于存在个体差异，部分人血药浓度可超过 50ng/ml[5]。③本药的胶体特性好，特性黏数为胶体碱式枸橼酸铋钾的 7.4 倍。在受损组织中的铋浓度为正常组织中铋浓度的 4.34 倍(胶体碱式枸橼酸铋钾在受损组织中的铋浓度为正常组织中的 3.1 倍)。痕量的铋吸收后主要分布于肝、肾等组织中，以肾脏居多，主要通过肾排泄铋剂消除缓慢，多剂服用后血铋浓度达到稳态值。④长期或大量服用铋剂，则可能引起中枢神经系统功能紊乱、肾衰竭等严重不良反应[6-7]。此外，重金属暴露对妊娠影响研究表明：自然流产产妇血液中的铋的含量(0.34mg/L)是健康产妇的 8.5 倍(0.04mg/L)，这提示重金属铋可能会导致流产[8]。

目前为止，尚无使用已上市的枸橼酸铋钾、胶体果胶铋、次水杨酸铋后出现不良胎儿结局的报道。健康非妊娠志愿者在连续 2 周服用胶体果胶铋后，体内的血浆浓度低于 0.001‰[9]；但关于妊娠期使用铋剂的资料很少，而且实际胎儿风险也不能被确定。仅早期有案例报道，1975 年 Hervet 等的病例报道了一位患有铋型脑病的孕妇产下一个正常胎儿[10]；1976 年的另一个病例报道也同样指出患有铋型脑病的孕妇产下了一个正常胎儿，虽然这个胎儿曾出现短暂性的肌无力，追溯原因，导致这短暂性肌无力的原因更像是治疗母亲铋型脑病时，使用地西泮和苯巴比妥引起的[11]。

妊娠期应用铋盐的现有数据还不能为风险评估提供有说服力的充分数据，目前也没有证据表明它对人类有明确的致畸作用。在妊娠期，铋盐相对来说是禁忌的°。

【哺乳期用药研究】铋剂的口服生物利用度差，一般不太可能转运入乳汁中。由于不同个体对铋的吸收存在差异，综合考虑患者用药时间、剂量、肝肾功能等，不建议在妊娠期与哺乳期使用铋剂。

部分铋制剂，如碱式水杨酸铋，不应常规用于哺乳期妇女，是因为药物中的水杨酸盐可被显著吸收。有文献指出：水杨酸盐在乳汁中排泄并且从乳汁中排出比从血浆中更慢，由于水杨酸盐全身吸收，在哺乳期间应避免使用次水杨酸铋[a]。

【男性用药研究】给雄性大鼠腹腔注射碱式水杨酸铋，铋在睾丸巨噬细胞内堆积，推测其毒性作用可能影响巨噬细胞和莱迪希细胞（Leydig cell）之间的旁分泌作用[12]。60μg/ml 的铋浓度可抑制 64.7% 的精子匀浆中提取的肌酸激酶活性，从而降低正常精子代谢，这可能是重金属致男性不育的重要原因[13]。

【药师建议】铋作为一种重金属，一旦过多进入人体将会导致肾脏、骨关节以及中枢神经系统等损害。尽管目前尚无使用已上市铋剂后出现不良胎儿结局的报道，但因缺乏相关证据，所以妊娠期避免使用果胶铋制剂。所有铋剂均尚未被国家药品监督管理局（National Medical Products Administration, NMPA）批准用于孕妇和哺乳期女性。由于缺乏系统且严格的对照临床研究，铋剂在妊娠期哺乳期的使用风险没有十分明确的结论，不建议使用。此外，铋剂风险大小主要靠药物暴露量进行评估，注意用药时间、剂量、抑酸剂的联用可能导致的影响，以及需要考虑个体差异的存在。

九价人乳头瘤病毒疫苗
（类型 6、11、16、18、31、33、45、52 和 58）
Recombinant Human Papillomavirus 9-Valent （Types 6, 11, 16, 18, 31, 33, 45, 52, 58）Vaccine

【别名】Gardasil 9、佳达修 9

【药理学分类】疫苗

【剂型】注射剂

【妊娠期风险】暂无数据

【哺乳期风险】暂无数据

【说明书建议】目前尚未进行研究评估本品对孕妇的影响。在孕妇中收集到的有限数据(包括妊娠登记资料、流行病学研究和临床试验期间的意外妊娠)尚不足以判断接种本品后是否会造成不良妊娠(包括自然流产)的风险。妊娠期间应避免接种本品。若女性已经或准备妊娠,建议推迟或中断接种程序,妊娠期结束后再进行接种。动物实验中没有发现接种本品对生殖、妊娠、胚胎/胎儿发育、分娩或出生后发育造成直接或间接的不良影响。因动物生殖实验并不能完全预测人体反应,故在本品接种期间应避免妊娠。在临床试验中,尚未观察本品诱导的抗体经母乳分泌情况。由于许多药物可经母乳分泌,因此,哺乳期女性应谨慎。

【重要参数】重组酿酒酵母表达的病毒样颗粒,含铝佐剂。

【国内外指南】见双价人乳头瘤病毒疫苗(类型16和18)。

但是韩国妇科肿瘤学会指南认为,虽然九价疫苗对孕妇无害,但由于缺乏临床研究,不建议孕妇接种九价HPV疫苗[1]。

【妊娠期用药研究】

1. **动物数据**　在一项发育毒性研究中,在交配前和妊娠期间给雌性大鼠注射0.5ml含有9种HPV抗原各1~1.5倍的疫苗配方。在另一项研究中,动物在交配前、妊娠期和哺乳期给予人单剂量Gardasil 9(0.5ml)。这些动物研究没有发现对胎儿有害的证据[2]。

2. **人类数据**　九价HPV疫苗的数据有限。在一项对九价HPV疫苗的7个Ⅲ期临床试验的综合分析中,1 459名女性在妊娠期间接种了疫苗且已知妊娠结局,结局为活产婴儿1 168例(80.1%),其中先天异常23例(1.6%),自然流产133例(9.1%),人工流产140例(9.6%)。对于在接种疫苗前后30天怀孕的女性,九价HPV疫苗的自然流产率高于四价HPV疫苗(17/85 vs 8/87)。研究认为观察到的先天性异常与疫苗无关[3]。

在另一项临床研究中,在接种人乳头瘤病毒九价重组疫苗前后30天妊娠的妇女中,流产率为27.4%(17/62),重大出生缺陷发生率为0%(0/44)[2]。

Micromedex妊娠评级:胎儿风险不排除。

【哺乳期用药研究】接受疫苗的92名哺乳期妇女的不良率与总人口相当,没有一名婴儿出现严重不良反应[4]。尚不清楚疫苗抗原或抗体是否会从母乳中排泄。美国疾病控制与预防中心和美国妇产科医师学会均建议对纯母乳喂养的患者进行疫苗接种 b。

Micromedex哺乳评级:婴儿风险不排除,在母乳喂养期间应权衡利弊。

【男性用药研究】暂无数据。

【药师建议】由于缺乏充足的妊娠期用药数据,目前不推荐孕妇接种该疫苗。妊娠期意外接种后,有限的数据未发现增加不良妊娠结局风险,不必终止妊娠,建议暂停接种,密切产前超声检查。

哺乳期妇女慎用该疫苗。

聚维酮碘 Povidone Iodine

【别名】碘伏、聚乙烯吡咯烷酮碘、丽泽、Iodophor、Betadine

【药理学分类】外用药物、消毒防腐收敛药

【剂型】外用溶液剂、乳膏剂、凝胶剂、散剂、栓剂、膜剂、含漱剂、阴道用片剂、搽剂

【妊娠期风险】FDA 原分级:局部 / 皮肤外用 D 级;眼部使用:没有人类数据 - 可能适用 ᵃ;非眼部的局部使用(参见碘化钾):人类数据提示妊娠中晚期有风险 ᵃ

【哺乳期风险】L4- 有限数据 - 可能危险 ᵇ

【说明书建议】有说明书认为:孕妇及哺乳期妇女禁用。本品能完全杀灭精子,用药时不能受孕。停药 3 天后即可正常受孕。

也有说明书认为:孕妇大量使用时应谨慎。正常个体外用很少会吸收,但可通过阴道黏膜吸收并在乳汁中浓缩,乳汁中的浓度要比母体血清浓度高8 倍。

【重要参数】F 完全,$M/P > 23$。

【国内外指南】参见其他碘化物。

孕妇及哺乳期妇女、对碘或聚维酮过敏者禁用。妊娠、哺乳、皮肤破损和肾功能不全时慎用[1]。

【妊娠期用药研究】

1. 动物数据 小鼠实验表明聚维酮碘对小鼠胚胎具有胚胎毒性,观察到胚胎完全发育停滞[2]。妊娠兔肌内注射低分子聚维酮碘复合物后,平均胚胎和胎盘质量低于对照动物,未观察到致畸作用[3]。

2. 人类数据 碘化物很容易穿过胎盘到达胎儿体内[4]。孕妇分娩前、局部、阴道和会阴使用会产生碘吸收明显增加[5-9],分娩后的婴儿体内碘含量也增加[5,7]。

有文献显示,聚维酮碘可用于孕妇,如用于术前皮肤消毒预防剖宫产手术部位感染[10-11]。17 名健康妇女在分娩前用聚维酮碘溶液清洗会阴 30~60秒,母亲和婴儿在常规短暂的分娩准备过程中吸收了大量的碘,未发现新生儿甲状腺功能减退证据[7]。2004 年一项回顾性研究表明,使用常规治疗剂量的聚维酮碘对孕妇进行阴道治疗不会增加新生儿患先天性异常的风险[12]。

但其他研究显示,妊娠期使用聚维酮碘有潜在危险性[5-8],部分新生儿中出现了一过性甲状腺功能低下[5,8]。个例报道,母亲在妊娠和哺乳期间几乎每天局部使用聚维酮碘溶液,女婴出生后患有短暂先天性甲状腺功能减退症[8]。66名围产期暴露于聚维酮碘(分娩前采用聚维酮碘溶液消毒)的女性,与对照组相比,新生儿尿碘浓度显著升高(第1天:175μg/dl vs 3.8μg/dl;第5天:32.5μg/dl vs 2.7μg/dl,$P<0.001$),T_4水平降低,部分新生儿出现短暂性甲状腺功能减退[5]。

目前还没有关于聚维酮碘眼部用药在人类妊娠中使用的报道[a]。

【哺乳期用药研究】碘化物可在乳汁中浓缩[13-15],母乳喂养期间使用聚维酮碘会增加母乳中的碘水平,并可能导致母乳喂养的婴儿出现暂时性的甲状腺功能减退[14,16-17]。有报道,1名哺乳期妇女每天用聚维酮碘阴道凝胶(碘50mg/5g)连续6天,停药后婴儿中观察到碘[13]。另一例女性剖宫产术后伤口使用碘棉球(未提及是否为聚维酮碘)消毒,母乳和婴儿尿液中的碘含量高达4 410μg/L(正常为29~490μg/L)和3 932μg/L(正常<185μg/L),婴儿随后出现甲状腺功能减低症状(血清TSH浓度明显升高),停止母乳喂养后甲状腺功能恢复正常[15]。1988年一项研究纳入1 659名碘过量的母亲(分娩前使用聚维酮碘作为消毒剂)。与对照组相比,经母乳喂养的新生儿中TSH浓度增加,其中,甲状腺功能减退症(TSH>50mU/L)的发生率增加了25~30倍,而在人工喂养婴儿中,几乎没有改变[18]。

美国儿科学会认为,尽管母亲在哺乳期使用碘化物,将增加乳汁中碘的水平从而影响新生儿甲状腺功能,但还是认为该药适合哺乳期女性[19]。

【男性用药研究】聚维酮碘可杀死精子[20]。大鼠实验表明,聚维酮碘作为精索阻塞的灌洗液,仅4周后就发现输精管壶腹区无精子症,没有长期的组织毒性[21]。人类体外实验表明,聚维酮碘溶液可致精子变形(头帽缺失、头部变形,颈部物质损失)[21]。

【药师建议】碘化物很容易通过胎盘,并可在乳汁中浓缩。应主要考虑碘对婴儿甲状腺功能的影响。有说明书提示妊娠期哺乳期禁用。

碘是人体的必需元素,用于预防地方性甲状腺肿,对孕妇、婴儿和新生儿没有大的影响。聚维酮碘如短期(有文献提示<10天)、局部使用可能不存在相关风险,可在医师指导下使用。

K

卡马西平 Carbamazepine

【**别名**】氨甲酰苯、酰胺咪嗪、得里多、Carnexiv、Equetro、Tegretol

【**药理学分类**】主要作用于中枢神经系统药物 - 抗癫痫药 / 抗狂躁药

【**剂型**】片剂、胶囊剂

【**妊娠期风险**】FDA 原分级 D；适用 - 母体获益≫胚胎 / 胎儿风险 [a]

【**哺乳期风险**】L2- 有限数据 - 可能适用 [b]

【**说明书建议**】摘录自多份不同的说明书。

育龄期和孕妇不应该服用卡马西平，如确需使用，用药前应被完全告知妊娠期间服用卡马西平的相关风险，需及时做产前检查。在接受卡马西平期间妊娠或计划生育，或在妊娠期开始服用卡马西平，应仔细权衡利弊，特别是妊娠期前三个月。对育龄期妇女，卡马西平应尽量作为单药治疗。因为合并使用多种抗癫痫药物（如丙戊酸加卡马西平加苯巴比妥和 / 或苯妥英）的妇女生产的婴儿先天异常的发生率比单药治疗高。推荐给予最低有效剂量，并建议监测血药浓度。妊娠期间，疾病的恶化会对母亲和胎儿同时产生伤害，因此切不可中断有效的抗癫痫治疗。育龄期女性在服用卡马西平治疗期间和停药后 1 个月，必须使用有效的避孕措施。由于卡马西平的酶诱导作用，卡马西平治疗可能引起含有雌激素和 / 或孕激素的口服避孕药疗效降低。如果需要合用，卡马西平治疗期间和停药后 1 个月经周期，使用有效的避孕措施。

已知妊娠期间可出现叶酸缺乏。有报告称抗癫痫药物可能会加重叶酸缺乏。这种缺乏可能使癫痫治疗的妇女所生的婴儿先天性缺陷的发病率升高，因此，建议妊娠前或妊娠期间的妇女补充叶酸。为防止新生儿出血，在妊娠期最后几周的孕妇和新生儿均应使用维生素 K_1。

相当于母体血浆浓度 25%~60% 的卡马西平进入乳汁，卡马西平及其代谢产物可被转移到母乳中。母乳中的浓度与母体血浆中的浓度之比约为 0.4，代谢产物约为 0.5。在母乳喂养期间给予新生儿的估计剂量范围为每天 2~5mg 的卡马西平和每天 1~2mg 的代谢产物。应仔细权衡母乳喂养的好处以及可能对婴儿产生的远期不良反应。监测婴儿可能发生的不良反应（如过度嗜睡、皮肤过敏反应）的条件下，服用卡马西平的母亲才可用母乳哺育婴儿。有一例报道,母乳喂养婴儿产生严重的皮肤过敏反应。

【重要参数】 Mw 236,$t_{1/2}$ 12~65 小时,t_{max} 4~5 小时,F 100%,RID 3.8%~5.9%,M/P 0.69,PB 76%。

【国内外指南】 2008 年美国妇产科医师学会(ACOG)《妊娠期和哺乳期使用精神药物的妇产科医师临床管理指南》建议:妊娠期卡马西平暴露与胎儿卡马西平综合征有关。如果可能,应避免在妊娠期间使用,尤其是在妊娠期前三个月[1]。

2015 年《妊娠期女性抗癫痫药物应用中国专家共识》指出,卡马西平等具有肝微粒体酶诱导作用的抗癫痫药物(anti-epileptic drug,AED),可透过胎盘促进胎儿体内维生素 K_1 氧化降解,导致新生儿出血性疾病的风险增加。建议患者在妊娠期最后一个月,每天口服 20mg 维生素 K_1,以减少胎儿发生出血性疾病的风险[2]。

2016 年英国皇家妇产科医师学会(RCOG)妊娠期癫痫指南指出,卡马西平与唇腭裂相关。根据有限的证据,在宫内暴露于卡马西平似乎不会对后代的神经发育产生不利影响。与丙戊酸和苯巴比妥相比,低剂量的拉莫三嗪(小于 300mg/d)和卡马西平(小于 400mg/d)单药治疗后,其子代发生重大先天性畸形的风险更低,分别为 2%(95%CI 1.19~3.24)和 3.4%(95%CI 1.11~7.71)。与未患癫痫症或未服药的癫痫女性的后代相比,宫内暴露于卡马西平对这些儿童的智商、言语智商或行为智商没有影响[3]。

2021 年《中国围妊娠期女性癫痫患者管理指南》指出:一般认为,服用 AED 的患癫痫女性较大众人群需要补充更多叶酸,尤其当同时使用拮抗叶酸的 AED,如丙戊酸、苯巴比妥、苯妥英、卡马西平;如母亲妊娠期使用了酶诱导型 AED(卡马西平、奥卡西平、苯妥英钠、托吡酯),新生儿出血风险增加,建议新生儿出生时肌内注射维生素 K[4]。

【妊娠期用药研究】

1. **动物数据** 在大鼠的生殖研究中,当口服给予人类最大推荐剂量的 10~25 倍时,卡马西平对大鼠的生殖有不利影响。在大鼠致畸研究中,给药剂量为 250mg/kg 的 135 只后代中有 2 只显示肋骨扭结;给药剂量为 650mg/kg 的 119 只后代中有 4 只显示其他异常(腭裂 1 例;足内翻 1 例;眼球突出 2 例)。在大鼠的生殖研究中,哺乳后代在母体剂量水平为 200mg/kg 时表现出体质量没有增加和蓬头垢面的外观[5]。

动物中(小鼠、大鼠、兔),器官发育阶段口服卡马西平,会引起动物母体中毒(每天大于 200mg/kg,相当于人体通常剂量的 10~20 倍),并导致胚胎死亡率增加。大鼠每天剂量在 300mg/kg 时,发现有流产征兆。在母体中毒剂量下,胎鼠生长迟缓。无证据表明三种实验动物中有畸形发生。但在一个小鼠实验中,卡马西平(口服,每天 40~240mg/kg),可引起胎鼠缺陷(主要是脑室扩大占 4.7%,而对照组中为 1.3%)[6]。

2021 年关于妊娠期和哺乳期使用卡马西平处理大鼠后代的甲状腺激素、支持细胞增殖和分化的研究显示,卡马西平可能导致甲状腺激素稳态控制系统失调,导致新生儿时期增殖率增加和细胞分化延迟,最终改变青春期甲状腺功能,甲状腺功能减退症的发生不能完全排除[7]。

2. **人类数据** 妊娠期间使用卡马西平会增加严重和轻微畸形的发生率,包括神经管缺陷、心血管和泌尿道缺陷以及腭裂。已报道胎儿卡马西平综合征,包括轻微的颅面缺陷、指甲发育不全和发育迟缓。然而,后者的异常是有争议的:一些研究发现轻度智力低下,而另一些则没有。应告知孕妇这些潜在的不良后果,但如果在妊娠期间需要使用该药,则不应停止使用,因为预防癫痫发作的好处大于对胎儿的潜在危害[a]。

2004 年一项前瞻性盲法研究纳入癫痫母亲所生的 182 例儿童和 141 例对照儿童,结果发现,妊娠期丙戊酸盐暴露和抗癫痫药物多药治疗暴露的儿童言语和智力显著降低。但卡马西平单药治疗并非如此,母体血清水平在参考范围内的卡马西平单药治疗不会损害后代的智力[8]。

2006 年来自英国癫痫和妊娠登记处的关于妊娠期抗癫痫药物的畸形风险前瞻性研究显示,与其他抗癫痫药物相比(丙戊酸盐、拉莫三嗪单用或组合),卡马西平致严重先天性畸形的概率最低:900 次妊娠中为 2.2%,其中,胎儿神经管缺陷发生率为 0.2%[9]。同样,在美国和英国 25 个癫痫中心进行的前瞻性观察研究(招募了 1999 年 10 月—2004 年 2 月期间患有癫痫的孕妇),确定了四种最常用的抗癫痫药物是否存在长期认知和行为神经发育影响。结果发现,导致严重不良结果的发生率为:卡马西平 8.2%、拉莫三嗪 1.0%、苯妥英10.7% 和丙戊酸盐 20.3%[10]。

2010 年关于宫内暴露于卡马西平和特定先天性畸形的系统评价和病例对照研究,综述得出,在妊娠早期接受卡马西平单药治疗后,主要先天性畸形的总体患病率为 3.3%(95%CI 2.7~4.2)。在 131 例畸形登记中,胎儿曾暴露于卡马西平单药治疗。与未使用抗癫痫药物相比,脊柱裂是唯一与卡马西平单药治疗显著相关的特定先天性畸形(比值为 2.6,95%CI 1.2~5.3),但卡马西平的风险小于丙戊酸[11]。

2011 年欧洲抗癫痫药物妊娠登记处(the European Registry of Antiepileptic Drugs and Pregnancy,EURAP)登记的一项观察性队列研究,采用了来自 42 个国家的数据。前瞻性地监测了暴露于不同剂量的四种常见药物单一疗法的妊娠结局:卡马西平、拉莫三嗪、丙戊酸或苯巴比妥。结果发现,与丙戊酸和苯巴比妥相比,低剂量的拉莫三嗪(小于 300mg/d)和卡马西平(小于 400mg/d)

单药治疗后，其子代发生重大先天性畸形的风险更低，分别为 2%（95%CI 1.19~3.24）和 3.4%（95%CI 1.11~7.71）[12]。

2018 年另一项基于 EURAP 数据进行的一项纵向、前瞻性队列研究，纳入了在妊娠时暴露于抗癫痫药物单一疗法的女性数据，比较了产前暴露于 8 种常用抗癫痫药物（卡马西平、拉莫三嗪、左乙拉西坦、奥卡西平、苯巴比妥、苯妥英、托吡酯和丙戊酸盐）中的一种的后代在出生后 1 年评估的主要先天性畸形的风险，共 7 355 次妊娠。结果发现，重大先天畸形发生率为：丙戊酸 142/1 381（10.3%），苯巴比妥 19/294（6.5%），苯妥英 8/125（6.4%），卡马西平 107/1 957（5.5%），托吡酯 6/152（3.9%），奥卡西平 10/333（3.0%），拉莫三嗪 74/2 514（2.9%）和左乙拉西坦 17/599（2.8%）。不同的抗癫痫药物和剂量有不同的致畸风险，与剂量为 250~4 000mg/d 的左乙拉西坦相比，卡马西平剂量超过 700mg/d 与主要先天性畸形风险增加相关（OR 2.41，95%CI 1.33~4.38；P=0.005 5）[13]。

2019 年妊娠期使用抗癫痫药物治疗双相情感障碍（bipolar affective disorder，BD）和分裂情感障碍（schizoaffective disorder，SAD）患者的不良结果和婴儿严重先天畸形的系统评价指出，抗癫痫药物可能对患有 BD 或 SAD 的子代产生不良后果，并具有剂量依赖性。建议妊娠期间避免使用丙戊酸和卡马西平[14]。

2020 年瑞典登记数据（14 614 名于 1996—2011 年出生的癫痫母亲的儿童，随访至 2013 年），使用迄今为止最大的样本并调整一系列测量的混杂因素，考察妊娠早期单药使用抗癫痫药物与儿童孤独症谱系障碍（autism spectrum disorder，ASD）和注意缺陷多动障碍（attention deficit and hyperactive disorder，ADHD）风险，其中 22.7% 在妊娠早期使用抗癫痫药物，最常用的 3 个单药为丙戊酸（4.8%）、拉莫三嗪（6.8%）和卡马西平（9.7%）。结果显示，未发现与拉莫三嗪暴露相关的风险证据，而观察到与母亲使用丙戊酸相关的 ASD（HR 2.30，95%CI 1.53~3.47）和 ADHD 风险升高（HR 1.74，95%CI 1.28~2.38），与卡马西平的相关性较弱且无统计学意义[15]。

2021 年关于《苯妥英、苯巴比妥、卡马西平、左乙拉西坦、拉莫三嗪和丙戊酸盐在妊娠期和哺乳期的使用：严重畸形的风险、剂量依赖性、单药治疗与多药治疗、药代动力学和临床意义》的综述，对四种经典的（苯妥英、卡马西平、苯巴比妥和丙戊酸盐）和两种较新的（拉莫三嗪和左乙拉西坦）抗癫痫药物在妊娠期间使用后的可能风险进行全面审查，同时还讨论了母乳喂养期间使用抗癫痫药物的安全性。结果认为，不能对所有患者一视同仁，应通过医师和患者之间的相互理解，考虑患者的期望和致畸风险，应在最大限度地减少药物剂量与癫痫发作之间找平衡[16]。

同年，另外一项研究比较了 3 种抗癫痫药物妊娠期安全性和有效性，共纳入了 57 例接受单药治疗的妊娠期癫痫病例（29 例卡马西平，11 例拉莫三嗪，17 例左乙拉西坦）。结果显示，与妊娠前相比，妊娠早期癫痫发作的频率显著降低（P=0.004），与卡马西平相比，乙拉西坦组和拉莫三显示出更好的安全性[17]。

Micromedex 妊娠评级：胎儿危害已被证实。

【哺乳期用药研究】有一些新生儿癫痫发作和 / 或呼吸抑制与母亲使用卡马西平和其他伴随抗惊厥药物相关，还有一些新生儿呕吐、腹泻或喂养减少的病例也可能与母亲使用卡马西平相关[5]。

2010 年一项前瞻性多中心观察性调查，研究了宫内抗癫痫药物暴露对认知的长期影响。研究包括妊娠期宫内暴露于卡马西平、拉莫三嗪、苯妥英、丙戊酸盐的癫痫妇女，报告了母乳喂养的 199 名儿童 3 岁认知结果（共有 42% 的儿童接受母乳喂养），对于所有抗癫痫药物组合和单一组分的药物，其母乳喂养儿童的智商与非母乳喂养儿童的智商没有差异[18]。母乳喂养的平均持续时间为 7 个月，观察到 6 岁时也有同样令人安心的结果[19]。

2013 年另一项研究纳入 223 例曾在宫内暴露于抗癫痫药物的儿童，发现产前药物暴露与儿童发育结局不良有关。在 6 个月大时，与对照组相比，使用抗癫痫药物母亲（n=223）的婴儿精细运动技能受损的风险更高（分别为 11.5% 和 4.8%，OR 2.1，95%CI 1.3~3.2）。与对照组相比，使用多种抗癫痫药物与精细运动技能（分别为 25.0% 和 4.8%，OR 4.3，95%CI 2.0~9.1）和社交技能（分别为 22.5% 和 10.2%，OR 2.6，95%CI 1.2~5.5）的不良结果相关。与没有母乳喂养或母乳喂养时间少于 6 个月的妇女相比，使用抗癫痫药物妇女的孩子持续母乳喂养在 6 个月和 18 个月时的发育受损较少，在 36 个月时，无论第一年的母乳喂养状况如何，产前抗癫痫药物暴露与不良发育相关。研究者认为，母乳喂养没有明显有害影响，无论抗癫痫药物治疗如何，都应鼓励患有癫痫的妇女给孩子进行母乳喂养[20]。

在所有这些研究中，难以排除母亲智力及社会经济状态作为母乳喂养婴儿结局改善原因的残余混杂影响；尽管如此，结果再次确认母乳喂养没有危害。

2014 年再次报告了抗癫痫药物与长期神经发育影响的前瞻性观察性多中心研究[19]，数据包括 1999 年 10 月 14 日至 2004 年 4 月 14 日在美国和英国接受单一疗法（即卡马西平、拉莫三嗪、苯妥英或丙戊酸盐）的癫痫孕妇。其子代在 6 岁时，对 181 名儿童进行母乳喂养和智商数据评估，母乳喂养的平均持续时间为 7.2 个月，且不同药物组的母乳喂养率和持续时间没有差异。结果未观察到通过母乳接触抗癫痫药物的不良反应，这与前述在 3 岁时进行的另一项研究结果一致[18]。值得注意的是，母乳喂养的儿童表现出更高的智商和更强的语言能力[19]。

2020 年一项多中心前瞻性队列研究，对 6 岁以下儿童进行随访，观察性调查抗癫痫药物的孕产妇结局和神经发育影响，考察了 7 种抗癫痫药物和 1 种代谢物（卡马西平、卡马西平 -10,11- 环氧化物、左乙拉西坦、拉莫三嗪、奥卡西平、托吡酯、丙戊酸盐和唑尼沙胺）的婴儿与母亲血药浓度的中位数百分比范围为 0.3%~44.2%。总体而言，母乳喂养婴儿血液样本中的抗癫痫药物浓度显著低于母体血液浓度，鉴于母乳喂养众所周知的好处，该研究支持正在接受抗癫痫药物治疗的癫痫母亲对婴儿进行母乳喂养[21]。

2021 年一篇综述报道显示，大多数通过母乳接触卡马西平的婴儿中，婴儿血浆药物浓度在 0.5ng/L~4.7μg/ml 之间，没有报告严重不良反应，但镇静、喂食吸吮和戒断反应不佳导致的困难在某些情况下可观察到，但也有可能是同时服用的其他药物的缘故，美国儿科学会认为卡马西平在母乳喂养期间可能是安全的[16]。

Micromedex 哺乳评级：婴儿风险不排除。应仔细监测在整个妊娠期和母乳喂养期间接受卡马西平治疗的癫痫母亲生产的婴儿是否可能出现不良反应[b]。

【男性用药研究】极个别的病例报告，有发生男性生殖力损害或精子生成异常，但是否与卡马西平有关，尚未定论[5]。

2012 年一项临床试验纳入了 118 名男性，其中 63 名癫痫男性服用卡马西平治疗癫痫，其余为健康人群，采集血液样本以确定激素浓度。使用问卷评估勃起功能和性生活频率。精子形态分析通过检查精子的头部，中间部分和尾部的质量。结果表明，卡马西平与勃起功能障碍有显著联系，概率为 17.33%（95%CI 3.59，83.52）。考虑到促黄体激素、催乳素、血清总睾酮、雄烯二酮和脱氢表雄酮、雄烯二酮水平和游离雄激素指数的调整优势比，与对照组相比观察到癫痫男性有 10.47%（95%CI 2.75，39.83）的性交频率＜3 次 / 周。与对照组相比，服用卡马西平的癫痫男性精子活力更差（$P < 0.002$），正常精子形态率更低（$P \leqslant 0.001$）[22]。

2020 年一项在大鼠妊娠期卡马西平暴露[20mg/（kg·d）]测定其对雄性子代的影响，结果表明，卡马西平干扰雄性子代青春期睾丸的发育，精子生成过程和精液参数[23]。

2021 年一项动物研究表明，大鼠经口给予卡马西平 25mg/（kg·d），持续 60 天，发现大鼠精子的活力减少，异常的精子形态增加，激素平衡紊乱，以及相对睾酮质量增加和相对精囊质量减少[24]。

【药师建议】目前尚无良好的对照研究明确卡马西平相关的不良妊娠结局，已知有限的流行病学数据关于卡马西平在妊娠期使用的致畸性研究存在矛盾,有部分研究表明卡马西平与脊柱裂、神经管畸形、心血管和泌尿道异常以及腭裂相关,也有研究表明卡马西平单药治疗未升高胎儿畸形风险。

妊娠期不推荐使用卡马西平,若因疾病确需使用,推荐给予最低有效剂量,并建议监测血药浓度,在妊娠前或妊娠期间补充适量叶酸。为防止新生儿出血,妊娠期最后几周妇女和新生儿均应使用维生素 K_1。

基于现有的研究,表明卡马西平在哺乳期用药似乎是安全的,也不会影响儿童的神经系统发育,可权衡利弊继续母乳喂养。

克拉霉素 Clarithromycin

【别名】甲红霉素、克拉仙、甲力、卡迈、Biaxin

【药理学分类】抗感染药物 - 抗生素

【剂型】片剂、胶囊剂、颗粒剂、干混悬剂

【妊娠期风险】FDA 原分级 C 级;适用 [a]

【哺乳期风险】L1- 有限数据 - 适用 [b]

【说明书建议】有说明书认为:动物实验中本品对胚胎及胎儿有毒性作用,同时本品及代谢物可进入母乳中,故孕妇及哺乳期妇女禁用。

也有说明书认为:根据动物研究的结果,不建议将该药用于孕妇,除非在临床环境中没有合适的替代疗法。如果在服用该药时怀孕,应告知患者胎儿的潜在危害。少数已发表的妊娠期间使用该药的人体研究的有限数据不足以告知与药物相关的重大先天缺陷、流产或不良母婴后果的风险。在动物生殖研究中,根据体表面积比较,在临床发生剂量下,在器官发生期间,妊娠小鼠、大鼠、兔子和猴子口服克拉霉素可导致大鼠(心血管异常)和小鼠畸形。通常认为,小鼠、大鼠和猴子的胎儿效应(例如,胎儿存活率降低,体质量增加)和兔子的着床损失是由于母体继发毒性。根据有限的人体资料,对克拉霉素及其活性代谢物 14- 羟基克拉霉素进行了研究,其在母乳中的含量低于母体体质量调整剂量的 2%。没有数据可以评估克拉霉素或 14- 羟基克拉霉素对母乳生产的影响。应考虑到母乳喂养的发育和健康益处,同时考虑母亲对克拉霉素的临床需要,以及克拉霉素或母亲的潜在病情对母乳喂养的孩子的任何潜在不利影响。

【重要参数】Mw 748,F 50%,t_{max} 1.7 小时,RID 2.1%,$M/P < 1$,$t_{1/2}$ 5~7 小时,PB 40%~70%。

【国内外指南】中国《抗菌药物临床应用指导原则(2015 年版)》建议,妊娠期患者有明确指证用克拉霉素时,应充分权衡利弊,决定是否采用。哺乳期患者用药期间应暂停哺乳[1]。

2019 年《英国处方集》建议在妊娠期间应开具克拉霉素和阿奇霉素的替代品[2]。

2021 年美国指南建议妊娠期呼吸道细菌感染治疗时，在大环内酯类药物中，不推荐使用克拉霉素，因为在一些动物研究中发现，克拉霉素会增加出生缺陷的风险[3]。

【妊娠期用药研究】

1. 动物数据　动物生殖研究中，在器官形成期间给妊娠小鼠、大鼠、兔和猴子口服克拉霉素，在基于体表面积比较的临床相关剂量下，会导致大鼠胚胎毒性[4]和畸形(心血管异常)[5]；小鼠(腭裂)畸形[5]；兔静脉注射克拉霉素，导致母体毒性和植入损失[5]；猴子存在胎儿生长迟缓[5]；小鼠、大鼠和猴子的胎儿效应(例如，胎儿存活率降低、体质量增加)和兔的着床损失通常被认为是母体毒性的继发性[5]。

大鼠妊娠晚期至哺乳期(妊娠 17 天至产后 21 天)口服给药克拉霉素，在 160mg/(kg·d)剂量下，观察到母体体质量和食物消耗减少，后代体质量增加减少，考虑认为继发于母体毒性[5]。克拉霉素在任何测试剂量下均未观察到不利的发育影响[5]。

2. 人类数据　克拉霉素穿过人胎盘，体外实验中平均经胎盘转移率为 6.1%[6]。FDA 提供的关于克拉霉素的报告仅限于 6 种出生缺陷：囊性头；颅面异常，锁骨缺失，双侧髋关节畸形，左心发育不全；脊柱裂；唇裂；肺发育不全及放射下静脉回流异常；CHARGE 综合征[a]。因畸形的多样性，推测这些结果可能是偶然发生的[a]。

1998 年一项研究纳入 122 名在妊娠早期接触过克拉霉素的妇女，与对照组相比，主要和次要畸形发生率无显著差异(主要 P=0.86，2.3% vs 1.4%；次要 P=0.96，5.4% vs 4.9%)，自然流产率增加[7]。

2005 年一项研究摘要，145 名孕妇暴露于新大环内酯(其中阿奇霉素 38 人，克拉霉素 53 人，罗红霉素 54 人)，其中 103 人暴露于妊娠期前三个月，结果表明先天性异常的发生率与对照组相似(4.0% vs 3.75%，P=0.156)[a]。

2008 年一项研究纳入 118 名在妊娠早期接触过大环内酯类药物的妇女(其中克拉霉素 45 人，阿奇霉素 32 人，罗红霉素 41 人)，结果表明，研究组的主要畸形率为 4.1%，而其他抗生素暴露组为 2.1%(OR 1.41，95%CI 0.47~4.23)。但作者认为，妊娠早期使用大环内酯类药物先天性畸形的风险增加但不至于进行人工流产[8]。

2012 年的多中心前瞻性观察研究纳入 608 名暴露于大环内酯类的妇女，511 次暴露于妊娠早期(其中克拉霉素 255 人，阿奇霉素 156 人，罗红霉素 100

人），与对照组相比，主要先天性畸形发生率没有显著差异（3.4% vs 2.4%；$P= 0.36$；OR 1.42；95%CI 0.70~2.88）或心血管畸形发生率（1.6% vs 0.9%；$P=$ 0.265；OR 1.91；95%CI 0.63~5.62）相似[9]。

2013 年的丹麦研究[10]，401 名妇女在妊娠早期使用了克拉霉素，40 人（10.0%）流产，有 253 名活产，其中 9 名儿童（3.6%）被诊断出患有严重畸形。暴露于克拉霉素后流产的危险比（HR）为 1.56（95%CI 1.14~2.13）。接触克拉霉素后，后代畸形率没有增加（OR 1.03，95%CI 0.52~2.00）。该研究表明，在妊娠期前三个月使用克拉霉素治疗与流产率增加相关，没有发现克拉霉素与主要先天性畸形之间存在关联[10]。

2015 年的一项研究纳入 686 例妊娠早期暴露于克拉霉素的妇女，结果表明，克拉霉素与整体严重先天畸形或心脏畸形的风险增加无关（RR 1.12，95%CI 0.99~1.42）[11]。

2017 年一项研究发现，使用克拉霉素相关的自然流产风险增加两倍，然而，不能排除感染严重程度的混杂因素[12]。

2020 年一项调查[13]表明，8 632 名妊娠期服用大环内酯类药物（红霉素、克拉霉素或阿奇霉素）后出生的儿童中有 186 名（2.155%）发生严重畸形。与青霉素相比，在妊娠早期使用大环内酯类药物与严重畸形的风险增加有关（aRR 1.55，95%CI 1.19~2.03），特别是心血管畸形（aRR 1.62，95%CI 1.05~2.51）。在妊娠早、中、晚期开出大环内酯处方都与生殖器畸形风险增加有关（aRR 1.58，95%CI 1.14~2.19，主要是尿道下裂）。未发现其他系统特定畸形或神经发育障碍具有统计学意义的关联。这些研究结果表明，在妊娠期间应谨慎使用大环内酯类药物[13]。

2021 年有个例报道，一名 29 岁妇女在妊娠 29 周时诊断为妊娠期急性 Q 热，接受口服克拉霉素经验性治疗，持续到第 39 周零 3 天，产下一个健康的女婴[14]。

2021 年欧洲一项基于 900 万新生儿（145 936 名诊断为先天性异常的婴儿）的研究发现，妊娠早期使用特定大环内酯类（克拉霉素、红霉素、阿奇霉素）与房室间隔缺损以及其他非心脏缺陷的相关风险升高有关[15]。

【哺乳期用药研究】克拉霉素可分泌至乳汁。一项研究[16]中，12 名哺乳期妇女口服克拉霉素 250mg，每日 2 次，给药后 2.2 小时，克拉霉素乳汁浓度峰值为 0.85mg/L；给药后 2.8 小时，14-羟基克拉霉素的峰值水平为 0.63mg/L。根据该数据，母亲剂量为 500mg/d 时，纯母乳喂养的婴儿每天接受约 136μg/（kg·d）的克拉霉素及其活性代谢物，低于母亲剂量的 2%[b]。

2003 年一项丹麦研究纳入 1 166 名在哺乳期使用大环内酯类（红霉素、螺旋霉素、罗红霉素、克拉霉素、阿奇霉素）的妇女，与对照组相比，母亲哺乳期使用大环内酯类药物会增加婴儿肥厚性幽门狭窄之间的风险[17]。但在 2009 年的一项研究中，55 名暴露于大环内酯类药物（红霉素、阿奇霉素、克拉霉素、罗红霉素）的哺乳期女性，没有观察到婴儿肥厚性幽门狭窄的病例，表明母乳喂养期间的大环内酯暴露可能与幽门狭窄无关，需要更大规模的前瞻性研究来证实[18]。

有文献表明，在进行幽门螺杆菌治疗时，克拉霉素和甲硝唑或阿莫西林可以在母乳喂养期间进行[19]。

【男性用药研究】克拉霉素会导致大鼠、狗和猴子的睾丸萎缩[5]。

对于不育弱精子症男性，有文献表明精液幽门螺杆菌 IgA 升高可能是原因之一，接受三联药物治疗（奥美拉唑 20mg，替硝唑 500mg，克拉霉素 250mg）幽门螺杆菌后，精子活力明显改善[20]。

【药师建议】动物研究显示，克拉霉素对胚胎及胎儿有毒性作用。人类资料结果不一致，尽管大多数研究并没有表明妊娠期使用克拉霉素会增加严重先天畸形或心脏畸形，但有限数量的研究描述了畸形和流产风险的小幅增加。因此在妊娠期间应谨慎使用克拉霉素，仅在没有合适替代品，并且仅应在预期治疗的益处超过可能增加的风险时使用。在妊娠的任何阶段暴露于克拉霉素通常不会被视为终止妊娠的医学理由。

克拉霉素可分泌至乳汁，然而婴儿通过母乳吸收的剂量较少，权衡利弊可以母乳喂养，但需要关注婴儿有无呕吐、腹泻、胃肠道菌群变化和皮疹等不良影响。

克拉维酸钾 Clavulanate Potassium

【别名】棒酸钾、尤林加、特迪、舒仙琳、Augmentin

【药理学分类】抗感染药 - 抗生素

【剂型】片剂、混悬剂、胶囊剂、颗粒剂、注射剂

【妊娠期风险】FDA 原分级 B；适用 a

【哺乳期风险】没有人类数据 - 可能适用 a

【说明书建议】目前还没有对孕妇进行充分和良好对照的研究，只有在明确需要的情况下才可以在妊娠期间使用。哺乳期母亲使用阿莫西林 / 克拉维酸钾可能导致婴儿过敏。给哺乳期妇女服用阿莫西林 / 克拉维酸钾时，应谨慎。

【重要参数】Mw 237，$t_{1/2}$ 1 小时，t_{max} 1 小时，F 75%，RID 0.9%，M/P 0.014~0.043，PB 22%~30%。

【国内外指南】中国女医师协会肾脏病与血液净化专委会发布的《中国女性尿路感染诊疗专家共识》，推荐阿莫西林/克拉维酸钾用来治疗妊娠期合并无症状性尿路感染或膀胱炎，但同时需要考虑母体和胎儿的用药安全及有效性[1]。

【妊娠期用药研究】

1. 动物数据 啮齿类动物研究表明，尽管使用的剂量高于临床应用剂量，未显示致畸性或胎儿宫内发育迟缓的迹象[2]。

在妊娠大鼠和小鼠中进行的生殖研究显示，口服阿莫西林/克拉维酸（2:1）达1 200mg/(kg·d)，没有证据表明对胎儿有伤害。大鼠和小鼠的阿莫西林剂量4倍和2倍MRHD（每12小时875mg），对于克拉维酸，这些剂量大约为9倍和4倍MRHD（每8小时125mg）[3]。

2. 人类数据 克拉维酸能透过胎盘，可在服药1小时后在脐血中测得，达峰时间2~3小时[2]。

2001年一项随机对照研究比较了胎膜早破、早产的孕妇使用阿莫西林/克拉维酸（n=1 212），红霉素（n=1 197），两者联合使用（n=1 192）与安慰剂组之间妊娠结局的差异，结果提示暴露于阿莫西林/克拉维酸相对于未暴露者，新生儿坏死性小肠结肠炎（NEC）发生率较高（3.8% vs 2.4%，P=0.004）[4]。

2004年一项前瞻性的对照研究，从以色列两个致畸信息中心招募了191名在妊娠早期使用阿莫西林/克拉维酸治疗的妇女，与仅使用阿莫西林治疗类似疾病的191例对照组比较，主要畸形的发生率无显著差异[3/158（1.9%）vs 5/163（3%），P=0.49，RR 0.62，95%CI 0.15~2.55][5]。

2019年一项基于人群的回顾性队列研究，纳入共101 615次妊娠，其中6 041次妊娠早期暴露于克拉维酸，结果提示与未暴露组相比，妊娠早期克拉维酸暴露与新生儿主要畸形无显著相关（aRR 1.09，95%CI 0.98~1.21），在克拉维酸日剂量和主要畸形之间未发现关联[6]。

2019年一项多中心随机对照研究，3 427名在妊娠36周后经阴道分娩的女性随机分配接受治疗，1 719名接受阿莫西林/克拉维酸，1 708名接受安慰剂，结果显示阿莫西林和克拉维酸组显著降低感染率，同时仅出现2例其他过敏反应的不良事件[7]。

2019年发表的一项基于人群的回顾性队列研究，未发现妊娠早期阿莫西林或克拉维酸暴露与一般主要畸形之间存在显著关联，也没有发现器官系统的严重畸形（见阿莫西林）。

【哺乳期用药研究】阿莫西林可被分泌到母乳中（见阿莫西林），但尚无与克拉维酸钾有关的数据，其分子量低（237），推测可以分泌至乳汁。β-内酰胺酶抑制剂对哺乳婴儿的影响尚不清楚ª。哺乳期可以使用青霉素类抗生素和头孢菌素类抗生素，如第二代头孢菌素。如需要，也可使用其他 β- 内酰胺类抗生素和克拉维酸[c]。

2002 年一项前瞻性评价阿莫西林 / 克拉维酸钾在哺乳期中安全性临床试验显示阿莫西林 / 克拉维酸组有 15 名婴儿（22.4%，15/67）出现不良反应，且发生率随剂量增加（P=0.013 9），所有不良反应都是轻微的、自限性的，不需要中断母乳喂养[8]。Micromedex 对阿莫西林克拉维酸钾的哺乳评级为婴儿风险较小，WHO 也认为其适用于母乳喂养[9]。

【男性用药研究】暂无数据。

【药师建议】克拉维酸钾为 β- 内酰胺酶抑制剂，单独应用无效，常与青霉素类药物联合应用。大多数研究没有观察到孕妇使用克拉维酸钾与先天畸形增加有关，但有研究报告与新生儿坏死性小肠结肠炎（NEC）的相关，确有应用指征时可谨慎使用。

克拉维酸钾是否分泌至乳汁报道较少，对哺乳婴儿的影响不是很清楚，有研究报道不良反应较轻，可能适用，但注意可能导致婴儿过敏。

克林霉素 Clindamycin

【别名】氯洁霉素、氯林霉素、力派、可尔生、Cleocin

【药理学分类】抗感染药物 - 抗生素

【剂型】注射剂、胶囊剂、片剂、口服溶液剂、外用溶液剂、乳膏剂、凝胶剂、栓剂、混悬剂、颗粒剂

【妊娠期风险】FDA 原分级 B；适用（尽可能避免妊娠早期使用）[a]

【哺乳期风险】L2- 有限数据 - 可能适用[b]

【说明书建议】在对孕妇进行的临床试验中，在妊娠中期和晚期全身使用克林霉素与先天性畸形发生率增加无关。只有在明确需要的情况下，才应在妊娠期前三个月使用克林霉素。在妊娠期前三个月没有对孕妇进行充分且对照良好的研究。由于动物生殖研究并不总是能预测人类的反应，因此只有在明确需要时才应在妊娠期间使用该药物。基于母乳采样报告的有限公布数据表明，克林霉素在人类母乳中的含量低于 0.5~3.8μg/ml。克林霉素有可能对母乳喂养婴儿的胃肠道菌群造成不良影响。如果哺乳母亲需要口服或静脉注射克林霉素，无须停止母乳喂养，但首选替代药物。监测母乳喂养婴儿对胃肠道菌群可能产生的不利影响，例如腹泻、念珠菌病（鹅口疮、尿布疹）或罕见的粪便带血表明可能与抗生素相关的结肠炎。母乳喂养的发育和健康益处应与母亲对克林霉素的临床需求以及克林霉素或潜在母体状况对母乳喂养儿童

的任何潜在不利影响一起考虑。

局部给药(凝胶剂/阴道栓剂/乳膏剂泡沫剂):除凝胶剂产品中含有过氧化苯甲酰外(过氧化苯甲酰尚未进行动物生殖/发育毒性研究),其他局部使用剂型与胶囊剂说明书建议类似。

【重要参数】Mw 425, $t_{1/2}$ 2.4 小时, t_{max} 45~60 分钟, F 90%, RID 0.9%~1.8%, M/P 0.47, PB 94%。

【国内外指南】目前,国内外多数指南认为妊娠期在特定疾病时,如首选药物不可用,克林霉素可作为替代疗法。根据 2014 年美国疾病控制与预防中心(CDC)与妇幼保健计划协会合作发布的《预防和治疗孕妇和产后妇女炭疽病的特殊注意事项》,孕妇的炭疽病治疗首选环丙沙星。若环丙沙星不可用,克林霉素可作为成人暴露后预防的替代药物[1]。2015 年美国疾病控制与预防中心(CDC)《性传播疾病治疗指南》指出,克林霉素(口服或阴道)可作为细菌性阴道炎的代替疗法,较新的数据表明这种治疗方法对孕妇是安全的[2]。2015 年世界卫生组织《疟疾治疗指南》[3]、2016 年《英国疟疾治疗指南》[4]、2018 年美国疾病预防控制中心在 2018 年更新的《关于使用蒿甲醚-苯芴醇治疗美国孕妇单纯性疟疾的最新建议》[5]等指南均指出,妊娠期前三个月的无并发症恶性疟疾通常应使用奎宁和克林霉素治疗。2020 年美国妇产科医师学会(ACOG)委员会建议,静脉注射青霉素是产时预防新生儿 B 组链球菌病的首选药物,而对于青霉素过敏反应高风险的女性,仅当已知 B 组链球菌分离株对克林霉素敏感时,才推荐使用克林霉素替代青霉素[6]。

对于妊娠期是否推荐使用克林霉素治疗细菌性阴道炎以减少自发性流产,目前存在争议。2016 年北欧一项临床建议不推荐临床使用克林霉素治疗细菌性阴道炎以减少自发性流产[7]。但 2017 年,有作者认为此临床建议是错误的[8]。

2014 年中国发布的《临床注射药物应用指南》指出,在胎盘血液及乳汁中浓度可高达 3.8μg/ml,妊娠期及哺乳期妇女慎用或权衡利弊[9]。

【妊娠期用药研究】

1. **动物数据** 在大鼠和小鼠中使用高达 600mg/(kg·d)的克林霉素口服剂量(以 mg/m² 为基准,分别为成人最高推荐剂量的 3.2 倍和 1.6 倍)或皮下注射剂量高达 250mg/(kg·d)的克林霉素进行生殖研究(分别为成人最高推荐剂量的 1.3 倍和 0.7 倍)显示没有致畸性的证据[10]。

大鼠和小鼠被腹腔注射 200mg/(kg·d)(根据体表面积换算约为常规推荐剂量的 10 倍)的克林霉素,观察到一个小鼠品系的胎儿的腭裂。由于这种效应在其他小鼠品系或其他物种中没有观察到,可能是品系特异性[11]。

2. **人类数据** 目前还没有关于克林霉素与先天性缺陷相关的报道[a]。

该药物穿过胎盘[12]，有研究报道足月孕妇服用克林霉素后脐带药物水平约为母体的 46%，1 小时内羊水中未检测出克林霉素，新生儿静脉血标本中的药物水平低于 2μg/ml[13]。胎儿中的水平被认为对易感病原体具有治疗作用[a]。

一项研究中，在妊娠期前三个月中有 647 名新生儿暴露于克林霉素（包括母亲的全身和非全身性给药），共观察到 31 个（4.8%）出生缺陷，包括心血管缺陷、口腔裂、脊柱裂、多指畸形和尿道下裂等。但这些数据不支持药物与先天性缺陷之间的关联[a]。

2% 的克林霉素阴道局部给药已在妊娠中期妇女中进行了研究。在接受 7 天治疗的女性中，异常分娩的发生率为 1.1%，而安慰剂为 0.5%[11]。

2001 年一项研究，16 名早期妊娠先兆流产的女性使用阿莫西林加克林霉素，未见新生儿畸形[14]。

2017 年一项研究对 183 名妊娠期使用克林霉素治疗生殖器沙眼衣原体感染的患者进行研究，与红霉素相比，克林霉素的副作用（包括恶心、呕吐、腹泻和腹部绞痛）发生率较低，未见后代畸形报道[15]。

2018 年一项荟萃分析显示，妊娠 22 周前使用克林霉素治疗阴道菌群失调可降低早产发生风险；任意妊娠周及妊娠 22 周之前使用克林霉素治疗妊娠合并细菌性阴道病对降低早产率均无统计学意义，该结论尚需进一步证实[16]。

【哺乳期用药研究】克林霉素可分泌到母乳中。2009 年一项研究对抗生素用于治疗耐甲氧西林金黄色葡萄球菌感染时在母乳喂养中的安全性进行了评估，评估结果表明克林霉素相对安全。尽管如此，由于数据缺乏，有必要密切监测这些婴儿[17]。有个例报道，母亲接受每 6 小时 600mg 克林霉素和每 8 小时 80mg 庆大霉素进行母乳喂养，观察到婴儿 2 次严重的血便，但无法确定与 2 种药物的关系[18]。

全身给药时，可在母乳中测到克林霉素：15 名接受静脉注射 600mg 克林霉素的女性在 2 小时后，母乳中克林霉素的平均水平为 1.03mg/ml[19]；2 名妇女每 6 小时接受静脉注射 600mg 克林霉素，持续时间不详，其峰值水平分别为 3.8μg/ml 和 3.1μg/ml。改用每 6 小时口服 300mg，峰值水平为 1.3μg/ml 和 1.8μg/ml，未提及对婴儿的影响[20]。5 名妇女口服 150mg 克林霉素，每天 3 次，持续 1 周，8 小时后，一名妇女母乳中克林霉素的浓度为 0.5μg/ml，其余患者均小于 0.5μg/ml[21]。

局部给药时，克林霉素乳液或软膏含有相当于 10mg/ml 的克林霉素磷酸酯。经皮吸收极少（<4%），报告的血浆水平低至零[b]。由于母体血浆水平低，在母乳中几乎不会出现，而且母乳中的含量不太可能伤害母乳喂养的婴儿[b]。阴道给药时，大约只有 5% 的克林霉素被吸收到母体循环中（100mg/ 剂量），

相当于大约 5mg/d[b]，是否在人母乳中排泄尚不清楚[10]，不太可能对母乳喂养的婴儿产生任何重大危险[b]。

【男性用药研究】雄性小鼠接受克林霉素 0.06mg/(kg·d) 治疗，精子发生未受到影响，但附睾小管显示出筛状生长和有丝分裂，这表明克林霉素可能对附睾中精子成熟有潜在影响[22]。有体外实验表明克林霉素对冷冻公牛精子运动性有抑制作用[23]。

【药师建议】克林霉素可通过胎盘，目前缺乏妊娠期前三个月的研究，必要时方可使用。须关注辅料安全性，如注射剂中苯甲醇，凝胶剂中过氧化苯甲酰，但这两种辅料目前尚未进行动物生殖/发育等研究。

克林霉素可分泌至乳汁，说明书提示无须停止母乳喂养。局部使用时，应注意避免婴儿意外摄入。

克霉唑 Clotrimazole

【别名】凯妮汀、氯苯甲咪唑、奥青、Lotrisone

【药理学分类】皮肤科用药

【剂型】乳膏剂、片剂、栓剂、外用溶液剂、膜剂、喷雾剂、涂膜剂、洗剂

【妊娠期风险】FDA 原分级 B；适用[a]

【哺乳期风险】L2- 没有数据 - 可能适用[b]

【说明书建议】阴道给药：孕妇、哺乳期妇女应在医师指导下使用。妊娠早期应特别小心，尽量避免使用克霉唑制剂，尤其注意不要使用给药器。哺乳期妇女在使用克霉唑治疗期间，应停止哺乳。

口服：动物实验显示，应用 100 倍于人体剂量时具胚胎毒性。孕妇应权衡利弊后决定是否应用。本品是否经乳汁分泌尚缺乏资料。但由于许多药物经乳汁分泌，哺乳期妇女应慎用。

【重要参数】Mw 345，含服或吞服后吸收甚少，含于口腔中附着于口腔黏膜并缓慢释放。局部应用后可穿透表皮，仅微量吸收至全身。阴道应用后吸收量亦甚微。$t_{1/2}$ 3.5~5 小时，t_{max} 3 小时，F 低，PB 98%。

【国内外指南】2012 年中华医学会发布的《外阴阴道假丝酵母菌病诊治规范修订稿》[1] 及 2021 年美国疾病控制与预防中心（CDC）发布的《性传播疾病治疗指南》[2] 均推荐克霉唑阴道给药作为妊娠期皮肤真菌感染的一线治疗药物。

【妊娠期用药研究】

1. **动物数据**　高剂量阴道给药的动物研究显示未增加致畸性，口服使用

有胚胎毒性。

对妊娠大鼠经阴道给予克霉唑100mg/kg（15倍MRHD）的研究未显示胎儿毒性。在大鼠妊娠第6~15天口服（胃管）给予克霉唑100mg/（kg·d），未发现胎儿畸形增加，但显示有胚胎毒性（吸收率增加）、胎毒性（胎儿体质量减少）和母性毒性（体质量增加减少）。克霉唑剂量为200mg/（kg·d）（30倍MRHD）对大鼠母体是致命的，因此，该组胎儿未进行评估。这项研究中，50mg/（kg·d）（8倍MRHD）没有显示不良影响。然而，在生育力、致畸性和产后发育的综合研究中，50mg/kg克霉唑与母体体质量增加减少和饲养至4周的后代数量减少有关。

口服克霉唑25mg/（kg·d）、50mg/（kg·d）、100mg/（kg·d）和200mg/（kg·d）（2~15倍MRHD）对小鼠无致畸作用。口服60mg/（kg·d）、120mg/（kg·d）或180mg/（kg·d）（18~55倍MRHD）的妊娠兔，未见母体毒性或胚胎毒性的证据[3]。

2. **人类数据** Micromedex妊娠评级：胎儿风险不排除。克霉唑局部或阴道给药后全身吸收很小。1993年一项密歇根的监测研究，包括2 624名曾在母亲妊娠早期暴露于阴道用克霉唑的新生儿，观察到115例（4.5%）重大缺陷，结果提示阴道用克霉唑与先天性异常（如心血管缺陷、脊柱裂、多指畸形和尿道下裂）无关联[a]。

1999年匈牙利先天性畸形病例对照监测（1980—1992年）数据研究了阴道和局部使用克霉唑与先天性畸形之间的关系，与无畸形组相比，有先天畸形婴儿在妊娠期第2个月、第3个月局部用克霉唑治疗的比例无显著差异（OR 0.95，95%CI 0.79~1.14），但克霉唑的使用与隐睾患病率的降低有关[4]。

2018年一项基于人群的回顾性队列研究分析了1999—2009年共101 615名妊娠早期使用了阴道用唑类药物的妇女，其中1 993名妇女在妊娠早期使用了克霉唑阴道片，结果发现妊娠早期接触克霉唑与主要或特定畸形之间无明显关联[5]。

关于克霉唑与自然流产风险影响的数据有限，有早期研究发现在妊娠早期妊娠阴道炎治疗，自然流产（SAB）的风险显著增加[6]。但近期有研究认为暴露于阴道抗真菌药与自然流产无关[7]。大多数证据表明，在妊娠期间使用克霉唑可降低念珠菌感染妇女的早产发生率，以及相关的低出生体质量。

【哺乳期用药研究】目前没有克霉唑能否分泌至母乳的数据。然而，经阴道给药后只有3%~10%的药物被全身吸收（峰值血清浓度为0.01~0.03μg/ml），由于克霉唑的口服生物利用度差，口服含片吸收更少。因此，母乳喂养婴儿通过乳汁吸收的药物水平似乎不太可能高到足以产生不良影响，包括局部应用到乳头上[8]。母乳喂养期间推荐选择的局部抗真菌药包括克霉唑[c]。哺乳前应从乳头上清除多余的药膏。

【**男性用药研究**】经口给予中国仓鼠 5 倍剂量（100mg/kg）的药物，未发现精囊染色体在分裂中期结构的改变，未见致突变性[9]。

【**药师建议**】克霉唑局部或阴道给药后的全身吸收极少，转移到胎儿的风险很小。目前资料未发现在妊娠期使用会导致畸形风险增加。鉴于从动物和人类收集的安全性数据，咪唑和三唑类抗真菌药的局部制剂被认为是妊娠期间皮肤真菌感染的首选治疗方法。为提高治疗成功率，建议使用唑类治疗 7 天而不是缩短疗程。

局部使用克霉唑吸收至全身的量很小，哺乳期可以安全使用。

喹硫平 Quetiapine

【**别名**】富马酸喹硫平、思瑞康、舒思、Fumarate

【**药理学分类**】主要作用于中枢系统药物 - 抗精神病药

【**剂型**】片剂

【**妊娠期风险**】FDA 原分级 C；适用 - 母体益处≫胚胎/胎儿风险 [a]

【**哺乳期风险**】L2- 有限数据 - 可能适用 [b]

【**说明书建议**】利大于弊时才可用于妊娠患者。建议综合考虑母乳喂养的益处以及母亲对药物的临床需求以及任何潜在的不利影响。

【**重要参数**】Mw 383，F 100%，$t_{1/2}$ 6 小时，t_{max} 1.5 小时，PB 83%，RID 0.02%~0.1%，M/P 0.29。

【**国内外指南**】2019 年中国妇女孕前肥胖诊治路径专家委员会在《中国妇女孕前肥胖合并抑郁焦虑障碍诊治路径》中建议，针对妊娠前肥胖合并抑郁/焦虑障碍，如果妊娠期需要治疗，喹硫平可能比抗惊厥类的情感稳定剂合适，但必须衡量治疗与不治疗的风险[1]。

英国国家卫生与临床评价研究院的《双相情感障碍评估和管理临床指南》和《初级和二级护理中成人、儿童和青少年双相情感障碍的管理指南》建议，对于患有双相情感障碍的孕妇的中度至重度抑郁症状，可首选喹硫平进行单药治疗[2-3]。

【**妊娠期用药研究**】

1. **动物数据**　大鼠和兔实验中 800mg/d 剂量[分别约为人类最大推荐剂量（MRHD）的 1 倍和 2 倍]下发现了胚胎/胎儿毒性，包括骨化延迟以及胎儿体质量下降；约为 MRHD 的 2 倍剂量下，兔胎儿中腕骨/跗骨弯曲的发生率增加（轻微软组织异常）；两个物种的胎儿体质量均降低。大鼠中暴露于

MRHD 的 2 倍和兔中暴露于 MRHD 1~2 倍时还观察到母体毒性（产妇体质量下降和 / 或死亡）[4]。大鼠围产期 / 产后生殖研究未观察到与药物相关的影响。但一项初步的围产期 / 产后研究显示在暴露于 MRHD 3 倍时，胎儿和幼崽死亡增加，平均窝重减少[5]。

2. 人类数据　观察性研究、出生登记和妊娠期间使用非典型抗精神病药的病例报告等已发表数据并未报道抗精神病药与主要出生缺陷有明确的关联。来自 Medicaid 数据库的 9 258 名妊娠期间暴露于抗精神病药的妇女的回顾性队列研究并未表明主要出生缺陷的总体风险增加。但在妊娠晚期暴露于抗精神病药（包括 Seroquel）的新生儿在分娩后有出现锥体外系和 / 或戒断症状的风险[4]。Micromedex 妊娠评级：胎儿风险不排除。

2005 年一项研究比较了 151 例使用非典型抗精神病药和 151 例对照组的妊娠结局，其中 36 例暴露于喹硫平中。暴露组的 110 名活产新生儿中，有一例暴露于奥氮平的新生儿存在先天畸形（0.9%）。暴露组的低出生体质量发生率（10% vs 2%，$P=0.05$）和治疗性流产（$P=0.003$）高于对照组，其余妊娠结局两组间无显著差异[6]。

2015 年一项系统综述纳入 12 项队列和对照研究，评估了妊娠早期使用喹硫平（$n=433$）、利培酮（$n=432$）、阿立哌唑（$n=100$）和奥氮平（$n=1\ 090$）的畸形风险，发现喹硫平与畸形率增加无关（3.6%）[7]。

2018 年基于美国马萨诸塞州总医院的国家非典型抗精神病药物妊娠登记处（National Pregnancy Registry for Atypical Antipsychotics，NPRAA）数据的研究，采用严格方法研究喹硫平妊娠早期暴露对出生缺陷的影响。研究纳入 357 名女性，其中 152 名妊娠早期使用喹硫平，205 名有心理疾病但妊娠期未暴露于喹硫平或其他抗精神病药的妇女为对照组。结果喹硫平暴露组与未暴露组间的重大出生缺陷无显著差异，分别有 2 例（1.3%）和 3 例（1.4%）重大缺陷，RR 为 1.03，95%CI 0.89~1.19[8]。

喹硫平目前已用于妊娠伴精神分裂症和双相情感障碍的治疗，有学者开发了基于生理药代动力学的模型来预测妊娠期间喹硫平的药代动力学[9]。该模型预测常规剂量方案下妊娠早、中、晚期，喹硫平的 AUC 分别减少 8.7%、35.0% 和 49.1%。另有药代动力学建模研究也表明妊娠中晚期喹硫平药物浓度较非妊娠患者显著减少，最大可减少 58%，根据药代动力学模型，提出妊娠期需增加喹硫平剂量至 500~700mg，每天 2 次[10]。

【哺乳期用药研究】喹硫平能分泌入乳汁，已有少量文献报告了人乳中喹硫平的存在，其相对婴儿剂量小于母体体质量调整剂量的 1%[4]。2004 年有一例在妊娠期及产后每天口服 200mg 的喹硫平的报道，给药后 6 小时内平均乳汁药物浓度为 13μg/L，给药 1 小时后乳汁中的药物浓度达峰值 62μg/L。

该作者认为纯母乳喂养的婴儿摄入的药物剂量仅为母亲体质量调整剂量的0.09%。即便在最大值时，婴儿摄入的剂量最多为母亲体质量调整剂量的0.43%[11]。

2007年另一项研究中，一位母亲在产后3个月每天接受400mg喹硫平，用药后12.8~23.1小时期间分泌的乳汁中药物平均浓度为41μg/L，药物乳汁与血浆浓度比值（M/P）为0.29，相对婴儿剂量为母亲剂量的0.09%。婴儿的血药浓度为1.4μg/L，是母亲血药浓度的6%。在该婴儿中无不良反应报告[12]。

母乳喂养期间选择的精神安定药包括经典的精神安定药氟哌噻吨、氟奋乃静和氟哌啶醇，以及非典型的精神安定药喹硫平和奥氮平，重新调整治疗方案时应优先考虑这些药物[c]。

Micromedex 哺乳评级：婴儿风险不排除。

【男性用药研究】拮抗多巴胺 D_2 受体会升高某些患者的催乳素水平，并且这种升高可能在长期给药期间持续存在。高催乳素血症可能抑制下丘脑促性腺激素释放激素（gonadotropin-releasing hormone，GnRH），导致垂体促性腺激素分泌减少，可能通过损害男性患者的性腺类固醇生成抑制生殖功能[4]。动物实验发现喹硫平降低了雄性大鼠的交配和生育能力，在停止治疗2周后，在高剂量组中仍能观察到该副作用[a]。

【药师建议】对于妊娠期间使用非典型抗精神病药的研究较多，一般认为如果病情需要，妊娠期可以使用喹硫平。妊娠晚期使用须关注新生儿在分娩后有出现锥体外系和/或戒断症状的风险。

几项早期的研究表明喹硫平的 RID 在 0.02%~1% 之间。综合考虑母乳喂养的益处以及母亲对药物的临床需求，如果需要，服药期间哺乳可能是合适的。

L

拉莫三嗪 Lamotrigine

【别名】利必通，安闲，那蒙特金，Lamictal

【药理学分类】主要作用于中枢神经系统药物 - 抗癫痫药 / 抗狂躁药

【剂型】片剂

【妊娠期风险】FDA 原分级 C；适用 - 母体获益≫胚胎 / 胎儿风险 [a]

【哺乳期风险】L2- 充分数据 - 适用 [b]

【说明书建议】摘录自两份不同的说明书。

来源于几个前瞻性的妊娠研究档案的上市后资料记录了超过 8 700 名妊娠期前三个月的孕妇暴露于本品单药治疗下的数据，未表明会增加先天畸形的发生风险。尽管从有限的几个登记研究获得的数据报告有增加单纯唇裂的风险，一项已完成的病例对照研究表明，与暴露本品后产生的其他缺陷相比唇裂风险并未增加。本品联合用药的数据资料尚不足以评估本品是否影响与其联用的其他制剂的致畸风险。与其他药物一样，只有在预期利益大于潜在风险的情况下，才可以使用本品。妊娠期间的生理变化可能会影响本品的水平和 / 或治疗效果。已有在妊娠期间降低本品水平的报告。孕妇在使用本品进行治疗时，应保证适当的临床处理。有报道显示本品能够以高浓度进入乳汁，其结果可以导致婴儿体内药物浓度近似达到母体的 50%。因此，在某些母乳喂养的婴儿中，本品的血清浓度可能达到可以出现药理作用的水平。

来自几项前瞻性妊娠暴露登记和妊娠女性流行病学研究的数据显示，与一般人群相比，暴露于拉莫三嗪的妊娠女性中未检测到重大先天性畸形或畸形率增加。在动物研究中，妊娠大鼠服用拉莫三嗪会导致发育毒性（死亡率增加、体质量减轻、结构变异增加、神经行为异常）。拉莫三嗪会分泌入人乳汁中，新生儿存在高血清浓度水平的风险。如果在妊娠期间增加拉莫三嗪剂量，但在分娩后没有减少到妊娠前剂量，则在母体血清和乳汁的药物浓度水平（产后）会升至高点。药物清除需要葡萄糖醛酸化，但婴儿的葡萄糖醛酸化能力尚不成熟，这也可能导致拉莫三嗪暴露水平升高。在服用拉莫三嗪的母亲喂食母乳的婴儿中报告了包括皮疹、呼吸暂停、嗜睡、吸吮差和体质量增加不良（在某些情况下需要住院治疗）在内的事件，但尚不清楚这些事件是否由拉莫三嗪引起。目前尚无关于药物对产奶量影响的数据。

【重要参数】Mw 256，$t_{1/2}$ 29 小时，t_{max} 1~4 小时，F 98%，RID 9.2%~18.27%，M/P 0.562，PB 55%。

【国内外指南】2008 年美国妇产科医师学会（ACOG）在关于妊娠和哺乳期使用精神药物（妇产科医师临床管理指南第 92 号）的实践公告中指出，拉莫三嗪对双相情感障碍患者具有保护作用，一般它的耐受性相对于其他情绪稳定剂的生殖安全性更高，是双相情感障碍孕妇的一种维持性治疗选择[1]。

2015 年《妊娠期女性抗癫痫药物应用中国专家共识》指出，拉莫三嗪等新一代抗癫痫药物（AED）可能会改善妊娠期药物的耐受性，且较其他传统 AED 对胎儿的致畸性小，但尚缺乏大规模的临床研究证据支持；女性癫痫患者在产后仍应继续服用 AED，并观察新生儿是否出现与 AED 相关的副作用，如拉莫三嗪可能会诱发新生儿皮疹。与透过胎盘屏障的药物浓度相比，拉莫三嗪在母体乳汁内的药物浓度较低，对胎儿的影响相对较小，一般情况下可进行母乳喂养，但如出现长时间的镇静、对喂养不感兴趣、体质量不增加等表现，则应立即停止母乳喂养[2]。

2016 年英国皇家妇产科医师学会（RCOG）关于妊娠期癫痫指南指出，基于有限的证据，妊娠期服用拉莫三嗪不会对子代的神经发育造成不良影响；拉莫三嗪单药治疗相对于其他 AED 表现出更低的先天畸形发生风险。另外，建议鼓励服用 AED 的癫痫患者哺乳，基于现有证据，认为服用 AED 期间母乳喂养不会影响儿童的认知能力[3]。

2020 年发布的《香港癫痫指南更新：女性癫痫患者整个生殖周期的管理建议》认为，在非语言和执行功能方面，暴露于拉莫三嗪的儿童相较其他 AED 的能力强；口服避孕药可能会降低 AED（如拉莫三嗪）的血清水平；妊娠期间对 AED（如拉莫三嗪）水平进行监测可能有助于指导剂量调整，总体而言，拉莫三嗪相对致畸风险较低；叶酸通常用于服用 AED 的育龄妇女，在大多数情况下，自然阴道分娩和母乳喂养并不是禁忌，但需要根据患者的医疗状况和意愿单独考虑，妊娠和产褥期可根据血药浓度来调整剂量[4]。

2021 年发布的《中国围妊娠期女性癫痫患者管理指南》指出：妊娠中晚期受循环血容量增加、药物代谢酶活性提高、药物清除率升高等因素影响，孕妇的 AED 血药浓度较孕前均有不同程度降低，这是妊娠期癫痫发作的最主要原因。左乙拉西坦、托吡酯和奥卡西平的血药浓度可下降 30%~50%，拉莫三嗪的下降幅度甚至可高达 70%；对于服用拉莫三嗪的孕妇，建议每月监测血药浓度[5]。

【妊娠期用药研究】

1. **动物数据**　在器官形成期间对妊娠小鼠、大鼠或家兔给予拉莫三嗪（经口给药剂量分别高达 125mg/kg、25mg/kg 和 30mg/kg）时，在小鼠和大鼠中观察到胎仔体质量下降和胎仔骨骼变异发生率增加,也观察到母体毒性。小鼠、大鼠和家兔的胚胎-胎仔发育毒性的无影响剂量(分别为 75mg/kg、6.25mg/kg 和 30mg/kg)与人体剂量 400mg/d[以体表面积(mg/m²)计]相似(小鼠和家兔)或比人体剂量更低(大鼠)[6]。

在一项研究中,妊娠大鼠在器官形成期间给予拉莫三嗪(经口给药剂量为 0mg/kg、5mg/kg 或 25mg/kg),并评价子代出生缺陷。结果显示,在这两种剂量暴露下其子代均观察到神经行为异常。产生大鼠神经毒性的最低有效剂量小于相当于人体剂量的 400mg/d,在更高的试验剂量下观察到母体毒性。

当大鼠在妊娠后期和整个哺乳期接受拉莫三嗪(经口给药剂量为 0mg/kg、5mg/kg、10mg/kg 或 20mg/kg)给药时,在所有剂量下均观察到子代死亡率增加(包括死产)。大鼠产前和产后发育毒性的最低效应剂量低于人用剂量(400mg/d)。在 2 个最高试验剂量下观察到母体毒性。当给予妊娠大鼠拉莫三嗪大于或等于 5mg/(kg·d)的剂量下(该剂量相当于<人用剂量 400mg/d),在一定程度上会降低胎仔中的叶酸浓度。

2. **人类数据** 2006 年在美国和英国 25 个癫痫中心进行的前瞻性观察研究(招募了 1999 年 10 月—2004 年 2 月期间患有癫痫的孕妇),纳入了 333 对母婴的单一疗法暴露情况,确定了四种最常用的 AED 是否存在不同的长期认知和行为神经发育影响。结果发现,导致每种严重不良结果的频率为:卡马西平 8.2%、拉莫三嗪 1.0%、苯妥英 10.7% 和丙戊酸盐 20.3%,严重不良结果的分布之间存在显著差异[7]。

2007 年关于拉莫三嗪致畸性的"问答性"评论中指出,拉莫三嗪单药治疗与发生严重畸形的风险增加无关[8]。

2009 年《新英格兰医学杂志》发表了一项前瞻性、观察性、多中心研究,关于胎儿暴露于抗癫痫药物后 3 岁时的认知功能的研究,纳入了服用单一 AED(卡马西平、拉莫三嗪、苯妥英钠或丙戊酸钠)的孕妇(美国和英国)。着重对 309 名曾在宫内暴露于四种癫痫药物的儿童 3 岁时的认知结果进行计划性中期分析。在调整母亲智商、母亲年龄、药物剂量、出生时孕龄和母亲妊娠前叶酸的使用情况后,结果显示,暴露于拉莫三嗪、苯妥英钠、卡马西平和丙戊酸钠的儿童平均智商为 101、99、98 和 92[9]。

2012 年一项研究对 1997 年至 2011 年间在北美抗癫痫药物妊娠登记处登记的孕妇进行随访统计,考察在单一疗法中暴露于特定 AED 的婴儿和未暴露组计算主要畸形率。结果,拉莫三嗪的主要畸形风险为 2.0%(31/1 562)。与丙戊酸钠和苯巴比妥等 AED 相比,左乙拉西坦和拉莫三嗪等新型 AED 的主要畸形风险更低[10]。

同年,一项研究分析了澳大利亚妊娠登记处收集的数据,对 1 317 例癫痫妇女的妊娠结局数据库进行了考察，以确定妊娠早期三种广泛使用的抗癫痫单药疗法（拉莫三嗪、左乙拉西坦和托吡酯）的致畸风险。结果显示，拉莫三嗪单药治疗相关的畸形发生率为 12/231（5.2%），托吡酯为 1/31（3.2%），左乙拉西坦为 0/22（0%）[11]。

2017 年一项关于妊娠期间使用拉莫三嗪是否安全的前瞻性比较性观察研究，对使用拉莫三嗪治疗和接受非致畸暴露相关咨询的患者进行前瞻性随访（患者来自 1997—2008 年期间妊娠的以色列畸形学信息服务中心的来电）。结果显示，218 例服用拉莫三嗪的孕妇（208 例在妊娠早期）和 865 例非致畸暴露妇女的主要先天性异常率相似。在拉莫三嗪暴露组中未出现口腔裂的病例（妊娠初期拉莫三嗪的中位剂量为 200mg/d，妊娠期剂量增加 29%；单药治疗占 72%）。根据当前和以前公布的数据，拉莫三嗪似乎是有临床指征的孕妇的合理选择[12]。

2018 年一项综述回顾了拉莫三嗪对妊娠结局影响的相关文献，为双相情感障碍的孕妇使用拉莫三嗪提供有用信息。结果显示，目前尚不清楚暴露于拉莫三嗪妇女的胎儿有较高的畸形率或神经发育延迟风险。在治疗患有双相情感障碍的妇女时，使用拉莫三嗪的风险必须与母体症状失控的风险相权衡[13]。

2019 年一项研究评估了妊娠前两个月接受 10 种不同抗癫痫单药治疗与 23 种严重先天性畸形风险之间的关系。该队列包括 1 886 825 例妊娠，其中 2 997 例暴露于拉莫三嗪，结果发现拉莫三嗪与先天畸形无显著相关性[14]。另一项研究总结了在双向情感障碍和 / 或精神分裂孕妇中使用 AED（拉莫三嗪、丙戊酸盐、卡马西平、奥卡西平、托吡酯和加巴喷丁）与妊娠不良结局和重大先天畸形的相关性，结果显示拉莫三嗪具有最好的安全性，是育龄妇女的首选药物之一[15]。

2019 年另一项基于国际抗癫痫药物和妊娠登记处数据进行的一项纵向、前瞻性队列研究，纳入了在妊娠时暴露于 AED 单一疗法的女性数据，比较了产前暴露于 8 种常用 AED（卡马西平、拉莫三嗪、左乙拉西坦、奥卡西平、苯巴比妥、苯妥英、托吡酯和丙戊酸盐）的后代在出生后 1 年评估的主要先天性畸形的风险，共 7 355 次妊娠。结果发现，重大先天畸形发生率为：丙戊酸 142/1 381（10.3%），苯巴比妥 19/294（6.5%），苯妥英 8/125（6.4%），卡马西平 107/1 957（5.5%），托吡酯 6/152（3.9%），奥卡西平 10/333（3.0%），拉莫三嗪 74/2 514（2.9%）和左乙拉西坦 17/599（2.8%）[16]。

2020 年一项研究使用瑞典登记数据（n=14 614）并调整一系列混杂因素后评估在妊娠期间使用 AED 的妇女所生的孩子是否有更高的自闭症谱系障碍和注意力缺陷 / 多动障碍风险，重点评估了 3 种最常报告的单药治疗（丙戊酸 4.8%、拉莫三嗪 6.8% 和卡马西平 9.7%）。未发现与拉莫三嗪暴露相关的风险证据,观察到丙戊酸的使用与孤独症谱系障碍(HR 2.30,95%CI 1.53~3.47)和注意力缺陷/多动障碍(HR 1.74,95%CI 1.28~2.38)相关[17]。

2021 年研究报道了 1998 年至 2019 年所有已完成妊娠的前瞻性观察注册(喀拉拉邦癫痫和妊娠注册)记录中提取的药物暴露和畸形率相关数据,校正了母亲的年龄、教育状况和癫痫分类后,AED 暴露组与未暴露组重大先天性畸形风险相似,但拉莫三嗪风险最低[18]。但有研究从中国台湾纵向健康保险数据库中纳入了 2002 年至 2011 年间共 5 669 例双相情感障碍孕妇和 5 669 例健康对照者,结果发现拉莫三嗪(OR 8.24,95%CI 1.49~45.6)和丙戊酸(OR 2.43,95%CI 1.32~4.47)暴露的后代有相对较高的注意力缺陷/多动障碍风险[19]。2021 年一篇综述纳入了 2020 年 12 月之前发表的关于宫内 AED 暴露的安全性证据(这些证据来自基于注册、前瞻性队列和大型电子健康数据库的方法学异质上市后观察性研究),清楚地证明拉莫三嗪和左乙拉西坦相对安全[20]。

【哺乳期用药研究】1997 年病例报告了一名婴儿从出生第 2 天开始纯母乳喂养,母亲每天服用 300mg 拉莫三嗪,产后 6 周减少至每天 200mg,并引入 50% 的配方奶粉。每周检查 1 次,显示发育正常,没有精神发育迟滞或神经功能缺损的证据。4 周时的脑电图显示没有病理迹象[21]。另外一例病例报道了 1 名母乳喂养的婴儿,其母亲在妊娠期间和产后每天服用 300mg 拉莫三嗪,在 5 个月大之前没有观察到副作用;新生儿拉莫三嗪的血浆浓度在出生后 48 小时仍与母亲分娩时和脐带中的血浆浓度水平相似。分娩后 2 周乳汁与血浆浓度之比为 0.6,母乳喂养儿童的血浆浓度为母亲血浆浓度的 25%[22]。

2000 年同一作者采用高效液相色谱法测定 9 名接受拉莫三嗪治疗的癫痫孕妇血浆和乳汁中药物含量,报告了 9 名先前未报告的婴儿在母体拉莫三嗪治疗期间母乳喂养(剂量范围为每天 100~800mg),结果显示,分娩时母体血浆拉莫三嗪浓度与脐带血浓度相似,以后新生儿的拉莫三嗪血浆浓度缓慢下降。在产后 72 小时,婴儿的中位血浆水平是脐带血浆水平的 75%(50%~100%)。分娩后 2~3 周,母乳/母亲血浆浓度比中位数为 0.61 (0.47~0.77),哺乳婴儿的血浆浓度维持在母亲血浆水平的中位数为 30% (23%~50%),乳儿未见明显不良反应[23]。

2010 年一项前瞻性多中心观察性调查研究了宫内 AED 暴露对认知的长期影响。研究包括妊娠期宫内暴露于卡马西平、拉莫三嗪、苯妥英、丙戊酸盐的癫痫妇女,报告了母乳喂养的 199 名儿童 3 岁认知结果(共有 42% 的儿童接受母乳喂养),对于所有 AED 组合和单一组分的药物,其母乳喂养儿童的智商与非母乳喂养儿童的智商没有差异[24]。

2013 年另一项研究纳入 223 例曾在宫内暴露于抗癫痫药的儿童,发现产前药物暴露与儿童发育结局不良有关。在 6 个月大时，与对照组相比，使用 AED 母亲（n=223）的婴儿精细运动技能受损的风险更高（分别为 11.5% 和 4.8%，OR 2.1，95%CI 1.3~3.2），与对照组相比，使用多种 AED 与精细运动技能（分别为 25.0% 和 4.8%，OR 4.3，95%CI 2.0~9.1）和社交技能（分别为 22.5% 和 10.2%，OR 2.6，95%CI 1.2~5.5）的不良结果相关。与没有母乳喂养或母乳喂养时间少于 6 个月的妇女相比，使用 AED 妇女的孩子持续母乳喂养在 6 个月和 18 个月时的发育受损较少，在 36 个月时，无论第一年的母乳喂养状况如何，产前 AED 暴露与不良发育相关。研究者认为，母乳喂养没有明显有害影响，无论 AED 治疗如何，都应鼓励患有癫痫的妇女给孩子进行母乳喂养[25]。

2014 年再次报告了 AED 与长期神经发育影响的前瞻性观察性多中心研究，数据包括 1999 年 10 月 14 日至 2004 年 4 月 14 日在美国和英国接受单一疗法（即卡马西平、拉莫三嗪、苯妥英或丙戊酸盐）的癫痫孕妇。其子代在 6 岁时，对 181 名儿童进行母乳喂养和智商数据评估，母乳喂养的平均持续时间为 7.2 个月，且不同药物组的母乳喂养率和持续时间没有差异。结果未观察到通过母乳接触 AED 的不良反应，这与前述在 3 岁时进行的另一项研究结果一致。值得注意的是，母乳喂养的儿童表现出更高的智商和更强的语言能力[26]。

2020 年一项多中心前瞻性队列研究（2012 年 12 月—2016 年 10 月期间进行，数据分析时间为 2014 年 5 月—2019 年 8 月）对美国 20 个地点的 6 岁以下儿童进行随访，观察性调查服用 AED 的孕产妇结局和神经发育影响，考察了 7 种 AED 和 1 种代谢物（卡马西平、卡马西平 -10, 11- 环氧化物、左乙拉西坦、拉莫三嗪、奥卡西平、托吡酯、丙戊酸盐和唑尼沙胺）的婴儿与母亲血药浓度的中位数百分比范围为 0.3%~44.2%。总体而言，母乳喂养婴儿血液样本中的 AED 浓度显著低于母体血液浓度，鉴于母乳喂养众所周知的好处，该研究支持正在接受 AED 治疗的癫痫母亲对婴儿进行母乳喂养[27]。

2021 年日本的一项回顾性研究比较了 20 例足月婴儿的结局，将每日平均服用 161mg（50~400mg）拉莫三嗪的母亲母乳喂养的婴儿与对照组进行比较，随访婴儿至 1 月龄大，纯母乳喂养率为 55%。结果显示，拉莫三嗪组和对照组之间的不良事件无显著差异，哺乳期服用低至中等剂量的拉莫三嗪可能相对安全，至少在分娩后 1 个月内如此[28]。

【男性用药研究】2004 年研究显示，在喂食三种第二代 AED（氨己烯酸、拉莫三嗪和加巴喷丁）的雄性大鼠中，生育率和其他与生育能力、性激素和某些生化特征有关的参数受到显著干扰，表明这三种药物可能对性器官、肝脏和脂质代谢有毒性作用[29]。

2018 年有研究考察了奥卡西平、左乙拉西坦和拉莫三嗪对成年男性癫痫患者精液质量、性功能和性激素的影响,结果显示男性癫痫患者的精液质量在治疗前就比健康人群低,而拉莫三嗪和左乙拉西坦治疗后的所有精液参数都显示出可能的改善趋势,但两组间没有统计学差异[30]。

2020 年一项观察性前瞻性研究,招募了希腊西北部约阿尼纳大学医院癫痫门诊随访的所有连续不育男性癫痫患者,评估了 17 名不育男性癫痫患者从丙戊酸转换为左乙拉西坦或拉莫三嗪后各项相关指标,结果发现拉莫三嗪和左乙拉西坦可改善不育男性患者的精子数量和质量,并增加不育夫妇自然受孕的机会[31]。

未检测到口服拉莫三嗪剂量高达 20mg/(kg·d)的大鼠中生育力受损的证据[6]。

【药师建议】现有研究未发现拉莫三嗪单药治疗有明确致畸性,可以作为癫痫患者计划妊娠或妊娠时的首选治疗药物之一,也可作为双相情感障碍的孕妇维持治疗的候选方案之一,建议治疗剂量不超过 300mg/d。妊娠期拉莫三嗪清除率显著增加,建议每月监测血药浓度,以便及时调整给药剂量。分娩后,由于清除率恢复至妊娠前,血药浓度将迅速升高,建议在分娩后 1~2 周内监测血药浓度,再次评估治疗剂量,以避免药物中毒。

拉莫三嗪可以透过乳汁并达到一定浓度,在多元线性回归模型中,乳儿拉莫三嗪药物浓度与乳母体内药物浓度显著相关,对于曾在宫内暴露于拉莫三嗪单一抗癫痫治疗的新生儿,未观察到药物对乳儿的不良影响,母乳喂养并不会影响 6 岁以内儿童的认知能力;母乳喂养的子代可表现出更高的 IQ 和更强的语言表达能力。鼓励服用拉莫三嗪(剂量不超过 400mg/d)的产妇正常哺乳,但母乳喂养期间应密切监测乳儿是否出现呼吸抑制、镇静或烦躁、喂养困难、皮疹等症状以及体质量增长情况,应对新生儿进行个体化评估,必要时监测新生儿血药浓度及肝酶和血常规。

来氟米特 Leflunomide

【别名】来氟洛米、爱若华、妥抒、优通、Arava

【药理学分类】主要作用于中枢系统药物 - 解热镇痛抗炎药、主要影响变态反应和免疫功能药物 - 免疫抑制药

【剂型】片剂、胶囊剂

【妊娠期风险】FDA 原分级 X;禁忌[a]

【哺乳期风险】L5- 没有数据 - 危险[b]

【说明书建议】

由于可能对胎儿造成伤害，来氟米特禁用于孕妇。如果在妊娠期间使用该药，或者患者在服用该药时怀孕，请停止来氟米特治疗，告知患者对胎儿的潜在危害，并执行加速药物消除程序以达到低于 0.02μg/ml，建议哺乳期妇女在接受来氟米特治疗期间停止母乳喂养。

黑框警告：①来氟米特会造成胚胎 / 胎儿毒性，给予来氟米特的动物发生致畸性和胚胎致死性；在开始 ARAVA 治疗前排除妊娠；建议在治疗期间和药物消除过程中对具有生殖潜力的女性使用有效的避孕措施；如果患者怀孕，停止 Arava 并使用加速药物消除程序。②肝毒性：已有严重肝损伤和致命肝功能衰竭的报道；避免将 Arava 用于已有肝病或血清丙氨酸转氨酶(alanine aminotransferase, ALT；即谷丙转氨酶)＞2xULN 的患者；当 Arava 与其他潜在肝毒性药物合用时要小心；监控 ALT 水平，如果可能是来氟米特引起 ALT 升高，需开始加速药物消除程序和每周监测肝功能，直至正常。

【重要参数】 Mw 270，F 80%，$t_{1/2}$ 18~19 天，t_{max} 6~12 小时，PB 99%。

【国内外指南】 2016 年，欧洲抗风湿病联盟(the European League Against Rheumatism, EULAR)发布的《妊娠前、妊娠期和哺乳期使用抗风湿药考虑要点》指出，来氟米特暴露相关的自然流产(spontaneous abortion, SAB)(9.8%)和畸形(3.9%)风险没有增加，因关于胎儿安全性的数据不充分，计划妊娠之前应停用来氟米特[1]。

2020 年美国妇产科医师学会(ACOG)和母胎医学学会(Society for Maternal-Fetal Medicine, SMFM)提出来氟米特通过抑制二氢乳清酸脱氢酶起作用，二氢乳清酸脱氢酶是嘧啶生物合成所必需的酶，通常用于治疗炎症性关节炎和狼疮相关的皮肤病，因有致畸报道，不应该在妊娠期间使用[2]。

【妊娠期用药研究】

1. **动物数据** 来氟米特具有剂量依赖的生殖毒性，能引起胚胎损伤。在妊娠大鼠的生殖研究中发现，在器官形成期间服用来氟米特，全身暴露量约为人体推荐口服剂量的 1/10 时可引起致畸作用(主要包括无眼症、小眼病和内部脑积水)，胚胎致死率增加和母体 / 存活胎儿体质量下降。在家兔研究中，器官形成期间服用来氟米特，全身暴露量约为人体推荐口服剂量时可引起致畸作用。来氟米特的剂量分别约为人体推荐剂量的 1/150 和 1/10，对大鼠和兔均无致畸性。在一项产前和产后发育研究中，雌性大鼠在交配前 14 天开始接受人类推荐剂量的 1/100 治疗，持续到哺乳期结束，子代存活率显著下降(超过 90%)[3]。

妊娠小鼠在妊娠第 6 天至第 15 天口服给予来氟米特 10mg/(kg·d)、30mg/(kg·d)或 70mg/(kg·d)，结果 70mg/(kg·d)组所有胚胎均被吸收，无存活胎儿，30mg/（kg·d）组胎儿存活率降低，多种表观、骨骼和内脏畸形的发生率增加，表观主要畸形的特征有神经管缺陷、腭裂和尾残缺[4]。

2. 致畸机制 来氟米特的致畸形机制与其抑制二氢乳清酸脱氢酶，从而抑制嘧啶合成有关。外源性尿核苷的补充可减少妊娠小鼠来氟米特暴露导致的多数出生畸形[5]。来氟米特的潜在致畸性在米勒综合征（Miller syndrome）患者的表型中也得到了证实。米勒综合征是一种由二氢乳清酸脱氢酶基因突变引起的常染色体隐性遗传疾病，该基因编码二氢乳清酸脱氢酶，基因突变降低了二氢乳清酸脱氢酶活性。在动物研究中观察到的来氟米特相关的畸形表型与弥勒综合征的先天缺陷表型相似，主要表现为颧骨发育不良、眼睑缺损、小颌畸形、唇裂和 / 或腭裂、耳畸形和四肢异常[6]。二氢乳清酸脱氢酶活性在胚胎 / 胎儿发育中非常重要，但是目前有限的前瞻性研究未能观察到妊娠早期暴露于来氟米特导致的妊娠不良结局增加[6]。

3. 药物清除程序 因为可能需要长达 2 年才能达到来氟米特活性代谢产物特立氟胺的不可检测血浆水平（＜0.02mg/L），药品生产商已经制定了一种药物清除程序：①给予考来烯胺 8g/ 次，每天 3 次，持续 11 天；②通过 2 次间隔≥14 天的测试验证血浆水平＜0.02mg/L。如果血浆水平＞0.02mg/L，应考虑再次使用考来烯胺治疗。

4. 人类数据 目前尚不清楚来氟米特和其活性代谢产物特立氟胺是否可透过人类胎盘，其分子量小，推测可以透过胎盘。有关来氟米特在人类妊娠期中使用风险的信息已有相关报道。

2004 年厂家数据报道了 310 例妊娠期间暴露于来氟米特的患者，其中随访到结果的 164 例中有 43 例终止妊娠、36 例自然流产、85 例活产，且活产婴儿中有 7 例先天缺陷，但无后续详细报道[7]。

2004 年一项来自厂商关于妊娠期英夫利昔单抗暴露的数据库研究报告，表明一名孕妇在妊娠前和妊娠期间接受了英夫利昔单抗和来氟米特治疗，结果分娩出一名患有肠旋转不良的婴儿[8]。

2010 年加利福尼亚大学的一项前瞻性队列研究中，报道了类风湿关节炎（RA）患者妊娠期暴露于来氟米特的妊娠结局[9]。来氟米特组（64 例，其中 61 例使用了药物清除程序）的平均暴露时间：至妊娠后 3.1 周，最迟停药时间为妊娠后 8.6 周。来氟米特暴露组的结构性缺陷总体发生率为 5.4%（3/56 活产），RA 组（108 例）为 4.2%（4/95 活产），健康对照组（78 例）为 4.2%（3/72 活产），三组间无显著统计学差异。来氟米特暴露组出生婴儿的三个重要异常是隐匿性脊柱闭合不全，单侧输尿管肾盂交界处梗阻和多囊肾病，以及小头畸形。在功能缺陷方面，组间无差异，但暴露组有更多婴儿有轻微缺陷（$P=0.05$），有三个或更多个轻微缺陷的比例更高（47.1% vs 32.2% vs 29.2%，$P=0.10$），但无特定的重要或次要异常模式。两组 RA 患儿出生时均比健康母亲的婴儿更小、出生时间更早，但 RA 组之间无显著差异。结果表明 RA 本身或者合用其他药物（如皮质类固醇），可导致早产率增加和足月婴儿出生体质量降低[9]。

2012 年 Chambers 等报道了未符合上述队列研究标准但是在妊娠前或妊娠期暴露于来氟米特的 45 名妇女的妊娠结局。研究中 16 名妇女在妊娠期前三个月接触了来氟米特，其中 2 名婴儿有明显畸形，11 名婴儿有 2 处及以上的轻微结构异常。29 名孕妇在受孕前暴露，未见有重要畸形，15 名婴儿有 2 处及以上的轻微结构异常[10]。

2017 年一项数据来源于德国胚胎毒素药物警戒数据库的研究，纳入了妊娠前 2 年至妊娠后 10 周暴露于来氟米特，且妊娠前无冲洗程序治疗的 65 名患者（后续 25 名妇女在妊娠期使用了冲洗程序），其中 47 名在妊娠早期暴露，18 名在妊娠前暴露。结局为 10 例自发流产，19 例选择终止妊娠，39 名活产婴儿（包括双胞胎）中有一例重大畸形记录，为 42 岁母亲使用来氟米特至妊娠 5^{+4} 周停用，同时妊娠期全程使用泼尼松龙，出生婴儿表现为食管闭锁Ⅲ型伴气管 - 食管瘘，需要外科手术干预。研究结果提示，来氟米特不是人类强致畸剂，但是不能排除胚胎潜在毒性导致流产率增加。作者认为妊娠前须停药 2 年及血浆水平低于 0.02μg/ml 的建议似乎过于谨慎[11]。

2018 年一项队列研究从 1998—2015 年间加拿大的 289 688 名孕妇的数据中，研究了妊娠早期、妊娠中晚期暴露于来氟米特和其他抗风湿药物与重要先天畸形和自发流产的相关性。其中 51 名患者妊娠早期暴露于来氟米特，调整潜在混杂因素后，妊娠早期使用来氟米特与重要先天畸形风险无直接相关性（aOR 0.97，95%CI 0.81~1.16），与自发流产率也无明显相关性（aOR 1.09，95%CI 0.90~1.32）[12]。21 名妇女妊娠中晚期暴露于来氟米特，其中 7 名早产、8 名婴儿低出生体质量，研究者指出妊娠中晚期暴露于来氟米特与早产（aOR 4.03）或低出生体质量（aOR 1.06）无直接相关性[12]。

2020 年一项研究妊娠期意外暴露于来氟米特的安全性研究，报告了 222 例已知结果的妊娠前和 / 或妊娠期间暴露于来氟米特的患者。在 169 例活产儿中，有 8 例先天畸形，但没有一致的异常模式。这些研究结果表明，妊娠暴露与未暴露于来氟米特的畸形率无显著差异。目前积累的人类数据并未表明来氟米特是一种强效的人类致畸剂[13]。

【哺乳期用药研究】来氟米特是一种强效的免疫抑制剂，具有潜在的致恶性肿瘤、肝损伤、血液学变化和感染的风险，目前没有来氟米特转移进入母乳的数据，但在哺乳期使用有很高的危险性，且药物半衰期长，不建议哺乳期使用[b]。

尚未进行哺乳期研究来评估来氟米特在人乳中的存在、来氟米特对母乳喂养儿童的影响或来氟米特对乳汁产量的影响。由于来氟米特母乳喂养的婴儿可能出现严重不良反应,建议妇女在来氟米特治疗期间停止母乳喂养[3]。

【男性用药研究】现有的信息没有提示男性使用来氟米特与胎儿毒性风险增加相关,然而这方面的动物研究评价未开展,为最小化风险,计划生育的男性应考虑停用来氟米特并使用考来烯胺洗脱。来氟米特和其主要代谢产物特立氟胺无潜在致突变作用,次代谢物是弱的致突变物但其浓度极低,因此染色体异常和分子水平的点突变的理论风险是极低的[14]。

2014年一项关于来氟米特的活性代谢产物特立氟胺对男性生育影响的临床研究,父亲暴露于特立氟胺的19次妊娠中,有16个健康活产无结构或功能畸形、2个人工流产、1个自然流产[15]。

【药师建议】来氟米特是一种动物致畸剂,因此妊娠中的使用是禁忌的,药物及其活性代谢产物体内消除非常缓慢,可能需要长达2年才能达到不可检测水平。然而目前有限的人类妊娠使用经验未发现重要畸形风险增加,轻微畸形、婴儿早产和低出生体质量的风险可能与疾病本身(类风湿关节炎)或合用的其他治疗药物有关。但目前在计划妊娠中使用来氟米特的安全性证据仍不充分,育龄妇女中使用来氟米特仍应避免妊娠,在开始治疗前应采取可靠的避孕措施,药物清除程序应在妊娠前完成。意外受孕的情况下,一旦发现怀孕应立即停药,并启动药物清除程序,并告知患者可能的风险。

尚未进行哺乳期研究来评估来氟米特在人乳中的存在、来氟米特对母乳喂养儿童的影响或来氟米特对乳汁产量的影响。由于来氟米特半衰期长,母乳喂养的婴儿可能出现严重不良反应,建议妇女在来氟米特治疗期间停止母乳喂养。

兰索拉唑 Lansoprazole

【别名】兰悉多、可意林、达克普隆、Dexilant、Prevacid

【药理学分类】主要作用于消化系统药物-治疗消化性溃疡和胃食管反流药物

【剂型】片剂、胶囊剂、注射剂

【妊娠期风险】FDA原分级B;人类资料提示低风险[a]

【哺乳期风险】L2-没有数据-可能适用[b]

【说明书建议】摘自两个不同的药品说明书。

已发表的观察性研究的现有数据总体上并不表明兰索拉唑治疗与不良妊娠结局相关。在动物生殖研究中,器官形成期间口服6.4倍于人类最大推荐剂量的兰索拉唑,可使后代在出生后21天的股骨质量、股骨长度、冠-臀长和生长板厚度(仅限雄性)降低。这些影响与减少体质量增加有关。建议孕妇注意对胎儿的潜在危险。兰索拉唑及其代谢物存在于鼠乳中。应考虑母乳喂养对发育和健康的益处,母亲临床需要以及对婴儿潜在影响。

已确认兰索拉唑在大白鼠胎仔的血浆浓度比在母鼠中高,又在兔子[经口给药 30mg/(kg·d)]的实验发现胎仔死亡率增加,故对孕妇或有可能怀孕的妇女,需事先判断治疗上的益处超过危险性时,方可用药;曾有报告指出,在动物实验(大白鼠)中本品会转移到乳汁中。所以本药品不适合用于正在哺乳期中的妇女。如不得已需服药时,应避免哺乳。

【重要参数】Mw 369, $t_{1/2}$ 1.5 小时, t_{max} 1.7 小时, F 80%, PB 97%。

【国内外指南】美国胃肠病协会在 2013 年版《胃食管反流的诊断与治疗指南》指出:质子泵抑制剂(PPI)对有临床症状的妊娠女性是安全的。妊娠期的胃食管反流(GERD)管理必须个体化,抗酸剂、海藻酸盐或硫糖铝被认为是一线治疗药物。如果症状持续存在,可以使用 H_2 受体拮抗剂(H_2RA)。若症状顽固或为复杂反流疾病亦可使用 PPI[1]。

2016 年加拿大 SOGC 临床实践指南:《妊娠期恶心呕吐的管理(No.339)》指出:质子泵抑制剂,包括奥美拉唑、兰索拉唑、雷贝拉唑、埃索美拉唑和泮托拉唑,妊娠期使用时安全性高[2]。

2019 年澳大利亚和新西兰产科医学会(SOMANZ)发布的《妊娠期恶心呕吐、妊娠剧吐的管理指南》认为,妊娠期中重度恶心呕吐、难治性妊娠剧吐可加用抑酸疗法,其中 PPI 为抑酸疗法的三线方案,耐受性良好,未见胎儿先天畸形风险增加[3]。

根据中国指南《质子泵抑制剂临床应用指导原则(2020 版)》,质子泵抑制剂用于孕妇的临床资料有限,一般不推荐孕妇使用质子泵抑制剂。对于治疗酸相关疾病,仅对于在调整生活方式的基础治疗及抗酸剂、胃黏膜保护剂等治疗效果不佳时,充分评估患者的获益和风险后,方予以考虑使用质子泵抑制剂。在妊娠前 1 个月以及妊娠 1~3 个月避免使用任何质子泵抑制剂。指导原则参考国内原研药的药品说明书、FDA 妊娠分级及最新临床诊疗指南后认为兰索拉唑妊娠期利大于弊时可以使用;哺乳期使用暂停哺乳[4]。

【妊娠期用药研究】2010 年丹麦的一项观察性研究发现,3 651 例在早期妊娠暴露于 PPI 的婴儿与 837 317 例未暴露的婴儿相比,重大出生缺陷的风险并未增加。该研究纳入了 794 位妊娠早期(0~12 周)接受过兰索拉唑治疗的孕妇,相比于未接触 PPI 的孕妇,并未发现其分娩婴儿有先天畸形率增高的现象(aOR 1.13, 95%CI 0.77~1.67)[5]。

2012 美国国家出生缺陷预防进行的一项病例对照研究对妊娠剧吐使用药物的胎儿畸形风险进行调查,发现尿道下裂和使用质子泵抑制剂(包括奥美拉唑、兰索拉唑、埃索美拉唑)有关(*OR* 4.36, 95%*CI* 1.21~15.81)。但是,妊娠剧吐包含单独用药及联合用药两种暴露于 PPI 的方式,且 PPI 的暴露仅 12 份病例(尿道下裂 7/12),难以判断单个药物的风险[6]。

2012 年一项以色列处方登记研究纳入 1998—2009 年数据分析,共有 1 186 例女性在妊娠早期接触过 PPI(1 159 例分娩,27 例流产)。其中,955 例暴露于奥美拉唑,233 例暴露于兰索拉唑,17 例暴露于泮托拉唑。通过与未接触 PPI 的妊娠女性(109 586 例)对比,研究认为接触 PPI 与先天性畸形风险增加无关(*aOR* 1.06, 95%*CI* 0.84~1.33)[7]。

2015 年的一项以色列回顾性队列研究收集了 1998—2011 年 91 428 位儿童及其母亲,关联疾病和用药信息后发现 5.5% 儿童的母亲在受孕前 2 个月至妊娠期曾接触过 H_2RA 或 PPI(32% 母亲受孕前 2 月使用,39% 妊娠早期使用,14.5% 妊娠中期使用,14.5% 妊娠晚期使用),且暴露后儿童患哮喘的风险较未暴露儿童相比轻微增高(282/5 025 vs 2 685/86 403, *RR* 1.09, *P*=0.023)。研究将 PPI 类药物分别统计后发现,宫内暴露于兰索拉唑与儿童哮喘风险有显著关联[8]。

2020 年一项最新的大型荟萃分析,纳入 23 项临床研究报告(18 项研究评估孕妇使用 PPI 与先天性畸形相关性分析以及 11 项评估 H_2RA 妊娠期使用风险研究),结果显示孕妇使用 PPI 与先天性畸形风险增加有关(*OR* 1.28, 95%*CI* 1.09~1.52),兰索拉唑导致先天性畸形的风险为 1.03(95%*CI* 0.76~1.40)与流产、死产、新生儿死亡、早产和低出生体质量之间无显著关联。该研究未评估特定的畸形与药物种类[9]。

对于妊娠期和哺乳期 GERD 女性,抑酸剂和硫糖铝是一线治疗药物;如果症状持续存在,可以使用任何 H_2RA(尼扎替丁除外);对于顽固性或复杂性 GERD,可以使用 PPI[10]。

质子泵抑制剂可以在妊娠期间开具处方使用,奥美拉唑是该组的首选药物[c]。

Micromedex 妊娠评级:胎儿风险不排除。

【哺乳期用药研究】动物实验表明,兰索拉唑可分泌进入乳汁。由于在酸中不稳定,在母乳中溶解时不太可能被吸收;兰索拉唑在动物乳汁中分泌,但目前没有人类数据。兰索拉唑在结构上与奥美拉唑相似,在胃酸中非常不稳定,在很大程度上会被婴儿胃酸所破坏[b]。

Micromedex 哺乳评级:婴儿风险不排除。

【男性用药研究】暂无数据。

【药师建议】根据目前有限的数据,妊娠期服用兰索拉唑不增加重大出生缺陷的风险,可作为妊娠期胃食管反流的治疗药物;但鉴于宫内暴露可能增加子代患哮喘的风险且妊娠阶段长期使用 PPI 的安全性仍有待进一步验证，孕妇应避免滥用 PPI。妊娠期如果需要 PPI，建议首选妊娠期安全资料较多的奥美拉唑。

兰索拉唑可分泌进入乳汁，虽然缺乏人类哺乳期数据，但和奥美拉唑一样，兰索拉唑在胃内也容易被胃酸破坏，哺乳期可以使用。

劳拉西泮 Lorazepam

【别名】氯羟安定、氯羟二氮草、乐拉安、佳普乐、Ativan

【药理学分类】主要作用于中枢神经系统药物 - 抗焦虑药

【剂型】片剂、注射剂

【妊娠期风险】FDA 原分级 D；人类资料提示妊娠早期和晚期存在风险 [a]

【哺乳期风险】L3- 有限数据 - 可能适用 [b]

【说明书建议】由于劳拉西泮（镇静剂）的使用很少是紧急情况，因此应避免在妊娠期使用。应考虑育龄妇女在治疗时妊娠的可能性。应告知患者，如果妊娠，应与医师沟通是否需要停药。已在人类母乳中检测到劳拉西泮，因此，不应在哺乳期妇女使用，除非对妇女的预期益处超过对婴儿的潜在风险。服用苯二氮草类药物母乳喂养的婴儿可出现镇静和无法吸吮的情况。应观察婴儿的不良影响（包括镇静和易怒）。

孕妇注射劳拉西泮可能会造成胎儿损伤。通常情况下，不应在妊娠期使用劳拉西泮注射液，除非在严重或危及生命，不能使用更安全的药物或无效的情况下使用（癫痫持续状态可能危及生命）。关于非肠道途径劳拉西泮用药的产科安全性（包括在剖宫产术中使用）数据还不充分，因此不推荐使用。注意劳拉西泮注射液含苯甲醇。已在母乳中检测到劳拉西泮。因此，哺乳期母亲不应服用劳拉西泮，因为与其他苯二氮草类药物一样，使用劳拉西泮可能产生镇静或对婴儿不利的影响。

【重要参数】Mw 321，$t_{1/2}$ 12 小时，t_{max} 2 小时，F 90%，RID 2.6%~2.9%，M/P 0.15~0.26，PB 85%~93%。

【国内外指南】2017 年，英国精神药理协会（BAP）发布的关于《妊娠和产后应用精神病药物共识指南》[1]指出，关于催眠药对人类生育作用的数据非常有限，而现有的数据中没有令人信服的证据表明苯二氮草类与先天缺陷风险增加有关。苯二氮草类药物通常在妊娠期间用于控制严重的焦虑或躁动，半衰期短的药物（如劳拉西泮）是首选，这种观点与英国国立卫生与护理卓越学院的实践指南相一致[2]。

同年，我国发表的《苯二氮䓬类药物临床使用专家共识》中指出，妊娠期及哺乳期妇女须谨慎使用苯二氮䓬类药物[3]。

其他关于苯二氮䓬类药物的相关指南可参考地西泮。

【妊娠期用药研究】

1. **动物数据**　在小鼠、大鼠和两种品系的兔中进行了动物生殖研究。偶见异常（跗骨、胫骨、跖骨复位、肢体旋转不良、腹裂、颅骨畸形和小眼），与用药剂量无关。尽管这些异常在同期对照组中均不存在，但据报道在历史对照组中是随机发生的。在口服劳拉西泮 40mg/kg 或静脉滴注 4mg/kg 或更高剂量时，有证据表明兔子生化妊娠和流产比例增加，这在低剂量时未观察到[4]。

2. **人类数据**　在人类中，从脐带血中获得的血药浓度水平表明劳拉西泮和劳拉西泮葡糖苷酸可进入胎盘。据报道，在分娩前摄入苯二氮䓬类药物数周或更长时间的母亲产下的婴儿出现戒断症状，包括新生儿出现活动减退、肌张力减退、体温过低、呼吸抑制、呼吸暂停、喂养问题和对冷应激的代谢反应受损等症状[5]。

（1）致畸性：2003 年一项病例对照研究分析了法国妊娠登记的数据，共有 262 名（6.8%）畸形儿的母亲在妊娠期早期使用了苯二氮䓬类药物。结果显示，未见苯二氮䓬类与特定先天畸形有关，但发现劳拉西泮和新生儿肛门闭锁显著相关（6 名暴露于苯二氮䓬类药物的婴儿存在肛门闭锁，其中 5 名暴露于劳拉西泮）（OR 6.2，95%CI 2.4~15.7，P=0.01）[6]。

2007 年瑞典医学出生登记册中，确定了 1 979 名婴儿，他们的母亲（n=1 944）在妊娠早期使用苯二氮䓬类和 / 或催眠性苯二氮䓬受体激动剂。对另外 401 名婴儿进行了研究，这些婴儿由 390 名在妊娠晚期服用此类药物的母亲所生。包括暴露后先天性畸形在内的新生儿结局与所有新生儿的结局进行了比较（n=873 879）。结果发现，与未接触各类药物组相比，苯二氮䓬类可能会增加早产和低出生体质量的风险，但似乎没有很强的致畸潜力。另外还发现幽门狭窄和消化道闭锁（尤其是小肠）的婴儿人数高于预期，但仍需进一步确认[7]。

2014 年一项系统评价中获得的最佳数据包括 9 项观察性研究，涉及超过 100 万名受试者，这些数据表明苯二氮䓬类药物与出生缺陷风险增加无关[2]。尽管如此，另一些研究表明，苯二氮䓬类药物可能与先天性畸形有关，包括手臂和腿畸形、直肠 / 肛门狭窄 / 闭锁、心脏畸形和其他先天性畸形的风险增加有关[8]。

2019 年一项研究共分析了 7 篇关于 29 例妊娠期持续癫痫状态的文章，结果发现 15 名患者（52%）使用的一线药物是劳拉西泮[9]。

2019 年一项多地点、基于人群的病例对照研究，分析了 1997—2011 年国家出生缺陷预防研究的数据（妊娠期间接触苯二氮䓬类药物的情况很少，93/11 614，0.8%），结果发现劳拉西泮和肺动脉瓣狭窄有关（*cOR* 4.1，95%*CI* 1.2~14.2），但样本量有限，因此*CI*较宽。研究结果还表明苯二氮䓬类药物的使用很可能与其他某些出生缺陷的风险增加有关[10]。

2020年一项荟萃分析纳入了28个国家的研究，32项报告，共7 343 571人次妊娠。妊娠期间全球使用苯二氮䓬类药物率为1.9%（95%*CI* 1.6~2.2，I^2=97.48%），可以说劳拉西泮是最常使用的苯二氮䓬类药物（1.5%，95%*CI* 0.5~2.5，I^2=99.87%）[11]。

（2）妊娠并发症：苯二氮䓬类药物似乎与自然流产有关。前瞻性观察性荟萃研究分析了包括大约600名孕妇在妊娠早期接受苯二氮䓬类药物治疗和大约600例未暴露的孕妇，结果发现苯二氮䓬类药物与自然流产的风险增加相关[2]。

2020年一项研究利用2008—2015年美国商业保险理赔数据对1 691 366例妊娠进行了队列研究。其中1.06%的孕妇在受孕前90天内至少服用了两种苯二氮䓬类药物，且至少持续10天。与未服用苯二氮䓬类药物的妇女相比，服用苯二氮䓬类药物妇女的异位妊娠风险高1.47倍（95%*CI* 1.32~1.63）。在诊断为焦虑障碍的女性中，异位妊娠和苯二氮䓬类使用之间的为相对风险1.34（95%*CI* 1.18~1.53），在诊断为失眠的女性中为1.28（95%*CI* 0.99~1.68）[12]。

（3）妊娠期暴露对新生儿的影响：1992年一项研究对妊娠期间使用苯二氮䓬类药物作为唯一的精神药物的母亲所生的17个孩子（共16位母亲，其中15名母亲每天使用羟安定或地西泮，1名母亲使用劳拉西泮）在第6个月、第10个月和第18个月时的生长和神经发育进行了长期前瞻性研究。研究结果与另一组29名儿童（这些儿童的母亲没有服用任何精神药物）进行了比较。结果发现，接触苯二氮䓬类的儿童平均出生体质量较轻，头围略小，在早期体质量赶上正常体质量，但头围依旧保持在低水平，在5个婴儿中，发现一种颅面异常，6个月、10个月大时肌肉运动发育迟缓，18个月大时肌肉运动发育基本正常。所有随访病例均发现精细运动功能受损。在18个月大时，最显著的发现是钳抓发育迟缓。接触苯二氮䓬类的儿童在肌肉张力和运动模式上的偏差比参照组儿童更频繁。该研究表明，在整个妊娠期间使用苯二氮䓬类的治疗剂量可能对18个月以下儿童发育产生负面影响[13]。

1996年病例报道描述了在整个妊娠期暴露于劳拉西泮（7.5~12.5mg/d）和氯氮平（200~300mg/d），在妊娠37周分娩后男婴出现短暂的、轻微的软瘫综合征[a]。

2015年报告了一例患者在服用曲唑酮、劳拉西泮、喹硫平、米氮平和氟西泮时妊娠。4个月后，经过围产期精神科医师的咨询，曲唑酮和氟西泮逐渐停用,劳拉西泮和喹硫平的日剂量逐渐降低,米氮平剂量保持不变。最后,除了轻度胃食管反流外,新生儿出生结果均正常[14]。

2015 年根据前瞻性观察研究,苯二氮䓬类药物似乎与低体质量无关(例如<2 500g)。对 3 项前瞻性观察性研究的荟萃分析包括接受苯二氮䓬类药物治疗的孕妇(n=478)和未接受苯二氮䓬类药物治疗的孕妇(n=559),发现两组低出生体质量的风险几乎相同[2]。在关于妊娠期和哺乳期使用精神药物的一篇文献中指出,在妊娠晚期使用苯二氮䓬类药物时,必须考虑新生儿肌张力低下、嗜睡等戒断症状和过量风险[8]。

2019 年一项队列研究招募了 1999—2008 年妊娠前和 / 或妊娠期间患有抑郁 / 焦虑症(n=4 195)、睡眠障碍(n=5 260)或疼痛相关障碍(n=26 631)的女性,并对 6 个月、18 个月、36 个月、5 岁、7 岁和 8 岁的儿童进行随访。在宫内不同时间点暴露于苯二氮䓬类药后,其注意力缺陷多动障碍症状或精细运动缺陷的风险没有增加。妊娠后期服用苯二氮䓬类药物的抑郁 / 焦虑障碍妇女所生的孩子比未服用苯二氮䓬类药的孩子有更大的运动障碍(RR 0.67,95%CI 0.21~1.13)和沟通缺陷(RR 0.35,95%CI 0.04~0.65)[15]。

其他关于苯二氮䓬类药物的人类数据可参考地西泮。

Micromedex 妊娠评级:胎儿风险不排除。

【哺乳期用药研究】在早期的两项研究中,考察了妊娠晚期母体剂量分别为 2.5mg 静脉注射[16]、2mg 肌内注射和 2.5mg 口服[17]后胎盘转移情况。结果发现,劳拉西泮的胎盘转移模式在许多方面与奥沙西泮相似:胎盘转移速度比地西泮慢得多;新生儿能够以与母亲几乎相同的速率代谢。劳拉西泮在脐带循环中的血清蛋白游离分数(平均 20.8%)高于母体循环中的血清蛋白游离分数(平均 14%)。

2012 年一项前瞻性研究纳入了 124 例母亲及其婴儿(2~24 个月龄),其在哺乳期间使用苯二氮䓬类药物,主要包括劳拉西泮(52%)、氯硝西泮(18%)和咪达唑仑(15%),结果发现 2 例婴儿(1.6%)出现中枢神经系统抑制(表现为嗜睡、含乳差、肌张力减退或对刺激无反应)。但婴儿的镇静与母亲苯二氮䓬类药物使用的剂量或时间没有相关性。该研究支持继续建议在产后服用苯二氮䓬类药物时开始母乳喂养[18]。

2021 年报道了一名母亲服用 4mg 利培酮和 6mg 劳拉西泮,母乳喂养后的婴儿出现镇静,停止服用劳拉西泮后未观察到镇静现象[19]。

但是劳拉西泮在母乳中的含量较低,与许多其他苯二氮䓬类药物相比半衰期较短,可以安全地直接给婴儿服用。来自哺乳期母亲的证据表明,劳拉西泮不会对母乳喂养的婴儿造成任何不良影响。安全评分系统发现劳拉西泮可以在母乳喂养期间使用[20]。不需要特别的预防措施[21]。

总体而言, 劳拉西泮的半衰期比其他苯二氮䓬类药物短, 在哺乳期更受欢迎, 但值得注意的是, 婴儿的半衰期(约30小时)似乎比成人的半衰期(12小时)长得多。由于相对较长的半衰期和具有依赖性, 苯二氮䓬类药物通常不适合母乳喂养。短效苯二氮䓬类药物在哺乳期间更安全的前提是它们是短期或间歇性使用, 并且使用最低有效剂量。

Micromedex 哺乳评级: 婴儿风险较小。

【男性用药研究】暂无资料, 可参考地西泮。

【药师建议】动物数据提示劳拉西泮有生殖毒性。目前尚无良好的对照研究明确劳拉西泮相关的不良发育结局风险信息, 而已知有限的流行病学研究结果不一致, 较多的研究证据表明产前暴露于苯二氮䓬类药物与先天性畸形的风险增加无关, 也有部分研究结果存在不同的结论, 但绝对致畸风险小。产前暴露于苯二氮䓬类药物似乎与自然流产和早产有关, 与低出生体质量风险的相关性研究结果存在矛盾。在分娩期附近长期服用苯二氮䓬类药物可引起新生儿毒性和戒断症状, 如有可能, 应避免在分娩前几周使用。

劳拉西泮及代谢产物可分泌入乳汁, 目前有限的研究没有明确劳拉西泮对乳儿的影响, 但与其他苯二氮䓬类药物相比, 其半衰期较短, 似乎可以比较安全地用于哺乳期妇女的治疗, 但前提是短期或间歇性使用最低有效剂量, 总之母乳喂养须权衡利弊。

雷贝拉唑 Rabeprazole

【别名】哌立拉唑、济诺、瑞波特、Aciphex

【药理学分类】主要作用于消化系统药物 - 治疗消化性溃疡和胃食管反流药物

【剂型】片剂、胶囊剂、注射剂

【妊娠期风险】FDA 原分级 C; 人类数据有限 - 动物数据提示低风险 [a]

【哺乳期风险】L3- 没有数据 - 可能适用 [b]

【说明书建议】有说明书认为: 对于孕妇或有可能妊娠的妇女, 只有在其治疗有益性大于危险性的前提下方可使用; 本品可能通过乳汁分泌, 故避免用于哺乳期妇女, 不得已而必须用药时, 则应暂停给婴儿哺乳。

也有说明书认为: 目前还没有关于妊娠期以及哺乳期妇女使用雷贝拉唑的人类数据来告知该药物使用的相关风险, 妊娠期和哺乳期权衡利弊使用。

【重要参数】Mw 359, $t_{1/2}$ 1~2 小时, t_{max} 2~5 小时, F 52%, PB 96.3%。

【国内外指南】美国胃肠病协会发布的 2013 年版《胃食管反流的诊断与

治疗指南》指出：质子泵抑制剂（PPI）对有临床症状的孕妇是安全的。妊娠期的 GERD 管理必须个体化，抗酸剂、海藻酸盐或硫糖铝被认为是一线治疗药物。如果症状持续存在，可以使用 H_2 受体拮抗剂（H_2RA）。若症状顽固或为复杂反流疾病亦可使用 PPI[1]。

2016 年加拿大妇产科医师协会（SOGC）临床实践指南《妊娠期恶心呕吐的管理（No.339）》指出：质子泵抑制剂，包括奥美拉唑、兰索拉唑、雷贝拉唑、埃索美拉唑和泮托拉唑，妊娠期使用时安全性高[2]。

2019 年澳大利亚和新西兰产科医学会（SOMANZ）发布的《妊娠期恶心呕吐、妊娠剧吐的管理指南》认为，妊娠期中重度恶心呕吐、难治性妊娠剧吐可加用抑酸疗法，其中 PPI 为抑酸疗法的三线方案，耐受性良好，未见胎儿先天畸形风险增加[3]。

根据 2020 年中国指南《质子泵抑制剂临床应用指导原则》，质子泵抑制剂用于孕妇的临床资料有限，一般不推荐孕妇使用质子泵抑制剂。对于治疗酸相关疾病，仅对于在调整生活方式的基础治疗及抗酸剂、胃黏膜保护剂等治疗效果不佳时，充分评估患者的获益和风险后，方予以考虑使用质子泵抑制剂。在妊娠前 1 个月以及妊娠期的第 1~3 个月避免使用任何质子泵抑制剂。关于质子泵抑制剂用于哺乳期女性的临床研究较少，胎儿的风险不能被除外，不推荐哺乳期妇女使用。如必须使用，大部分质子泵抑制剂服药期间应暂停哺乳。指导原则参考国内的药品说明书、FDA 妊娠分级及最新临床诊疗指南后认为雷贝拉唑妊娠期利大于弊时可以使用；哺乳期使用暂停哺乳[4]。

【妊娠期用药研究】

1. **动物数据**　在动物生殖研究中，分别在大鼠和家兔器官形成期间给予雷贝拉唑，给大鼠静脉注射 50mg/（kg·d）（约 13 倍的成人 GERD 推荐口服剂量）和给兔子在静脉注射剂量 30mg/（kg·d）（约 8 倍于成人 GERD 推荐口服剂量），并没有证据表明雷贝拉唑对胎儿有危害。在妊娠后期和哺乳期给大鼠口服雷贝拉唑 400mg/（kg·d）[大约是成人 GERD 口服剂量（以体表面积计）的 195 倍]，幼崽体质量增加减少[5]。

2. **人类数据**　2010 年丹麦的一项观察性研究发现，3 651 例妊娠早期暴露于 PPI 的婴儿与 837 317 例未暴露的婴儿相比，重大出生缺陷的风险并未增加。研究提及在妊娠早期暴露于雷贝拉唑的 42 例活产中有 3 例（7.1%）有重大出生缺陷（OR 2.14，95%CI 0.60~7.68），由于样本量小，最后结论显示，无论何种 PPI 均与重大出生缺陷的风险增加无关[6]。

对于妊娠期和哺乳期 GERD 女性，抑酸剂和硫糖铝是一线治疗药物；如果症状持续存在，可以使用任何 H_2RA（尼扎替丁除外）；对于顽固性或复杂性 GERD，可以使用 PPI[7]。

Micromedex 妊娠评级：胎儿风险不排除。

【哺乳期用药研究】目前暂无雷贝拉唑在人类哺乳期使用的数据报道，动物实验表明，雷贝拉唑可分泌进入乳汁。由于雷贝拉唑为肠溶制剂，在胃酸环境中非常不稳定，在很大程度上将被婴儿的胃酸所破坏 [b]。

Micromedex 哺乳评级：婴儿风险不排除。

【男性用药研究】暂无数据。

【药师建议】雷贝拉唑的妊娠期资料相对较少，妊娠期尽量避免使用本品。对于妊娠期 PPI 的选择，建议选择奥美拉唑。

雷贝拉唑动物实验表明其可分泌进入乳汁，因缺乏人类哺乳期数据，建议哺乳期尽量选择对婴儿影响较小的奥美拉唑。

利巴韦林 Ribavirin

【别名】三氮唑核苷、病毒唑、Rebetol、Copegus

【药理学分类】抗感染药物 - 抗病毒药、主要用于消化系统药物 - 肝胆疾病辅助药物

【剂型】片剂、胶囊剂、口服溶液剂、颗粒剂、注射剂，气雾剂、喷雾剂、滴眼剂、滴鼻剂、眼膏剂

【妊娠期风险】FDA 原分级 X；禁忌 [a]

【哺乳期风险】L4- 没有数据 - 可能危险 [b]

【说明书建议】警示框警示：具有胚胎毒性和溶血性贫血，不建议单药治疗，并指出：动物实验证实了利巴韦林具有显著的致畸作用和胚胎致死性。孕妇及其男性伴侣禁用利巴韦林治疗。女性和正在接受利巴韦林治疗的男性患者的女性伴侣在治疗期间和治疗结束后的 6 个月内应避免怀孕。

如果患者在服用利巴韦林期间怀孕，应告知对胎儿的潜在危害。与利巴韦林治疗相关的溶血性贫血可能导致心脏病恶化，引起致命和非致命性心肌梗死。

妊娠风险概要：目前利巴韦林妊娠登记处的数据不足以判别药物与先天缺陷、流产或不良的母体胚胎 / 胎儿风险结局之间的关系。

【重要参数】Mw 244，F 64%，达到稳态时平均 $t_{1/2}$ 298 小时（约 12 天），t_{max} 1~3 小时，PB 几乎为零。

【国内外指南】患有丙型肝炎病毒（hepatitis C virus，HCV）血症妇女所分娩的新生儿通过围产期传播获得 HCV 的风险为 6%~11%，应在妊娠期间进行通用 HCV 检测。由于证实了利巴韦林的致畸性，因此含利巴韦林的方案孕妇禁用[1]。

中国《丙型肝炎防治指南（2019 年版）》指出：对于育龄备孕妇女应进行抗 -HCV 筛查，若抗 -HCV 阳性，则应该检测 HCV RNA，如果 HCV RNA 阳性，应尽快治愈后再考虑妊娠，如果妊娠期间发现丙型肝炎，可以继续妊娠、分娩并停止哺乳后再进行丙型肝炎的抗病毒治疗[2]。

《2020 年欧洲肝病学会推荐意见建议：丙型肝炎的治疗（最终更新版）》：目前不建议在妊娠期间进行 HCV 治疗。可以在妊娠期间考虑治疗，包括意外妊娠，但需充分讨论。HCV 妇女不是母乳喂养的禁忌，现有数据表明，母乳喂养不会增加母婴传播的风险。除非乳头有出血或破损而导致血液接触传播风险[3]。

【妊娠期用药研究】 一方面，人体及动物实验均证实有明确的致胎儿畸形或者有来自调查报道的胎儿危害，鉴于孕妇使用该药物的危险远高于任何可能的获益，因而禁用于妊娠或即将妊娠的患者。利巴韦林妊娠登记的研究，自 2003 年至 2016 年 2 月共招募了 272 名产前曾暴露于利巴韦林的孕妇，药物暴露分为女性在妊娠过程中用药的直接暴露和受孕前 6 个月使用过利巴韦林，或与妊娠期前 6 个月内使用过利巴韦林的男性有性接触的间接暴露。研究追踪至分娩及婴儿一岁结束。其中有 180 名活产婴儿：85 名直接暴露的妇女中有 7 例出生缺陷病例［7/85（8.2%），95%CI 3.4~16.2］和 95 名间接暴露的女性中有 4 例出生缺陷病例［4/95（4.2%），95%CI 1.2~10.4］。这 11 名婴儿中，9 名患有结构缺陷，2 名患有染色体异常。结构性缺陷：2 个婴儿有斜颈；2 个婴儿患有尿道下裂；2 名婴儿患有听力相关疾病（耳聋和 80% 听力损失）；1 名婴儿多趾畸形（中轴后，右脚），有一颗新生牙齿；1 名婴儿同时患有室间隔缺损和第四脑室囊肿；1 名婴儿患有房间隔缺损。染色体异常：1 名患有葡萄糖 -6- 磷酸脱氢酶缺乏症；1 名患有唐氏综合征。未发现利巴韦林暴露的共同病因学模式，该研究结论为根据已报道的先天性缺陷模式，其初步结果并不能给出利巴韦林致畸的确切信息，当前的样本量不足以得出明确的结论[4]。另外该研究显示利巴韦林妊娠暴露后的流产率约为 21%。根据以上信息，仍应在妊娠期间和受孕前 6 个月内避免使用利巴韦林。针对这个结果，同期 Soriano V 等发表评论："Is Ribavirin Teratogenic in Humans? No Evidence So Far."（利巴韦林对人有致畸作用吗？到目前为止没有证据）。2003—2009 年利巴韦林妊娠暴露登记注册 5 年后发布的研究得出结论，尽管招募数还远少于所需样本量，但初步结果并未检测到利巴韦林的人类致畸信号[5]。此外，尚有一些个案报道，共 10 例在妊娠期间暴露于利巴韦林的妇女，其新生儿无出生缺陷 °。但是对于产前利巴韦林暴露，无论直接还是间接，都必须谨慎解读。

另一方面，当前数据不足以进行利巴韦林的风险评估。1988 年至 2006 年

5 月,国家药品不良反应监测中心关于利巴韦林的病例报告共 1 315 例,未收到致畸、致癌的相关报告。

其至有文献认为,目前可用的病例报告没有显示胚胎毒性,妊娠早期的用药不作为基于风险终止妊娠的理由。如继续妊娠,应加强超声检查以确定胎儿是否正常发育[c]。

【哺乳期用药研究】尚不清楚利巴韦林是否会从人乳中排泄,由于该药物在哺乳婴儿中可能产生严重的不良反应,因此哺乳时停止使用该药[6]。用药期间应暂停哺乳,乳汁也应丢弃。

目前没有关于利巴韦林转移到人乳中的数据,考虑到利巴韦林分布容积大,从体内清除慢,可在周边组织和红细胞中浓集,推测其可分泌至乳汁。虽然母乳喂养婴儿短暂接触利巴韦林产生不良反应的可能较小,但母乳喂养患者使用利巴韦林与干扰素 α 联合用于治疗丙型肝炎需要长达 1 年甚至更久,高浓度的利巴韦林可能会在母乳喂养的婴儿中积聚,因此无法排除婴儿用药风险,应谨慎[b]。

【男性用药研究】测定 15 名接受利巴韦林和聚乙二醇化干扰素 α-2a 联合治疗的慢性 HCV 患者中利巴韦林的浓度,测得精液中的浓度是血清中的 2 倍[7]。治疗前精子异常比较常见,治疗过程中更是有所增加。1 名 37 岁男性 HCV 患者接受利巴韦林和聚乙二醇(polyethylene glycol, PEG)化干扰素治疗,之后对其精液参数和精子 DNA 完整性进行评估,显示治疗后 8 个月,精子生成异常和 DNA 断裂指数持续增加,建议男性在停药后有必要延长妊娠避免期[8]。

但 2003 年的一篇综述认为,前述的研究可能夸大了男性通过精液传递潜在中毒量利巴韦林给孕妇的风险,父亲接受利巴韦林治疗理论上可以影响胚胎发育的另一种机制是通过精液传播给女性,母亲的全身吸收则随后引起致畸作用[9]。我们在医学文献中未发现有关全身治疗后利巴韦林精液水平的信息,然而,即使人精液中存在高水平的利巴韦林,在性交过程中转移给孕妇的量也不太可能影响胚胎。据报道,一次 600mg,每日 2 次治疗后,利巴韦林的血浆峰值水平为 3.68μg/ml,假定精液浓度与血浆峰值水平相似并且射精的体积为 6ml,则射精中将含有约 22.1μg 的利巴韦林。如果一个 55kg 的女性性交后吸收了 100% 的利巴韦林,那么她将接受约 0.000 4mg/kg 的利巴韦林,约占治疗剂量的 0.003%。尽管这个估计是非常粗略的,但这么小的剂量甚至是大一千倍的剂量似乎都不会产生致畸作用。

一篇 2010 年的综述总结了共 20 例男性利巴韦林(联合干扰素)治疗的案例报道,及 Roberts 等 2010 年发布的利巴韦林妊娠注册研究纳入 110 例男性使用利巴韦林治疗,上述病例中畸形发生率没有增加,但这些数据尚不足以评估男性伴侣暴露后的可能风险[c]。此外还有 3 例男性在妻子受孕前接受利巴韦林联合干扰素治疗，其新生儿未见出生缺陷[a]。

总的来说，男性在生育前接受利巴韦林治疗对胚胎/胎儿的伤害也同样缺乏证据。尽管数据非常有限，利巴韦林致突变的作用和/或转运至精子中的药物量是否具有临床意义也存有争议，但如果使用利巴韦林，同样还是建议在治疗结束后至少 6 个月内避免男性患者的伴侣怀孕。

【药师建议】利巴韦林具有胚胎毒性和溶血性贫血，孕妇及其男性伴侣禁用利巴韦林治疗，且在服用本品期间和治疗结束后 6 个月内均应严格避孕。一旦发现意外妊娠，一方面应告知孕妇利巴韦林对胎儿的潜在危害：少量妊娠登记数据显示出生缺陷率为 8.24% 和 4.21%，高于背景风险的基线率（2.67%）；流产率约为 21%，自然流产率的高值为 20%。另一方面，有观点认为可能夸大了男性通过精液传递给孕妇的风险。甚至有"在怀孕的任何阶段接触利巴韦林不被视为终止妊娠的医学理由"的意见发表。总体上，基于样本量少，混杂因素多（如联用干扰素等），对于产前利巴韦林暴露，无论直接还是间接，都必须谨慎解读。结合患者具体情况作出个体化决策。如继续妊娠，应进行额外的胎儿监测。

药物少量经乳汁排泄，但鉴于利巴韦林对乳儿有潜在的危险，不推荐哺乳期妇女服用利巴韦林，尤其是早产儿和新生儿。

利多卡因 Lidocaine

【别名】赛罗卡因、利度卡因、昔罗卡因、Xylocaine

【药理学分类】主要作用于中枢系统药物 - 麻醉药及其辅助用药、主要作用于心血管系统药物 - 抗心律失常药

【剂型】注射剂、胶浆剂、气雾剂、凝胶剂、贴剂、乳膏剂

【妊娠期风险】FDA 原分级 B；适用[a]

【哺乳期风险】L2- 有限数据 - 可能适用[b]

【说明书建议】盐酸利多卡因（注射剂 0.5%）在大鼠中进行了高达人类剂量 6.6 倍的生殖研究，未发现盐酸利多卡因对胎儿造成伤害的证据。但未对孕妇进行充分且对照良好的研究。动物生殖研究并不总是能预测人类的反应。在妊娠早期选择性流产行宫颈旁阻滞麻醉使用局麻药时，有出现母体惊厥和心血管衰竭的病例报告，表明此时可能出现很快的全身吸收，因此不应超过推荐的最大剂量，而且注射应缓慢且持续地进行。在分娩过程中使用一些局麻药可能会导致出生后第一、二天婴儿肌肉张力减弱，长期意义未知。

20%~30% 的患者在接受酰胺类局麻药宫颈旁神经阻滞麻醉时会出现胎儿心动过缓,可能与胎儿酸中毒有关,应严格遵守推荐剂量,监测胎儿心率。对早产、妊娠毒血症和胎儿窘迫患者进行宫颈旁阻滞麻醉时,应充分权衡利弊;由于许多药物会从人乳中排泄,因此在给哺乳期妇女使用盐酸利多卡因时应格外小心。

【重要参数】Mw 234, F 约 35%, $t_{1/2}$ 1.5~2 小时(肝功能障碍患者的半衰期可能延长两倍或更多), t_{max} 即时, RID 0.5%~3.1%, M/P 0.4, PB 70%。

【国内外指南】2016 年美国皮肤科学会的《皮肤科手术局部麻醉指南》指出:妊娠或哺乳期妇女局部少量的利多卡因是安全的。指南建议,在妊娠期间,紧急医疗可使用利多卡因,而非紧急医疗如可行应推迟至分娩后,或推迟至妊娠中期,以确保胎儿器官发育完成。对除利多卡因外的其他局麻药物的安全性,没有足够数据支持,不推荐妊娠期使用[1]。

2017 年美国妇产科医师学会和美国麻醉医师协会联合指出:目前没有证据支持以常规剂量使用当前麻醉剂的任何致畸作用,无论胎儿的胎龄如何[2]。

2019 年英国妇科内镜学会 / 英国皇家妇产科医师学会(Royal College of Obstetricians and Gynaecologists, RCOG)发布的《妊娠期腹腔镜手术指南》指出:专家意见认为现代麻醉药品、肌肉松弛剂和阿片类药物在使用临床剂量和维持母体生理功能时,不会产生致畸作用[3]。

2019 年 ACOG《产科镇痛和麻醉实践指南》指出:产科常用局部麻醉药的最大推荐剂量为利多卡因 7mg/kg(含肾上腺素)、利多卡因 5mg/kg(不含肾上腺素),局部麻醉的风险包括过敏和毒性反应,需要积极处理[4]。

【妊娠期用药研究】

1. **动物数据** 小鼠体内外研究提示利多卡因所有实验剂量均抑制了胚胎发育,有观察到细胞数目减少但有丝分裂指数没有减少[5]。大鼠实验早年有两项研究将妊娠鼠暴露于高剂量利多卡因中(72mg/kg 和 100~500mg/kg),发现与显著的不良生殖影响或致畸性没有关联[6-7]。1 项研究发现大鼠在妊娠第 11 天暴露于 6mg/kg 剂量水平时,大鼠反应较慢,产生了显著的不良行为影响,这种暴露会使中枢神经系统发育发生部分变化[8]。该作者后续另一项研究再次证实利多卡因可能是一种行为性致畸剂,并提示在大鼠妊娠后期给药会比早期有更广泛的行为改变现象[9]。

2. **人类数据** 8 例患者阴道取卵术使用利多卡因局麻,检测其血清和卵泡液中药物浓度分别为 0~1.5μg/ml 和 0~118.0μg/L。这一发现的意义尚不清楚,因为研究中的 8 名患者中有 4 名妊娠,包括卵泡液利多卡因水平最高的患者[10]。

静脉注射 1 000mg 的利多卡因后,在母亲血浆中测得其浓度为 5μg/ml,

据此可以测量到其转移率为体质量相关剂量的 1.8%。其作为局部麻醉药物时，可测得相似的转移比例[c]。

利多卡因是最常用的局部麻醉剂，由于其 pH 较低（7.7~7.8），因此作用迅速有效并且很容易穿过胎盘。利多卡因及其代谢物，可透过胎盘屏障，胎盘转移率均为 60%[c]。胎儿脐静脉中的利多卡因浓度是胎儿脐动脉中的 1.46 倍，此结果表明存在利多卡因的胎儿组织摄取或药物代谢[11]。

目前有限的人类数据尚未发现利多卡因有致畸作用，且多项大型回顾性研究并未显示妊娠期间接受手术和麻醉的母亲所生婴儿的先天性缺陷增加，或风险高于预期，没有发现与畸形相关的大量证据。但也有个案报道，如神经行为改变、肌张力低下[a]。利多卡因的妊娠期安全性数据来自它作为局麻药用于流产和分娩。

使用局麻药可能导致新生儿高铁血红蛋白血症，尤其是葡萄糖 -6- 磷酸脱氢酶缺乏症患者，应慎用[12]。

【哺乳期用药研究】一些文献报道了哺乳期母亲静脉使用利多卡因治疗心律失常，或是利多卡因溶液在手术部位局部浸润或注射，或是经硬膜外导管给药，根据报道的治疗剂量下检测到的乳汁药物浓度，并考虑利多卡因的口服生物利用度约 35%，推算婴儿的每日摄入量，认为母亲胃肠外应用利多卡因时可以继续哺乳。用于口腔局部麻醉时，用量更小，通常小于40mg。不建议将利多卡因制剂局部应用于乳头。利多卡因代谢迅速，*Hale's Medications and Mothers'Milk 2023* 建议母亲在局部注射利多卡因的同时可以继续母乳喂养[b]。

少量利多卡因分泌至母乳中。尽管婴儿在母亲接受治疗期间和治疗后不允许立即哺乳，但婴儿接触母乳中的利多卡因对婴儿造成伤害可能非常低。母亲利多卡因治疗停止后 2 小时，乳汁中药物浓度为血清浓度的 40%[a]。美国儿科学会认为哺乳期适用[13]。

利多卡因的口服生物利用度均较低，而且肾上腺素与局麻药的合用制剂会降低全身吸收，安全性较高[c]。

【男性用药研究】50 名年龄在 20~40 岁之间的无精子症患者，在卵胞质内单精子注射（intracytoplasmic sperm injection, ICSI）前随机安排在全身或局部麻醉下提取睾丸精子。结果显示，睾丸活检后不同小时内，全身或局部麻醉（利多卡因）下的两组在精子活力和精子形态方面没有显著差异[14]。

也有体外研究，10 例健康育龄期男性，禁欲 1 个月后取精液，与不同浓度的盐酸利多卡因体外孵育 10 分钟，采用计算机辅助精液分析系统检测精子运动参数。观察到低浓度的盐酸利多卡因对精子运动参数没有明显影响（$P > 0.05$），但浓度达到 15mg/ml 时，精子的运动参数显著降低（$P < 0.05$）[15]。另

一项研究中，年龄 23~32 岁健康育龄期男性 8 例，禁欲 3~7 天后取精。精液随机分为 3 组，分别为对照组、低浓度利多卡因组（5mg/ml）、高浓度利多卡因组（15mg/ml），体外孵育 1 小时、2 小时后，采用透射电镜观察各组精子超微结构的改变。结果表明：利多卡因对各组精子功能及其超微结构均有影响，主要表现在精子顶体部、颈部异常。认为利多卡因能够对精子及其超微结构产生影响，且随着浓度的增加和孵育时间的延长，精子超微结构改变愈加明显[16]。

【药师建议】利多卡因可以快速通过胎盘到达胎儿，孕妇使用高剂量利多卡因可能导致新生儿神经行为改变及肌张力低下，须谨慎。如果利多卡因高剂量直接施予胎儿，将导致妊娠终止。对于常规标准剂量利多卡因的使用，目前没有证据显示会增加后代先天畸形的发生率，因此，紧急医疗情况下可使用利多卡因作为麻醉剂，包括孕妇抗心律失常时可选择 I$_b$ 类的利多卡因。非紧急医疗，则应尽可能推迟至分娩后，或推迟至妊娠中期，以确保胎儿器官发育完成。除利多卡因外的其他局麻药物的安全性，没有足够数据支持，不推荐妊娠期使用。

少量利多卡因可以分泌至母乳中，根据报道的治疗剂量下检测到的乳汁药物浓度和较低的口服生物利用度，婴儿接触母乳中的利多卡因对婴儿造成伤害可能较低，哺乳期妇女可谨慎使用。

磷霉素氨丁三醇 Fosfomycin Tromethamine

【别名】复美欣、美乐力、Phosphonomycin、Monurol

【药理学分类】抗生素类

【剂型】散剂、颗粒剂、注射剂

【妊娠期风险】FDA 原分级 B；适用[b]

【哺乳期风险】L3- 有限数据 - 可能适用

【说明书建议】当以 1g 钠盐的剂量肌内注射给孕妇时，磷霉素可穿过胎盘屏障。磷霉素氨丁三醇可穿过大鼠胎盘屏障。当剂量高达 1 000mg/（kg·d）时，它不会对怀孕大鼠产生致畸效应（基于体质量和体表面积，分别约为人类剂量的 9 倍和 1.4 倍）。当给妊娠期雌兔服用高达 1 000mg/（kg·d）的剂量（大约是人剂量的 9 倍和 2.7 倍，分别基于体质量和体表面积计算）时，观察到胎儿毒性。然而，这些毒性反应是在母体毒性剂量下观察到的，被认为是家兔对于抗生素引起的肠道菌群变化的不耐受。然而，目前还没有针对孕妇的充分和良好的对照研究。因为动物生殖研究并不总是能预测人类的反应，所以只有在明确需要的情况下，才应该在怀孕期间使用这种药物；目前还不清楚磷霉素氨丁三醇是否会在人乳汁中排泄。由于许多药物在母乳中排泄，应考虑到药物对母亲的重要性，决定是否停止哺乳或停止药物。

【重要参数】Mw 259，$F_{空腹}$ 37%，$F_{餐后}$ 30%，$t_{1/2}$ 4~8 小时，t_{max} 1.5~3 小时，PB <3%，M/P 0.1。

【国内外指南】2019 年美国传染病学会发布的《无症状菌尿管理临床实践指南》建议孕妇无症状菌尿确诊后进行 4~7 天的抗菌治疗。通常氨苄西林或头孢氨苄是首选，但这些药物作为治疗女性急性膀胱炎的短期疗法效果较差；单剂量磷霉素氨丁三醇口服可有效清除尿液中的细菌，但对妊娠期使用的临床评价有限，而且该方案对肾盂肾炎和早产等结局的研究尚不充分[1]。

【妊娠期用药研究】

1. **动物数据** 在大鼠和兔中进行了磷霉素钙（FOM-Ca）的致畸性研究。妊娠 7~17 天，大鼠以 140mg/（kg·d）、700mg/（kg·d）和 1 400mg/（kg·d）的剂量水平口服治疗，而兔子在妊娠 6~18 天时以 80mg/（kg·d）、140mg/（kg·d）和 420mg/（kg·d）的剂量水平口服治疗，结果显示随着剂量增加，大鼠死亡或胚胎吸收增加，发现外部异常（短尾，腹疝）及骨骼异常略有增加，然而与对照或背景数据没有显著差异[2]。研究者将磷霉素剂量提高至 2 800mg/（kg·d），作用围产期大鼠（妊娠 14 天到分娩后 21 天）未见胎儿出现畸形或存活率降低[3]。在考察磷霉素钙对大鼠繁殖能力影响实验中也得到类似的结果，以上述相同的剂量预处理大鼠妊娠前、妊娠初期后，均未发现对胎儿产生不良影响，对大鼠胎儿的安全剂量为 140mg/kg[4]。

另一方面，一项研究表明单剂量磷霉素（40mg/kg）在大鼠妊娠 21 天处理后通过降低水通道蛋白（aquaporin，AQP）表达可使子宫对催产素敏感[5]。

2. **人类数据** 磷霉素是一种合成的具广谱杀菌作用的抗生素，常用其氨基丁三醇盐制剂，通常用 3g 顿服单剂量疗法，用于治疗女性单纯性泌尿系统感染（如急性膀胱炎）[a]。

在一组足月临产的孕妇研究中，采用单剂量磷霉素 1g 肌内注射，考察磷霉素胎盘转运。在分娩前的 30 分钟、90 分钟、120~210 分钟分别取母体血液样本及胎儿血液样本。母体血液中平均药物浓度在 3 个不同时间分别是 14.24μg/ml、23.32μg/ml 及 15.86μg/ml，相比之下，胎儿血液中平均药物浓度分别是 1.58μg/ml、5.35μg/ml 及 11.5μg/ml。上述研究是在药物肌内注射情况下进行，预期与通过口服药物后得出的结果相似[a]。

几个已发表的报道研究了妊娠期间口服磷霉素治疗的有效性及安全性，表明磷霉素可以在妊娠期间任何阶段应用，并没有发现对胎儿或新生儿有明显危害[a]。

在妊娠期无症状菌尿的临床研究中,单剂量 3g 磷霉素与 7 天阿莫西林克拉维酸方案相比,根除率均超过 80%(P=0.720,RR 1.195,95%CI 0.451~3.165),不良反应的发生率为 1.88%(P=0.008,RR 0.1,95%CI 0.01~0.72),研究者认为磷霉素给药方便,再次感染风险更小[6]。

在另一项临床试验中,单剂量 3g 磷霉素氨丁三醇(FT)在治疗妊娠菌尿患者与哌啶酸(PA 400mg,b.i.d.)相比,复发率类似,而其副作用更少[7]。此外,两项独立的临床试验表明,与头孢呋辛酯、呋喃妥因相比,磷霉素可以作为治疗妊娠无症状尿路感染的安全有效替代疗法[8-9]。

一项多中心研究报告了 PHYTOVIGGEST 数据库的妊娠登记数据,妊娠期尿路感染接受磷霉素治疗的孕妇有 183 人,与对照组 5 362 例妊娠相比,对不同妊娠结局如胎龄、新生儿体质量、新生儿 Apgar 指数进行分析,差异无统计学意义。同时,对妊娠并发症(如紧急剖宫产、使用全身麻醉、需要引产)的数据分析表明,在妊娠期间服用磷霉素的妇女与未服用磷霉素的妇女没有任何差异。该研究认为磷霉素可在妊娠期间安全使用[10]。

2020 年一项观察队列研究,包括 152 名妇女在妊娠期前三个月暴露于磷霉素,并与随机选择的队列,包括 456 名未暴露于磷霉素的孕妇进行比较。主要目标是主要出生缺陷和自然流产的风险。结果:146 个暴露的婴儿中只有 1 个出现严重出生缺陷(0.7%,95%CI 0.04%~4.33%),而非暴露队列中为 3.8%,95%CI 2.2%~6.26%。自发流产发生率在磷霉素组为 5/152 例,对照组为 53/456 例(累积发生率为 6.2%,对照为 23.1%;调整 HR 0.35,95%CI 0.14~0.90)。因此研究结果并没有表明在妊娠早期暴露磷霉素后不良妊娠结局的风险增加。然而,还需要更大规模的研究来证实磷霉素在妊娠期前三个月的安全性[11]。

【哺乳期用药研究】由于磷霉素分子量小(大约 259)以及它能通过胎盘组织,预测磷霉素能分泌到乳汁中。磷霉素的吸收在很大程度上取决于盐的形式。氨基丁三醇盐被适度吸收(34%~58%),钙盐被吸收不良(<12%)。分泌到人乳中的磷霉素可能以钙盐的形式存在,推测乳汁中的药物很少吸收到婴儿全身血液循环中,但早产儿和新生儿除外,因为此时肠道通透性可能大。食物和胃中的酸性环境均会显著降低口服吸收。据报道,母乳中分泌的水平约为母体血浆水平的 10%。通常,单次 3g 口服剂量可有效治疗许多女性尿路感染,母乳中的含量不太可能对母乳喂养的婴儿产生不良影响[b]。但要考虑可能会导致婴儿肠内菌群改变,虽然母亲服用抗生素的婴儿因肠道菌群改变而发生短暂性肠胃炎的可能性很少见,但应予以考虑。

一项回顾性的临床研究发现,产后急性单纯性膀胱炎患者接受单剂 3g 的磷霉素治疗,所有病例的细菌数低于 10^4,且疼痛综合征症状减轻,研究者认为单剂量的磷霉素可以避免长期使用抗生素并继续母乳喂养,具有较好的安全性[12]。

【男性用药研究】暂无数据。

【药师建议】动物研究未表明致畸性,人类资料提示妊娠期间应用磷霉素氨丁三醇散对胎儿的风险很小。

磷霉素口服生物利用度较低,母乳中的含量不太可能对母乳喂养的婴儿产生不良影响,可谨慎哺乳,哺乳期间关注婴儿有无胃肠道反应。

磷酸可待因 Codeine Phosphate

【别名】磷酸甲基吗啡、尼柯康、Methylmorphine、Paveral

【药理学分类】主要作用于呼吸系统的药物—镇咳药

【剂型】注射液、片剂

【妊娠期风险】FDA 原分级 C, D- 如在临近分娩时长期大量使用;人类数据提示存在风险[a]

【哺乳期风险】L3- 有限数据 - 可能适用[b]

【说明书建议】本品可透过胎盘,使胎儿成瘾,引起新生儿的戒断症状如过度啼哭、打喷嚏、打呵欠、腹泻、呕吐等。分娩期应用本品可引起新生儿呼吸抑制。哺乳期妇女禁用,哺乳期母亲使用可待因可分泌至乳汁。在可待因代谢正常(CYP2D6 活性正常)的母亲中,分泌至乳汁中的可待因量很少并呈剂量依赖性。但如果母亲为可待因超快代谢者,可能出现药物过量的症状,如极度嗜睡、意识混乱或呼吸变浅。母亲乳汁中的吗啡浓度也会升高,并可导致乳儿中产生危及生命或致死性不良反应。

【重要参数】Mw 429, $t_{1/2}$ 2.9 小时, t_{max} 0.5~1 小时, 口服吸收完全, RID 0.6%~8.1%, M/P 1.3~2.5, PB 7%。

【国内外指南】2016 年英国风湿病学会(BSR)和英国风湿病卫生专业人员协会(BHPR)发布的妊娠期和哺乳期用药指南《第二部分:镇痛药和其他应用于风湿病的药物》指出,可待因在围受孕期、妊娠早期、妊娠中晚期和父系均适用,但新生儿科应密切监测使用可待因母亲的新生儿。但由于可待因不可预测地代谢为吗啡,会导致 CNS 抑制风险,因此建议在母乳喂养中使用可待因时要谨慎[1]。

WHO 在母乳喂养及孕产妇用药建议中指出当哺乳期妇女需要使用阿片类药物时,应使用最短持续时间的最低有效剂量,以限制母亲和哺乳期婴儿的不良事件[2]。

2018 年美国妇产科医师学会 ACOG《产后疼痛管理指南》指出，对于剖宫产术后疼痛，标准的口服和胃肠外镇痛方案包括对乙酰氨基酚、非甾体抗炎药、阿片类药物以及与对乙酰氨基酚或 NSAID 组合的阿片类药物。当椎管内阿片类药物和非阿片类辅助药物联合使用的镇痛效果不足时，应保留胃肠外或口服阿片类药物用于治疗爆发性疼痛。如产后疼痛管理选择含可待因药物，应与产妇家属一起审查药物的风险和获益，包括教育患者关于新生儿毒性迹象的识别。应谨慎地向服用阿片类镇痛药的女性提供有关女性和母乳喂养婴儿中枢神经系统抑制风险的建议。阿片制剂的使用期限应限制在治疗急性疼痛的最短合理疗程内[3]。

【妊娠期用药研究】

1. **动物数据**　妊娠仓鼠（可待因发育毒性更敏感的物种）在器官发生期间，每天 2 次服用 150mg/kg 的可待因[口服；大约是人类最大推荐剂量 360mg/d（MRHD）的 7 倍]，有几个胎儿出现颅骨畸形（即脑膜膨出），并观察到每窝的胚胎吸收率增加。每天 2 次 50mg/kg 和 150mg/kg 剂量可待因，可导致胎儿毒性，如胎儿体质量下降。在更早期的仓鼠研究中，妊娠第 8 天单次口服剂量为 73~360mg/kg（是 2~8 倍 MRHD），所有检查的胎儿都产生了颅裂[4]。

妊娠大鼠在器官形成期间经口给予可待因 120mg/kg（大约是 3 倍 MRHD），结果植入时胚胎吸收的增加。妊娠小鼠，在妊娠第 7 天和第 12 天之间单次皮下注射 100mg/kg 剂量（大约是 1.4 倍 MRHD），发现后代骨化延迟。家兔，在器官形成过程中，给予高达 30mg/kg（大约 2 倍 MRHD），未观察到致畸作用[4]。

2. **人类数据**　可待因可透过胎盘，2009 年一项研究检测了一名母亲服用可待因和阿片类药物后出现过度兴奋症状的新生儿的胎粪和尿液中药物浓度，结果新生儿出生第 1 天胎粪中可待因浓度为 1.87ng/mg，吗啡浓度为 0.304ng/mg，新生儿第 1 天和第 2 天尿液中可检测到可待因，研究未提供具体数据[5]。

1997 年报道了一例新生儿戒断综合征的案例，其母亲在妊娠期唯一服用的药物为之前持续因严重头痛和后背痛服用的镇痛药物，含对乙酰氨基酚和可待因，可待因剂量为 90mg/d。新生儿无重大出生畸形，但出生后约 24 小时出现震颤，并逐渐进展，焦躁、易激惹，出生后 36 小时发生惊厥，持续数秒。该新生儿的其他症状包括喂养不耐受、偶发性呼吸暂停、心率和氧饱和度下降、间歇性呼吸急促和发热。出生后 48 小时，出现广泛的肌张力亢进和稀便。出生 5 天时，可鼻胃管喂食，1 个星期之后婴儿逐渐安定，然后出院[6]。

2007 年一个案例报道,介绍了 2 例可能与子宫内暴露于可待因有关的新生儿动脉卒中病例。其中病例 1 母亲在分娩前因严重上呼吸道感染,使用含盐酸异丙嗪 6.25mg/5ml、磷酸可待因 10mg/ml 的复方止咳制剂,持续 2 周。新生儿出生时无畸形,出生几小时后因有异常姿势"拱形"入 NICU 治疗。脑电图显示有一次由左半球引起的电痉挛(46 秒),3 日后复查脑电图,显示多局灶性癫痫样放电。2 月龄时随访该婴儿表现良好,无惊厥发作,但右上肢持续高张力。病例 2 在分娩前 2 周因肺炎,严重且持续咳嗽住院,使用含可待因止咳药物治疗 3 天后出院。2 周后其新生儿出生,1 分钟和 5 分钟评分为 9 分和 10 分。出生后 33 小时,新生儿出现惊厥入 NICU 治疗。脑部 MRI 显示左侧枕颞区梗死,有陈旧血液和含铁血黄素沉积,枕叶有脑软化症的证据。脑电图有多灶性癫痫样放电。该新生儿治疗 12 天后情况稳定,出院回家服用抗癫痫药物[7]。

2011 年挪威一项基于人群的队列研究,纳入 2 666 名妊娠期使用可待因的妇女,与妊娠期无阿片类药物使用的 65 316 名妇女比较了妊娠结局差异。结果组间新生儿先天畸形发生率无显著差异,aOR 为 0.9(95%CI 0.8~1.1)。但是可待因暴露组的计划剖宫产率较高(aOR 1.4,95%CI 1.2~1.7,$P < 0.000\ 1$),妊娠晚期可待因使用与急诊剖宫产(aOR 1.5,95%CI 1.3~1.8)和产后出血(aOR 1.3,95%CI 1.1~1.5)相关[8]。

2011 年美国疾病控制与预防中心(CDC)发布了一项基于人群的病例对照研究中,纳入 17 449 例婴儿有各种出生缺陷的妇女,其中 454 例(2.6%)在受孕前 1 月和受孕后 3 月期间使用阿片类镇痛药。对照组为 6 701 例无先天缺陷婴儿的母亲,其中 134 例(2.0%)在相同时期使用阿片类镇痛药。其中可待因和氢考酮是最常报告的药物,分别占 34.5%。研究比较了多种特定出生缺陷与母亲阿片类镇痛药治疗的关联,结果发现在 1 个月前或妊娠期前三个月报告接触过阿片类药物的母亲的新生儿中,先天性心脏缺陷的发生率较高(OR 1.4,95%CI 1.1~1.7)、脊柱裂风险较高(OR 2.0,95%CI 1.3~3.2)。对患有 18 种其他出生缺陷类别中的 1 种婴儿的母亲使用阿片类药物的探索性分析发现,脑积水(OR 2.0,95%CI 1.0~3.7)、青光眼或前房眼缺陷(OR 2.6,95%CI 1.0~6.6)和胃裂(OR 1.8,95%CI 1.1~2.9)风险有统计学显著相关。该研究未收集有关阿片类药物剂量或持续时间的信息[9]。

2019 年一项队列研究,纳入共 101 536 例妊娠,其中 3 003 例(3%)妊娠早期期暴露于至少一种阿片类镇痛药,包括 1 390 例为可待因(1.4%),对照组为 98 583 例无妊娠期阿片类暴露的妊娠。结果总阿片类药物组(5.9%,178/3 003)、可待因暴露组(5.4%,75/1 390)严重畸形的比率与未暴露组(6.1%,5 986/98 853)无显著差异(分别为 aOR 0.95,95%CI 0.82~1.11 和

aOR 0.91，95%*CI* 0.72~1.15）。未发现妊娠期前三个月暴露于总阿片类药物或可待因与心血管、中枢神经系统、生殖泌尿系统、肌肉骨骼、胃肠系统或唇裂和唇裂等畸形之间存在显著关联。但是发现妊娠早期可待因暴露与脊柱裂之间存在关联（*aOR* 4.42，95%*CI* 1.60~12.23），而在暴露于总阿片类药物分析未发现这种关联[10]。

2019 年一项纳入 6 231 例单胎妊娠，5.1% 在妊娠期间使用了阿片类药物，其中 95.9% 使用了可待因。结果发现阿片类药物使用妇女中剖宫产，比未使用者更常见，分别为 28.3% 和 21.9%（*P*=0.007）。与未使用阿片类药物妇女的后代相比，阿片类药物使用者的后代，新生儿在 7 日龄之前需要呼吸机治疗比例更高，分别为 3.1% 和 1.6%（*P*=0.044）[11]。

2021 年有研究者建立了一个基于全身生理学的药代动力学模型，来研究母体 CYP2D6 表型对可待因给药后胎儿吗啡暴露的影响。模拟表明，胎儿吗啡暴露的最大风险是在妊娠早期，特别是在 CYP2D6 超快代谢表型母亲中[12]。

妊娠期间长期使用阿片类镇痛剂可能导致新生儿的生理依赖，新生儿出生后可能出现阿片类药物戒断综合征。新生儿阿片戒断综合征表现为易怒、多动和异常睡眠模式、尖锐的哭声、震颤、呕吐、腹泻和体质量增速减少。新生儿阿片类药物戒断综合征的发作、持续时间和严重程度因使用的特定阿片类药物、使用时间、母亲最后一次使用的时间和数量以及新生儿对药物的消除率而异。妊娠期使用可待因，须密切观察新生儿是否有新生儿阿片类药物戒断综合征的症状并进行相应处理[4]。

Micromedex 妊娠评级为：胎儿风险不排除。

【哺乳期用药研究】可待因及其代谢产物吗啡可分泌至乳汁。吗啡可能引起新生儿呼吸暂停，早期研究中提到 4 例新生儿因母亲使用可待因（60mg/ 次，4~6h/ 次）出现呼吸暂停，在一名新生儿血中未检测到可待因[13]。在另外一项研究中[14]，7 位哺乳母亲服用单剂量 60mg 的可待因，用药 20~40 分钟后，乳汁中可待因水平为 33.8~314ng/ml，咖啡水平为 1.9~20.5ng/ml。喂养 1~4 小时后，其母乳喂养婴儿（1~5 日龄，*n*=11）的血浆样本中可待因浓度小于 0.8~4.5ng/ml，吗啡浓度小于 0.5~2.2ng/ml。婴儿血浆药物水平低，可能与分娩后最初几天乳汁量少及乳汁中药物分泌量少有关。

2012 年报道了 6 例母乳中含有可待因的新生儿病例报告[15]，有婴儿分别出现昏睡、不易唤醒、瞳孔变大、呼吸暂停等症状，母亲停药并停止母乳后，婴儿症状自行缓解。另外也有几篇已发表的病例报告显示，在母亲使用可待因的情况下，母乳喂养的婴儿出现过度镇静或呼吸抑制[16]，以及一份婴儿死亡报告。2006 年加拿大多伦多报道了一例母亲产后因会阴切开术疼痛，服用了 30mg 可待因和 500mg 对乙酰氨基酚的复合制剂（最初 2 片，q.12h.，由于嗜睡和便秘,从第 2 天开始减至一半),持续服用 2 周。该妇女足月经阴道分娩一名健康男婴,婴儿在出生 7 天时,出现间歇性母乳喂养困难和嗜睡。在第 11 天对婴儿进行健康检查时,儿科医师注意到婴儿体质量回到出生时,在第 12 天,婴儿皮肤呈灰色,母乳摄入量下降,于第 13 天死亡。产后 10 天的乳汁中吗啡的浓度为 87ng/ml,远高于之前文献报道(1.9~20.5ng/ml)[17]。

之后,加拿大多伦多病童医院的母亲风险项目发布了一个指南,以指导监测哺乳期妇女使用含有可待因的药物时婴儿是否出现中枢神经系统症状。在使用这些指南对 238 名服用可待因的母乳喂养妇女进行的一项研究中,据报道有 2.1% 的婴儿出现新生儿镇静,并且与基因型差异无关。CYP2D6 超快代谢型母亲 6 例,其新生儿均未出现镇静。这些结果表明,此类安全指南可降低产妇使用阿片类药物导致新生儿镇静的风险[18]。

2012 年一项回顾性队列研究,纳入 7 804 例产后短期服用可待因的妇女,与 7 804 名未使用可待因的对照组相比,婴儿 30 天内再入院的比例没有增加(HR 0.95,95%CI 0.81~1.11),其他不良新生儿结局没有显著相关(HR 0.86;95%CI 0.69~1.08)[19]。

2020 年有评论文章认为,关于母乳喂养期间新生儿阿片类药物毒性的令人信服的数据很少。目前世界各地仅基于一个母乳喂养婴儿因母亲使用阿片类药物中毒死亡的病例报道,警告哺乳母亲不要使用可待因。作者回顾分析了其他已发表的疑似新生儿母乳喂养类阿片类药物毒性的报告,仅一份报告描述了在母乳喂养期间母亲使用阿片类药物羟考酮情况下,其 10 月大婴儿死亡,该婴儿头部多处受伤,该报告的作者公开怀疑母乳作为羟考酮的唯一来源的可能性。此外没有其他已发表的关于阿片类药物通过母乳喂养致新生儿死亡的报告。作者认为,当需要使用阿片类药物镇痛时,不应将短疗程使用视为对母乳喂养婴儿有害[20]。

可待因的 Micromedex 哺乳评级:婴儿风险已被证实。

【男性用药研究】长期使用阿片类药物可能导致女性和男性生殖潜能的降低,尚不清楚这种影响是否可逆[4]。2020 年,一项研究中发现,男性使用低剂量的止痛药与生育力没有明显关系[21]。

【药师建议】磷酸可待因为弱阿片类镇痛药,可透过胎盘,动物研究提示有致畸性。一些人类研究提示妊娠期可待因暴露与新生儿先天畸形发生率增加无关,但与急诊剖宫产和产后出血发生相关。然而也有研究发现妊娠早期可待因暴露与心血管缺陷、中枢神经系统缺陷、脊柱裂之间存在关联。此外妊娠晚期使用可待因,须警惕新生儿戒断综合征表现。

可待因及其代谢物吗啡可分泌至乳汁,对乙酰氨基酚和非甾体抗炎药可满足一般产后镇痛,如确需使用阿片类镇痛药物可待因,应短疗程使用,并告知妇女须密切监测新生儿中枢神经系统抑制情况。

卤米松 Halometasone

【别名】澳能、适确得

【药理学分类】外用糖皮质类固醇激素

【剂型】乳膏剂

【妊娠期风险】暂无数据

【哺乳期风险】暂无数据

【说明书建议】进行了皮质类固醇安全性评价,也对卤米松进行了动物实验,实验已证明可能有潜在致畸性,或对胚胎/幼胎产生其他不良作用。孕妇使用本品必须注意权衡利弊,应有明确的治疗指征,而且不应大剂量使用,不应用于大面积皮肤(特别不应使用密封性包扎)或长时间地使用。本品活性物质及/或其代谢产物是否泌入乳汁尚不清楚,哺乳期妇女应慎用。

【重要参数】Mw 445,经皮吸收量极低,人体试验显示大面积皮肤(400cm^2)均匀涂布本品,连续用药 7 日,仅有 1.41% 的剂量透过皮肤被吸收。

【国内外指南】2019 年《卤米松乳膏临床应用专家共识》:动物实验证明,外用强效糖皮质激素可能有潜在致畸性或其他不良作用。而在人类则与致畸、唇裂、早产、死胎等无显著相关性,但可能与胎儿体质量减轻相关,孕妇使用卤米松乳膏须权衡利弊[1]。

【妊娠期用药研究】卤米松乳膏含 0.05%(g/g)卤米松,按激素疗效强度分级,属于强效糖皮质激素。基质主要是凡士林,有保湿滋润作用[1]。

2017 年有研究纳入 1 601 515 例研究受试者的 14 项观察性研究的最佳证据发现,母亲使用任何效力的外用皮质类固醇与一些不良妊娠结局(包括分娩方式、出生缺陷、早产和胎儿死亡)之间无显著相关性。然而,母亲使用强效/极强效外用皮质类固醇,尤其是大量使用,与低出生体质量风险增加相关。妊娠期间应首选轻度/中度外用皮质类固醇而不是强效/极强效[2]。

【哺乳期用药研究】哺乳期局部使用类固醇被认为是安全的,但建议母亲避免直接在乳头上应用强效类固醇[3]。

【男性用药研究】皮质类固醇已被证明会损害雄性大鼠的生育能力,暂无卤米松对男性生殖影响数据。

【药师建议】妊娠期使用卤米松乳膏必须注意权衡利弊,应有明确的治疗指征,而且不应大剂量使用,不应用于大面积皮肤(特别不应使用密封性包扎)或长时间地使用。

卤米松活性物质和 / 或其代谢产物是否泌入乳汁尚不清楚，哺乳期妇女应慎用。卤米松为强效外用糖皮质激素，推荐妊娠期、哺乳期使用中效 / 低效外用替代药物，如丁酸氢化可的松乳膏或氟轻松乳膏。

铝碳酸镁　Hydrotalcite

【别名】达喜、碱式碳酸铝镁、泰德、他尔特、Talcid

【药理学分类】主要作用于消化系统的药物 - 治疗消化性溃疡和胃食管反流病药物。

【剂型】片剂、颗粒剂、混悬剂

【妊娠期风险】暂无数据

【哺乳期风险】暂无数据

【说明书建议】孕妇如使用本品后发生腹泻，易增加流产、早产的风险。妊娠期前三个月慎用。妊娠三个月以上应咨询医师。

【重要参数】Mw 604，动物和人的吸收研究显示治疗剂量的铝碳酸镁在胃肠道几乎不吸收，血浆和尿液中镁及铝离子的浓度仍保持在正常范围。

【国内外指南】2016 年，罗马尼亚神经胃肠病学协会发布《黏膜保护化合物治疗胃食管反流病：基于证据的立场文件》[1]：抗酸剂氢氧化铝、三硅酸镁和碳酸钙与先天异常增加没有关联，妊娠期以治疗剂量使用大多数含铝、镁、钙的抗酸剂是可以接受的。

2003 年，荷兰会议共识《当代一般人群和妊娠中反流和便秘的理解和管理》[2]：服用大剂量含铝抗酸剂会增加孕妇的铝含量，并有增加胎儿体内铝含量的风险。

【妊娠期用药研究】抗酸药应按需使用，从而快速有效缓解症状。调查研究显示，妊娠期可能有近 50% 的妇女使用抗酸剂缓解胃灼热。铝碳酸镁未在美国上市，FDA 无妊娠期风险相关资料。

1. **一般建议**　按需使用，且使用不可超过推荐剂量，不建议长期使用。在动物实验中未观察到含镁、铝或钙的抗酸剂的致畸作用[3]。妊娠期任何阶段都可以使用抗酸剂，以铝盐、镁盐为固定组合的药物可以是抗酸剂的首选，但是使用不得超过推荐治疗剂量。

2. **高剂量铝暴露风险**　动物实验表明，铝可以穿透胎盘到达胎儿组织并累积，同时铝可以通过血脑屏障进入胎儿脑部，诱导神经毒性作用。针对动物妊娠期铝暴露后子代的生长发育和行为的分析，发现常见的不良结局包括增加死胎风险、增加围产期子代死亡率、子代体质量减轻、婴儿期子代体质量增加缓慢、子代骨骼生长异常、子代神经功能障碍。大鼠、小鼠妊娠期暴露于铝,神经功能障碍可表现在子代前肢及后肢握力降低。孕鼠高铝饮食处在250mg/(kg·d)的水平,可导致后代生长发育迟缓[4]。

曾报道一名患有神经退行性疾病的儿童,其母亲在妊娠期以平均每日75片抗酸剂(15g 氢氧化铝,或 5 200mg 元素铝)的高剂量服用。该儿童发育迟缓,有严重的智力障碍,且多灶性癫痫发作,痉挛性四肢瘫痪,于 9 岁时死亡[5]。

铝碳酸镁的铝含量占药物的 8.9%,即每片含铝 44.5mg[5]。按照说明书一次 2 片,一日 4 次的最高推荐剂量服用,每日可能额外暴露于 356mg 元素铝。据报道,采用示踪剂标记铝元素后使用含铝抗酸剂,约 0.01% 的铝以氢氧化铝的形式被吸收,柠檬酸盐可将抗酸剂中铝的摄取量提高 1/10,最高可达 0.14%。推测抗酸剂中铝的生物利用度为 0.01%~1%,进入血液的铝约 2% 会在体内保留数年[6]。

尽管目前无法确定每日最高铝暴露的阈值,但为使胎儿的铝暴露量降至最低,不建议长期以推荐剂量使用。同时,应避免将铝碳酸镁与果汁、葡萄酒等酸性饮料同服,因为同服会导致肠道中的铝吸收增加。

【哺乳期用药研究】有研究检测到一般母乳中铝含量为 0.004~2.67mg/L,平均值为 0.38mg/L,母乳中铝含量较高,铝会分泌到乳汁[7]。但目前缺乏母乳中铝含量导致新生儿毒性的案例报道,也未见哺乳期使用铝碳酸镁的研究数据。

有研究认为哺乳期可以使用抗酸剂,且铝盐、镁盐固定组合的制剂是首选,但须注意在治疗剂量内使用。由于缺乏长期使用的报道,不建议长期使用°。

【男性用药研究】暂无数据。

【药师建议】动物和人的吸收研究显示,治疗剂量的铝碳酸镁在胃肠道几乎不吸收,血浆和尿液中镁及铝的浓度仍保持在正常范围,因此妊娠期和哺乳期可以短期、低剂量地使用铝碳酸镁。但是,服用大剂量含铝抗酸剂会增加孕妇的铝含量,并有增加胎儿体内铝含量的风险。鉴于目前缺乏长期、高剂量使用的研究报道,且无法明确铝暴露的阈值,因此仅推荐按需短期使用。

氯苯那敏 Chlorphenamine

【别名】扑尔敏、氯苯吡胺、氯屈米通、Chlor-trimeton
【药理学分类】主要影响变态反应和免疫功能药物 - 抗变态反应药
【剂型】片剂、注射剂、滴丸剂、胶囊剂

【妊娠期风险】FDA 原分级 B；适用 [a]

【哺乳期风险】L3- 没有数据 - 可能适用 [b]

【说明书建议】孕妇慎用；小量氯苯那敏可由乳汁中排出；由于本品的抗 M 胆碱受体作用，泌乳可能受到抑制，哺乳期妇女不宜使用。

【重要参数】Mw 275，$t_{1/2}$ 12~43 小时，t_{max} 2~6 小时，F 25%~45%，PB 70%。

【国内外指南】2015 年中国《特殊人群普通感冒规范用药的专家共识》指出：氯苯那敏（扑尔敏）为第一代抗组胺药，与苯海拉明相似，但中枢抑制作用较轻，已被广泛用于抗感冒复方制剂中。可诱发癫痫，故禁用于癫痫患者，且婴儿、哺乳期妇女禁用[1]。

2017 年英国变态反应与临床免疫学会（British Society for Allergy and Clinical Immunology，BSACI）发布《过敏性和非过敏性鼻炎的诊断和管理》，该指南认为孕妇治疗鼻炎时，应减少抗组胺药的使用，只有当治疗收益大于风险时方可使用，建议选择氯苯那敏、氯雷他定、西替利嗪[2]。

2020 年日本变态反应学会（Japanese Society of Allergology，JSA）联合日本皮肤病协会（Japanese Dermatology Association，JDA）发布的《特应性皮炎指南》认为，如果对治疗有益，则可以在妊娠期间使用被认为安全的抗组胺药。根据流行病学观察研究和荟萃分析，大多数第一代抗组胺药物已被证明不会增加先天性异常风险。在母乳喂养期间使用这些药物，只有极少量的药物会转移到母乳中。然而，考虑到由第一代镇静抗组胺药引起的婴儿易怒和嗜睡的可能性，建议使用第二代抗组胺药。对于个别药物，还需要仔细考虑包装说明书的内容和有关安全性的最新信息[3]。

【妊娠期用药研究】

1. **动物数据**　在氯苯那敏的研究中，妊娠大鼠和兔子在整个器官发生过程中口服给药，给药剂量为人类最大推荐日剂量的 35 倍和 45 倍，均没有产生不利于发育的影响。然而，当小鼠在整个妊娠期间给药时，剂量约为人类最大推荐日剂量的 9 倍［母体口服剂量为 20mg/（kg·d）］时有胚胎致死发生，分娩后继续给药会降低幼崽出生后存活率。当雄性和雌性大鼠在交配前服用大约 9 倍的人类最大推荐日剂量时也观察到胚胎死亡[4]。

2. **人类数据**　抗组胺药的使用，包括氯苯那敏，在妊娠期的风险很低。然而，也有报道称可能与早产儿晶状体后纤维增生有关 [a]。

2003 年一项关于妊娠期间暴露于氯雷他定与抗组胺药对妊娠结果影响的研究，纳入暴露于氯雷他定的 210 名孕妇和暴露于其他抗组胺抑制剂（包括阿司咪唑、氯苯那敏、特非那定、羟嗪、异丙嗪和二甲亚胺）的 267 名孕妇，结果表明妊娠晚期暴露于氯苯那敏的 63 次妊娠中发现了 1 例先天性髋关节发育不良[5]。

2009 年美国一项妊娠早期暴露于氯苯那敏的出生缺陷的研究中，共纳入

4 982 例孕妇。采用在贝叶斯分析考察妊娠早期使用 14 种抗组胺药(n=538)与孤立的主要出生缺陷的关联,发现氯苯那敏(n=108)增加了新生儿神经管缺陷(OR 2.6,95%CI 1.1~6.1)、法洛四联症(OR 3.1,95%CI 1.2~8.4)、左心发育不全(OR 4.9,95%CI 1.6~14.9)和大静脉异常(OR 3.3,95%CI 1.1~10.0)等风险[6]。

2013 年另一项北美出生缺陷研究,比较了 13 213 名特定畸形婴儿和 6 982 名非畸形婴儿在妊娠早期接触特定抗组胺药的情况,分析发现妊娠早期暴露于氯苯那敏(n=98)导致出生缺陷中耳朵缺陷风险增加(OR 3.0,95%CI 0.8~11.8)[7]。

2013 年一项美国国家出生缺陷预防的研究,共分析 1 537 名二度或三度孤立性尿道下裂婴儿和 4 314 名无重大出生缺陷的对照活产男婴,其中妊娠期暴露于氯苯那敏共 115 例,37 例新生儿出现二度或三度孤立性尿道下裂,氯苯那敏对应的风险为 1.4(95%CI 0.6~2.1),显示没有统计学差异[8]。

一项回顾性研究发现,母亲使用氯苯那敏与儿童腹股沟疝和眼睛或耳朵异常之间存在微小但具有统计学意义的关联。其他回顾性研究发现,在妊娠期间服用氯苯那敏的妇女的后代中,先天性异常的频率总体上没有增加[9]。

根据来自新西兰的说明书认为[10],已有大量孕妇和育龄妇女服用过马来酸右氯苯那敏,未发现畸形发生率增加或对胎儿产生其他直接或间接的有害影响,尽管如此,马来酸右氯苯那敏妊娠期间的安全性尚未确定,只有在明确需要时,才能在妊娠早期和妊娠中期使用。马来酸右氯苯那敏不能用于妊娠晚期,因为新生儿和早产儿可能对抗组胺有严重的反应。妊娠晚期不建议使用,可能考虑因第一代抗组胺药可能引起新生儿食欲降低和嗜睡等反应[11]。

Micromedex 妊娠评级:胎儿风险不排除。

【哺乳期用药研究】研究报道小剂量氯苯那敏可由乳汁中排出,由于本品有抗 M 胆碱受体作用,泌乳可能受到抑制,建议哺乳期妇女不宜使用。没有在人类哺乳期间使用氯苯那敏的数据报告。与其他抗组胺药一样,该药物母乳喂养可能适合[a]。

WHO 建议避免母乳喂养[12]。

在母乳喂养期间可以接受少量(2~4mg)、偶尔剂量的氯苯那敏。较大剂量或更长时间的使用可能会对婴儿造成影响或减少乳汁供应,特别是与拟交感神经药(如伪麻黄碱)或在哺乳期建立之前结合使用[13]。

Micromedex 哺乳评级:婴儿风险不排除。

【男性用药研究】1983 年一项研究抗组胺药物对精子的影响的实验表明,使用氯苯那敏时,精子活力会降低,且活力降低程度与用药剂量相关[14]。

【药师建议】氯苯那敏为 H_1 受体拮抗药,属于第一代抗组胺药。氯苯那敏也具有抑制中枢和抗胆碱的作用,故服药后有困倦感。已有大量孕妇和育龄妇女服用过马来酸氯苯那敏，未发现畸形发生率增加、对胎儿产生其他直接或间接的有害影响，妊娠期可以谨慎使用。

氯苯那敏可能引起新生儿食欲降低和嗜睡等反应，哺乳期不建议使用。

氯雷他定 Loratadine

【别名】开瑞坦、氯羟他定、亿菲、雪菲、Claritin

【药理学分类】主要影响变态反应和免疫功能药物 - 抗变态反应药

【剂型】片剂、胶囊剂、颗粒剂、糖浆剂、混悬剂

【妊娠期风险】FDA 原分级 B；人类数据有限 - 动物数据提示低风险[a]

【哺乳期风险】L1- 有限数据 - 适用[b]

【说明书建议】妊娠期与哺乳期妇女使用前请咨询医师。

【重要参数】Mw 383，$t_{1/2}$ 平均 8.4 小时（3~20 小时），t_{max} 1.3 小时，口服吸收完全，PB 97%，RID 0.77%~1.19%，M/P 1.2。

【国内外指南】英国变态反应与临床免疫学会（BSACI）发布 2017 年版《过敏性和非过敏性鼻炎的诊断和管理》[1]，该指南认为，孕妇治疗鼻炎时，应减少抗组胺药的使用，只有当治疗收益大于风险时方可使用，建议选择氯苯那敏、氯雷他定、西替利嗪。

2018 年由欧洲变应性反应与临床免疫学会、世界过敏组织等共同制定的指南《荨麻疹的定义、分类、诊断和管理》[2]中指出，虽然目前还没有关于孕妇患荨麻疹时安全系统的治疗方案，但考虑到妊娠期较高的组胺水平可能影响妊娠结局，加之目前没有孕妇服用第二代抗组胺药增加出生缺陷率的报道，指南推荐妊娠期可选用的治疗药物包括氯雷他定、地氯雷他定、西替利嗪、左西替利嗪。

《中国荨麻疹诊疗指南（2022 版）》[3]认为，原则上，妊娠期尤其是妊娠早期，应尽量避免使用抗组胺药，但如症状反复发作，严重影响患者生活和工作，必须采用抗组胺药治疗，应告知患者目前无绝对安全可靠的药物。在权衡利弊情况下可选择相对安全可靠的第二代抗组胺药，如氯雷他定、西替利嗪和左西替利嗪。

【妊娠期用药研究】妊娠期使用氯雷他定已积累了较多的数据，未显示增加出生缺陷风险，欧洲及我国的荨麻疹指南均推荐氯雷他定可在妊娠期使用。

2003 年一项多中心前瞻性对照研究[4]纳入 161 例妊娠期氯雷他定暴露妇女和母体基线特征相对应的 161 例妊娠期未暴露妇女，25 例暴露于妊娠早期，平均剂量为（159.9 ± 271.5）mg（10~1470mg），11 例整个妊娠期都有暴露。

暴露组与对照组分别观察到 5 例和 6 例严重畸形,无显著性差异(RR 0.88,95% CI 0.27~2.82),未见氯雷他定与先天畸形的相关性。同时,畸形后代病例与非畸形后代的平均氯雷他定使用总量为(138 ± 111)mg 和(252 ± 699)mg,显示出妊娠期总氯雷他定消耗剂量与先天畸形之间无剂量相关性。

2003 年另一项前瞻性对照研究[5],随访了 210 例妊娠期暴露于氯雷他定(77.9% 在妊娠早期)和 267 例暴露于其他抗组胺药(other antihistamines,OAH),(64.6% 在妊娠早期),与 929 例无致畸物暴露的对照组(nonteratogenic controls,NTC)比较,结果各组间先天异常发生率无明显差异[氯雷他定:4/175(2.3%); OAH: 10/247(4.0%); NTC: 25/844(3.0%); P=0.553, RR 0.77,95% CI 0.27~2.19(氯雷他定与 NTC 比较); RR 0.56,95% CI 0.18~1.77(氯雷他定与 OAH 比较)]。妊娠早期暴露于氯雷他定、其他抗组胺药和对照组也无显著差异[氯雷他定: 1/126(0.8%); OAH: 7/146(4.8%); NTC: 25/844(3.0%);P=0.152, RR 0.27,95% CI 0.04~1.94(氯雷他定与 NTC 比较); RR 0.17,95% CI 0.02~1.33(氯雷他定与 OAH 比较)]。

2008 年一项荟萃分析评估了妊娠期间服用氯雷他定的妇女其后代尿道下裂的风险[6],共纳入 3 个病例对照研究和 7 个队列研究,总计 2 694 例男婴宫内暴露于氯雷他定,有 39 例(1.4%)患有尿道下裂,而对照组的 450 413 例男婴中,有 4 231 例(0.9%)患有尿道下裂,统计学结果显示两组无显著差异(aOR 1.28,95% CI 0.69~2.39)。

2016 年 Gonzalez-Estrada A 等发表的一篇综述[7]认为,妊娠期服用第二代抗组胺药物西替利嗪和氯雷他定是相对安全的,而经鼻抗组胺药氮草斯汀、第一代抗组胺药物妊娠期应避免使用。

2020 年丹麦的一项全国性队列研究[8]将地氯雷他定和氯雷他定妊娠期使用者基于协变量评分进行 1∶1 比例配对,利用 5 个队列比较不良胎儿结局风险:评估主要出生缺陷队列(共计 3 348 例妊娠,1∶1 比例分别使用地氯雷他定或氯雷他定)、自然流产队列(5 498 例妊娠)、早产队列(5 280 例妊娠)、出生体质量小于胎龄儿队列(5 436 例妊娠)和死产队列(6 776 例妊娠)的风险。研究结果显示,妊娠期间使用地氯雷他定和氯雷他定在主要出生缺陷[4.5% vs 4.2%, pOR 1.07(0.77~1.50)]、自然流产[9.3% vs 8.4%, HR 1.15(0.96~1.37)]、早产[5.6% vs 6.6%, pOR 0.84(0.67~1.05)]、小于胎龄儿[8.9% vs 9.2%, pOR 0.97(0.80~1.16)]或死胎[0.2% vs 0.2%, HR 0.91(0.31~2.70)]方面没有显著性差异,均没有明显高于背景风险。

【哺乳期用药研究】氯雷他定是一种长效抗组胺药,具有很弱的镇静作用,可分泌进入乳汁,但总体转运进入乳汁的量很少。6 名产后 1~12 个月的妇女服用 40mg 氯雷他定并在给药后 0~48 小时内抽取多个时间点的血浆和乳汁样本[9]，氯雷他定及其活性代谢物的峰值血药浓度分别为 30.5ng/ml 和 18.6ng/ml，乳汁峰浓度分别为 29.2ng/ml 和 16ng/ml。在 48 小时内，氯雷他定及其代谢产物共计 11.7μg（母体总剂量的 0.029%）分泌到乳汁，这个剂量对母乳喂养的婴儿造成危害的可能性很小。

Micromedex 哺乳评级：婴儿风险较小。母乳喂养期间推荐的抗过敏药是氯雷他定和西替利嗪c。

2021 年哺乳期使用抗组胺药的系统综述[10]认为，西替利嗪、氯苯那敏、氯马斯汀、依巴斯汀、依匹斯汀、氯雷他定、异丙嗪、特非那定和曲普利啶，以上抗组胺药 RID 低于 5%，提示在哺乳婴儿中临床不良反应可能性较小。同时，文章作者认为第二代抗组胺药，如氯雷他定和西替利嗪，由于低母乳转移水平和药物本身相对较低的不良反应特性，是目前哺乳期妇女使用抗组胺药的较优选择。但是，评估哺乳期安全性仍应考虑抗组胺药的半衰期，因为长半衰期药物的持续使用会导致哺乳期婴儿，尤其是肝肾功能尚未发育完全的新生儿及早产儿体内蓄积风险升高。

【男性用药研究】暂无数据。

【药师建议】根据目前的人类资料，氯雷他定不增加出生缺陷风险，是用于妊娠期合并过敏、妊娠期合并鼻炎的推荐用药。

氯雷他定可分泌进入乳汁，但总体转运进入乳汁的量很少，不会达到引起药理作用的剂量，是母乳喂养期间抗过敏的推荐用药。哺乳时可关注婴儿嗜睡、口干等可能发生的不良反应，如哺乳期间需要持续、长期使用，考虑到相对较长的半衰期，建议关注肝肾功能尚未发育完全的新生儿及早产儿体内蓄积风险。

氯沙坦 Losartan

【别名】洛沙坦、科素亚、海捷亚、Cozzar

【药理学分类】主要作用于心血管系统药物 - 抗高血压药

【剂型】片剂、胶囊剂

【妊娠期风险】FDA 原分级 D；口服给药 C（D- 如在妊娠中晚期给药）；人类数据提示妊娠中晚期使用有风险a

【哺乳期风险】L3- 没有数据 - 可能适用b

【说明书建议】妊娠期使用氯沙坦可引起胎儿损害。妊娠中期和后期使用直接作用于肾素 - 血管紧张素系统的药物可损伤胎儿肾脏功能，增加胎儿和新生儿疾病甚至死亡的风险。当发现妊娠时，应该尽早停用氯沙坦。妊娠中期和晚期使用影响肾素 - 血管紧张素系统的药物的孕妇可引起羊水过少，进而导致以下后果：胎儿肾功能下降，导致无尿和肾功能衰竭，胎儿肺发育不全，骨骼变形，包括颅骨发育不全、低血压和死亡。在特殊的情况下，对于一个特定的患者，妊娠期必须使用作用于血管紧张素系统药物的治疗，应告知母亲对胎儿的潜在风险。对妊娠期服用氯沙坦钾的患者，进行连续超声检查以评估羊膜内环境。如果观察到羊水过少，停止治疗，除非它被认为可以挽救母亲的生命。然而，患者和医师应知晓羊水过少可能直到胎儿遭受了不可逆的损伤后才出现。目前尚不清楚氯沙坦是否从人乳汁中排泄，但在大鼠乳汁中已显示出显著水平的氯沙坦及其活性代谢物。由于可能对哺乳婴儿产生不良影响，应考虑到药物对母亲的重要性，决定是否停止哺乳或停止用药。

【重要参数】Mw 423，F 33%，$t_{1/2}$ 2 小时，t_{max} 1 小时，PB 99.8%。

【国内外指南】见缬沙坦。

【妊娠期用药研究】

1. **动物数据** 大鼠妊娠晚期至哺乳期（妊娠第 15 天至哺乳第 20 天）期间，以 10mg/（kg·d）、25mg/（kg·d）和 100mg/（kg·d）的剂量给予口服氯沙坦钾，观察到对大鼠胎儿和新生儿产生不良影响，包括体质量减轻、身体和行为发育延迟、死亡和肾毒性。除了新生儿体质量增加［低至 10mg/（kg·d）的剂量会受到影响］，与这些影响相关的剂量超过 25mg/（kg·d）（大约是人体最大推荐剂量 100mg 的 3 倍）。这些不良影响归因于妊娠晚期和哺乳期的药物暴露。已证明在妊娠晚期和大鼠乳汁中存在显著高水平的氯沙坦及其活性代谢物[1]。

在对生育以及繁殖能力的研究中发现[2-3]，当大鼠接受毒性口服剂量的氯沙坦时（约为推荐最大使用量的 24 倍），胚胎植入的比率明显下降。当剂量为最大推荐剂量的 12 倍时，对雌鼠的生育能力、植入后丢失率以及产仔数量没有明显影响。

大鼠妊娠后期（这一时期是肾脏发育的关键时期）给予 1mg/（kg·d）的氯沙坦，与对照组相比，并没有发现其后代肾脏质量或体质量具有统计学意义上的差异。然而，氯沙坦可引起严重的肾功能异常。对于新生和 1 周大的幼崽，肾小球表现出形状改变和鲍曼空间扩大，表现与皮质中 ^{125}I 血管紧张素 Ⅱ 结合的丧失一致[4]。

2. **人类数据** 见缬沙坦。

目前尚不清楚氯沙坦及其活性代谢产物能否通过人类胎盘。

2011 年，一项已发表的报道中，7 例新生儿的母亲妊娠期使用血管紧张素 Ⅱ 受体阻滞剂（angiotensin Ⅱ receptor blocker，ARB）。所有妊娠中均出现了羊水过少和胎儿肾脏高回声。新生儿的产后病程各不相同：羊水过少伴肺发育不全、动脉低血压和肾功能不全是出生后头几天的主要问题。大多数（4/7）

婴儿未能在此期间存活,在其他情况下,肾功能完全恢复(1/7),而其他婴儿因肾功能受损(2/7)存活,部分需要长期透析。其他常见的显著特征是颅骨骨化障碍和手脚弛缓性麻痹,感音神经性听力损伤[5]。

2021年一项个案报道,描述了1名32岁肾病综合征妇女妊娠前至少5年持续服用氯沙坦,妊娠期维持服用,孕24^{+2}周,超声检查提示羊水过少,最大羊水深度为1.4cm,每2周的随访超声检查显示持续性羊水过少(羊水量:1.1~3.4cm;羊水指数:1.9~6.9cm)。30^{+2}周的B超显示胎儿肾皮质回声略有增强,患者在妊娠32^{+2}周停用氯沙坦,改为硝苯地平控释片。停药8天内羊水量逐渐增加至正常水平。35^{+3}周患者因肾病综合征并发先兆子痫进展,择期剖宫产,分娩一名2 200g婴儿,无出生缺陷,超声和肾脏检查无异常,随访至24个月发育正常[6]。

Micromedex妊娠评级:胎儿危险已被证实。

【哺乳期用药研究】大鼠乳汁中可见氯沙坦及其活性代谢产物,哺乳期暴露可导致幼鼠体质量和存活率下降以及行为测试表现异常[2]。大鼠幼鼠通过乳汁摄取氯沙坦,表现持续到成年的肾功能和结构紊乱[7]。

在哺乳期暴露于ARB药物的大鼠中可以观察到肾脏发育紊乱,与对照组相比,暴露于氯沙坦的大鼠出现更高的蛋白尿、收缩压、钠和钾的分数排泄增加以及肾小球滤过率降低。这些动物还表现出肾小球面积减少,肾皮质间质相对面积增加,纤连蛋白、α-SM-肌动蛋白、波形蛋白和p-JNK的表达增加;巨噬细胞、p-p38、增殖细胞核抗原(proliferating cell nuclear antigen,PCNA)数量增加,小肠黏膜上皮细胞的受体(cubilin)表达减少。所有这些改变在氯沙坦+骨化三醇组中都不那么强烈。用骨化三醇治疗的动物显示出细胞分化以及肾功能和结构的改善。这种作用与细胞增殖和炎症的减少有关[8]。

目前还没有哺乳期妇女使用氯沙坦的相关研究资料。虽然本品可显著渗透到中枢神经系统,但由于蛋白结合率高,所以进入人母乳的能力可能会显著下降^b。另外,氯沙坦口服生物利用度较低(23%~33%),使婴儿从母乳摄取的药物难以吸收到的血浆中,但早产或新生儿的吸收可能增加[9]。

Micromedex哺乳评级:婴儿风险不排除。

【男性用药研究】在高达150mg/(kg·d)的剂量水平下,未见对雄性大鼠生育有不良影响[1]。

2012年我国的一项临床研究显示,氯沙坦能改善勃起功能障碍(erectile dysfunction,ED)伴糖尿病患者的勃起功能。研究中124名ED伴糖尿病患者,分别予以氯沙坦(32例)、他达拉非(31例)、氯沙坦+他达拉非(31例),或观察治疗(30例)12周。勃起功能通过国际勃起功能指数(IIEF-5)问卷、对性接触的积极响应率概况问卷2(SEP2)、问卷3(SEP3)和全球评估问卷(GAQ)

进行评估。结果氯沙坦或他达拉非或氯沙坦 + 他达拉非提高了平均 IIEF-5 分数、成功穿透率（SEP2）、成功性交完成率（SEP3）和 GAQ（$P<0.05$）。氯沙坦和他达拉非联合使用比单独使用氯沙坦或他达拉非更有效（$P<0.05$）。中度和轻度 ED 患者对氯沙坦的反应率优于重度 ED 患者[10]。

【药师建议】氯沙坦抗血压的机制与血管紧张素转化酶抑制剂（angiotensin converting enzyme inhibitor，ACEI）十分接近。因此，在妊娠中晚期使用这种药物可能导致胎儿畸形，严重的胎儿 / 新生儿毒性。胎儿毒性作用包括肾功能损伤、无尿、羊水过少、宫内生长受限、早产，并增加总体缺陷风险，包括心血管缺陷、泌尿生殖系统缺陷。妊娠早期暴露于 ARB 类药物的研究较少，一项 Meta 分析研究表明，妊娠早期 ACEI/ARB 类药物增加总体先天缺陷风险，特别是心脏缺陷，也增加流产和死产风险。但多项 ACEI 类药物的研究提示，与高血压妇女未使用降压药物或使用其他降压药物相比，妊娠早期暴露于 ACEI 类药物出生缺陷风险未增加，认为备孕期妇女如果疾病控制需要，可持续使用，直至发现妊娠后换用其他妊娠期安全的降压药物。因研究尚不充分，仍然建议备孕期及妊娠期患者应避免使用缬沙坦，特别是妊娠中晚期。若治疗期间意外妊娠，建议立即改为妊娠期推荐使用的抗高血压药物，如硝苯地平、拉贝洛尔。

哺乳期使用氯沙坦的数据缺乏，推测可分泌至乳汁，建议哺乳期避免使用氯沙坦。

氯硝西泮 Clonazepam

【别名】氯硝安定、氯安定、利福全、Klonopin、Rivotril

【药理学分类】主要作用于中枢神经系统药物 - 抗焦虑药

【剂型】片剂、注射剂

【妊娠期风险】FDA 原分级 D；人类资料提示低风险 a

【哺乳期风险】L3- 有限数据 - 可能适用 b

【说明书建议】有说明书认为：在妊娠期前三个月内，本药有增加胎儿致畸的危险；妊娠后期用药影响新生儿中枢神经活动；分娩前及分娩时用药可导致新生儿肌张力较弱；孕妇禁用。可分泌入乳汁，哺乳期妇女禁用。

也有说明书认为：目前尚无关于氯硝西泮在孕妇中的充分和良好设计的对照研究。现有的关于致畸风险的人类数据是不确定的。没有足够的证据来评估妊娠期间苯二氮䓬暴露对神经发育的影响。在分娩前或分娩期间给予苯二氮䓬类药物可导致体温过低、肌张力过低、呼吸抑制和进食困难综合征。

此外，在妊娠后期服用苯二氮䓬类药物的母亲所生的婴儿可能产生依赖性，并随后出现戒断症状。氯硝西泮对人类分娩的影响尚未进行研究。氯硝西泮对母乳喂养婴儿和泌乳的影响尚不清楚。应考虑母乳喂养对发育和健康的好处，同时考虑母亲对氯硝西泮的临床需求，以及母亲疾病或氯硝西泮对母乳喂养婴儿的任何潜在不利影响。

【重要参数】Mw 316，$t_{1/2}$18~50 小时，t_{max} 1~4 小时，F 完全，RID 2.8%，M/P 0.33，PB 50%~86%。

【国内外指南】2015 年国际不宁腿综合征研究小组（International Restless Legs Syndrome Study Group, IRLSSG）制定的《妊娠和哺乳期不宁腿综合征诊断和治疗共识临床实践指南》建议，对于明显影响生活质量的难治性患者，可首选低剂量氯硝西泮（起始剂量 0.25mg/d，维持剂量 0.25~1mg/d），妊娠中后期使用，妊娠早期不应使用。同时，专家一致认为，哺乳期难治性不宁腿综合征可接受低剂量氯硝西泮治疗[1]。

2017 年英国精神药理协会（BAP）发布的《妊娠和产后应用精神病药物共识指南》指出，关于催眠药对人类生育作用的数据非常有限，而现有的数据中没有令人信服的证据表明苯二氮䓬类与先天缺陷风险增加有关[2]。

2021 年《中国不宁腿综合征的诊断与治疗指南》建议，对于妊娠期难治性不宁腿患者，建议评估难治性因素，可考虑夜间服用低剂量氯硝西泮 0.25~1.00mg；若症状非常严重，考虑低剂量羟考酮治疗，但应避免妊娠早期使用。对于哺乳期难治性患者需再次评估铁蛋白水平，考虑在夜间服用 300~900mg 加巴喷丁或低剂量氯硝西泮（0.25~1.00mg）治疗；若症状非常严重，考虑低剂量曲马多治疗[3]。

2021 年昆士兰发布的《高血压与妊娠临床指南》中指出，苯二氮䓬类药物（地西泮、咪达唑仑、氯硝西泮）可用于控制子痫[4]。

其他关于苯二氮䓬类药物的相关指南可参考地西泮。

【妊娠期用药研究】

1. 动物数据　1989 年大鼠研究表明，氯硝西泮是一种具有高亲和力的苯二氮䓬类药物，可影响子代的细胞免疫反应，且该影响的可能机制为药物与母体和胎儿垂体 - 肾上腺皮质系统的相互作用[5]。

药品说明书显示，在器官形成期以 0.2mg/（kg·d）、1mg/（kg·d）、5mg/（kg·d）或 10mg/（kg·d）氯硝西泮的口服剂量给予妊娠兔，在所有剂量下均观察到类似的畸形模式（如腭裂、眼睑张开、胸骨融合和肢体缺损），但其发生率低，无剂量相关性。当剂量为 5mg/（kg·d）或更大时，母亲体质量增加减少，而当剂量为 10mg/（kg·d）时，胚胎发育减少。在器官形成期口服氯硝西泮（基于 mg/m² 剂量分别高达 15mg/（kg·d）或 40mg/（kg·d），相当于人类治疗癫痫 20mg/d

最大推荐剂量的 4 倍和 20 倍）的小鼠或大鼠中未观察到不良的母体或胚胎效应[6]。

2. 人类数据　1999 年一项大型回顾性队列研究显示，氯硝西泮与其他抗癫痫药物联合使用，相对危险性显著增加[7]。

2001 年一项研究评估了 38 名有惊恐障碍史的女性妊娠期使用氯硝西泮治疗的产科和新生儿结局。根据新生儿记录，没有口面部异常、新生儿呼吸暂停、苯二氮䓬停药综合征、体温或其他自主神经失调的病例。妊娠期使用氯硝西泮似乎与妊娠、分娩或分娩期间的任何产科并发症没有直接关系。没有证据表明妊娠期间服用氯硝西泮的母亲所生的婴儿存在新生儿毒性或戒断综合征。在同一母亲所生的 2 名婴儿中，分娩时联合使用氯硝西泮和丙咪嗪与一过性新生儿窘迫有关，这表明苯二氮䓬类药物与其他精神药物合用可能需要密切观察新生儿[8]。

2002 年一项病例对照研究中使用了匈牙利先天性异常病例监测数据库中的数据，22 865 例妊娠初期接触氯硝西泮或其他四种苯二氮䓬类药物的婴儿中有 57 例先天异常，对照组为 38 151 例婴儿中 75 例先天异常。说明妊娠期期间该五种苯二氮䓬类药物（氯硝西泮、硝西泮、美西泮、托非索泮和阿普唑仑）治疗几乎不会对人类胎儿造成可检测的致畸风险[9]。

2004 年一项研究对 166 名曾暴露于抗惊厥药的婴儿畸形情况进行监测，其中 52 人曾暴露于氯硝西泮，有 43 人为单一治疗。在单药治疗的婴儿中，共有 33 名（76.7%）在妊娠早期暴露，1 名（3.0%）婴儿有畸形特征、生长迟缓和心脏畸形（法洛四联症）。该研究未观察到氯硝西泮单药治疗后其新生儿主要畸形率增加，还不足以确定氯硝西泮暴露与畸形发生率增加有关，仍须继续监测妊娠情况，以确定氯硝西泮是否致畸[10]。

2014 年挪威医学出生登记处报告分娩女性使用单一药物或联合用药治疗癫痫。结果显示，113 名女性使用氯硝西泮进行单一药物治疗，有 53 名女性则进行联合用药治疗，单一氯硝西泮暴露未导致畸形发生率增加（*OR* 0.65，95%*CI* 0.16~2.62）[11]。

2015 年丹麦使用健康登记簿进行人群队列研究，纳入了 1997—2008 年在丹麦出生的所有病例（677 021 例），并关联分析医疗出生登记册中的 Apgar 评分与丹麦医药产品统计登记册中有关妊娠期抗癫痫处方的信息（对吸烟和产妇年龄进行了调整），结果显示，宫内暴露于氯硝西泮与 Apgar 评分≤7 风险增加无关，Apgar 评分＞7 占 364 例（98.1%），Apgar 评分≤7 占 7 例（1.9%），*RR* 1.44，95%*CI* 0.70~3.00[12]。

2019 年一项研究评估了受孕前 2 个月接受不同抗癫痫药物单一治疗与中重大先天畸形风险之间的关系。纳入 1 886 825 例妊娠病例，其中有 980 例暴露于氯硝西泮,结果显示,氯硝西泮暴露与小头症风险关联(*OR* 10.2,95%*CI* 2.1~30.0)[13]。

Micromedex 妊娠评级：胎儿风险不排除。

【哺乳期用药研究】氯硝西泮及其代谢物可分泌入乳汁,早期哺乳期氯硝西泮用药安全性数据主要来自病例系列研究。

1985 年一项个例研究报道了一名 40 岁妇女在妊娠 36 周时分娩了一名体质量 2 750g 的女婴,她在整个妊娠期间接受氯硝西泮治疗。婴儿在出生后数小时内出现呼吸暂停、发绀和肌张力过低。分娩时母亲的血清氯硝西泮浓度为 32ng/ml；脐血浓度为 19ng/ml。婴儿没有先天性畸形、感染或癫痫发作迹象。10 天后选择母乳喂养,母乳中氯硝西泮的浓度在 11~13ng/ml 之间,即乳汁/血浆药物浓度比约为 1：3[14]。

1988 年病例报告了一位母亲给予 2mg 氯硝西泮,每天 2 次,用药后 4 小时其乳汁药物浓度达峰值 10.7μg/ml,该研究作者估计最大婴儿剂量为母亲体质量调整剂量的 2.5%[15]。

1999 年病例研究报道了 10 名妊娠期和哺乳期仅接触氯硝西泮(*n*=5,剂量范围 0.5~1.5mg/d)或同时接触氯硝西泮和其他精神科药物(*n*=5,剂量范围 0.25~2mg/d)的婴儿中,9 名婴儿未检测出氯硝西泮血清浓度(根据所使用实验室,浓度为 5~14ng/ml)。1 名婴儿于出生后第 1.9 周检测,血浆浓度为 22ng/ml(母体剂量为 0.5mg/d)。所有母亲报告称婴儿未出现并发症(大部分于出生后 7 周前检测,1 例于出生后第 44 周检测)。还有一名婴儿仅通过母乳喂养接触氯硝西泮(0.75mg/d),出生后第 10.9 周检测该婴儿血液,未检测出此药物,并且未报告母亲并发症[16]。这些数据支持在母乳喂养期间使用苯二氮䓬类药物。

2012 年一项前瞻性招募、回顾性评估的队列研究,考察了哺乳期苯二氮䓬类药物的安全性,研究结果支持继续在产后服用苯二氮䓬类药物时可母乳喂养[17]。

2014 年法国药物警戒数据库报告,一名 2 月龄婴儿在哺乳期暴露于氯硝西泮后出现了短暂性呼吸暂停、嗜睡和低张力[18]。

2018 年一项研究对 23 种抗癫痫药物母乳喂养数据进行系统的文献回顾。结果认为,在母乳喂养期间,如果仔细监测母乳喂养婴儿的副作用,可使用氯硝西泮进行治疗[19]。

2021 年一项研究介绍了一种哺乳期使用精神药品的新安全评分系统,基于报告的总样本、报告的最大相对婴儿剂量、报告的相对婴儿剂量样本量、婴儿血浆药物水平、报告的任何不良反应的发生率和报告的严重不良反应等 6 个参数对药物进行评分(1~10 分)。安全评分系统发现,氯硝西泮的评分为 4.5

分,可在母乳喂养期间谨慎使用[20]。产妇用药期间还需监测婴儿的嗜睡、体质量增加和发育情况,尤其是在早产、纯母乳喂养和暴露联合使用精神药物的婴儿,如果出现过度镇静,需要监测婴儿的血清浓度。

氯硝西泮对母乳喂养婴儿的毒性发生率较低[b]。

Micromedex 哺乳评级:婴儿风险不排除。

【男性用药研究】一项研究追踪了断奶后三个月立即皮下注射抗惊厥药物(如二苯海因、卡马西平、丙戊酸钠和氯硝西泮)治疗的大鼠的生长曲线,并记录生殖系统活动。结果显示,氯硝西泮治疗组大鼠附睾含量显著降低(47%, $P < 0.005$),精子含量和活力也下降。然而,这并不影响大鼠的生育能力[21]。

产品说明书中提到产品上市前评估期间观察到的男性生殖障碍为:射精减少[6]。

【药师建议】氯硝西泮在家兔生殖实验中发现致畸性,其他实验动物中未发现。人类数据目前尚无良好的对照研究明确氯硝西泮相关的不良发育结局风险信息,已知的非常有限的研究数据提示其在妊娠阶段使用致畸风险无明显增加。建议妊娠早期应避免使用氯硝西泮。

氯硝西泮及代谢产物可分泌入乳汁,婴儿暴露量相对较低,但偶有出现嗜睡、呼吸暂停、肌张力等不良作用报道,尤其是与其他中枢神经系统抑制剂一起服用时。因氯硝西泮半衰期长,如果可能应选择一种更安全、作用时间更短的药物。建议慎重权衡母乳喂养,并监测婴儿的血清浓度。

罗红霉素 Roxithromycin

【别名】仁苏、罗力得、浦虹、丽珠星、欣美罗、严迪、Rulide

【药理学分类】抗感染药物 - 抗生素

【剂型】混悬剂、片剂、胶囊剂、颗粒剂

【妊娠期风险】暂无数据

【哺乳期风险】暂无数据

【说明书建议】摘录自 3 个不同厂家说明书。

无在妊娠期、哺乳期使用罗红霉素的临床经验,虽在各种动物体内进行的相关实验表明无致畸作用或胎儿毒性,除非经过对风险和获益进行仔细评价后认为罗红霉素有明确指征,否则罗红霉素是不应在妊娠期使用。母乳中罗红霉素的量非常小(不到服用剂量的 0.05%),但哺乳婴儿可能会出现肠内菌群紊乱、白念珠菌定殖,除非经过对风险和获益进行仔细评价后认为罗红霉素有明确指征,否则罗红霉素不应在哺乳期使用,在这些病例中,建议停止哺乳。

罗西红霉素对人类胎儿的安全性尚未确定。少量的罗红霉素通过母乳排出,必要时应停止母乳喂养或治疗。

孕妇及哺乳期妇女慎用。

【重要参数】Mw 837,$t_{1/2}$ 8~12 小时,t_{max} 2 小时,F 60%,PB 73.4%~96.4%。

【国内外指南】根据 2018 年美国妇产科医师学会(ACOG)发布的《正常分娩中预防性抗生素的应用(NO.199)》,罗红霉素经胎盘转移后羊膜腔中药物浓度可达到治疗水平,可用于预防产妇分娩时的 B 族链球菌感染[1]。

【妊娠期用药研究】

1. **动物数据** 对大鼠、小鼠和家兔注射剂量分别为 100mg/(kg·d)、400mg/(kg·d)和 135mg/(kg·d)的生殖研究没有显示发育异常的证据。在大鼠中,剂量超过 180mg/(kg·d),有证据表明胚胎毒性和母体毒性[2]。

在大鼠实验中有报道在临床剂量的 80 倍左右,胎儿外表面异常和骨骼异常的发生频率高于对照组[3]。

在生殖研究中,给予大鼠、小鼠和家兔母体毒性剂量后,可导致流产增多及胎仔体质量下降[4]。

2. **人类数据** 罗红霉素可通过胎盘,胚胎内药物浓度可达到母体血药浓度的 25%[4]。

一项研究检测了足月的人类胎盘中罗红霉素的浓度,发现只有很少量的罗红霉素从母体经胎盘传递给胎儿,只有 4.3% 从母体静脉传入胎儿动脉中[5]。

匈牙利的一项病例对照研究显示,妊娠期暴露于罗红霉素和其他的大环内酯类抗生素与后代先天畸形无关,但该研究中只有 9 例暴露于罗红霉素[6]。

一项以色列致畸信息服务中心的研究观察了 54 名在妊娠期不同时间暴露于罗红霉素的妇女,未发现后代先天畸形发生率上升的证据[7]。该研究组随后又发表了一项研究报告,31 名妊娠期暴露于罗红霉素的孕妇中,3 名产下先天畸形的后代[8];这些先天畸形包括第一个孩子的室间隔缺损和肾盂积水,第二个孩子的唇腭裂,第三个孩子的并指、多指/趾畸形。另外一项相似的致畸信息服务中心研究观察了 89 名妊娠早期暴露于罗红霉素的孕妇,其研究结果显示,与妊娠期暴露于对乙酰氨基酚、头孢菌素、染发剂以及甲状腺素的孕妇相比较,未观察到罗红霉素暴露组后代先天主要畸形和心血管畸形发病率明显上升[9],但该研究的缺陷在于样本量小,只是描述这些畸形而缺乏对新生儿的系统评价。

另外两个前瞻性研究中,183 名妇女妊娠早期暴露于罗红霉素,未出现罗红霉素对后代发育的损害作用[10-11]。

澳大利亚药物评价委员会（Australian Drug Evaluation Committee, ADEC）划定罗红霉素为 B1 级[12]（仅有少数孕妇和育龄妇女服用该药，未观察到畸形率增加或对人类胎儿有其他直接或间接有害影响。对动物的研究没有显示胎仔损伤发生率增加的证据）。

红霉素、克拉霉素、阿奇霉素和罗红霉素可用于妊娠期耐药需要或对青霉素过敏的情况[c]。

【哺乳期用药研究】已在动物实验（大鼠）中证明罗红霉素可以分泌至乳汁[3]。有研究报道，乳母服用罗红霉素后，进入乳汁的相对剂量为 0.05%。目前尚无哺乳期使用罗红霉素的研究，如新生儿出生时明显黄疸，母亲接受大剂量大环内酯类药物治疗时，应格外小心[c]。

Micromedex 哺乳评级：婴儿风险不排除。

【男性用药研究】暂无数据

【药师建议】罗红霉素可以通过胎盘，尽管有较多的研究报道妊娠期使用罗红霉素未观察到对胎儿的有害影响，但样本量少，安全性尚未确定。妊娠期使用大环内酯类抗菌药物首选阿奇霉素。使用罗红霉素须对风险和获益进行评估，权衡利弊决定。

罗红霉素可少量分泌至乳汁，哺乳期妇女使用罗红霉素可能存在婴儿风险，尽量避免使用。

螺内酯 Spironolactone

【别名】螺旋内酯固醇、使尔通、安体舒通、ALDACTONE

【药理学分类】主要作用于泌尿系统药物

【剂型】胶囊剂、片剂

【妊娠期风险】FDA 原分级 C；D- 如用于妊娠高血压患者；人类资料有限 - 动物资料提示风险[a]

【哺乳期风险】L2- 有限数据 - 可能适用[b]

【说明书建议】有说明书认为：本药可通过胎盘，但对胎儿的影响尚不清楚。孕妇应在医师指导下用药，且用药时间应尽量短。

也有说明书认为：根据作用机制和动物研究结果，螺内酯可能在胚胎形成过程中影响男性的性别分化。大鼠胚胎 / 胎儿研究报告了子宫内暴露于螺内酯的男性胎儿女性化和女性内分泌功能障碍。来自已发表病例报告和病例系列的有限可用数据没有显示螺内酯与主要畸形或其他不良妊娠结局有关。由于螺内酯的抗雄激素特性和动物数据对男性胎儿的潜在风险，避免在孕妇中使用螺内酯，或建议孕妇了解其对男性胎儿的潜在风险；螺内酯不存在于母乳中，但来自产后 17 天哺乳期妇女的有限数据报告称，在母乳中存在少量的活性代谢物，预计在临床上没有影响。在此情况下，母乳喂养婴儿短期接触螺内酯后没有不良反应的报告，然而，母乳喂养对婴儿的长期影响尚不清楚。没有螺内酯对泌乳影响的数据。使用时应考虑母乳喂养对发育和健康的益处，以及母亲对螺内酯的临床需求，以及螺内酯或潜在的母亲状况对母乳喂养的婴儿的任何潜在不利影响。

【重要参数】 Mw 417，$t_{1/2}$ 10~35 小时，t_{max} 3~4 小时，F 70%，RID 2%~4.3%，M/P 0.51~0.72，PB >90%。

【国内外指南】《妊娠期高血压疾病血压管理专家共识（2019）》指出妊娠期慎用利尿剂，在孕妇出现全身水肿、肺水肿时，可根据情况酌情使用小剂量襻利尿剂[1]。

《妊娠期高血压疾病诊治指南》（2020 年版）指出妊娠期一般不使用利尿剂降压，以防血液浓缩、有效循环血量减少与高凝倾向[2]。

【妊娠期用药研究】

1. 动物数据 小鼠的生殖研究中，日剂量 20mg/kg（小于人体最大推荐剂量）对小鼠胚胎／胎儿发育没有影响。家兔生殖研究中，剂量接近人体最大推荐剂量时胚胎吸收数量增加而活胎数量减少。在大鼠胚胎发生晚期及胎儿发育期接受日剂量 200mg/kg，出现雄胚雌性化。妊娠晚期暴露于 50mg/（kg·d）和 100mg/（kg·d）剂量的后代表现出生殖道的变化，包括雄性腹前列腺质量和精囊质量的剂量依赖性下降，雌性的卵巢和子宫增大，以及内分泌功能障碍，且该现象持续到成年[3]。

在雌性大鼠接受 15mg/（kg·d）和 50mg/（kg·d）的螺内酯，对其交配和生育能力没有影响，但在 50mg/（kg·d）时死产幼崽的发生率略有增加；当给雌性大鼠腹腔注射 100mg/（kg·d），持续 7 天时，发现通过延长治疗期间的发情期和在治疗后 2 周的观察期内诱导持续发情期来增加发情周期的长度。这些影响与卵巢卵泡发育迟缓和循环雌激素水平降低有关，预计这会损害交配和生育能力；雌性小鼠接受 100mg/（kg·d）腹腔内给药与未经治疗的雄性小鼠在 2 周的同居期间，减少了妊娠的交配小鼠的数量（效果表明是由排卵抑制引起的），减少了胚胎着床，并且在 200mg/kg 时，增加了交配的潜伏期[3]。

螺内酯对男性胎儿生殖器发育的影响存在争议：有一篇较早的文献认为从妊娠第 14 天到分娩，给予成人剂量相当的螺内酯，解剖新生雄性幼崽，没有发现尿道下裂、狭窄的肛门生殖器距离等现象。在测试醛固酮的缺失或抑制是否会改变妊娠大鼠的钠潴留的研究中，螺内酯处理和未处理的净钠保留率分别为 6.9mmol 和 8.4mmol，两者之间无显著差异[4]。另一篇研究自妊娠鼠第 13~21 天给予螺内酯 40mg 口服,第 22 天进行胎鼠组织学检查。男性胎儿表现出明显的女性化迹象,尤其是外生殖器。肛门 - 生殖器距离比对照组短了近 48%,前列腺芽的数量和大小明显减少[5]。此外,有研究发现胎盘大小和血浆醛固酮水平正相关,螺内酯[15μg/(g·d)]模拟妊娠鼠功能性醛固酮缺乏症可导致胎儿脐血流量减少($P<0.05$)[6]。

2. **人类数据** 目前螺内酯导致人类先天缺陷的相关数据极少。

一例报道母亲因巴特综合征长期服用螺内酯,前后三次妊娠期间均持续服用螺内酯且剂量高达 400mg/d,分娩 2 名男婴及 1 名女婴,所分娩的男婴出生时发育正常,没有任何男性化减少的迹象,但是后来发现 2 名男孩具有轻微的学习障碍,且报道时大儿子已 13 岁正处于青春发育期,发育无异常[7]。

在一项涉及 1985—1992 年间完成的 229 101 次妊娠的密歇根州医疗补助接受者的监测研究中,31 名新生儿在妊娠早期暴露于螺内酯。观察到 2 个(6.5%)主要出生缺陷(基线组),其中 1 个是口腔裂隙。在有具体数据的其他五类缺陷(心血管缺陷、脊柱裂、多指畸形、肢体减少缺陷和尿道下裂)中没有观察到异常[a]。

一篇文献指出如果妊娠期血压控制不好,需要额外的抗高血压药物,在妊娠期间使用这种药物是相对禁忌的或证据不足的。螺内酯是一种穿过胎盘的药物,由于其抗雄激素作用,雄激素异常的风险只发生在男性胎儿身上。因此,螺内酯应以尽可能低的剂量使用,以获得良好的血压控制。不应通过使用这种药物来达到正常血钾,不应停止补钾[8]。

2012 年一名妊娠 17 周的妇女因心力衰竭危及生命情况下服用长效美托洛尔 50~75mg/d、依那普利 5mg/d、螺内酯 12.5mg/d、呋塞米 40mg/d、洋地黄 0.1mg/d。治疗 5 天后停用螺内酯。每天 2 次依那普利 5mg,持续 10 天,然后减至每天 2.5mg 并持续 4 周,直到妊娠第 23 周;后患者改用双肼苯哒嗪和单硝酸异山梨酯方案。在妊娠 32 周进行剖宫产术,生下一名健康男婴,没有肾功能不全或呼吸功能不全[9]。

2012 年报道了一位 25 岁高血压患者在第一次妊娠时使用甲基多巴治疗高血压,但因控制效果不好在第 20 周时因死产而终止妊娠,同时该患者被诊断为原发性醛固酮增多症、继发性双侧肾上腺增生,并接受螺内酯治疗,控制血压正常化。螺内酯治疗持续 3 年直到第二次妊娠,停用螺内酯,换用其他降压药。在随后的第二次和第三次妊娠时也同样患有该病,分别从妊娠第 14 周(第二次妊娠)和妊娠第 6 周(第三次妊娠)开始使用阿米洛利(10~15mg/d)有效控制血压,最终两次妊娠均产下健康的婴儿。由于螺内酯在妊娠期禁用,阿米洛利似乎是一种安全有效的治疗孕妇原发性醛固酮增多症的药物[10]。

一项综述指出大多数心血管疾病药物可以在妊娠期间安全使用,例外情况包括妊娠早期大剂量华法林、血管紧张素转换酶抑制剂、血管紧张素受体阻滞剂、胺碘酮和螺内酯。螺内酯与雄性大鼠的女性化有关,因此不建议妊娠期间使用。鉴于依普利酮在动物研究中与妊娠期间的不良反应无关,这种药物可能比螺内酯更适合孕妇使用。但没有关于在人类妊娠期间使用这些药物的数据,因此,只有当其他利尿剂(如呋塞米)治疗无效时,才应将依普利酮用于心力衰竭的孕妇[11]。

一例报道妊娠前应用螺内酯治疗多囊卵巢综合征直至妊娠第 5 周停用,而后生出的男婴外生殖器性别不清[12]。一综述指出在 4 例报告中,螺内酯用于治疗 Barter 综合征或 Gitelman 综合征,总体而言,4 名新生的健康男孩没有抗雄激素的迹象,但值得注意的是,其中 1 例报告了羊水过少的现象[13]。

螺内酯可能由于抗雄激素作用而导致男婴的男性化不足。尽管文献中的数据非常有限,但不推荐使用螺内酯进行治疗。由于性别分化的最重要的步骤发生在妊娠早期,螺内酯的抗雄激素作用可能仅在妊娠的最初几周才重要。然而,特别是在妊娠后期,由于螺内酯的利钠作用,高剂量使用螺内酯可能导致血浆体积减少,并且可能导致宫内生长迟缓的风险更高[14]。

Micromedex 妊娠评级:胎儿风险不排除。

【哺乳期用药研究】螺内酯的活性代谢物坎利酮可分泌入乳汁。一位哺乳期母亲分娩后服用螺内酯 25mg,一天 4 次。在出生后 17 天测定乳汁坎利酮浓度,母亲给药后 2 小时,浓度约为 104ng/ml,乳汁与血浆的比例为 0.72。给药后 14.5 小时,浓度约为 47ng/ml,乳汁与血浆的比例为 0.51,该研究作者估计婴儿最大剂量不超过母体螺内酯剂量的 0.2%[15]。婴儿经母乳获得剂量远低于儿科剂量,美国儿科学会和世界卫生组织均将螺内酯归类为适合母乳喂养[16]。

一位母亲在哺乳新生儿时每隔一天口服 1 次螺内酯 75mg。她还每 8 小时服用 400mg 甲苯磺酸溴铵,每天服用 25mg 阿替洛尔,每天服用 3 次普萘洛尔 20mg,以及多种维生素、钾和镁补充剂。婴儿在出生后的前 4 个月体质量增加和发育适当[17]。

Micromedex 哺乳评级:婴儿风险较小。

【男性用药研究】一项研究螺内酯对大鼠生殖能力影响的实验,给雄性大鼠 10mg/d 的螺内酯(持续 4~7 天),结果发现大鼠的精子浓度下降,但精子运动能力与生育能力不受螺内酯的影响[18]。

一项综述提到,在一项对 30 名健康男性进行的双盲、随机、安慰剂对照研究中,服用螺内酯 100mg/d 的患者 10 人中有 3 人被判定为男性乳房发育症,而服用螺内酯 200mg/d 的患者 8 人中有 5 人被判定为男性乳房发育症,安慰剂组参与者没有发生男性乳房发育症。同样,在另一项小型临床研究中,9 名健康年轻男性接受 400mg/d 的螺内酯治疗 24 周后,有 6 名出现男性乳房发育症。在随机醛内酯评估研究调查试验中,对 1 663 名心力衰竭患者评估了螺内酯对男性乳房发育症的风险,这些患者被随机分配接受 25mg/d 的螺内酯或安慰剂,平均随访 24 个月。正如预期的那样,与安慰剂相比,螺内酯更常见男性乳房发育症和疼痛(分别为 10% 和 1%;$P < 0.001$)[13]。

【药师建议】动物数据提示螺内酯因其抗雄激素的作用在大鼠生殖研究中出现雄胚雌性化,引发了对于男性胎儿生殖发育可能引起不利影响的担忧。目前导致人类先天缺陷的相关数据极少,仅一例报道妊娠前 5 周使用螺内酯致男婴外生殖器性别不清,一例报告了羊水过少的现象。由于螺内酯的抗雄激素作用,在妊娠期间使用是相对禁忌的或证据不足的。必要时,应尽可能低剂量短时间内使用。由于性别分化的最重要步骤发生在妊娠早期,而妊娠的最初几周最重要。在妊娠后期,则考虑其利钠作用,高剂量螺内酯可能导致血浆体积减少,可能导致宫内生长迟缓的风险。螺内酯的活性代谢物坎利酮可分泌入乳汁,但婴儿暴露量不足以产生临床作用,可权衡利弊继续母乳喂养。男性服用螺内酯,常见男性乳房发育的副作用。大鼠动物实验发现,螺内酯使精子浓度下降,但精子运动能力与生育能力不受影响。

洛索洛芬 Loxoprofen

【别名】环氧洛芬、氯索洛芬、乐松、罗索普洛芬、Loxonin

【药理学分类】主要作用于中枢系统药物 - 解热镇痛抗炎药

【剂型】颗粒剂、胶囊剂、片剂、贴剂

【妊娠期风险】暂无数据

【哺乳期风险】暂无数据

【说明书建议】仅当治疗益处超过风险时才用于孕妇(妊娠晚期除外)或可能怀孕的妇女。给药时,将其保持在必要的最低限度,并仔细检查适当的羊水量。怀孕期间给药的安全性尚未确定。据报道,孕妇使用环氧合酶抑制剂(口服制剂、栓剂)会导致胎儿肾功能障碍、尿量减少和相关的羊水过少。因动物实验(大鼠)有延迟分娩及有胎仔动脉导管狭窄的报告,妊娠晚期妇女禁用。哺乳期妇女避免用药。

【重要参数】Mw 246,t_{max} 30 分钟,其活性代谢物 t_{max} 50 分钟,原形物的 PB 97.0%,活性代谢物的 PB 92.8%,口服后 8 小时内约排出 50%。原形物的 $t_{1/2}$ 1.2 小时,活性代谢物 $t_{1/2}$ 1.3 小时。

【国内外指南】暂无。

【妊娠期用药研究】

1. 动物数据 大鼠在妊娠前或妊娠初期被给予洛索洛芬钠 2mg/（kg·d）、4mg/（kg·d）、8mg/（kg·d），8mg/（kg·d）给药组出现黄体数、着床数和存活胎仔数减少，但对雌雄大鼠的交配能力、受孕能力无影响，对胚胎及胎仔未见发育抑制作用。在器官形成期给药试验[大鼠 2mg/（kg·d）、4mg/（kg·d）、8mg/（kg·d）及兔 2mg/（kg·d）、10mg/（kg·d）、50mg/（kg·d）]中，大鼠 8mg/（kg·d）给药组在给药初期出现母鼠摄食量减少，但对继续妊娠、分娩和哺育能力无影响，未发现对胚和胎仔的致死、致畸作用及对新生胎仔的损害。对兔的继续妊娠也无影响，未发现对胚胎致死、致畸作用和发育抑制作用。在大鼠围产期和哺乳期生殖研究中，分别口服给予大鼠 0.25mg/（kg·d）、0.5mg/（kg·d）、1mg/（kg·d）、2mg/（kg·d）、4mg/（kg·d）、8mg/（kg·d）洛索洛芬，其中 1mg/（kg·d）剂量以上的给药组出现妊娠期延长、分娩中母鼠死亡、死胎数增加，0.5mg/（kg·d）给药组出现新生胎仔死亡率轻微增加[1]。

2. 人类数据 对于妊娠期间使用洛索洛芬的致畸性尚无流行病学研究。

2010 年一项队列研究分析了妊娠早期使用洛索洛芬妇女的妊娠结局。以对乙酰氨基酚无致畸作用的孕妇作为对照组，调查了分娩时的孕周、新生儿的出生体质量以及是否存在先天异常。在器官发生期间，共有 334 名孕妇使用洛索洛芬，其中 11 例自然流产、7 例人工流产，先天性异常的发生率为 2.99%（10/334），*OR* 为 0.77（95%*CI* 0.28~2.16），与对照组无显著差异，提示妊娠早期暴露于洛索洛芬并不会增加先天性异常的风险[2]。

一项研究通过建立 PK/PD 模型来预测母亲不同给药途径给药非甾体抗炎药（包括洛索洛芬）对胎儿动脉导管的作用，模型结果显示反复全身使用几乎所有评估的非甾体抗炎药后，妊娠晚期妇女出现持续胎儿动脉导管收缩。还预测出 NSAID 的局部皮肤病制剂也可能导致动脉导管收缩。根据目前的研究，由于对胎儿的潜在风险，在妊娠晚期考虑使用 NSAID（包括皮肤病制剂）时需要更加谨慎[3]。

【哺乳期用药研究】 大鼠动物实验有乳汁分泌的报告，故哺乳期妇女应避免用药[4]。有研究利用高效液相色谱法对四名服用 60mg 洛索洛芬的哺乳期妇女乳汁中的药物浓度进行分析，结果均低于检测限（0.1μg/ml），提示洛索洛芬的乳汁转移率较低[5]。

【男性用药研究】 暂无数据。

【药师建议】 动物数据提示妊娠晚期使用洛索洛芬可能存在不良影响，目前小规模的观察研究显示妊娠早期使用洛索洛芬未增加先天性异常的风险。洛索洛芬的蛋白质结合率高、半衰期短、pK_a 低，提示其乳汁转移率较低，但哺乳期安全性资料不足，应避免使用。

M

美沙拉秦 Mesalazine

（本品通过在肠道内缓慢、持续地释放 5- 氨基水杨酸其作用，参照 5- 氨基水杨酸）

【别名】5- 氨基水杨酸、艾迪莎、安洁莎、颇得斯安、5-Aminosalicylic Acid、Mesalamine

【药理学分类】解热镇痛抗炎药

【剂型】片剂、颗粒剂、栓剂

【妊娠期风险】FDA 原分级 B；适用 [a]

【哺乳期风险】L3- 有限数据 - 可能适用 [b]

【说明书建议】妊娠期间，只有在对孕妇的益处超过可能对胎儿的风险时才能使用美沙拉秦。美沙拉秦可以通过胎盘屏障，且其在脐带血浆中的浓度为母体血浆中的十分之一。代谢物乙酰美沙拉秦在脐带血浆及母体血浆中浓度相同。目前关于孕妇使用美沙拉秦的数据有限，因此不能对其可能有害的作用进行评估。在动物研究及一个有对照的人体研究中未发现致畸作用。动物口服美沙拉秦试验显示其对妊娠、胚胎发育、分娩或产后无直接或间接副作用。曾有报道使用美沙拉秦治疗的孕妇新生儿出现血液异常（白细胞、血小板减少，贫血）。曾有 1 例孕妇长期使用美沙拉秦（口服 2~4g）后，新生儿出现肾功能衰竭。

只有在对哺乳期妇女的益处大于可能对婴儿的风险时才应使用美沙拉秦。哺乳期妇女使用美沙拉秦的经验有限，未进行哺乳期妇女的对照临床研究，不能排除对美沙拉秦的过敏反应，如腹泻。本品经乳汁分泌，乳汁中的美沙拉秦浓度低于母亲血药浓度，而代谢物乙酰美沙拉秦的浓度相似或增加。乙酰美沙拉秦没有临床作用和毒理活性。

【重要参数】Mw 153，$t_{1/2}$ 0.5~10 小时，t_{max} 4~16 小时，F 20%~40%，RID 0.12%~8.76%，M/P 0.27，5.1，PB 55%。

【国内外指南】国内外指南 [1-2] 均指出，对于采用美沙拉秦维持疾病缓解的女性炎性肠病（IBD）患者，妊娠期可继续口服和 / 或局部直肠用药（国外指南强烈推荐，极低质量证据；国内指南为推荐）。

氨基水杨酸类药物能进入母乳，但数据表明母乳中排出的美沙拉秦及其代谢产物含量极低,并不会引起严重不良反应。因此这类药物在哺乳期使用是安全的,仅有个别报道婴儿出现暂时性腹泻。

【妊娠期用药研究】

1. **动物数据** 在大鼠和兔子口服美沙拉秦的生殖研究中,未发现胎儿毒性或致畸性[3]。

2. **人类数据** 许多研究报道了美沙拉秦在整个妊娠期的使用经验[4-7],研究表明无论口服或直肠给药,均未观察到胎儿异常,分娩后亦无不良影响。1993年一项研究报道了19例妊娠母亲在整个妊娠期服用美沙拉秦(0.8~2.4g/d,平均剂量1.7g/d),18名足月分娩婴儿未发现异常,新生儿期未见临床或生化异常[4]。1998年一项研究报道了165名妊娠期使用美沙拉秦的妇女(146人在妊娠早期使用),与对照组相比,母亲产科病史、婴儿安全出生率、流产、妊娠结局、宫外孕、分娩方式或胎儿窘迫没有显著的差异[7]。

1998年另一项法国研究纳入了123名产前口服了美沙拉秦颗粒(平均剂量为2.1g/d)的孕妇(126名胎儿),其中86名剂量小于3g/d(低剂量组),37名孕妇接受3g/d或更高的剂量(高剂量组),两组均未见药物暴露相关的有害发育影响[8]。

2003年一项丹麦研究纳入了88名在整个妊娠期服用了美沙拉秦或相关药品的孕妇,与对照组相比,畸形风险没有显著增加,仅在溃疡性结肠炎住院患者中可能存在死产和早产的风险增高,研究认为这种关联可能与疾病活动度有关,而非美沙拉秦的影响[9]。

2004年一项加拿大研究纳入暴露于美沙拉秦或相关药物的100例分娩,没有发现不良妊娠结局增多的证据[10]。2014年一项研究调查了1990—2010年在胎儿发育的前三个月暴露或不暴露于5-氨基水杨酸(5-ASA)、硫唑嘌呤/6-巯基嘌呤或皮质激素的儿童,没有发现这类药物治疗增加儿童主要先天性异常的风险[11]。

但有个例报道显示母亲在妊娠期使用美沙拉秦后,后代有不良影响。2021年一项病例报告显示,一名患有严重溃疡性结肠炎的孕妇从妊娠早期到分娩接受美沙拉秦4 000mg/d的剂量治疗,早产新生儿在出生后立即呕吐带血物,排出大量肉眼血便[12]。

2017年一项病例报告怀疑胎儿贫血与母亲使用美沙拉秦可能相关[13]。有一名女性妊娠期接受美沙拉秦后(剂量在2.0~4.0g/d),分娩的婴儿有肾脏病变和肾功能受损[14]。但其他人质疑这种美沙拉秦和肾功能不全之间的关联[15]。另一项研究了10名接受美沙拉秦治疗的患IBD的妇女,和对照组相比,发现美沙拉秦治疗组有较低的母体体质量指数、血小板计数、出生体质量和Apgar评分[16]。

2014 年一项瑞典研究纳入 190 名妊娠早期使用美沙拉秦的妇女（197 名胎儿），结果显示 33 名暴露儿童出现心血管缺陷（OR 1.65，95%CI 1.17~2.32），23 名出现间隔缺损（OR 1.60，95%CI 1.07~2.41），妊娠早期使用 5-ASA 药物先天性畸形风险增加，尤其是心血管缺陷[17]。

【哺乳期用药研究】美沙拉秦会少量排泄至乳汁[18-22]。1990 年报道了 1 例患者每日 3 次口服美沙拉秦 500mg，母乳中 5-ASA 的浓度为 0.11mg/L，乙酰 -5-ASA 为 12.4mg/L，代谢产物和有效成分的体质量调整 RID 为 8.8%[19]。

1994 年一项研究纳入 13 名长期口服或直肠服用美沙拉秦的哺乳期妇女，未发现母体药物摄入量与乳汁中药物最大浓度存在关联[21]。基于小样本估算乳儿可从 1 500mg 的日常剂量中获得 15mg 的美沙拉秦，研究认为哺乳期妇女使用常规剂量的 5-ASA 制剂治疗对新生儿没有风险[21]。

2019 年一项研究纳入 10 名长期口服美沙拉秦（1.2~4.8g/d）的哺乳期妇女，结果表明无论母体剂量如何，母乳中的美沙拉嗪水平都非常低，对婴儿没有副作用[23]。厂家报道在口服和直肠剂量为 0.5~4.8g/d 的母乳中，检测到较低浓度的美沙拉胺（＜0.5mg/L）和较高浓度的代谢物（0.2~9.3mg/L），估计母乳喂养婴儿接触到的美沙拉秦为 0~0.075mg/（kg·d），乙酰 -5-ASA 为 0.03~1.4mg/（kg·d）[3]。

有少量报道提示哺乳期使用美沙拉秦与其新生儿出现水性腹泻有关[24-25]。但一项小规模的对照研究发现，母乳喂养的婴儿腹泻发生率不高[26]。2017 年有病例报告描述了两名母亲在哺乳期使用过美沙拉秦，其婴儿正常生长和发育[27]。另一项案例报告中，4 个月大的婴儿出现了与血小板增多相关的上矢状窦血栓形成[28]，该名婴儿母亲在整个妊娠期和哺乳期都在服用美沙拉秦，并在血栓形成前 1 周停止哺乳。尚不能根据病例报告得出美沙拉秦暴露与不良结局之间的关系。

美国儿科学会将美沙拉秦归类为对哺乳期婴儿产生不良影响的药物，在母乳喂养期间应谨慎使用[29]。

【男性用药研究】2014 年的一项综述回顾了男性 IBD 的病例，发现 7 名患者服用美沙拉秦[30]。其中 6 人停药后精子浓度、精子活力、正常形成精子百分比、精子体积和总活动精子数的平均值均增加，精子活力和总活动精子数有统计学意义（P＜0.05），有 4 名患者的伴侣妊娠[30]。2004 年个例报道，一名接受美沙拉秦治疗直肠炎的年轻男子发现精子细胞计数减少（仅为 3×10^6/ml），停止治疗后，精液恢复到接近正常，妻子成功妊娠，该患者因病情重新开始美沙拉秦治疗后，精液情况又恶化[31]。

【药师建议】美沙拉秦可通过胎盘屏障（脐带血的浓度为母体血浆的

1/10），说明书提示只有孕妇使用美沙拉秦的益处超过可能对胎儿的风险时才能使用。目前数据显示妊娠期使用美沙拉秦未增加新生儿先天异常风险，有个例报道显示有引起新生儿不良影响。但国外指南提示，对于采用美沙拉秦维持疾病缓解的女性炎性肠病（IBD）患者，妊娠期可继续口服和／或局部直肠用药。动物实验显示，邻苯二甲酸二丁酯（dibutyl phthalate，DBP）和邻苯二甲酸二（2-乙基己基）酯能够抑制子宫发育，影响神经发育及生长发育，计划妊娠的IBD患者如服用的是含有DBP的5-氨基水杨酸（5-ASA），建议更换为不含DBP的5-ASA药物。

美沙拉秦可进入母乳，但母乳中美沙拉秦及其代谢产物含量极低，在母乳喂养期间应谨慎使用。如需使用，须密切监测腹泻、过敏等情况。

蒙脱石 Dioctahedral Smectite/Montmorillonite

【**别名**】畅言停、思密达、肯特令、思克特、赛立迈

【**药理学分类**】止泻药

【**剂型**】散剂、片剂、颗粒剂、混悬剂

【**妊娠期风险**】暂无数据

【**哺乳期风险**】暂无数据

【**说明书建议**】孕妇及哺乳期妇女可以安全服用本品。

【**重要参数**】无。

【**国内外指南**】马来西亚卫生部依据法国国家药品和健康产品安全局（2019年）的相关信息认为思密达（双八面体蒙脱石）不推荐用于2岁以下儿童和孕妇或哺乳期妇女[1]。

【**妊娠期用药研究**】蒙脱石是一种用于急性和慢性腹泻的对症治疗的天然黏土药物，含双八面体蒙脱石微粉。具有层纹状结构和非均匀性电荷分布，对消化道内的病毒病菌及其产生的毒素、气体等有极强的固定抑制作用，使其失去致病作用；此外对消化道黏膜还具有很强的覆盖保护能力，修复、提高黏膜屏障对攻击因子的防御功能，具有平衡正常菌群和局部止痛作用。蒙脱石不进入血液循环系统，只分布在消化道黏膜表面，6小时后连同所固定的攻击性因子随消化道蠕动排出体外[2]。

澳大利亚医疗用品管理局（Therapeutic Goods Administration，TGA）妊娠类别[3]：A（已观察到大量孕妇和育龄妇女服用的药物，但未观察到畸形的频率或对胎儿的其他直接或间接有害影响的增加）。

马来西亚药品监督管理局（National Pharmaceutical Control Bureau，

NPRA)[4]总共收到 12 份被怀疑与八面体蒙脱石 / 透硅石有关的蒙脱石的不良反应报告。报告的不良事件包括皮疹、荨麻疹、血管性水肿和眶周水肿。迄今为止,还没有涉及使用思密达引起铅中毒的报告。但是 NPRA 已从法国国家药品和保健产品安全局(French National Agency for Medicines and Health Products Safety, ANSM)收到有关蒙脱石治疗患者血液铅通过的可能风险的信息。因为这是一种基于黏土的药物,可能会导致铅进入血液,孕妇不能排除这种风险,思密达在妊娠期或哺乳期妇女不推荐使用。一项蒙脱石肠溶剂临床应用分析认为,透硅石具有很高的安全性。该分析基于随机临床试验的结果,蒙脱石与安慰剂相比,可将腹泻持续时间缩短 22%~42%,显著减少肠蠕动次数($P<0.001$)。该药耐受性好,无副作用[5]。

【哺乳期用药研究】由于蒙脱石不进入血液循环系统,只分布在消化道黏膜表面,哺乳期妇女可安全服用本品。

【药师建议】蒙脱石是一种用于急性和慢性腹泻对症治疗的天然黏土药物,蒙脱石不进入血液循环系统,只分布在消化道黏膜表面。少量资料认为作为一种基于黏土的药物,可能会含有极少量的铅。药品说明书认为妊娠期和哺乳期可以安全使用。建议妊娠期和哺乳期尽可能短期使用。

孟鲁司特 Montelukast

【别名】顺尔宁、蒙泰路特钠、Singulair

【药理学分类】主要作用于呼吸系统药物 - 平喘药

【剂型】片剂、颗粒剂

【妊娠期风险】FDA 原分级 B; 人类数据有限 - 可能适用 [a]

【哺乳期风险】L4- 有限数据 - 可能危险 [b]

【说明书建议】已发表的对孕妇使用孟鲁司特数十年的前瞻性和回顾性队列研究的数据表明,并未确定主要出生缺陷风险与妊娠期使用该药物有相关性。但鉴于人类孕妇资料有限,建议除非明确需要,孕妇应避免服用本品。孟鲁司特能从乳汁分泌,哺乳期应慎用本品;确需使用时,建议综合评估母乳喂养对婴儿发育和健康的益处、母亲对该药的临床需求、药物对母乳喂养婴儿的任何潜在不良反应或潜在的母亲状况一起考虑。

【重要参数】 Mw 586, F 64%, $t_{1/2}$ 2.7~5.5 小时, PB 99%, t_{max} 2~4 小时, RID 0.68%。

【国内外指南】2000 年美国妇产科医师学会(ACOG)和过敏、哮喘和免疫学学会(American College of Allergy,Asthma and Immunology, ACAAI)联合

发表《孕期新型的哮喘和过敏药物使用》，指出，孟鲁司特可用于表现为在妊娠之前对该药物有独特作用的孕妇[1]。

2008 年 ACOG 关于妊娠期哮喘的建议，指出如果低剂量类固醇不能完全控制哮喘，首选的联合治疗是长效 β_2 受体激动剂，因为它已被证明是比联合茶碱或白三烯受体拮抗剂更有效[2]。

【妊娠期用药研究】

1. **动物数据**　该药物分子量较低，能穿过大鼠和兔的胎盘。在动物生殖研究中，对怀孕大鼠和兔子在器官发育期间（大鼠妊娠第 6~17 天，兔子妊娠第 6~18 天）分别给予其 100 倍和 110 倍人类最大推荐剂量（MRHD）的口服孟鲁司特，未观察到对子代不利的发育影响。在长期动物研究中，也没有发现其突变或致癌证据[a]。

2018 年研究发现，在猪妊娠初期，使用孟鲁司特观察到猪的子宫平滑肌张力显著增加，收缩的频率和幅度降低[3]。另有体外研究证明，孟鲁司特在体外人子宫模型中作为宫缩抑制剂的功效：孟鲁司特与硝苯地平联用，可以减少早产相关炎症的治疗方法，同时有利于抑制早产[4]。

2. **人类数据**　孟鲁司特是否能透过人类胎盘尚不清楚。有研究显示服用孟鲁司特的孕妇早产和产后出现并发症的风险更高[5]。但也有研究发现，孟鲁司特的治疗可通过降低其对子宫收缩剂的敏感性，促进子宫相对静息[6]。

基于人群的多中心病例对照研究，评估了 7 638 例先天性心脏病婴儿和 8 106 例无畸形对照婴儿的母亲在受孕前 1 个月至妊娠期前 3 个月之间使用支气管扩张剂和消炎药的情况（分娩日期为 1997—2007 年），结果未观察到妊娠期间使用哮喘药物与大多数特定类型的先天性心脏病之间的统计学相关性，妊娠期间使用哮喘药物并不会大幅增加患先天性心脏病的风险[7]。

制造商记录了使用孟鲁司特的孕妇情况，截至 2009 年 7 月，共有 391 名妊娠期暴露的前瞻性研究，结果发现先天性异常 8 例（4.14%）[8]，异常比例与我国畸形发生背景概率（约 5.6%）相比并未增加。

虽然 6 份报告显示在妊娠早期暴露于孟鲁司特后有潜在的肢体发育不全的风险。但从 2006 年 8 月到 2009 年 7 月，注册处没有收到更多关于肢体发育不全缺陷的报告[a]。制造商的健康保险索赔数据库登记了 1 535 名妇女在妊娠期间服用孟鲁司特，他们的婴儿未见有肢体发育不全缺陷。该报告指出，孟鲁司特没有明确的机制可以导致肢体发育不全缺陷[8]。

一项 2009 年的研究招募了 180 名使用孟鲁司特（通常与其他药物如短效和长效 β 受体激动剂和吸入皮质类固醇联合使用）的哮喘孕妇，将这些妊娠结果与两个对照组的结果进行比较（180 名使用吸入器的疾病匹配者和 180 名未接触任何已知致畸物的健康者），在孟鲁司特组唯一的主要出生缺陷是一对患有动脉导管未闭(patent ductus arteriosus,PDA)、房间隔缺损和充血性心力衰竭的双胞胎。三组之间在活产率、自然流产率和主要出生缺陷方面没有统计学差异。与健康对照组相比,孟鲁司特组的单胎妊娠结局的平均孕龄(37.8周 vs 39.3周)和出生体质量(3 214g vs 3 425g)较低,出生时胎儿窘迫的比例也显著增加(25.6% vs 8.7%)。然而,在对继续使用孟鲁司特直到妊娠结束的妇女的亚组分析中,只有出生体质量明显低于健康对照组,这被认为与母体本身疾病的严重程度相关[6]。2017年发表的一项基于丹麦妇女的横断面观察研究发现,孟鲁斯特的使用并未与畸形增加相关联(n=401)[5]。

总之,孟鲁司特在动物中没有发现致畸性,极少的人类不良妊娠结局不能证实与该药物有直接相关性。孟鲁司特可能在妊娠期间可以安全使用,可用于表现为在妊娠之前对该药物有独特作用的孕妇,但不是妊娠期哮喘的常规推荐药物。

【哺乳期用药研究】人类哺乳期使用孟鲁司特的相关资料有限,其分子量较低(约608),一般可以分泌入母乳中。然而,广泛的新陈代谢和高血浆蛋白结合力(>99%)限制其暴露量,对这种潜在暴露是否对婴儿有影响是未知的[a]。

7名纯母乳喂养且婴儿年龄在1.4~8.2个月(平均数为4.3个月)的妇女,在使用孟鲁司特后0小时、1小时、2小时、4小时、8小时和12小时测定了乳汁中药物浓度,平均浓度(C_{avg})为5.32ng/ml,婴儿的相对剂量为母体剂量的0.68%,婴儿绝对剂量为0.79μg/(kg·d)。这些母乳喂养的婴儿没有出现不良事件[b]。婴儿的暴露水平似乎很低,远远低于婴儿的治疗范围,数据表明孟鲁司特在母乳喂养中可能是安全的[9]。但是近期美国FDA增加了关于儿科使用孟鲁司特的黑框警告,包括严重的行为和情绪相关变化以及自杀的副作用。

【男性用药研究】暂无数据。

【药师建议】动物数据提示孟鲁司特无致畸、无致癌作用。目前已发表的对孕妇使用孟鲁司特数十年的前瞻性和回顾性队列研究的数据表明,并未确定妊娠期使用该药物有确定的主要出生缺陷相关风险。但鉴于人类孕妇资料有限,除非明确需要服药,建议孕妇应避免服用本品。

孟鲁司特能分泌到动物乳汁中,人类母乳中也存在,但婴儿暴露量不足以产生临床作用,鉴于目前尚无大样本的人类资料报道,且目前哺乳等级为L4,建议哺乳期避免使用。

咪康唑 Miconazole

【别名】硝酸咪康唑、达克宁、吾玫、Oravig、Vusion

【药理学分类】抗感染药物 - 抗真菌药

【剂型】栓剂、散剂、乳膏 / 软膏剂、凝胶剂、搽剂、片剂

【妊娠期风险】FDA 原分级 C；适用（局部）[a]

【哺乳期风险】L2- 没有数据 - 可能适用 [b]

【说明书建议】口腔贴片：根据动物数据，孕妇服用咪康唑可能会造成胎儿伤害。目前尚无孕妇使用咪康唑导致主要出生缺陷、流产、孕产妇或胎儿不良结局的药物相关风险的可用数据。在动物生殖研究中，妊娠大鼠和家兔在器官形成过程中使用硝酸咪康唑可观察到妊娠延长、难产和 / 或吸收增加。建议孕妇注意对胎儿的潜在风险。目前还没有关于咪康唑通过母乳分泌、使用咪康唑后对母乳喂养婴儿和对泌乳影响的信息，建议权衡利弊。

局部外用：没有关于孕妇使用本品后报告不良妊娠结局的可用数据。在动物生殖研究中，在妊娠大鼠和兔子的器官形成过程中口服硝酸咪康唑后，观察到妊娠期延长、流产次数增加和活幼仔数量减少。由于局部施用本品后人体的全身暴露极少，因此无法计算并比较动物暴露与人类暴露。没有关于人乳中咪康唑的存在或对母乳喂养婴儿和泌乳的影响的可用数据。应综合考虑母乳喂养的婴儿获益、母体对药物的临床需求以及对母乳喂养婴儿的潜在风险。

【重要参数】Mw 416，$t_{1/2}$ 20~25 小时，t_{max} 立即（静注），F 25%~30%，PB 91%~93%。

【国内外指南】2019 年英国《外阴阴道念珠菌病的管理》指南[1]建议：妊娠期严重的阴道念珠菌病首选方案是克霉唑栓 500mg，每晚阴道使用，连用 7 天。备选方案包括：咪康唑栓 1 200mg 单次阴道使用 1 次，或者 400mg 每晚阴道使用，连用 3 天；2% 咪康唑乳膏 5g 每晚阴道使用，连用 7 天。

2020 年中国手癣和足癣诊疗指南工作组发布的《中国手癣和足癣诊疗指南（基层实践版 2020）》[2]针对特殊人群，如妊娠期及哺乳期妇女，推荐克霉唑、咪康唑作为妊娠期患者一线使用的外用抗真菌药物。

【妊娠期用药研究】

1. **动物数据**　1978 年的一项研究[3]表明，大鼠受孕第 15 天后给药咪康唑，引起分娩推迟并导致难产。2008 年的意大利的一项研究[4]表明，在受孕第 8 天或第 9 天给药 60mg/kg 的咪康唑，会增加小鼠中轴骨缺陷的发生率。

妊娠大鼠经口给予咪康唑 100mg/（kg·d）的剂量，观察到妊娠期延长和活幼仔数量减少；妊娠家兔经口给予咪康唑 80mg/（kg·d）的剂量，观察到胎仔吸收增加和活幼仔数量减少[5]。

静脉注射给予妊娠大鼠咪康唑 40mg/（kg·d）和妊娠家兔 20mg/（kg·d）的剂量，未观察到胚胎 / 胎儿毒性，该剂量基于体表面积换算约为患者吞咽口含

片时所接受的剂量的 8 倍[6]。

2. 人类数据 早期报道的一项调查[7]从 1980—1983 年密歇根医疗补助
计划获得数据。在与出生缺陷诊断无关的 97 775 例分娩中有 2 092 例在妊娠
早期暴露于咪康唑；在 6 564 例与出生缺陷诊断有关的孕妇中有 144 例使用
了咪康唑，出生缺陷的相对危险度（*RR*）为 1.02（95%*CI* 0.9~1.2）。4 264 例自
然流产的孕妇中有 250 例暴露于咪康唑，而在 55 736 例妊娠早期接受医疗补
助的孕妇中有 2 236 例妊娠早期暴露于咪康唑，估计自然流产的 *RR* 值为 1.38
（95%*CI* 1.2~1.5）。未发现咪康唑与唇裂、脊柱裂或心血管缺陷之间存在相关
性。虽然总出生缺陷以及三种特殊缺陷的相对风险没有增加，但作者不能排
除与其他可能性缺陷的特异性关联。

作为上述调查的延伸，研究者获取了 1985—1992 年期间完成妊娠的
229 101 份数据，其中有 7 266 名新生儿的母亲在妊娠早期经阴道使用了咪康
唑。共观察到 304 例（4.2%）主要出生缺陷（预期 273 例）。六类特定缺陷具体
数据为（观察数/预期数），77/73 例心血管缺陷、14/12 例唇裂、3/4 例脊柱裂、
22/21 多指畸形、12/12 例肢体复位缺损，20/17 例尿道下裂。但这些数据不支
持先天缺陷与药物之间的关联ᵃ。

2017 年一篇综述[8]汇总了人类和动物研究以提供有关在妊娠期间使用
局部抗病毒和抗真菌药物的建议，文中提到局部使用咪康唑被认为是安全的，
可能代表真菌感染的一线局部治疗。

2018 年的一项研究[9]纳入了 1999—2009 年间在以色列贝尔谢瓦 Soroka
医疗中心分娩或终止妊娠的妇女，101 615 例孕妇中有 1 993 例（1.96%）暴露
于克霉唑阴道片，313 例（0.31%）暴露于咪康唑阴道片，未发现妊娠早期暴露
于克霉唑与主要或特定畸形之间存在关联，但发现咪康唑暴露与一般肌肉骨
骼畸形和其他先天性肌肉骨骼异常之间存在关联。然而，当使用倾向评分匹
配时，没有发现关联性。作者得出的结论是：在妊娠早期暴露于阴道唑类抗
真菌药物与主要或特定的畸形无关。

2018 年另一项研究[10]评估了妊娠早期暴露于阴道抗真菌药后自然流产
的风险，其纳入的 65 457 例妊娠中共有 6 508 例（9.9%）自然流产。其中 633
（1%）名孕妇在妊娠 20 周之前暴露于咪康唑，其暴露与自然流产无关（调整后
的风险比 1.34，95%*CI* 0.99~1.80）。

2020 年报道的一项基于美国人群的队列研究[11]评估了妊娠早期口服氟
康唑的风险，将局部使用的唑类抗真菌药作为对照。纳入了 1 969 954 例妊
娠，其中 37 650 人在妊娠早期暴露于口服氟康唑，82 090 人暴露于局部使用
唑类抗真菌药（克霉唑或咪康唑）。统计数据肌肉骨骼畸形的风险，发现每
10 000 次妊娠中，暴露于口服氟康唑的人群为 52.1（95%*CI* 44.8~59.3），而暴

露于局部使用的唑类抗真菌药的人群为 37.3(95%*CI* 33.1~41.4)。

2021 年发表的一篇综述[12]对不太常见的细菌、真菌和病毒感染的孕妇治疗方案进行了汇总,其中提到:对于口腔念珠菌病的治疗,使用克霉唑含片或咪康唑黏膜粘连片治疗 7~14 天是首选方案,制霉菌素口服混悬液可作为替代选择。这些药物的局部使用与先天性畸形的增加无关,并且由于全身吸收有限而被认为是安全的。

克霉唑和咪康唑属于妊娠期首选的局部抗真菌药物[c]。

Micromedex 妊娠评级:胎儿风险不排除。

【哺乳期用药研究】咪康唑是一种有效的抗真菌药,阴道用药后,大约 1%的量被全身吸收;局部使用后几乎没有或完全没有吸收(0.1%);阴道应用咪康唑的有限吸收不太可能在母乳中产生显著水平。尚未报告口服和静脉注射咪康唑后的乳汁浓度。咪康唑口服吸收较差,仅为 25%~30%。咪康唑常用于1 岁以下的儿科患者[b]。

母乳喂养期间可选择的局部抗真菌药包括克霉唑、咪康唑和制霉菌素,如果只是暂时使用或者只对小面积进行治疗,则可以继续母乳喂养[c]。

国内外指南指出,外用咪康唑可以用于哺乳期妇女,但应避免乳房或乳头的局部使用,以防婴儿摄入。如必须使用,选择水溶性的乳霜或凝胶产品,软膏制剂可能会使婴儿接触到高浓度的矿物石蜡[13]。

e-lactancia 数据库认为咪康唑的母乳喂养风险极低[14],2002 年世界卫生组织基本药物清单将咪康唑列为适用于母乳喂养。如果需要将咪康唑乳膏应用于乳头,应在喂奶后使用,并在下一次喂奶前擦掉多余的乳膏。

2021 年《英国医学杂志》(*The BMJ*)发表的一篇文章为母乳喂养妇女提供了有效的循证支持[15]:在母乳喂养期间,对于乳头鹅口疮的哺乳期母亲推荐在哺乳后少量涂抹咪康唑乳膏;咪康唑口腔凝胶比制霉菌素治疗鹅口疮更有效。

Micromedex 哺乳评级:婴儿风险不排除。

【男性用药研究】早期研究曾报道:使用小鼠睾丸间质细胞进行的体外试验表明咪康唑会抑制睾酮的分泌[16]。

【药师建议】动物数据显示咪康唑对胚胎 / 胎儿有影响。人类数据较多的是咪康唑局部用药,多项研究表明咪康唑局部使用未发现先天性畸形增加。有指南推荐克霉唑、咪康唑可作为妊娠期严重念珠菌感染和手、足癣一线局部使用药物。但也有研究报道局部使用克霉唑、咪康唑有肌肉骨骼畸形的风险。因孕妇阴道内环境的改变,妊娠期念珠菌感染较多,建议权衡利弊选用克霉唑、咪康唑阴道给药治疗,首选克霉唑。咪康唑全身用药资料缺乏,孕妇不建议全身给药。

咪康唑局部使用全身吸收少，对于念珠菌感染的哺乳期妇女，可权衡利弊选择咪康唑阴道给药治疗。对于患有乳头鹅口疮的哺乳期妇女，须注意最好选用水溶性的乳霜或凝胶，在哺乳后使用，并在下一次哺乳前擦净。

米诺地尔 Minoxidil

【别名】长压定、敏乐啶、蔓迪、Loniten、Rogaine

【药理学分类】主要作用于心血管系统药物 - 抗高血压药

【剂型】搽剂、凝胶、酊剂、喷雾剂

【妊娠期风险】FDA 原分级 C；人类数据有限 - 动物数据提示中等风险[a]

【哺乳期风险】L3- 没有数据 - 可能适用[b]

【说明书建议】没有对孕妇进行充分和良好对照的研究。仅当潜在益处证明对胎儿的潜在风险合理时，才应在怀孕期间使用米诺地尔。有一份报告称，一名女性每天 2 次口服 5mg 米诺地尔治疗高血压，其母乳中会排出米诺地尔。由于米诺地尔吸收可能对哺乳婴儿产生不良反应，因此不应将米诺地尔给予哺乳妇女。

另外有说明书建议孕妇、哺乳期妇女慎用。

【重要参数】Mw 209，$t_{1/2}$ 4.2 小时，F 90%，PB 0%。米诺地尔溶液皮肤局部应用后，米诺地尔经皮肤吸收很差。2% 米诺地尔溶液每 1ml 剂量，可输送 20mg 米诺地尔到皮肤，结果大约有 0.28mg 米诺地尔被吸收。停止局部应用米诺地尔溶液后，体内吸收的米诺地尔大约 95% 可在 4 天内被清除。

【国内外指南】暂无。

【妊娠期用药研究】米诺地尔口服是二线的降压药物，目前在我国仅有外用制剂，用于治疗雄激素性脱发和斑秃。局部涂抹后，正常完整皮肤吸收不良，平均有 1.4% 进入体循环。雌激素可能对人类头发生长有保护作用，妊娠期间头发生长期延长，发生脱发的可能性较小[1]。

1. **动物数据**　当以人最大推荐口服抗高血压剂量的五倍给药时，口服米诺地尔与兔的胎儿吸收增加有关，但大鼠没有。没有证据表明米诺地尔对大鼠和兔有致畸作用。给予妊娠大鼠皮下注射对母体有毒性的 80mg/（kg·d）剂量的米诺地尔，未发现致畸作用。较高的皮下剂量产生了发育毒性的证据[2]。

2. **人类数据**　妊娠期米诺地尔暴露的研究较少，仅有少量的案例报道。

1985 年一项案例报告中，一名妇女在整个妊娠期间口服使用米诺地尔，未见对其健康新生儿有不良影响[3]。1987 年一项案例报道中，一名妇女因恶性高血压，妊娠期持续服用米诺地尔 10mg/d、卡托普利 50mg/d 和普萘洛尔

160mg/d。妊娠 38 周时剖宫产分娩,新生儿有多处异常,包括脐膨出(第 2 天修复)、背部和四肢明显的多毛症、鼻梁凹陷、耳朵低位、小颌畸形、双侧无名指弯曲、睾丸未降、阴茎中部环缩、大的脑室间隔缺损和脑沟略显突出,特别是基底池和两半球间的裂缝的脑缺陷。神经系统、骨骼和肾脏检查是正常的,曾出现明显的低血压(收缩压 30~50mmHg),24 小时后缓解,心率、血糖和肾功能正常。该新生儿在院时发育迟缓,充血性心力衰竭,生理性黄疸延长。该婴儿多毛症在 2 月龄时不那么明显。多毛症是米诺地尔治疗在儿童和成人中的已知副作用,该婴儿的状况被认为是由该药物引起的。患者妊娠中期羊膜穿刺提示排除染色体异常(46,XY)[4]。

1987 年另一项案例报道,描述了 2 例妊娠期暴露于米诺地尔的案例,第一个 32 周出生的婴儿,其母亲因难以控制的肾性高血压在妊娠期间接受了米诺地尔、甲基多巴、肼屈嗪、呋塞米和苯巴比妥治疗。婴儿出生体质量 1 770 克,在出生后第二天死于先天性心脏病。尸检时发现的缺陷是大血管转位和肺二尖瓣狭窄,未观察到多毛症,无法就心脏缺陷的原因得出结论。第二个婴儿近足月出生,体质量 3 220 克,其母亲因继发于慢性肾炎的严重高血压在整个妊娠期间暴露于米诺地尔(5mg/d)、美托洛尔(100mg/d)和哌唑嗪(20mg/d)。多毛症在母亲和新生儿中都很明显,但在婴儿中没有发现其他异常。在骶骨区域最长的过度毛发生长在随后的 2~3 个月内逐渐消失。2 岁时随访婴儿发育正常[5]。

2002 年一个病例报告中,一名胎儿在妊娠中期通过超声诊断出尾体极度萎缩,下脊柱发育不全和完全肾发育不全。其母亲在妊娠前和妊娠期间使用米诺地尔溶液预防脱发长达 4 年。此外,母亲在妊娠早期服用甲氧苄啶 - 磺胺甲噁唑治疗上呼吸道疾病,但没有明显的母体糖尿病或家族遗传病史[6]。

2003 年有一项妊娠期局部使用米诺地尔的报道,一名 28 岁的孕妇因脱发,每天使用 2% 米诺地尔外涂头皮。在妊娠第 22 周,常规超声检查显示胎儿有明显的脑、心脏和血管畸形后,终止妊娠。胎盘有许多缺血区域,胎龄和绒毛成熟之间存在差异。在绒毛中,毛细血管数量增加,明显扩大,过度边缘化。胎儿心脏体积增大,呈球形,主动脉远端狭窄,乙状结肠的长度显著增加,并且存在肠系膜群。大脑有扩大的脑室和大量出血,组织学检查显示有神经胶质增生的脱髓鞘区域。该妇女停用米诺地尔 2 年后再次妊娠,过程和结局均良好无异常[7]。

2003 年一项局部用米诺地尔溶液的前瞻性观察研究中,17 名妇女使用米诺地尔溶液期间确认妊娠,结局为 14 名新生儿健康,其中 4 名有围产期综合征,包括妊娠期或分娩期间的产科并发症及短暂性新生儿黄疸;1 例选择性流产;1 例自然流产;1 例出生婴儿伴先天性心脏畸形[8]。

2004 年一项随机对照研究比较 2% 和 5% 米诺地尔溶液治疗女性型脱发的疗效和安全性，共 381 名妇女参与研究，结果在 5% 米诺地尔组和 2% 米诺地尔组中分别有 2 例妊娠，其中 3 例分娩健康婴儿无不良异常，1 例结局未知[9]。

美国国家转化科学推进中心（National Center for Advancing Translational Sciences, NCATS）及遗传和罕见疾病信息中心（Genetic and Rare Diseases Information Center, GARD）定义了胎儿米诺地尔综合征，为母亲在妊娠期间服用米诺地尔后可能在新生儿身上发现的一组症状，如多毛症，先天性心脏缺陷，神经发育异常，胃肠道、肾脏和肢体畸形[10]。

【哺乳期用药研究】有一份报告称，一名女性每天 2 次口服 5mg 米诺地尔治疗高血压，其母乳中会排出米诺地尔。由于米诺地尔吸收可能对哺乳婴儿产生不良反应，因此不应将米诺地尔给予哺乳期妇女[2]。

1985 年个例报告，一名产后 2 个月的母亲每天两次服用米诺地尔 7.5mg。在给药后 1 小时，血浆和乳汁中米诺地尔浓度为 55ng/ml 和 41.7ng/ml，之后血浆和乳汁中药物水平相似，分别为 3 小时为 15.0ng/ml 和 10.0ng/ml，6 小时 3.1ng/ml 和 2.9ng/ml、9 小时 0.8ng/ml 和 0.9ng/ml 以及 12 小时 0ng/ml 和 0.3ng/ml 的浓度。母体米诺地尔治疗 2 个月的母乳喂养婴儿未见多毛症或其他异常体征[3]。

2021 年一项病例报告中，一名母乳喂养的 2 个月龄婴儿，因母亲每天 2 次使用 5% 局部米诺地尔治疗，出现面部多毛症。该婴儿早产 4 周，出生体质量 2 190 克，在母亲停止米诺地尔治疗后，多毛症完全恢复。作者认为在评估母体在哺乳期间局部使用米诺地尔引起的多毛症风险时，可能要考虑米诺地尔的浓度和使用频率，以及婴儿的成熟度及其种族。因为关于这种强效药物在哺乳期间使用的信息量有限，特别是全身效应，应谨慎使用米诺地尔，特别是当治疗涉及大量母体剂量和母乳喂养早产儿时[11]。

【男性用药研究】暂无数据。

【药师建议】米诺地尔动物数据提示较高剂量下有发育毒性证据。人类妊娠期使用研究较少，有案例报道显示妊娠期使用口服的或外用的米诺地尔，其婴儿出现多毛症、心脏缺陷等。也有少数的前瞻性观察研究显示妊娠期局部使用米诺地尔溶液未发现先天异常增加。美国遗传和罕见病信息中心定义了罕见病胎儿米诺地尔综合征。基于目前的数据，尽管皮肤局部使用米诺地尔的全身吸收量很少，仍然建议妊娠期避免使用任何途径的米诺地尔。

米诺地尔可分泌至乳汁，乳汁中药物浓度与母体血浆相当。哺乳期使用信息有限，有案例报道母亲局部使用米诺地尔，其母乳喂养婴儿出现了可逆的多毛症。建议哺乳期避免使用任何途径的米诺地尔，特别是较大量长期使用和早产儿的情况下。

莫米松 Mometasone

【别名】艾洛松、糠酸莫美松、莫美达松、Nasonex、Elocon

【药理学分类】肾上腺糖皮质激素类药物、主要作用于呼吸系统药物 - 平喘药、皮肤科用药

【剂型】凝胶剂、乳膏剂、鼻喷雾剂、洗剂

【妊娠期风险】FDA 原分级 C；没有人类数据 - 可能适用 [a]

【哺乳期风险】L3- 没有数据 - 可能适用 [b]

【说明书建议】鼻喷雾剂：孕妇、哺乳期妇女利大于弊时可用。目前尚无在孕妇中的随机临床研究，在孕妇中使用需结合临床考虑。

乳膏 / 洗剂：孕妇 / 哺乳期妇女慎用。目前尚无针对孕妇的充分良好的对照研究。因此，只有当潜在的好处大于对胎儿的潜在风险时，可在妊娠期间使用糠酸莫米松洗剂。哺乳期妇女使用糠酸莫米松乳膏时应该小心谨慎。

【重要参数】Mw 427，$t_{1/2}$ 5.8 小时，F <1%（鼻喷）、11%（吸入）、0.7%（0.1% 软膏），PB 98%~99%。

【国内外指南】2017 年我国《糠酸莫米松乳膏临床应用专家共识》指出，建议孕妇临床必须应用时，在取得患者同意后可以使用糠酸莫米松乳膏。哺乳期妇女乳房部位不要使用[1]。

【妊娠期用药研究】

1. **动物数据**　当以相对低的剂量全身给药时，皮质类固醇在实验动物中已显示出致畸作用。实验动物皮肤用药后，一些皮质类固醇已被证明具有致畸性。但是由于啮齿动物的角质层更薄，透皮吸收量更高，因而啮齿动物对这些效应较人类更为敏感。在对妊娠小鼠、大鼠或兔子进行的动物生殖研究中，暴露剂量约为基于体表面积或药 - 时曲线下面积（area under curve，AUC）的人类最大推荐剂量（MRHD）的 1/3 至 8 倍糠酸莫米松导致胎儿畸形增加（如唇裂、脐疝、头部畸形等），并降低胎儿存活率和限制生长[2]。妊娠晚期给大鼠服用糠酸莫米松会引起难产和相关并发症。没有进行吸入或鼻喷雾剂的莫米松实验动物研究。

皮质类固醇系统给药可出现在母乳中，可抑制生长，干扰内源性皮质类固醇的产生，或引起其他不良影响。目前尚不清楚局部使用皮质类固醇是否会导致足够的全身吸收，从而在母乳中产生可检测的量[3]。

2. **人类数据**

（1）鼻喷雾剂：一项 2016 年的前瞻性队列研究中，1 127 名孕妇使用莫米松鼻喷雾剂，未发现与先天性器官畸形风险显著相关[4]。同年 Lal 等人的妊

娠期鼻窦炎专家小组认为，在妊娠期间使用布地奈德、氟替卡松和莫米松鼻喷雾剂是安全的[5]。

（2）外用乳膏：鼻内吸入糠酸莫米松的全身生物利用度很低，然而，该数据不能直接外推到皮肤应用。外用糠酸莫米松基于其较少的局部和全身副作用，或许具有更好的风险获益，但目前尚缺乏孕妇使用的直接证据。

糠酸莫米松属于软性激素。根据皮肤科常用外用糖皮质激素分级 4 分法，0.1% 糠酸莫米松乳膏被归为中效激素，而根据常用外用糖皮质激素分级 7 分法，0.1% 糠酸莫米松乳膏为中强效激素[1]。莫米松在肝脏中表现出首过效应，很可能不会以显著水平通过胎盘，此外，莫米松与血浆蛋白结合率高，游离部分比其他糖皮质激素低 10~20 倍，这也会导致胎盘转移较低。

2016 年一项荟萃分析对 14 个研究的共 1 601 515 个研究对象中得到的数据分析认为，母体局部使用糖皮质激素与分娩方式、出生缺陷、早产和胎儿死亡等不良妊娠结局之间没有关联[6]。但是孕妇外用强效 / 超强效糖皮质激素，特别是大量使用时，则会增加低出生体质量的风险，建议妊娠期如需使用优先选择低 / 中效局部糖皮质激素[7]。目前没有可用的数据来确定糠酸莫米松是否与低出生体质量风险相关。

【哺乳期用药研究】在皮肤局部应用后，在 8 小时内全身吸收低于 0.7%。局部或鼻腔给药后，莫米松不可能以临床水平分泌到母乳中[b]。哺乳期不受母体吸入皮质类固醇（包括莫米松）治疗的限制，母乳喂养可以继续[c]。

【男性用药研究】暂无数据。

【药师建议】有研究认为母体局部使用糖皮质激素与不良妊娠结局无关，但没有孕妇外用糠酸莫米松充分且对照良好的研究，因此仅在潜在益处大于对胎儿潜在风险的情况下，才应在妊娠期间使用莫米松乳膏。目前研究认为莫米松鼻喷雾剂是妊娠期间的一个安全选择。由于哮喘会对母婴造成伤害，所以不能因为妊娠而不使用莫米松，倍氯米松或布地奈德可作为妊娠期可用的吸入性皮质类固醇的替代。

莫米松局部使用后进入母乳中的药物量很少，可以继续母乳喂养，但哺乳期妇女乳房部位不要使用莫米松。

莫匹罗星 Mupirocin

【别名】假单胞菌酸、假单胞酸 A、百多邦、澳琪、Bactroban
【药理学分类】皮肤科用药 - 局部外用抗生素

【剂型】软膏剂

【妊娠期风险】FDA 原分级 B；没有人类数据 - 可能适用[a]

【哺乳期风险】莫匹罗星乳膏：L1- 没有数据 - 适用[b]

【说明书建议】没有足够的人类数据来确定孕妇使用莫匹罗星软膏是否存在与药物相关的风险。目前尚不清楚母乳中是否存在莫匹罗星，对母乳喂养的婴儿是否有影响，或对泌乳是否有影响。然而，母乳喂养不会导致儿童接触该药物，因为局部使用莫匹罗星软膏后，人体全身吸收极小。为了尽量减少儿童口服该药物，应在母乳喂养前彻底清洗正在接受软膏治疗的乳房或乳头。

【重要参数】Mw 501，$t_{1/2}$ 17~36 分钟，F 完全，PB 95%~97%。

【国内外指南】美国母乳喂养医学会（Academy of Breastfeeding Medicine，ABM）推荐局部使用莫匹罗星治疗母乳喂养患者中与皮肤创伤相关的浅表皮肤感染[1]。

【妊娠期用药研究】

1. **动物数据**　发育毒性研究显示，在器官发生期间，大鼠和兔皮下注射莫匹罗星，剂量分别为人体局部剂量（大约每天 60mg 莫匹罗星）的 22 倍和 43 倍时，在两个物种中观察到了母体毒性（体质量下降 / 体质量增加量减少和喂养减少），但没有证据表明大鼠发育毒性。在兔中，高剂量的过度母体毒性妨碍了对胎儿结局的评价。兔使用人体局部剂量 11 倍的莫匹罗星，没有观察到发育毒性。在一项大鼠的产前和产后发育研究中，皮下注射莫匹罗星（从妊娠后期到哺乳期），106.7mg/kg（人体局部剂量的 14 倍）的剂量会降低产后早期的后代生存能力。该研究中给药剂量为 44.2mg/（kg·d）（人体局部剂量的 6 倍）时，未观察到不良反应[2]。

2. **人类数据**　目前还没有关于莫匹罗星制剂在人类妊娠中使用的报道。动物数据和人体内的极低全身浓度表明，胚胎 / 胎儿风险存在的可能性几乎为零[a]。

【哺乳期用药研究】目前还没有关于人类哺乳期使用莫匹罗星的报道。研究表明，莫匹罗星软膏 24 小时后局部吸收的剂量不到 0.3%，大多数仍然吸附在皮肤角质层上。药物口服吸收但代谢迅速，不能维持全身水平，这对于母乳喂养的母亲是非常安全的[b]。

【男性用药研究】暂无数据。

【药师建议】基于动物数据和人体内的极低全身浓度，妊娠期和哺乳期可以局部短期少量使用莫匹罗星；哺乳期若用药部位在乳头附近，乳母必须在哺乳前彻底清洗。

莫沙必利 Mosapride

【别名】枸橼酸莫沙必利、新络纳、瑞琪、美唯宁、加斯清（Gasmotin）

【药理学分类】主要作用于消化系统药物 - 促肠胃动力药及止吐药和催吐药

【剂型】片剂、胶囊剂、口服溶液剂

【妊娠期风险】暂无数据

【哺乳期风险】暂无数据

【说明书建议】安全性尚未确定，妊娠期只有在治疗上受益大于风险时才可使用本品。哺乳期避免使用，如确需服用本品时，应停止哺乳。

【重要参数】Mw 422，$t_{1/2}$ 1.8~2.2 小时，t_{max} 0.7~0.9 小时，PB 99%。

【国内外指南】暂无。

【妊娠期用药研究】

1. **动物数据**　一项动物实验表明[1]，作为与莫沙必利化学结构、药理作用相似的促胃动力药，西沙必利 112 倍人类推荐剂量时会引起胚胎致死性心律失常，考虑与西沙比利特异性抑制离子通道 I_{Kr} 有关，莫沙必利尚未发现此类胚胎毒性。

2. **人类数据**　妊娠期胃食管反流非常常见，考虑到母胎的安全性，渐进治疗首先从改变生活方式和抗酸药开始，如上述方法无效，使用 H_2 受体激动剂和质子泵抑制剂，极少情况下，权衡利弊后使用促胃动力药物[2]。

同类药物西沙必利 FDA 妊娠分级为 C，Bailey 等人发表了一项前瞻性多中心对照研究，评估妊娠期间使用西沙必利的安全性。研究对所有在 1988 年 11 月至 1996 年 5 月期间使用西沙必利的孕妇的情况进行了评估，结果发现活产率、自然流产或治疗性流产、胎儿窘迫和严重或轻微畸形率方面没有差异[3]。但因有潜在的严重致心律失常作用，2000 年已从美国市场撤出[4]。目前尚无莫沙必利的妊娠期安全性数据。

【哺乳期用药研究】大鼠动物实验中发现莫沙必利可以分泌至乳汁[5]。

【男性用药研究】暂无数据。

【药师建议】莫沙必利无动物数据和人类数据，妊娠期和哺乳期使用安全性未知，除非收益大于风险，否则避免使用。哺乳期妇女确需使用，应停止哺乳。

莫西沙星 Moxifloxacin

【别名】莫昔沙星、拜复乐、Moxeza、Avelox

【药理学分类】抗感染药物 - 化学合成抗菌药

【剂型】片剂、注射剂、滴眼剂

【妊娠期风险】FDA 原分级 C；禁用（仅在没有其他替代药物时使用）[a]

【哺乳期风险】L3- 没有数据 - 可能适用[b]

【说明书建议】摘录自多份不同的说明书。

动物研究显示盐酸莫西沙星有生殖毒性，但对人的潜在危险性尚不明确，人类在怀孕期间使用盐酸莫西沙星的安全性尚未被证实，儿童服用喹诺酮类药物可引起可逆关节损伤，因此莫西沙星禁用于孕妇；与其他喹诺酮类药物相同，盐酸莫西沙星可造成未成年实验动物负重关节的软骨损伤，临床前研究证实少量的盐酸莫西沙星可以分布到人类的乳汁中，尚缺乏哺乳期妇女相关数据，盐酸莫西沙星禁用于哺乳期妇女。

目前还没有可用的人类数据来确定使用莫西沙星的药物相关风险。根据莫西沙星的动物实验，莫西沙星可能会对胎儿造成伤害。莫西沙星对怀孕大鼠（静脉注射和口服）、兔子（静脉注射）和猴子（口服）的暴露剂量为人类临床剂量（400mg/d）的 0.24 倍、2.5 倍，不会导致胎仔畸形。然而，当在妊娠期和哺乳期（仅对大鼠）给予莫西沙星与母体毒性相关的剂量时，观察到新生儿体质量下降，骨骼变异（肋骨和脊椎合并）发生率增加，流产增加。建议孕妇注意对胎儿的潜在危险。目前还不清楚莫西沙星是否存在于母乳中。根据在大鼠身上进行的动物研究，莫西沙星可能在人乳中排泄。

盐酸莫西沙星滴眼液孕妇慎用，哺乳期慎用。

【重要参数】Mw 437，$t_{1/2}$ 9~16 小时，t_{max} 1~3 小时，F 90%，PB 50%。

【国内外指南】《抗菌药物临床应用指导原则（2015 年版）》指出妊娠期及哺乳期患者避免应用喹诺酮类药物[1]。

【妊娠期用药研究】

1. **动物数据**　在大鼠、兔子和食蟹猴身上进行了动物生殖和发育研究。妊娠大鼠在器官发育期间（妊娠第 6 天至第 17 天）口服给予莫西沙星剂量高达 500mg/（kg·d）或 0.24 倍人类最大推荐剂量（MRHD）时，未引起胎儿畸形，但观察到胎儿体质量下降和轻微胎儿骨骼发育延迟。妊娠大鼠静脉注射莫西沙星 80mg/（kg·d）（2 倍 MRHD）可导致母体毒性，观察到很小的对胎儿和胎盘质量和胎盘外观的影响，未观察到胎儿畸形。妊娠兔在器官发生期间（妊娠第 6 天至第 20 天）静脉给予莫西沙星 20mg/（kg·d）（约等于 MRHD），可降低胎儿体质量并延迟胎儿骨化，肋骨和脊椎畸形的发生率增加[2]。

2. **人类数据**　莫西沙星可透过胎盘，一项研究检测了 10 名孕妇在羊膜穿刺术前 2 小时单次使用莫西沙星预防感染后羊水及母体血中的药物浓度，结果羊水和母体血中莫西沙星浓度分别为（0.27 ± 0.21）μg/ml 和（3.53 ± 0.65）μg/ml，莫西沙星的胎盘透过率为 7.83%[3]。

2014 年一项前瞻性观察队列研究[4]，将 949 例妊娠早期接受氟喹诺酮治疗妇女的妊娠结局与 3 796 例未暴露对照组的妊娠结局进行了比较。结果表明，与未暴露组相比，重大出生缺陷率（2.4%；aOR 0.91，95%CI 0.6~1.5）和自然流产风险（aHR 1.01，95%CI 0.8~1.3）均无显著差异。研究观察到 2 例患有骨骼畸形的儿童，分别为多指畸形和肢体缺失，但没有表现出任何特定模式，队列之间的骨骼系统缺陷风险无差异。暴露于莫西沙星的孕妇，其出生缺陷率（6/93，6.5%；OR 2.40，95%CI 0.8~5.6）有轻微增加，但无显著差异。作者认为这些结论支持了在某些情况下允许在妊娠早期使用氟喹诺酮的建议。需要注意的是，孕妇使用莫西沙星后，应考虑进行更详细的胎儿超声检查。

2017 年一项基于人群的回顾性队列研究[5]，评价了妊娠期间使用抗菌药物与重大先天性畸形风险之间的关系，通过分析美国魁北克省 1998—2008 年妊娠登记中心的数据，纳入 139 938 名单胎活产婴儿，评估其母亲妊娠期前三个月抗菌药物暴露情况，及婴儿出生至 1 岁以内出现的主要先天性畸形。其中有 55 例婴儿宫内暴露于莫西沙星，结果显示莫西沙星妊娠早期暴露与总体出生缺陷风险增加无显著相关（OR 0.94，95%CI 0.42~2.11），但是与呼吸系统缺陷的风险增加显著相关（OR 5.48，95%CI 1.32~22.76），与消化系统、骨骼肌肉系统、生殖系统、泌尿系统、心脏缺陷风险增加无关。由于样本量较小，所得结论仍需进一步验证。

2018 年一项暴露于喹诺酮类药物的妊娠结局 - 系统评价和荟萃分析[6]，共纳入 12 项研究，其中 11 项报道了妊娠早期暴露的妊娠结局，结果显示，妊娠期接触喹诺酮与出生缺陷风险增加无显著相关（OR 0.89，95%CI 0.72~1.09），与早产、死产、低出生体质量的风险增加无关。

Micromedex 妊娠评级：胎儿风险不排除。

【哺乳期用药研究】 泌乳期大鼠产后 8 天单次给予口服莫西沙星 4.59mg/kg（约为人体推荐剂量的 9 倍），其乳汁中莫西沙星的分泌量非常低，约为口服剂量的 0.03%[2]。

目前暂无人类哺乳期使用莫西沙星的数据，动物实验（山羊与绵羊）表明[7-8]，静脉给药后，莫西沙星可较大程度分泌进入乳汁。由于药物亲脂性强，更容易在乳汁中聚集。莫西沙星滴眼液由于全身的吸收分布很少，哺乳期女性可以使用，为了减少使用眼药水后到达母乳的药物量，建议在鼻泪管部位按压 1 分钟以上，然后用纸巾除去多余的液体；而静脉与口服制剂的使用需谨慎。一般认为，由于口服氟喹诺酮类药物在母乳喂养中的安全性数据少，如果存在替代疗法（如氧氟沙星 L2，左氧氟沙星 L2），不建议在哺乳期使用[b]。

Micromedex 哺乳评级：婴儿风险不排除。

【男性用药研究】雄性大鼠口服给予喹诺酮类药物氧氟沙星，环丙沙星，培氟沙星，剂量分别为 72 135mg/（kg·d）和 72mg/（kg·d），持续 15 天，结果显示氧氟沙星、环丙沙星和培氟沙星使睾丸乳酸脱氢酶 -X 活性分别降低 39.8%、62.7% 和 60.7%。此外，相对未暴露对照组（100%），精子数量（氧氟沙星 32.5%，环丙沙星 40.8%，培氟沙星 40.2%）、活力（氧氟沙星 6.6%，环丙沙星 7.2%，培氟沙星 25.8%）和每日精子产量（氧氟沙星 73.9%，环丙沙星 77.0%，培氟沙星 61.8%）显著降低[9]。

12 名男性志愿者口服莫西沙星 400mg 后，检测其血浆、精液中药物浓度，结果发现用药（3.6 ± 0.4）小时后，测得精液中药物浓度为（2.5 ± 0.7）mg/L，精液与血浆药物浓度比值为 1.0 ± 0.2[10]。

然而，2021 年一项研究阐述了 136 对不孕症夫妻双方均使用经验联合抗感染方案（多西环素、阿奇霉素和莫西沙星）治疗 2 个月，治疗后精液参数，包括精液量、低黏稠度、完整精子率、基线精子数和精子活力均显著改善（P ＜0.05）[11]。

【药师建议】莫西沙星的人类妊娠安全性数据有限，目前的研究提示暴露于莫西沙星的孕妇，与总体出生缺陷风险增加无显著相关，但有一项小样本研究提示与呼吸系统畸形风险相关，妊娠期应避免使用。莫西沙星的胎盘透过率为 7.83%，因此在无其他合适抗菌药物选择时，可以考虑莫西沙星短期治疗，同时增加更详细的胎儿超声检查。

目前暂无莫西沙星在母乳喂养中的安全性数据，且动物实验数据显示乳汁中浓度较高，如果存在替代疗法，不建议在哺乳期使用。

莫西沙星滴眼液全身吸收很少，妊娠期和哺乳期可以谨慎使用。

少量数据表明男性口服莫西沙星后，测得精液中药物浓度与血浆中药物浓度相同。尽管莫西沙星男性用药对生殖结局的直接数据缺乏，尚有不同结论：喹诺酮类药物对大鼠睾丸不良影响研究表明氧氟沙星、环丙沙星、培氟沙星均明显降低了精子数量和活力，但包含莫西沙星的联合抗感染治疗方案却改善了不孕症男性的各项精子参数。

N

尿囊素铝 Aldioxa

【别名】卡尔萨、悉景、欧迪佳、Culmisa

【药理学分类】胃肠黏膜保护药

【剂型】片剂、颗粒剂

【妊娠期风险】暂无数据

【哺乳期风险】暂无数据

【说明书建议】有说明书认为：孕妇和哺乳期妇女用药尚不明确。

也有说明书认为：对于孕妇，仅当确定治疗有益性超过风险时使用；对于哺乳期妇女，考虑到治疗上的益处和母乳营养的益处，考虑继续或停止哺乳。

【重要参数】Mw 218，$t_{1/2}$ 5 小时，t_{max} 1.5 小时。

【国内外指南】2021 年，美国胃肠病学院（ACG）发布的《胃食管反流病的诊断和管理指南》[1]建议妊娠期间治疗胃食管反流病（GERD）应从改变生活方式开始。当生活方式改变失败后，抗酸剂（含铝、钙或镁）、藻酸盐和硫糖铝是一线治疗药物。同样，美国胃肠病学协会（American Gastroenterological Association，AGA）发布的《关于妊娠期胃肠道药物使用的医学立场声明》[2]认为，含铝抗酸剂的胃肠道吸收量小，含铝和镁的抗酸剂是妊娠期 GERD 的低风险治疗方法。

【妊娠期用药研究】尿囊素铝主要用于胃及十二指肠溃疡的治疗，在体内水解为尿囊素和氢氧化铝。目前暂无关于尿囊素铝的妊娠期安全性研究，以下就尿囊素和氢氧化铝的研究数据进行评价。

1. **动物数据** 将氯化铝形式的铝以不同剂量水平、在不同妊娠阶段通过腹膜内给药方式给予妊娠大鼠。用高剂量水平氯化铝进行治疗后，母体大鼠死亡发生率很高。与对照组相比，治疗组在整个妊娠期间的母体体质量增加较少，后代表现出明显的生长迟缓和骨骼缺陷。此外，胎儿死亡和再吸收的发生率显著增加[3]。另一项研究在妊娠第 6~14 天给予妊娠大鼠每日口服剂量为 180mg/kg、360mg/kg 或 720mg/kg 的硝酸铝，发现暴露于硝酸铝可导致胎儿体质量下降，同时所有治疗组的外部、内脏和骨骼畸形的发生率及类型均增加[4]。但是没有关于尿囊素铝的研究。

2. 人类数据 通常认为抗酸剂在妊娠期间使用是安全的。现有数据未表明妊娠期间使用抗酸剂正常治疗可导致致畸作用或其他发育毒性°。但妊娠期间长期使用高剂量含铝抗酸剂会导致胎儿发育不良和损伤。据报道,铝摄入后的生物利用度为 0.01%~1%°。参考使用 ^{26}Al 作为示踪剂的研究,大约 0.01% 的铝(以氢氧化铝形式)可能会被吸收。同时饮用含柠檬酸盐的饮料会显著增加肠道对铝的吸收[5]。

一项关于妊娠期胃灼热的干预措施的系统评价中,有两项研究将含铝制剂(氢氧化铝、硫糖铝)用于缓解妊娠期胃灼热,但没有数据来评估其对流产、早产、胎儿异常等方面的影响[6]。一项针对孕妇的生物监测研究发现铝暴露与婴儿微小畸形之间可能有关(OR 3.8,P=0.046)[7]。

美国围产期协作项目确定的 51 例妊娠早期使用尿囊素的妇女中,其子女先天畸形发生率未超出预期值[8]。

【哺乳期用药研究】 人乳汁中本身存在的铝含量通常低于牛奶,远低于婴儿配方奶粉。有研究测定了 74 名肾功能正常婴儿血浆样品中的铝,这些婴儿使用母乳或配方奶喂养,并且在两次喂养之间收集血液样本,使用电热雾化和原子吸收光谱法测量铝。其中母乳中的平均铝浓度为 9.2μg/L($95\%CI$ 5.6~12.7),接受母乳的婴儿的平均血浆铝浓度为 8.6μg/L($95\%CI$ 5.6~10.6)[9]。

哺乳母亲抗酸剂治疗期间额外摄入的铝不太可能超过其他婴儿食品中的摄入量。此外,铝的口服吸收较差。鉴于这些因素,通常认为在母乳喂养期间使用抗酸剂是可以接受的。

e-lactancia 数据库认为尿囊素和醋酸铝的母乳喂养风险极低,但没有针对尿囊素铝的评级。

【男性用药研究】 动物研究发现雌性大鼠的雄激素受体在长期铝暴露下会以铝剂量依赖性方式受到影响而减少[10]。还有进一步的大鼠研究表明睾丸中低浓度的铝(3.35μg/g)足以损害精子发生和精子质量[11]。

有研究报道人类精液中的平均铝浓度为 339μg/L,而少精子症患者的铝浓度在统计学上高于其他患者,该研究提供了人类精液中高浓度铝的明确证据,并提出了其对精子发生和数量的可能影响[12]。

【药师建议】 目前尚无妊娠期、哺乳期使用尿囊素铝的资料,关于其他含铝抗酸剂的动物和人类研究显示,治疗剂量的铝在胃肠道几乎不吸收,在多个指南中已作为妊娠期的一线药物推荐。尿囊素铝的妊娠期安全性资料较少,相关早期研究认为不会导致畸形风险增加。可在妊娠期和哺乳期优先考虑选择其他研究较充分的含铝抗酸剂,短期、低剂量地使用。服用大剂量含铝抗酸剂会增加孕妇的铝含量,并增加胎儿体内铝含量升高的风险。

诺氟沙星 Norfloxacin

【别名】氟哌酸、金娅捷、艾立克、Noroxin

【药理学分类】抗感染药物 - 化学合成的抗菌药

【剂型】胶囊剂、注射剂、滴眼剂、软膏剂、乳膏剂、片剂、栓剂、膜剂

【妊娠期风险】FDA 原分级 C(孕妇慎用,尤其是妊娠早期); 人类资料提示低风险[1]

【哺乳期风险】无人类资料 - 可能适用[1]

【说明书建议】静脉注射:在不同动物物种(大鼠、兔、小鼠、猴子)中,给予人类每天最大推荐剂量的 6~50 倍,没有证据表明有致畸作用。但在孕妇中尚无充分且对照良好的研究。仅在潜在的益处大于对胎儿潜在风险的情况下,才应在妊娠期使用诺氟沙星。已证明诺氟沙星以人类每天最大推荐剂量的 10 倍给予猴子,会造成胚胎丢失。在此剂量下,猴子获得的血浆峰值水平约为人类获得的血浆水平的 2 倍。目前还不清楚诺氟沙星是否会从母乳中排出。当给哺乳母亲注射 200mg 剂量的诺氟沙星时,母乳中没有检测到诺氟沙星。考虑本类药物的其他品种经乳汁分泌,且对新生儿及婴幼儿潜在的严重不良反应,应考虑药物对母亲的重要性,决定停止哺乳或停止药物。

也有说明书认为:本品可透过血胎盘屏障,故孕妇禁用。也可分泌至乳汁中,其浓度接近血药浓度,故哺乳期妇女禁用或应用本品时暂停哺乳。

滴眼:孕妇不宜使用,如确有指征应用,且利大于弊时方可慎用。哺乳期妇女应用时应停止授乳。

【重要参数】Mw 319, $t_{1/2}$ 3~4 小时, t_{max} 1~2 小时, F 30%~40%, PB 10%~15%。

【国内外指南】孕妇及哺乳期患者避免应用喹诺酮类药物。少数药物乳汁中分泌量较高,如氟喹诺酮类。治疗哺乳期患者时应避免用喹诺酮类[2]。

【妊娠期用药研究】

1. 动物数据　一项妊娠大鼠实验显示,以 8mmol/kg 的诺氟沙星单剂量口服后,会在胎儿组织中产生可检测量的 DNA 损伤。这种损害似乎是母体和胎儿毒性的非特异性后果,而不是特定的基因毒性作用[3]。另一项大鼠实验显示,妊娠大鼠单次口服诺氟沙星(0.5mmol/kg、1mmol/kg、2mmol/kg、4mmol/kg)后,胎儿肝脏和母体骨髓中微核多染红细胞的频率显著增加,此研究认为诺氟沙星是一种遗传毒性剂[4]。大鼠在妊娠 6~15 天时口服 500mg/(kg·d)、1 000mg/(kg·d)、2 000mg/(kg·d)的诺氟沙星,观察到胎儿畸形,包括

脑憩室扩张,胸腺和肺发育不全以及肺、心脏、肝脏和肾上腺肿大,骨骼畸形[5]。

兔子在妊娠 6~18 天给予诺氟沙星,结果表明,100mg/(kg·d)口服剂量会引起母体及胎儿体质量降低、胎儿骨化延迟,但未见畸形;皮下注射20mg/(kg·d)没有引起相关胚胎/胎儿毒性或致畸性。推测口服途径的毒性可能继发于药物对肠道菌群的影响,胚胎/胎儿毒性可能继发于母体毒性[6]。

猴子在妊娠 21~50 天(主要器官形成期)灌胃给予诺氟沙星[剂量为 0mg/(kg·d)、50mg/(kg·d)、100mg/(kg·d)、150mg/(kg·d)、200/300mg/(kg·d)],在任何剂量水平下都没有观察到致畸性。在 200/300mg/(kg·d)的剂量下,母体毒性和胚胎致死率显著增加[7]。

2. **人类数据** 1994 年一项研究,28 名妇女妊娠期间接受诺氟沙星治疗,未观察到先天性畸形[8]。1996 年一项研究中,13 名妇女在妊娠早期接触诺氟沙星妊娠,无先天性异常报告[9]。1998 年一项研究,93 名妇女在妊娠期间接触过诺氟沙星,在妊娠 4~13 周器官形成期暴露的婴儿与对照组相比主要畸形率没有差异[10]。2014 年一项德国研究纳入 97 名在妊娠早期接触诺氟沙星的妇女,并未发现后代主要先天缺陷增加(1/77; OR 1.3, 95%CI 0.03~7.0)[11]。

1995 年加拿大一项关于妊娠期间氟喹诺酮类药物使用的监测研究报告显示,134 例妊娠结局资料,其中诺氟沙星 61 例,环丙沙星 68 例,两种药物联用 5 例。大多数(90%)暴露于受孕后的前 13 周。与对照组相比,活产(87% vs 86%)、终止妊娠(3% vs 5%)、流产(10% vs 9%),异常结果(7% vs 4%),剖宫产率(12% vs 22%),胎儿窘迫(15% vs 15%)[a]无显著差异。2009 年一项荟萃分析纳入五项研究,结果表明在妊娠期前三个月使用喹诺酮类药物似乎不会增加出生后发现的主要畸形、死产、早产或低出生体质量的风险[12]。

【**哺乳期用药研究**】6 只母羊哺乳期以 25mg/kg 剂量单次注射诺氟沙星,羊奶中药物浓度高达血清药物浓度的 40 倍,在羔羊的血清中可以检测到诺氟沙星的治疗浓度,提示在母乳喂养期间不应使用氟喹诺酮治疗[13]。

没有关于诺氟沙星转移到母乳中的数据[c]。在动物研究中,喹诺酮类药物不可逆地损害幼年动物关节软骨。通过母乳接触喹诺酮类药物尚未观察到此情况[c]。

【**男性用药研究**】雄性小鼠灌胃给药诺氟沙星后,与对照组相比,精子异常的发病率增加,但与药物剂量无关[14]。当口服剂量高达人类通常剂量的 30 倍(以 mg/kg 为单位)时,对雄性和雌性小鼠的生育能力没有负面影响[15]。

雄性鹌鹑给予 20mg/(kg·d)的诺氟沙星 14 天,结果表明生育能力、泄殖腔腺面积、精子浓度和血清睾酮均显著降低($P<0.05$),并可诱导睾丸细胞萎

缩和泄殖腺体组织发生变化[16]。

10 名男性术前口服诺氟沙星,前列腺组织中的药物浓度与血清浓度比为 5.71[17]。

【药师建议】 没有证据表明在不同动物物种(大鼠、兔、小鼠、猴子)中,诺氟沙星有致畸作用。仅有一项动物研究表明可能有致畸作用。人类资料显示妊娠早期使用诺氟沙星,并未发现后代主要先天缺陷增加。有说明书提示妊娠期禁用。

动物实验显示诺氟沙星可分泌至乳汁中,且浓度较高。目前无相关人类资料,有说明书提示哺乳期禁用。

P

泮托拉唑 Pantoprazole

【别名】潘妥洛克、韦迪、泮立苏、泰美尼克、Protonix

【药理学分类】主要用于消化系统药物 - 治疗消化性溃疡和胃食管反流病药物

【剂型】胶囊剂、片剂、注射剂

【妊娠期风险】FDA 原分级 B；人类数据提示低风险[a]

【哺乳期风险】L1- 有限数据 - 适用[b]

【说明书建议】摘录自多份不同的说明书。

国内多个厂家提示妊娠期前三个月内禁用。

本品用于孕妇的数据尚不充分。动物研究显示有生殖毒性。对人类的潜在风险未知。妊娠期间应避免使用本品。

来自已发表的观察性研究的现有数据没有显示泮托拉唑与重大畸形或其他不良妊娠结局有关；泮托拉唑对母乳喂养的婴儿没有影响。没有关于泮托拉唑对泌乳的影响的数据。应考虑母乳喂养对发育和健康的好处，同时考虑母亲的临床需要，以及泮托拉唑或母亲潜在疾病对母乳喂养的婴儿的任何潜在不利影响。

【重要参数】Mw 383，$t_{1/2}$ 1.5 小时，t_{max} 2~4 小时，F 77%，RID 1%，M/P 0.028，PB 98%。

【国内外指南】美国胃肠病协会在 2013 年版《胃食管反流的诊断与治疗指南》指出：质子泵抑制剂（PPI）对有临床症状的妊娠女性是安全的。妊娠期的胃食管反流（GERD）管理必须个体化，抗酸剂、海藻酸盐或硫糖铝被认为是一线治疗药物。如果症状持续存在，可以使用 H_2 受体拮抗剂（H_2RA）。若症状顽固或为复杂反流疾病亦可使用 PPI[1]。

2016 年加拿大妇产科医师协会（SOGC）发布的临床实践指南《妊娠期恶心呕吐的管理（No.339）》指出：质子泵抑制剂，包括奥美拉唑、兰索拉唑、雷贝拉唑、埃索美拉唑和泮托拉唑，妊娠期使用时安全性高[2]。

2019 年澳大利亚和新西兰产科医学会（SOMANZ）发布的《妊娠期恶心呕吐、妊娠剧吐的管理指南》认为，妊娠期中重度恶心呕吐、难治性妊娠剧吐可加用抑酸疗法，其中 PPI 为抑酸疗法的三线方案，耐受性良好，未见胎儿先天畸形风险增加[3]。

根据 2020 年版中国指南《质子泵抑制剂临床应用指导原则》，质子泵抑制剂用于孕妇的临床资料有限，一般不推荐孕妇使用质子泵抑制剂。对于治疗酸相关疾病，仅对于在调整生活方式的基础治疗及抗酸剂、胃黏膜保护剂等治疗效果不佳时，充分评估患者的获益和风险后，方予以考虑使用质子泵抑制剂。在受孕前 1 个月以及妊娠的第 1~3 个月避免使用任何质子泵抑制剂。指导原则参考国内原研药的药品说明书、FDA 妊娠分级及最新临床诊疗指南后认为泮托拉唑妊娠期利大于弊时可以使用；哺乳期使用暂停哺乳[4]。

【妊娠期用药研究】

1. **动物数据** 动物实验中，大鼠口服泮托拉唑剂量 450mg/(kg·d)(推荐人类剂量的 88 倍)和兔子在口服剂量高达 400mg/kg(根据身体表面积比约 16 倍人类推荐剂量)考察其对动物生殖能力以及胚胎毒性的影响。这些研究表明泮托拉唑并未损害生育能力，同时未对胎儿造成伤害。用泮托拉唑钠对大鼠进行了一项产前和产后发育毒性研究，进一步评估其对骨骼发育的影响。从妊娠第 6 天到哺乳第 21 天，口服 5mg/(kg·d)、15mg/(kg·d)和 30mg/(kg·d)的泮托拉唑(按体表面积计算约为人类剂量 40mg/d 的 1 倍、3 倍和 6 倍)。在哺乳期第 21 天 5mg/(kg·d)以及更高剂量的组别中，观察到后代股骨的平均长度和质量降低，股骨质量和几何形状发生变化，股骨远端、胫骨近端及膝关节未见细微变化。经过一段恢复期后，骨参数的变化是部分可逆的。出生后第 70 天发现仅有雌性幼崽在 5mg/(kg·d)和更高剂量作用下，股骨下干骺端皮质/皮质下骨密度降低[5]。

2. **人类数据** 2010 年丹麦的一项观察性研究发现，3 651 例在妊娠早期暴露于 PPI 的婴儿与 837 317 例未暴露的婴儿相比，重大出生缺陷的风险并未增加。该研究纳入了 549 位妊娠早期(孕 0~12 周)接受过泮托拉唑处方的孕妇，相比于未接触 PPI 的孕妇，并未发现其分娩婴儿有先天畸形率升高的现象(aOR 1.33，95%CI 0.85~2.08)[6]。

2012 年一项以色列处方登记研究纳入 1998—2009 年数据分析，共有 1 186 名婴儿和流产胎在妊娠早期接触过 PPI(1 159 名婴儿，27 例流产胎)。其中，955 名婴儿接触过奥美拉唑，233 名婴儿接触过兰索拉唑，17 名婴儿接触过泮托拉唑。通过与未接触 PPI 的妊娠女性(109 586 例)对比，研究认为接触 PPI 与先天性畸形风险增加无关(aOR 1.06，95%CI 0.84~1.33)[7]。

2015 年的一项以色列回顾性队列研究收集了 1998—2011 年 91 428 位儿童及其母亲，关联疾病和用药信息后发现 5.5% 儿童的母亲在受孕前 2 个月至妊娠期曾接触过 H$_2$RA 或 PPI(32% 母亲受孕前 2 个月使用，39% 妊娠早期使用，14.5% 妊娠中期使用，14.5% 妊娠晚期使用)，且暴露后儿童患哮喘的风险较未暴露儿童相比轻微增大(282/5 025 vs 2 685/86 403，RR 1.09；P=0.023)。

但研究将 PPI 类药物分别统计后发现,宫内暴露于泮托拉唑(占 0.8%,43 例)后并未发现与儿童哮喘风险有显著关联[8]。

2020 年一项大型荟萃分析,纳入了 23 项临床研究报告(18 项研究评估孕妇使用 PPI 与先天性畸形相关性分析以及 11 项评估 H_2RA 妊娠期使用风险研究),结果显示孕妇使用 PPI 与先天性畸形风险增加有关(OR 1.28,95%CI 1.09~1.24),其中泮托拉唑导致新生儿先天性畸形的风险比为 1.28(95%CI 0.83~1.99)[9]。

对于妊娠期和哺乳期 GERD 女性,抑酸剂和硫糖铝是一线治疗药物;如果症状持续存在,可以使用任何 H_2RA(尼扎替丁除外);对于顽固性或复杂性 GERD,可以使用 PPI[10]。

Micromedex 妊娠评级:胎儿风险不排除。

【哺乳期用药研究】母乳中泮托拉唑水平仅为母体血浆水平(AUC)的 2.8%。相对婴儿剂量仅为 0.95%。与所有质子泵抑制剂一样,泮托拉唑在酸性环境中是完全不稳定的,当存在于母乳中时,它在吸收前大部分都被破坏[b]。

澳大利亚西部爱德华国王纪念医院妇产科药物使用手册[11]:可以在哺乳期安全使用泮托拉唑。

Micromedex 哺乳评级:婴儿风险不排除。

【男性用药研究】体外实验证明 1μmol/L 泮托拉唑处理精子后,通过调节 cAMP/PKA 通路抑制精子获能,最终导致精子活性下降[12]。

【药师建议】部分指南认为,妊娠期胃食管反流、妊娠剧吐可以考虑使用质子泵抑制剂,然而,也有部分研究发现妊娠期宫内暴露于质子泵抑制剂,会轻微增加子代哮喘风险(见奥美拉唑)。然而,目前较为有限的人类数据并未发现泮托拉唑在妊娠期使用会增加胎儿先天畸形的风险。鉴于泮托拉唑数据较少,如果妊娠期病情需要,可以酌情考虑使用质子泵抑制剂。

泮托拉唑在胃内容易被胃酸破坏,所以泮托拉唑的 RID 很小,哺乳期可以使用。

匹维溴铵 Pinaverium Bromide

【别名】吡喹利乌、得舒特、溴藜蒎吗啉、Dicetel、Eldicel
【药理学分类】主要用于消化系统药物 - 胃肠解痉药
【剂型】片剂
【妊娠期风险】暂无数据
【哺乳期风险】暂无数据

【说明书建议】在临床前研究中，未证明产品的胚胎毒性及致畸作用。在临床应用方面，现有数据不充分，无法对妊娠过程中服用匹维溴铵的致畸作用或胎儿毒性进行评估。由于溴的存在，妊娠晚期匹维溴铵的给药确实可能影响新生儿的神经系统，虽然在发生上述情况的报告病例中，医师所观察到的患者溴摄入量大概是正常的 20 倍以上。因此，在妊娠过程中禁止服用匹维溴铵。尚无该物质是否分泌进入母乳中的数据，哺乳期妇女应避免服用匹维溴铵。

【重要参数】Mw 591，F ＜10%，$t_{1/2}$ 1.5 小时。

【国内外指南】2021 年《中国成人急性腹痛解痉镇痛药物规范化使用专家共识》中表示匹维溴铵片属于临床上常用的口服解痉镇痛药物，但孕妇忌服，因为可能导致胎儿畸形或流产[1]。

【妊娠期用药研究】动物实验中未见致畸作用，在临床应用中，目前尚缺乏评价匹维溴铵的致畸或胎儿毒性作用的充足资料，故妊娠期间禁止服用[2]。

1. **动物数据**　1984 年一份论文摘要中，匹维溴铵在妊娠大鼠体外子宫平滑肌中具有与目前使用的钙拮抗剂相似的钙通道阻滞特性；它也可能发挥抑制由细胞内钙释放支持的收缩作用[3]。

在雌性大鼠中，匹维溴铵 50mg/kg 剂量下可见妊娠率下降、不孕数量增加、胎盘吸收数量增加，但对胚胎和子代发育未见明显影响[4]。

在大鼠和兔胚胎 - 胎仔发育毒性试验中，可见母体毒性和死亡，大鼠 150mg/kg 和兔 180mg/kg 剂量下可见胎仔数量减少、吸收胎数量增加着床后流产增加、胎仔体质量和胎盘质量降低、变异率增加。大鼠 25mg/kg 和 50mg/kg 剂量下未见明显影响。兔在 60mg/kg 剂量下可见腹泻，未见其他毒性反应。在大鼠和兔中未见致畸作用[4]。

在一项大鼠围产期毒性试验中，母鼠于妊娠第 16 天至哺乳期第 21 天被给予匹维溴铵 50mg/kg 或 150mg/kg。在 150mg/kg 剂量下，可见因母体毒性继发的生殖毒性，子代体质量增加缓慢，毛发生长、耳朵展开和眼睛张开的发育延迟；在 50mg/kg 剂量下未见母体毒性和发育毒性[4]。

2. **人类数据**　有 10 名孕妇由于处方错误而服用了匹维溴铵，仅一例发生了流产，其余为正常婴儿[5]。

有文献报道在妊娠晚期摄入溴化物，可能影响新生儿神经系统（低张和镇静）[6]。

【哺乳期用药研究】由于尚无是否进入乳汁的相关资料，哺乳期间应避免服用[2]。

e-lactancia 数据库认为匹维溴铵母乳喂养风险低（low risk），药代动力学数据（中等高分子量和高蛋白结合）使其不可能大量进入乳汁。低的口服生物利用度阻碍了其通过母乳进入婴儿血浆，早产儿和新生儿期除外，因为他们可能表现出肠道通透性增加。抗胆碱能药可能会减少泌乳量，如果观察到奶量减少，请服用最小必要剂量并避免延长治疗时间。

【男性用药研究】匹维溴铵剂量达 50mg/kg 剂量时，对雄性大鼠生育力未见影响[4]。

【药师建议】匹维溴铵的动物实验数据未见致畸作用，非常有限的人类妊娠期数据未发现畸形。考虑到大剂量的溴可能影响新生儿的神经系统发育，因此孕妇应避免使用匹维溴铵。

暂无匹维溴铵母乳中分泌的研究数据，高蛋白结合率和低的口服生物利用度使其不可能大量通过母乳进入婴儿血浆，但抗胆碱能药可能会减少泌乳量，应尽量避免使用。

泼尼松 Prednisone

【别名】去氢可的松、强的松、去氢皮质素、Rayos

【药理学分类】皮质类固醇、免疫抑制药

【剂型】注射剂、片剂、眼膏剂、乳膏剂、滴眼剂

【妊娠期风险】FDA 原分级：口服给药 C（D- 如在妊娠早期用药）；眼部给药 C；肠道外给药 C（D- 如在妊娠早期用药）；人类数据提示有风险 a

【哺乳期风险】L2- 有限数据 - 可能适用 b

【说明书建议】根据人类和动物研究的结果，包括泼尼松在内的皮质类固醇在给孕妇服用时可能会对胎儿造成伤害。已发表的流行病学研究表明，在妊娠期前三个月使用皮质类固醇可导致少量但不一致的口面裂风险增加。也有报道称，母亲在怀孕期间使用皮质类固醇会导致宫内生长受限和出生体质量下降；然而，潜在的母亲不健康状况也可能导致这些风险。已发表的动物研究表明，泼尼松龙在大鼠、兔子、仓鼠和小鼠中具有致畸作用。建议孕妇注意对胎儿的潜在危害。目前还没有关于泼尼松龙（泼尼松的活性代谢产物）对泌乳的影响数据。长期给哺乳期妇女使用高剂量皮质类固醇可能会对母乳喂养的婴儿产生潜在的问题，包括对生长发育和内源性皮质类固醇的产生的影响。

【重要参数】 Mw 358，口服吸收完全，$t_{1/2}$ 2~3 小时，PB 70%~90%，RID 1.8%~5.3%，M/P 0.25，t_{max} 1~2 小时。

【国内外指南】2015 年发表的《中国系统性红斑狼疮患者围产期管理建议》[1]，建议泼尼松用量≤15mg/d 时方能考虑妊娠，妊娠过程中疾病复发需使用中到大剂量激素时也应尽快减量至 15mg/d 以下；母乳喂养时若服用泼尼松剂量超过 20mg/d 或相当剂量者应弃去服药后 4 小时内的乳汁，在服药 4 小时

后再进行哺乳。

2016年，英国风湿病学会（British Society for Rheumatology，BSR）和英国风湿病卫生专业人员协会（British Health Professionals in Rheumatology，BHPR）发布的《妊娠期和哺乳期处方用药指南》推荐[2]：泼尼松龙可用于妊娠期各个时期和哺乳期；父亲可以使用泼尼松龙。泼尼松和泼尼松龙可在胎盘代谢，进入胎儿的比例≤10%，指南汇总分析了母亲暴露于激素的1 503例次妊娠结局，未发现激素的使用与胎儿不良结局有关。接受泼尼松龙80mg/d治疗的母亲哺乳，其婴儿接受的药物量仅为10μg/kg。对妊娠期及哺乳期暴露于激素的婴儿随访12个月，未发现免疫功能异常。该指南未对激素的剂量进行推荐。

2019年，美国妇产科医师学会（American College of Obstetricians and Gynecologists，ACOG）建议泼尼松是治疗妊娠期间状况的首选口服皮质类固醇，因为胎盘含糖皮质激素代谢限速酶，限制其进入胚胎[3]。2020年，美国风湿病学会指南建议泼尼松可用于计划妊娠的风湿和肌肉骨骼疾病患者，剂量应逐渐减少至<20mg/d，并加用妊娠期可选择的免疫抑制剂。疾病不活跃时期可计划妊娠。对于需要辅助生殖技术的全身性红斑狼疮患者，不建议增加泼尼松剂量[4]。

【妊娠期用药研究】糖皮质激素对胎儿的发育至关重要，然而，多数母亲的水平远远高于胎儿，胎盘分泌的II型的11-β羟基转化酶（11βHSD2）可将内源性的活性糖皮质激素转化为无活性的代谢产物，从而阻挡母体浓度高于胎儿水平5~10倍的糖皮质激素进入胎盘中，形成保障胎儿正常生长发育的糖皮质激素屏障。但是11βHSD2代谢合成糖皮质激素的活性较弱，而内源性的胎儿糖皮质激素水平需维持在明显低于母亲水平，胎儿才能正常发育，因此即使合成的皮质类固醇在胎盘上的少量转移也可能对胎儿发育产生不利的影响[5]。

妊娠期使用泼尼松有风险，尤其是妊娠早期，虽然风险较低，但唇腭裂风险还是有所增加。为控制母亲疾病，现有的证据支持使用泼尼松，但应告知母亲风险[5]。尽管认为在妊娠期间每天使用泼尼松少于20mg是最佳选择，但与高剂量糖皮质激素可能带来的风险相比，不受控制的自身免疫活动引起的炎症对母婴健康的危害更大[6]。

1. 口腔裂　美国国家出生缺陷预防研究1997—2002年和2003—2009年期间的数据显示，妊娠早期服用泼尼松唇腭裂风险略微增加（风险比OR 1.9，95%CI 1.0~3.7），从1 000名婴儿中的1名增加到1 000名婴儿中的3~5名，但很难判断这种风险实际上究竟有多少来自实际药物或是自身潜在的疾病[5]，还可能受到母体剂量、暴露持续时间/频率和使用时间段的影响。尚需要其他数据来评估全身皮质类固醇和其他不良妊娠结果的潜在风险（如妊娠糖尿病、低出生体质量、先兆子痫、早产）[5-7]。总的来说，近期研究[5-7]，糖皮质激素和口腔裂之间的联系已经减弱到不明显的程度。研究的局限性在于：①没有一项研究是根据疾病种类及疾病严重程度来统计调整的，此外，吸烟、喝酒、肥胖、妊娠间隔等因素是否有影响也未明确；②没有一项研究考虑了系统性皮质类固醇的剂量，这是评估潜在致畸性的必要条件；③在方法学上，关于暴露时间段的分类，几个研究纳入时间从孕前到孕早期暴露于糖皮质激素，而实际上影响唇腭裂的时间在于关键的几周（孕 5~9 周）。有些暴露虽然在妊娠期前几个月，但是不在关键阶段。在流行病学中很难确定糖皮质激素的暴露危险阶段。随着时间的推移，接触皮质类固醇对唇腭裂风险评估减弱，2003年以后发表的研究报告中很少出现有统计学意义的这方面的评估报道[5]。

2. **早产** 一些研究表明，服用泼尼松的孕妇早产的风险略有增加[5]。一项针对狼疮女性的研究表明，狼疮处于活跃期且每天服用泼尼松 10mg 以上的女性早产风险增加[8]。2020 年一项研究[9]表明类风湿关节炎孕妇在受孕139 天前口服中高剂量的糖皮质激素，相比于未服用糖皮质激素，其早产风险增加（调整后高剂量 *OR* 4.77，中剂量 *OR* 2.76）。受孕 139 天后暴露于大于等于 10mg/d 泼尼松相当剂量的口服糖皮质激素，早产风险增加（*OR* 2.45），但＜10mg 相当剂量则没有显著增加早产发生率。但是目前没有发现足够的证据来支持妊娠期全身使用皮质类固醇会增加早产风险[5]。

3. **低出生体质量** 有证据表明，泼尼松在妊娠期间可能会导致婴儿出生时体质量低的风险。许多妊娠合并免疫性疾病［包括类风湿关节炎（rheumatoid arthritis，RA），炎性肠病（inflammatory bowel disease，IBD）和系统性红斑狼疮（systemic lupus erythematosus，SLE）］的妊娠流行病学研究均指出，低体质量和早产的风险增加，但是目前尚不能确定这种影响来自药物还是母亲的疾病本身[5]。

4. **炎性肠病** 皮质类固醇可用于炎性肠病的孕妇，但是应避免维持治疗。皮质类固醇不会降低希望妊娠的 IBD 患者的生育力，然而活跃的 IBD 可能会降低生育能力，应在缓解 3~6 个月后再计划妊娠[10]。

5. **类风湿关节炎** 一项纳入了 255 位母亲在妊娠期接受类风湿关节炎治疗的前瞻性队列研究，108 名母亲的孩子（5~10 岁）被纳入了这项随访研究。收集了已知影响儿童骨密度的特征信息，如钙摄入量、体育活动、血清 25- 羟维生素 D 水平、性别、身高和体质量。结果显示类风湿关节炎妇女在妊娠期间使用泼尼松对其后代 7 岁前的全身和腰椎骨密度没有显著影响[11]。

【哺乳期用药研究】大部分糖皮质激素都可少量分泌进入乳汁，泼尼松龙母乳浓度为母乳血清水平的 5%~25%，母亲使用高剂量的全身皮质类固醇有可能导致母乳喂养婴儿的不良事件（如生长抑制、干扰内源性皮质类固醇产生）。因此，在治疗期间是否母乳喂养的决定应考虑婴儿药物暴露的风险、母乳喂养对婴儿的好处以及治疗对母亲的好处。应使用最低有效剂量，以尽量减少婴儿通过母乳接触药物。

每日口服高达 120mg 的泼尼松，假如其婴儿每 4 小时摄入量为 120ml，一天摄入的药物仅为 47μg，除非长时间大剂量使用，否则母乳中的剂量不大可能产生临床效果。哺乳期小剂量短期使用并非母乳喂养禁忌，并尽可能使用外用制剂，如气雾剂或吸入剂，大剂量（每日 >40mg）长期使用，很可能影响婴儿发育，多大剂量引起不良反应尚不明确。美国国家移植妊娠登记处 2013 年报告显示 124 名实体器官移植女性患者在服用长达 48 个月泼尼松的同时，成功哺育 169 名婴儿，未见明显不良影响[12]。

【男性用药研究】高剂量泼尼松龙（活性代谢物）的长期使用（每天 30mg，至少 4 周）可致精子发生可逆性紊乱，停药后可持续几个月。

在一项早期报告中，为期 15 天的 30mg/d 氢化泼尼松治疗与精子数减少和精子活力下降相关[13]，但带明显抗精子抗体的不育男性使用较低剂量泼尼松（20mg/d）可提高精子活力，从而提高妊娠率[14]。2000 年有研究显示泼尼松与阿司匹林的联合用药可提高携带自身抗体女性的试管受精妊娠率[15]，但未发现泼尼松可提高有精子抗体的不孕症夫妇的妊娠率[16]。一项以 164 名接受肾脏移植，且接受泼尼松与其他免疫抑制剂治疗的男性为研究对象的研究，未发现对生育能力产生不利影响[17]。

【药师建议】妊娠期权衡利弊可以使用，尽可能使用最低剂量（<15mg/d）来控制疾病，并告知母亲可能的风险。

哺乳期小剂量（<20mg/d）短期使用泼尼松并非母乳喂养禁忌，应尽可能使用外用制剂，如气雾剂或吸入剂，大剂量（每天 >40mg）长期使用，很可能影响婴儿发育，多大剂量引起不良反应尚不明确。母乳喂养期间需严密观察婴儿的生长发育，为减少婴儿暴露，尽可能在服药 4 小时后哺乳。

破伤风抗毒素 Tetanus Antitoxin

【别名】无

【药理学分类】其他类药物 - 生物制品

【剂型】注射剂

【妊娠期风险】适用[a]

【哺乳期风险】L1- 没有数据 - 适用[b]

【说明书建议】尚无系统研究，孕妇及哺乳期妇女应慎用，如需使用，请遵循医师指导。

【重要参数】注射后 2~4 天达到最大血药浓度,破伤风人免疫球蛋白半衰期为 3~4 周。

【国内外指南】美国妇产科医师学会(ACOG)建议在妊娠期间使用破伤风免疫球蛋白进行暴露后的预防[1]。

我国《外伤后破伤风疫苗和被动免疫制剂使用指南》指出:破伤风被动免疫制剂包含破伤风抗毒素(tetanus antitoxin, TAT)、马破伤风免疫球蛋白 F(ab')₂ 和破伤风人免疫球蛋白(human tetanus immunoglobulin, HTIG)。指南推荐,若确需使用破伤风被动免疫制剂,考虑到过敏反应发生率低与安全性,建议尽可能优先选用破伤风人免疫球蛋白,在 HTIG 难以获得时,应优先选择 F(ab')₂,其次选择 TAT[2]。

另外,美国疾病控制与预防中心(CDC)认为如有必要,应在妊娠期间接种破伤风疫苗以预防母体疾病和新生儿破伤风[3]。

【妊娠期用药研究】人类数据:破伤风抗毒素是经胃蛋白酶消化后的马破伤风免疫球蛋白。尚无关于孕妇破伤风免疫球蛋白的充分报道或良好的对照研究。破伤风是一种高度致死性疾病,并且是某些地区孕产妇死亡的重要原因。在妊娠期间针对破伤风类毒素产生的抗体具有较低的保护能力,从而使妊娠期间使用破伤风免疫球蛋白显得尤为重要。如果保护不足,妊娠期应接种破伤风(和白喉)疫苗。长期的临床经验表明妊娠期使用是相对安全的[4]。

破伤风免疫球蛋白可透过人胎盘,并为新生儿提供部分保护。孕妇的免疫反应不会干扰新生儿对百白破(diphtheria tetanus pertussis, DPT)疫苗的反应。尚未进行啮齿类动物致畸性研究,但没有理由假设该抗体可能会损害胎儿。

【哺乳期用药研究】没有足够的报告或对哺乳期妇女进行良好的对照研究,破伤风免疫球蛋白是否能进入人母乳尚不清楚。该药物可进入马的初乳,可以减少马驹对疫苗的反应。但是长期的人类临床经验表明,哺乳期妇女可以使用成人的标准推荐剂量进行免疫接种以预防破伤风。

【男性用药研究】目前无父亲使用破伤风抗毒素引起胚胎/胎儿不良影响的证据。

【药师建议】妊娠期不是破伤风抗毒素注射的禁忌。对于从未注射过破伤风类毒素的孕妇,若在破伤风高发区或从事易受外伤的工作时,最好能在未妊娠前进行破伤风类毒素注射,连续 3 剂获得足够高且持久的抗体水平,全程免疫后的保护水平可达 5~10 年。对于曾接种过破伤风类毒素,尚有保护力的孕妇,如受到外伤,可能感染破伤风时,可根据情况选择是否注射破伤风抗毒素。临床经验表明破伤风人免疫球蛋白对胎儿基本无风险,但应关注破伤风抗毒素可能引起的过敏情况,仅作为破伤风人免疫球蛋白不可获得时的选择。妊娠期和哺乳期必要时可注射破伤风抗毒素。

Q

羟氯喹 Hydroxychloroquine

【别名】硫酸羟氯喹、纷乐、Plaquenil

【药理学分类】主要影响变态反应和免疫功能药物 - 免疫增强药

【剂型】片剂

【妊娠期风险】FDA 原分级 C；人类数据有限 - 可能适用 [a]

【哺乳期风险】L2- 有限数据 - 可能适用 [b]

【说明书建议】妊娠期间疟疾、类风湿关节炎和系统性红斑狼疮如不治疗增加相关妊娠风险。已发表的流行病学和临床研究的数据尚未证实妊娠期间使用羟氯喹与重大出生缺陷、流产、孕产妇及胎儿不良结局之间的关联。已发表的哺乳期数据报告称，母乳中羟氯喹含量较低。在母乳喂养的婴儿中没有出现不良反应的报道。需考虑母乳喂养的益处、母亲的临床需求以及药物和母亲状况对乳儿的潜在不良影响。

也有说明书认为：孕妇应避免使用羟氯喹，只有经医师判断患者在接受该药预防和治疗的受益大于可能的危害时方可使用；哺乳期慎用。

【重要参数】Mw 336，F 74%，t_{max} 1~2 小时，RID 2.9%，M/P 5.5，$t_{1/2}$ > 40 天，PB 63%。

【国内外指南】2015 年发表的《中国系统性红斑狼疮患者围产期管理建议》[1]指出：对于抗磷脂抗体阳性的系统性红斑狼疮（SLE）患者，在妊娠期应该使用羟氯喹，对于抗 SSA 或抗 SSB 阳性的患者也建议服用，推荐剂量为 200mg，2 次 /d。

2016 年欧洲抗风湿病联盟（the European League Against Rheumatism，EULAR）对系统性红斑狼疮和 / 或抗磷脂综合征女性患者计划生育、辅助生殖、妊娠期和更年期管理及健康的循证建议[2]指出：羟氯喹可用于预防或治疗妊娠期间 SLE 的病情复发。

2020 年发布的《中国系统性红斑狼疮诊疗指南》[3]认为：羟氯喹可降低 SLE 孕妇的早产率、减少狼疮复发、减轻病情，同时降低发生胎儿不良结局的风险，持续的羟氯喹治疗可降低妊娠期间和产后 SLE 的复发，如无禁忌，建议在整个妊娠期间持续使用。

2020 年美国风湿病学会发布的《风湿病和肌肉骨骼疾病生殖健康管理指

南》[4]建议：将羟氯喹用于计划生育的风湿病和肌肉骨骼疾病男性。

【妊娠期用药研究】

1. 动物数据 羟氯喹在动物生殖研究中有观察到胚胎死亡、畸形和体质量降低。怀孕大鼠接受大剂量氯喹时，后代观察到胚胎死亡、无眼和小眼畸形[5]。据文献报道，在非良好实验室规范（good laboratory practice, GLP）条件下，大鼠围产期每日口服羟氯喹 25mg/kg，在大鼠 F_1 子代可见体质量降低与生长抑制[6]。

1970 年的动物生殖研究表明氯喹会在小鼠胎儿眼部组织中蓄积[7]，但现有的人类研究尚未证实羟氯喹与胎儿眼部毒性之间的关联。

2. 人类数据 羟氯喹是一种具有抗炎特性的抗疟药，由于妊娠期疾病突发与不良的围产期结局有关，因此母体服用羟氯喹也可能对胎儿健康有保护作用。羟氯喹容易进入胎盘，脐带血中检测到的羟氯喹与母体血清中的浓度相似。11 名患者在受孕前至少 6 月开始使用硫酸羟氯喹 200mg/ 次，每天 2 次（n=8）或每天 1 次（n=3），分娩时母体血和脐带血的羟氯喹平均药物浓度分别为（893±388）ng/ml 和（894±389）ng/ml[8]。

2003 年一项研究[9]纳入 90 名（共 133 次妊娠）每天 2 次（122 次妊娠）或每天 1 次（11 次妊娠）服用 200mg 羟氯喹的妇女，对照组为 53 名未服用羟氯喹、患有类似疾病的妇女（共 70 次连续妊娠）。羟氯喹组和对照组的活产率分别为88% 和 84%，组间妊娠结局无统计学差异。羟氯喹组观察到 3 例畸形（1 例尿道下裂、1 例颅骨狭窄和 1 例心脏畸形），而对照组则为 4 例。对接受羟氯喹治疗母亲的 47 名儿童和对照组的 45 名儿童进行心电图检查，PR 间期和校正 Q-T间期在组间没有统计学差异。在最后一次随访时（平均年龄 26 个月），没有报告任何儿童的视力、听力、生长或发育异常。

2013 年一项研究[10]对 114 次暴露羟氯喹的妊娠（98.2% 在妊娠早期）进行随访并与 455 次未暴露妊娠进行比较。活产婴儿中先天性异常率的差异无统计学意义［7/97（7.2%）vs 15/440（3.4%），P=0.094］。在排除遗传或细胞遗传学异常或先天性感染的情况下，对妊娠早期暴露者进行再次分析，结果也无显著差异［5/95（5.3%）vs 14/440（3.2%），P=0.355］。羟氯喹组的早产率更高，出生体质量更低，可能与母体疾病相关。研究提示羟氯喹不是主要的人类致畸剂。

2021 年一项大型的观察性队列研究[11]，纳入 2 045 例暴露于羟氯喹的孕妇和 3 198 589 例未暴露于羟氯喹的孕妇，结果表明，暴露组与未暴露组的重大缺陷发生率分别为 5.48% 和 3.53%（aRR 1.26，95%CI 1.04~1.54）。日剂量≥400mg 的 aRR 为 1.33（95%CI 1.08~1.65），日剂量<400mg 的 aRR 为 0.95（95%CI 0.60~1.50），提示妊娠早期使用羟氯喹相关的畸形风险轻微增加，但对于大多数患有自身免疫性疾病的患者，妊娠期间治疗的益处可能会超过这

种风险。在观察到的畸形中,唇腭裂、呼吸异常和尿道缺损的风险增加,但未发现固定的畸形模式[12-13]。

近年来研究表明[12-13],妊娠期使用羟氯喹治疗 SLE,可有效预防妊娠期疾病的发作,改善新生儿结局,减少不良妊娠结局和产前并发症,如高血压和糖尿病。可减少抗 SSA/Ro 阳性母亲的胎儿先天性心脏传导阻滞(Congenital Heart Block,CHB)的复发(由18%减少到7.4%)[14]。

2020 年的一项综述也指出当每天服用 400mg 或更少的剂量时,羟氯喹不会增加围产期不良结局的风险。孕妇可以继续使用羟氯喹或氯喹进行抗风湿治疗,甚至可以在妊娠期间开始使用[c]。曾宫内接触羟氯喹的儿童没有观察到视网膜毒性、耳毒性、心脏毒性或生长发育异常。然而现有的流行病学和临床研究方法上有局限性,包括研究设计不足和样本量小[15]。

【哺乳期用药研究】一项关于母亲每天口服 400mg 羟氯喹的研究中[16],在 1 名母亲服用 400mg 硫酸羟氯喹后的 2.0 小时、9.5 小时和 14 小时,母乳中的药物浓度为 1.46μg/ml、1.09μg/ml 和 1.09μg/ml。全血和血浆药物浓度分别为 1.76μg/ml 和 0.20μg/ml,药物乳汁与血浆浓度的比值约为 5.5,药物乳汁 / 全血比值约为 0.6。根据体质量计算,婴儿的剂量将为母亲剂量的 2.9%。根据儿童预防疟疾的剂量[5mg/(kg·w)],乳汁中的含量远远低于其有效治疗剂量,不会造成药理影响。另一项研究中,2 名母亲哺乳期使用羟氯喹,乳汁中药物浓度分别为 344ng/ml 和 1 424ng/ml,乳汁和全血浓度比值为 0.48 和 0.85。因此羟氯喹被认为可能符合母乳喂养[b]。在基本的抗风湿药中,母乳喂养时优先选择柳氮磺吡啶、糖皮质激素和羟氯喹[c]。

33 名哺乳期母亲接受羟氯喹每日 100~400mg 治疗:[100mg b.i.d.(n=3)、200mg q.d.(n=8)、200mg b.i.d.(n=21)和 200mg q.o.d.(n=1)]。每个给药方案组在 12 小时采样期内的母乳平均羟氯喹浓度分别为 0.4μg/ml、0.7μg/ml、1.4μg/ml 和 0.4μg/ml。计算婴儿通过母乳喂养接受的羟氯喹剂量为 0.4mg、0.4mg、0.9mg、0.2mg,婴儿体质量调整相对剂量分别为 0.1mg、0.1mg、0.2mg 和 0.1mg,分别相当于每千克体质量母体剂量的 1.9%、3.0%、3.0% 和 3.2%。羟氯喹在母乳中的浓度非常低,患者在羟氯喹治疗期间进行母乳喂养可能是安全的,该研究未检测母亲血浆药物浓度[17]。

虽然目前已知婴儿对 4- 氨基喹啉的毒性作用极其敏感[5],但有研究报道哺乳期服用羟氯喹治疗系统性红斑狼疮的母亲母乳喂养的 13 名婴儿中,所有婴儿的视觉功能和神经发育均正常[17]。但应注意,当给母乳喂养的疟疾患者服用羟氯喹时,通过母乳转移的量不足以为婴儿提供化学预防[18]。

【男性用药研究】2020 年美国风湿病学会发布的《风湿病和肌肉骨骼疾病生殖健康管理指南》[4]建议:将羟氯喹用于计划生育的风湿病和肌肉骨骼疾病男性。

【药师建议】多项研究显示，妊娠期使用羟氯喹不增加妊娠不良结局风险，但也有报道妊娠早期服用羟氯喹将可能轻微增加出生缺陷风险。对于大多数患有自身免疫性疾病的患者，妊娠期间治疗的益处将超过可能的风险。国内外的相关指南仍推荐羟氯喹作为妊娠期预防或治疗 SLE 病情复发的药物。建议患有自身免疫性疾病的女性妊娠期间按需服用羟氯喹，预防和控制病情。风湿免疫科和妇产科医师应对 SLE 妊娠患者进行多学科、个体化管理。

羟氯喹分泌至乳汁量少，现有数据显示哺乳期使用羟氯喹未发现对婴儿有不良影响，但样本量很小。建议哺乳期妇女如有必要，谨慎使用。

氢化可的松 Hydrocortisone

【别名】醋酸氢化可的松、可的索、皮质醇、Cortisol、Cortenema

【药理学分类】肾上腺皮质激素和促肾上腺皮质激素

【剂型】软膏剂、注射剂、滴眼剂、片剂、滴耳剂、眼膏剂

【妊娠期风险】FDA 原分级：氢化可的松：C（眼部、口服、耳部、肠道外、局部/皮外给药），D（如在妊娠早期用药）；人类数据表明存在风险 a

【哺乳期风险】L2-无数据-可能适用 b

【说明书建议】当药物的益处大于风险时，氢化可的松片剂可以在妊娠期间服用。氢化可的松片剂可以在哺乳期间服用。氢化可的松会进入母乳，但含量通常很少不会伤害婴儿。如果每天长期服用总剂量超过 160mg 的氢化可的松，可能需要额外监测婴儿状况。

本品可通过胎盘。动物实验研究证实妊娠期给药可增加胚胎腭裂、胎盘功能不全、自发性流产和宫内生长发育迟缓的发生率。由于本品可由乳汁排泄，对婴儿造成不良影响，如生长受抑制、肾上腺皮质功能抑制等。孕妇及哺乳期妇女在权衡利弊情况下，尽可能避免使用。

眼用：孕妇慎用。

【重要参数】Mw 362，$t_{1/2}$ 1~2 小时，$F_{口服}$ 96%，PB 90%。

【国内外指南】苏格兰校际指南网络（Scottish Intercollegiate Guidelines Network，SIGN）发布的《2019SIGN 英国国家指南：哮喘的管理（158）》指出：患有严重哮喘的妇女在妊娠期间可以正常使用类固醇片。女性应该被告知口服类固醇治疗的好处大于风险。对于分娩前 2 周内每天服用超过 7.5mg 泼尼松龙相当剂量的类固醇片的妇女应在分娩期间每小时静滴 100mg 氢化可的松[1]。

2021 年英国畸形学信息服务中心（UK Teratology Information Service，UKTIS）的专论提到：RECOVERY 试验建议妊娠期治疗 COVID-19 的患者口

服泼尼松龙 40mg，每日 1 次，对于不能口服药物的妇女，静脉注射氢化可的松 80mg，每日 2 次，以代替地塞米松治疗，氢化可的松和泼尼松龙被胎盘广泛代谢，而地塞米松则穿过胎盘。这种替代可以防止胎儿不必要地暴露于地塞米松。另外 UKTIS 认为现有的数据可能不足以评估母亲高剂量 / 效价皮质类固醇暴露或妊娠期间长时间使用对胎儿造成的风险。尽管有关妊娠期前三个月暴露后畸形风险的数据存在矛盾，但大多数高质量的证据并不表明总体畸形率或特定畸形（包括口面裂和心脏异常）的风险增加。关于流产和宫内死亡风险，有限的研究没有提供可靠的证据表明风险增加，同样也没有可靠的证据表明全身使用皮质类固醇会损害胎儿生长。一些研究表明，早产风险增加，但这些证据可能与使用皮质类固醇的潜在疾病相混淆[2]。

【妊娠期用药研究】

1. **动物数据**　氢化可的松及其无活性的前体可的松似乎对人类胎儿的危害很小。这些皮质类固醇在遗传敏感的实验动物中产生与剂量有关的致畸作用和毒性作用，包括唇腭裂、白内障、自然流产、子宫内生长受限（IUGR）和多囊肾[a]。

未对人类局部使用丁酸氢化可的松乳膏进行胚胎 / 胎儿发育研究。但局部使用丁酸氢化可的松软膏制剂对大鼠和家兔进行了胚胎 - 胎仔发育研究。在妊娠第 6~15 天期间，对妊娠雌性大鼠或妊娠第 6~18 天期间对妊娠雌兔局部施用 1% 和 10% 丁酸氢化可的松软膏。在大鼠体内，1% 丁酸氢化可的松软膏在 8 倍人类最大暴露剂量（MTHD）下对胚胎 - 胎仔毒性无治疗相关影响。10% 丁酸氢化可的松软膏对大鼠或家兔（分别为 80 倍 MTHD 和 2 倍 MTHD）的致畸性无治疗相关影响[3]。

一项研究探究产前氢化可的松暴露对子代雄性大鼠生育能力和性行为的影响。妊娠大鼠在妊娠第 17 天、第 18 天和第 19 天用醋酸氢化可的松治疗（1.5mg/d）。结果显示在产前暴露于氢化可的松的雄性子代体质量下降，其成年期血浆睾酮水平下降，能够与正常的雌性交配，但这些雌性怀孕着床后损失的数量增加。作者认为在妊娠后期暴露于氢化可的松可能会对子代雄性大鼠的生育能力和性行为产生长期影响[4]。

2. **人类数据**　皮质激素在胎盘中的关键代谢酶是 11β- 羟基类固醇脱氢酶（11βHSD），它将大约 85% 生物活性的氢化可的松转化为无活性生物的可的松。因此，11βHSD 在限制母体通过胎盘进入胎儿的皮质醇数量和保护胎儿免受不必要的伤害方面起着关键作用。氢化可的松因为弱的效力和胎盘高代谢，被认为在妊娠期间可安全使用[5]。

大量流行病学研究显示宫内暴露于糖皮质激素可导致新生儿出生体质量下降和唇裂伴或不伴腭裂的发病率的轻微增加。此外，子宫内暴露后导致的子代白内障也有报道,但与母亲使用皮质类固醇的因果关系不太确定。由于皮质类固醇的益处似乎远远大于胎儿风险,因此,如果母亲的情况需要使用这些药物,则不应停止使用。但是,应将风险告知母亲,以便其能够积极参与决定是否在妊娠期间使用这些药物[a]。

1997年一项对824名妊娠哮喘患者与678名对照组(两组均为单胎妊娠)进行的研究发现,主要先天性畸形与妊娠早期皮质类固醇暴露(口服、吸入或鼻内)之间没有显著关系。然而,皮质类固醇使用与先兆子痫(暴露11.4% vs 对照组7.1%,$P=0.014$)、早产(暴露6.4% vs 对照组3.8%,$P=0.048$)和低出生体质量(暴露6.0% vs 对照组3.3%,$P=0.032$)之间存在显著相关性[6]。其他参考文献报道胎儿生长受限是全身皮质类固醇的并发症[7-8]。

2017年更新的欧洲皮肤病学论坛《妊娠期外用皮质类固醇使用的循证指南》[5]对妊娠期局部使用皮质类固醇进行了证据汇总:指南认为有关妊娠期局部使用皮质类固醇对胎儿可能造成的伤害的数据是有限的。目前最好的证据来自更新的Cochrane综述[9],该综述作者系统地检索了10个数据库,确定了14项相关研究,包括5项队列研究和9项病例对照研究,共涵盖1 601 515名受试者。现有数据大多与口面裂有关,纳入的研究大多未发现母亲使用外用皮质类固醇与分娩方式、出生缺陷、早产和胎儿死亡等不良妊娠结局之间存在显著相关性,尽管这些研究都有一定的局限性。在一项小型病例对照研究中发现,外用皮质类固醇与口面裂之间存在显著的相关性,而其他纳入的研究均未显示类似的效果。2项队列研究表明,母亲使用强效/极强效外用皮质类固醇与低出生体质量之间存在显著关联。一项进一步的研究发现,当妊娠期强效/强效外用皮质类固醇剂量超过300g时,低出生体质量的风险增加。2018年一项研究认为过量的氢化可的松暴露对人胎盘组织的脂质转运、代谢和葡萄糖摄取产生了功能失调的影响。这些发现很可能与胎盘生长减少直接相关,并可能与胎儿营养供应减少以及随之而来的胎儿生长迟缓和代谢程序有关[10]。

妊娠期使用的其他相关风险详见地塞米松、倍他米松。

【哺乳期用药研究】氢化可的松是一种具有糖皮质激素和盐皮质激素活性的典型皮质类固醇。微量内源性氢化可的松(皮质醇)会被排泄到母乳中[11-12]。乳汁中的皮质类固醇含量在0.2~32ng/ml之间浮动,妊娠晚期初乳中测得的最高平均浓度为25.5ng/ml[11]。初乳中氢化可的松的平均浓度为血浆浓度的7.5%。尚未找到描述外源性氢化可的松或可的松在母乳中排泄的报告。然而,这些药物不太可能对哺乳期婴儿构成风险。泼尼松是比氢化可的松更有效的皮质类固醇,以微量形式排泄到乳汁中,并被归类为与母乳喂养适用(见泼尼松)。

当局部使用时,局部吸收取决于位置:经皮吸收前臂(1%),直肠(2%),

头皮（4%），前额（7%），阴囊（36%）[13]。转移到母乳中的药量尚未报道，但与大多数类固醇一样，应该是很少的。当应用于乳头时，仅应少量应用，并且仅在喂食后使用，药物残留多时应在母乳喂养前清除。通常首选 0.5%~1% 的软膏，而不是乳膏。

【男性用药研究】皮质类固醇已被证明会损害雄性大鼠的生育能力，暂无氢化可的松对男性生殖影响数据。

【药师建议】动物生殖研究表明对胎儿有不利影响，包括唇腭裂等致畸性的发病率增加，但没有对人类进行充分和良好对照的研究，该药物已用于肾上腺功能不全的女性，妊娠期间未经治疗的肾上腺功能不全与母亲和婴儿的不良结局有关，母亲长期服用较高剂量，新生儿可能会出现肾上腺皮质抑制。因此应权衡利弊使用，并密切观察宫内暴露于较高剂量的婴儿是否出现肾上腺功能减退的体征和症状。

现有数据并未表明母亲局部使用糖皮质激素与出生缺陷、早产和胎儿死亡之间缺乏关联。有限的证据表明，母亲使用强效/非常强效的外用皮质类固醇（尤其是大量使用）与低出生体质量有显著关联。然而，这一发现仅来自两个研究小组，有待进一步证实或反驳研究。

一般来说氢化可的松乳膏/软膏为中效外用糖皮质激素，妊娠期局部使用风险较低。然而，在评估风险时，要考虑被吸收到血液中的药物量的因素，例如应用的皮肤表面积、应用频率、皮肤状况（即破损或未破损）等，应避免长期大面积使用。

母乳中存在内源性氢化可的松（皮质醇）。从理论上讲，母乳中存在外源性皮质类固醇会抑制生长，干扰内源性皮质类固醇的产生，或对母乳喂养的婴儿造成其他不良影响。肾上腺功能不全的患者使用氢化可的松进行替代治疗不太可能产生临床显著影响，单剂量、局部使用和母体剂量每天小于160mg 通常可以母乳喂养，较高的剂量可能会导致母乳喂养的婴儿出现一定程度的肾上腺抑制。

庆大霉素 Gentamicin

【别名】硫酸庆大霉素、瑞贝克、杰力泰

【药理学分类】抗感染药物 - 抗生素

【剂型】片剂、颗粒剂、注射剂、滴眼剂、胶囊剂、口服溶液剂、乳膏剂、软膏剂、膜剂

【妊娠期风险】FDA 原分级：眼部给药 D，注射给药 D，耳部给药 C，肠道

外给药 C，局部 / 皮肤外用 C；人类数据提示低风险 [a]

【哺乳期风险】 L2- 有限数据 - 可能适用 [b]

【说明书建议】 眼用：庆大霉素已被证明可降低新生大鼠的体质量、肾脏质量和肾小球计数中值（以每日最大推荐人眼用剂量的约 500 倍的剂量全身给药于怀孕大鼠时）。没有对孕妇进行充分且对照良好的研究。只有在潜在益处超过对胎儿的潜在风险时才应在妊娠期间使用庆大霉素。由于本品可能对哺乳婴儿产生严重不良反应，因此应决定是在给药期间停止哺乳或停止用药。

注射：由于尚不清楚硫酸庆大霉素妊娠期用药是否会导致胎儿伤害或影响生殖能力，如果患者在妊娠期使用或在使用本品期间怀孕，应告知其对胎儿的潜在危害。

口服：虽然本品口服后很少吸收，但孕妇宜慎用本品。哺乳期妇女用药期间应暂停哺乳。

【重要参数】 Mw 478，$t_{1/2}$ 2~3 小时，t_{max} 0.5~1.5 小时，$F<1\%$，RID 2.1%，M/P 0.11~0.44。

【国内外指南】 英国皇家妇产科医师学会（RCOG）的妊娠期脓毒症管理指南[1]指出，庆大霉素恰当地用于严重脓毒症孕妇时可获益。（日剂量 3~5mg/kg，并在最短时间内使用）

【妊娠期用药研究】

1. 动物数据 庆大霉素不会损害大鼠和家兔的生育能力，但早期的很多研究显示庆大霉素会对胎鼠产生剂量相关的肾毒性。大鼠妊娠期间给予高剂量[110mg/（kg·d）]的庆大霉素，被证明在后代中产生显著且持续的血压升高和肾毒性[2]。

产前和产时母体抗菌药物治疗可能会改变后代肠道微生物群的细菌组成和多样性。有作者研究了妊娠期间抗菌药物治疗对新生小鼠肠道微生物群、损伤和炎症、血管化、细胞增殖和肠道屏障的影响，妊娠期母体抗菌药物暴露会破坏新生小鼠的肠道微生物群和肠道发育[3]。

2. 人类数据 2000 年匈牙利发表的一项研究对 22 865 名有先天畸形的胎儿或新生儿的病例组与 38 151 名新生儿没有结构缺陷的妇女进行了比较。病例组 38 例和对照组 42 例用氨基糖苷类药物治疗。病例组和对照组分别有 19 名妇女接受庆大霉素治疗，研究人员得出结论，任何氨基糖苷类抗生素都没有可检测到的结构缺陷致畸风险，在宫内暴露于氨基糖苷类药物后耳聋的风险很小[4]。

加拿大研究者对于在子宫内暴露于庆大霉素并于 2002 年 1 月至 2006 年 4 月在维多利亚综合医院出生的 40 名婴儿进行了常规听力测试，结果表明婴儿在子宫内暴露于庆大霉素并未导致听力障碍增加[5]。

2020 年一项针对如何治疗和提供妊娠期间鼠疫暴露后预防的系统评价，纳入 66 个研究和 96 个案例报道，包括了 27 751 例妊娠期间使用 9 种抗生素（包括庆大霉素，n=345）相关孕产妇、妊娠和胎儿 / 新生儿结局的数据，结果并未观察到庆大霉素相关的不良母体 / 胎儿 / 新生儿结局[6]。

早期的研究表明氨基糖苷类抗菌药物会引起剂量相关的肾脏毒性和耳毒性[7]。针对耳毒性，氨基糖苷类抗生素致聋可分为两类：一类因接受了毒性剂量而致聋；另一类有遗传背景，使他们对这些抗菌药物的耳毒性作用高度敏感，即氨基糖苷类药物的摄入量在治疗范围内也会导致快速、严重和不可逆转的听力损失。对于具有线粒体遗传变异的个体，即使单剂或者药物水平在标准治疗范围内，也会发生永久性听力丧失[8]。氨基糖苷类抗生素致聋遗传易感性为母系遗传，即线粒体遗传，也就是线粒体基因突变可通过母亲传给后代，后代中女性又可将这种不良的 DNA 继续传给下一代，使后代接触低剂量的氨基糖苷类抗生素就可致耳聋，而男性则不再下传。

曾有专家发文呼吁所有澳大利亚医疗专业人员都必须知道庆大霉素在妊娠期间可以安全使用。妊娠期及时正确地使用庆大霉素，而不受药物分类的影响，可以对患脓毒症的孕妇及其胎儿的结局产生显著的积极影响[9]。庆大霉素和发育毒性没有相关性 a。

Micromedex 妊娠评级：胎儿风险不排除。

【哺乳期用药研究】在一项 1994 年的研究中[10]，10 名刚刚分娩足月婴儿的妇女接受了庆大霉素（80mg，每天 3 次肌内注射，共 5 天）预防，第 4 天在用药后 1 小时和 7 小时母体血清药物浓度为（3.94 ± 1.12）μg/ml 和（1.02 ± 0.78）μg/ml，用药后 1 小时、3 小时、5 小时、7 小时乳汁中药物浓度为（0.42 ± 0.26）μg/ml、（0.48 ± 0.17）μg/ml、（0.49 ± 0.17）μg/ml 和（0.41 ± 0.25）μg/ml，用药后 1 小时母乳喂养，喂养 1 小时后收集婴儿血清，5/10 有检测到庆大霉素，平均浓度为（0.41 ± 0.05）μg/ml。结果提示乳汁 / 血清药物浓度平均比值为 0.11（1 小时）和 0.44（7 小时）。庆大霉素的口服吸收一般为零（<1%），早产儿可能会吸收少量的庆大霉素[11]。庆大霉素的 RID 仅为 2.1% b。2001 年，美国儿科学会将庆大霉素归类为母乳喂养适用[12]。

庆大霉素通常用于新生儿重症监护以治疗细菌感染。与足月新生儿相比，妊娠 32 周之前出生的婴儿的听力下降更为普遍。婴儿血液水平应保持在标准治疗范围内。总体而言，庆大霉素可用于新生儿，只要严格遵守监测预防措施，对听力的影响极小[13]。

Micromedex 哺乳评级：婴儿风险极低。

【男性用药研究】暂无数据。

【药师建议】大部分人群庆大霉素的肾毒性和耳毒性具有剂量相关性。

对于妊娠期间意外小剂量使用庆大霉素的孕妇,考虑到母体线粒体遗传的特性,胚胎毒性评估建议可以考虑耳聋相关基因检测。

少量庆大霉素可被排泄到母乳中。庆大霉素的口服吸收很少。对于足月儿,哺乳可能是合适的。在妊娠期或哺乳期间眼部用药时,建议在眼角的泪管上施加压力至少 1 分钟,然后用吸水纸去除多余的溶液以减少到达体循环的药物量。

曲安奈德 Triamcinolone Acetonide

【别名】曲安缩松、珍德、星瑞克、Kenalog、Zilretta

【药理学分类】主要作用于呼吸系统药物 - 平喘药、主要作用于内分泌系统药物 - 肾上腺皮质激素和促肾上腺皮质激素

【剂型】注射液、鼻喷雾剂、乳膏剂、软膏剂、贴膏剂、溶液剂

【妊娠期风险】FDA 原分级 C;适用(经鼻),人类和动物数据提示有风险(口服 / 肠道外 / 局部)[a]

【哺乳期风险】L3- 没有数据 - 可能适用[b]

【说明书建议】注射液:目前还没有关于在孕妇中使用曲安奈德来告知药物相关的不良发育结果风险的数据。在母乳中检测到皮质类固醇,它可能会抑制乳汁的生产。目前尚不清楚关节内给药曲安奈德是否会导致足够的全身吸收,从而在母乳中产生可检测的量。

鼻喷雾剂:孕妇及哺乳期妇女慎用,或遵医嘱。

乳膏:孕妇及哺乳期妇女应在医师指导下使用。

【重要参数】Mw 434,F 完全,t_{max} 肌内注射为 8~10 小时。$t_{1/2}$ 鼻腔 / 吸入 / 口服为 88 分钟,肌内注射 / 关节为 18~36 小时。PB(肌内注射)68%。

【国内外指南】2017 年欧洲皮肤学论坛《妊娠期外用皮质类固醇的指南》,基于 14 项观察研究的证据,母亲局部使用皮质类固醇与不良妊娠结局如出生缺陷,早产和胎儿死亡无显著相关。但是母亲使用强效 / 很强效(potent/very potent)局部皮质类固醇,尤其是大量使用,与低出生体质量风险增加相关。建议妊娠期应使用所需的最低效的局部皮质类固醇并限制用量,强效 / 很强效局部皮质类固醇仅作为二线使用[1]。

2020 年美国风湿病学会指南[2]建议妊娠期间风湿性疾病需要全身皮质类固醇时,首选非氟皮质类固醇(如泼尼松),在治疗孕产妇疾病时应避免长期高剂量使用。

【妊娠期用药研究】曲安奈德是一种合成强效的氟化皮质类固醇,根据剂

型不同,采用口服、鼻喷、口内吸入或皮肤外涂给药。

1. **动物数据** 曲安奈德在动物研究中有致畸性,妊娠大鼠被肌内注射非母体致死剂量丙酮曲安奈德可致胎儿生长受限,高剂量与胎儿吸收、腭裂、脐疝、隐睾和骨化延迟相关。丙酮曲安奈德的致腭裂作用是曲安奈德的 59 倍,皆高于氢化可的松[a]。

2008 年一项研究在小鼠胚胎发育第 7 天、第 8 天、第 9 天、第 10 天给予其单剂量 15mg/kg 或 30mg/kg 丙酮曲安奈德,结果显示在第 9 天给予 15mg/kg 丙酮曲安奈德小鼠腭裂风险最高(100%)[3]。

不同的非人类灵长类动物(bonnet 猴、猕猴和狒狒)被单次或多次肌内注射给予 300 倍于人类剂量曲安奈德时,观察到胎儿吸收、宫内死亡、口面异常,以及胸腔、下肢、胸腺、肾上腺和肾脏缺陷等异常,最常见的异常是中枢神经系统、头盖骨异常和生长受限[a]。

2. **人类数据** 2004 年一项研究提示哮喘患者妊娠期使用吸入类固醇激素(倍氯米松 277 例,氟替卡松 132 例,曲安奈德 81 例,布地奈德 43 例和氟尼固 25 例),未发现低于孕龄出生婴儿(<10% 孕周),低出生体质量(<2 500g),早产和先天畸形的发生率增加[4]。

2011 年丹麦一项涉及全国 12 年的出生婴儿的研究[5],1996—2008 年间全国共 832 636 名出生婴儿,其中 51 973 次妊娠的妊娠早期暴露于皮质类固醇。共 1 232 例诊断为唇腭裂(如唇裂、腭裂或唇腭裂),包括 84 例为在妊娠早期暴露于皮质类固醇(其中曲安奈德 2 例)。研究未发现妊娠早期总体皮质类固醇暴露与出生婴儿唇腭裂或单独腭裂风险显著增加相关,但是与使用皮肤科皮质类固醇相关的唇裂伴 / 不伴腭裂的风险增加,*aOR* 为 1.45(95%*CI* 1.03~2.05)。

2014 年美国国家出生缺陷预防研究发布研究,通过电话访问了 2003—2009 年间 1 577 例唇裂伴 / 不伴腭裂(cleft lip and cleft palate,CLP)、795 例单纯腭裂(cleft palate only,CPO)和 5 922 例对照新生儿,评估宫内暴露于皮质类固醇与唇腭裂的相关性,结果未提示母亲妊娠期暴露于皮质类固醇激素与子代唇腭裂相关(CLP:*OR* 1.0,95%*CI* 0.7~1.4;CPO:*OR* 0.7,95%*CI* 0.4~1.2)。但同一研究在 1997—2002 年间 1 141 例 CLP、628 例 CPO 和 4 143 例对照组比较的结果显示 CLP 风险增加与妊娠期皮质醇暴露相关(CLP:*OR* 1.7,95%*CI* 1.1~2.6;CPO:*OR* 0.5,95%*CI* 0.2~1.3),这与 2003—2009 年的结果不一致[6]。1997—2009 年间曲安奈德妊娠期暴露的总例数,CLP 组 7 例,CPO 组 1 例,对照组 2 例,*OR* 为 2.0,95%*CI* 0.8~5.0,两个时间段的 *OR* 接近,分别为 2.0(95%*CI* 0.7~6.1)和 1.9(95%*CI* 0.3~10.3)。

2016 年一项基于人群的前瞻性队列研究[7],评估了妊娠期使用鼻内曲安奈德的安全性。结果提示,重大缺陷新生儿的研究组 14 007 例中妊娠早期暴露于鼻用曲安奈德有 31 例（0.221%），无重大缺陷的对照组 129 145 例中妊娠早期暴露于鼻内曲安奈德有 287 例（0.222%），提示妊娠早期鼻内曲安奈德暴露与整体先天性畸形的风险无显著相关性（aOR 0.88，95%CI 0.60~1.28）。然而，把整体质量大缺陷分类统计，发现呼吸系统缺陷与妊娠早期鼻用曲安奈德暴露的风险相关（aOR 2.71，95%CI 1.11~6.64，5 例暴露病例）。另外，妊娠早期暴露于鼻内曲安奈德与自然流产风险无显著相关性（aOR 1.04，95%CI 0.76~1.43，50 例），妊娠中期或晚期暴露于鼻内曲安奈德暴露（492 例）与小于孕龄儿风险之间也无显著关联（aOR 1.06，95%CI 0.79~1.43，50 例）[7]。

2018 年一篇综述文章评价了鼻喷类固醇激素的妊娠期安全性，其作者建议经医学评估后，在推荐治疗剂量下使用鼻喷的糠酸氟替卡松，莫米松和布地奈德妊娠期是安全的[8]。

2019 年美国一项回顾性研究了 2003 年至 2015 年间共 3 999 例妊娠期长期使用皮质类固醇的母体和婴儿结局，结果发现长期使用类固醇女性更容易发生子痫前期（RR 1.72）、胎膜早破（RR 1.63）、肾盂肾炎（RR 4.81）和静脉血栓（RR 2.50），其新生儿更易早产（RR 1.51）和低于孕龄体质量（RR 2.10）出生[9]。

唇腭裂在一般人群中的发生率在 1.7‰[10]，妊娠期皮质类固醇暴露与腭裂相关的证据仍不够充分，近期的文献均未报道统计学显著的风险增加，全身使用的皮质类固醇轻微增加唇腭裂发生率。

【哺乳期用药研究】 糖皮质激素可由乳汁排泄，对婴儿造成不良影响，如生长受抑制、肾上腺皮质功能抑制等。曲安奈德经鼻或吸入给药时，血浆药物浓度极低，经皮给药时其吸收根据用量和外涂面积不同。目前没有数据关于曲安奈德是否分泌入乳汁，但经鼻或吸入时乳汁中药物浓度极低，不至于产生临床作用，对母乳喂养婴儿几乎没有风险[b]。皮肤外涂使用时避免乳头附近部位，并限制用量和使用次数。

早期一项案例报道，描述了 1 例母亲从婴儿出生起使用 1% 9-α- 氟泼尼松龙 -21- 醋酸盐乳膏治疗乳头疼痛，其母乳喂养婴儿 2 月龄时发现 Q-T 间期延长、库欣样外观、严重高血压、生长减缓和电解质异常，高血压持续至 6 月龄，1 周岁时血压和发育恢复正常[11]。

一项研究纳入 20 例口腔扁平苔藓患者，0.1% 曲安奈德外用治疗口腔扁平苔藓，3 次 /d，持续 2 周，接着 2 次 /d，持续 2 周，这样的剂量下通过皮肤甚至黏液的吸收有限，以高效液相色谱法（high pressure chromatography，HPLC），血浆中未检测到曲安奈德，提示外用曲安奈德不太可能进入母乳[12]。

【男性用药研究】 暂无数据。

【药师建议】 目前曲安奈德妊娠期使用的安全性研究仍然较少。有限的数据提示，曲安奈德鼻喷、吸入用药妊娠期使用风险总体较小，但妊娠早期使用与呼吸道缺陷风险增加相关,建议妊娠早期避免使用,妊娠中晚期可以谨慎使用;皮肤局部外用皮质类固醇可能引起低出生体质量,轻微增加唇腭裂风险;全身用药轻微增加新生儿唇腭裂风险。妊娠期建议选择需要的最低效能的皮质类固醇激素,并限制用量。

哺乳期局部少量使用,估计乳汁中的药物量很少,哺乳期可以少量短期使用。如果担心与婴儿接触,建议使用皮质类固醇4小时后再母乳喂养,以减少与母乳喂养婴儿的潜在接触。

曲美布汀 Trimebutine

【别名】三甲氧苯丁氨酯、诺为、双迪、援生力维、Cerekinon

【药理学分类】主要用于消化系统药物 - 胃肠解痉药

【剂型】片剂、胶囊剂、混悬剂

【妊娠期风险】暂无数据

【哺乳期风险】L3- 没有数据 - 可能适用[b]

【说明书建议】

孕妇、哺乳期妇女慎用。

不要在怀孕期间使用,特别是在最初和最后三个月,除非有令人信服的原因。从动物实验中并没有证据表明它是安全,哺乳期禁用。

【重要参数】Mw 387,$t_{1/2}$ 10~12 小时,t_{max} 1 小时,PB <5%。

【国内外指南】暂无。

【妊娠期用药研究】

1. **动物数据** 大鼠经口服和肌内注射途径分别给予 100~1 000mg/kg 和 12.5~50mg/kg 马来酸曲美布汀、家兔经口服和皮下注射给予 50~200mg/kg 和 25~100mg/kg 马来酸曲美布汀进行致畸致突变研究,结果均未发现出生畸形,对生育力、妊娠结局以及哺乳期间的后代发育均没有不良作用。小鼠暴露剂量为 3 000~12 000mg/kg 以及体外致突变致癌研究未显示骨骼毒性或致突变和潜在致癌作用的证据[1]。但曲美布汀的剂量远远高于用于人类治疗的剂量,已经显示出了致畸效应(骨骼异常)[2]。

2. **人体数据** 2012 年沙特阿拉伯研究根据其动物研究无致畸作用,将曲美布汀归为妊娠期风险 C,而其他 5HT3 受体激动剂的 FDA 妊娠期风险为 B[3]。

2021 年法国一项利用其国家健康数据库 2010 年 4 月至 2018 年 12 月分娩的妊娠数据的研究,提示所有 636.5 万次妊娠中,妊娠期早期使用曲美布汀的有 4.5 万次,妊娠中期和晚期分别有 2.1 万和 9 万次妊娠,但该研究无妊娠结局数据[4]。

【哺乳期用药研究】没有关于母乳喂养母亲使用曲美布汀的研究,但从其药代动力学看曲美布汀很可能转运至乳汁。加拿大/西班牙已批准在新生儿和婴儿时期中使用曲美布汀,哺乳期偶尔使用,并以足够最小剂量可能适用,但须监测婴儿嗜睡等情况[5]。

【男性用药研究】暂无数据。

【药师建议】曲美布汀人类妊娠期数据很少,但动物研究仅在远高于人类剂量时显示出致畸作用。建议妊娠早期避免使用曲美布汀,妊娠中晚期权衡利弊使用。

因资料不足,建议哺乳期避免使用,特别是出生后不久或婴儿早产时不要使用,或只有在母亲的获益大于婴儿的潜在风险方可使用。

曲唑酮 Trazodone

【别名】曲拉唑酮、曲特怡、美抒玉、美时玉、Trittico

【药理学分类】主要作用于中枢神经系统药物 - 抗抑郁药

【剂型】片剂

【妊娠期风险】FDA 原分级 C;有限的人类数据 - 动物数据表明低风险 [a]

【哺乳期风险】L2- 有限数据 - 可能适用 [b]

【说明书建议】摘自两份不同的药品说明书。

有限数量的妊娠期暴露数据(<200 例)表明,曲唑酮对妊娠或胎儿/新生儿的健康没有不良影响。截至目前,无其他可用的相关流行病学数据。动物研究未显示治疗剂量对妊娠、胚胎/胎儿发育、分娩或出生后发育有直接或间接的有害影响。当给孕妇处方时应谨慎,如果孕妇使用曲唑酮直至分娩,应监控新生儿发生停药症状。有限数据表明曲唑酮经人母乳分泌很少,但是活性代谢物的乳汁水平未知。由于缺乏资料,应考虑母乳喂养对孩子的获益以及曲唑酮治疗对母亲的获益,进而做出决定是否继续/停止母乳喂养或继续/停止曲唑酮治疗。

大鼠给药剂量达人用最大推荐剂量的 30~50 倍时,可增加胎儿的重吸收以及其他不良反应;另一项研究给予家兔 15~50 倍人用最大推荐剂量发现先天性畸形发生率增加。因此,只有当用药的重要性大于潜在风险时,孕妇才可以使用。在哺乳大鼠乳汁中发现了盐酸曲唑酮和它的代谢物,表明该药物可能会从人乳分泌,故哺乳期妇女慎用。

【重要参数】Mw 372,$t_{1/2}$ 4~9 小时,t_{max} 1~2 小时,F 65%,RID 2.8%,M/P

0.142，PB 85%~95%。

【国内外指南】2021 年《围产期抑郁症筛查与诊治专家共识》指出，轻度和中度围产期抑郁症，推荐结构化心理治疗作为一线治疗方法。重度围产期抑郁症患者，建议转至精神专科就诊，推荐初始治疗采用抗抑郁药物。重度围产期抑郁症的一线药物是 SSRI，包括舍曲林、西酞普兰和艾司西酞普兰。未提及使用 5-HT 调节剂如曲唑酮来治疗围产期抑郁症[1]。

《抑郁症基层诊疗指南（2021 年）》指出，对重度或有严重自杀倾向的患者可以考虑抗抑郁药治疗，目前孕妇使用最多的是 SSRI 类药物，也未提及使用 5-HT 调节剂作为治疗药物[2]。

【妊娠期用药研究】

1. **动物数据**　2021 年一项旨在研究曲唑酮对大脑发育影响的小鼠实验中发现：在母体暴露模型中，曲唑酮治疗增加了新生幼崽脑组织中的 7- 脱氢胆固醇（7-DHC）并降低了链甾醇水平，同时还观察到 7- 脱氢胆固醇还原酶（DHCR7）突变和母系曲唑酮暴露之间的相互作用，在母体曲唑酮暴露的 DHCR7+/− 幼鼠的大脑中，导致毒性的胆固醇水平最高。因此，怀孕期间使用曲唑酮可能是子宫内发生神经发育障碍的风险因素，尤其是当未出生的孩子是 DHCR7（+/−）基因型时[3]。

2. **人类数据**　妊娠期使用曲唑酮的相关文献有限。有限的人类数据表明，胚胎出现重大畸形的风险很低。然而，胚胎 / 胎儿发育毒性的其他方面的研究还没有进行[a]。

2003 年一项前瞻性观察性研究中，纳入了 147 例孕早期暴露于曲唑酮和奈法唑酮的女性，与另外 147 例使用其他抗抑郁药物 / 非致畸药物的女性进行了比较，两组的平均胎龄、出生体质量、重大畸形率、自然流产及死产的数量均无统计学差异[4]。

2009 年的一项大型前瞻性队列研究了妊娠期服用抗抑郁药物后婴儿主要畸形的发生率（n=1 243），符合纳入标准、在妊娠期前三个月暴露并分娩活产婴儿的女性（n = 928）中，纳入分析的抗抑郁药物有安非他酮（113）、西酞普兰（184）、艾司西酞普兰（21）、氟伏沙明（52）、奈法唑酮（49）、帕罗西汀（148）、米他平（68）、氟西汀（61）、曲唑酮（17）、文拉法辛（154）和舍曲林（61），没有发现任何一种抗抑郁药与先天性畸形有关[5]。

其他有限的数据也表明 5- 羟色胺调节剂曲唑酮的致畸及重大妊娠并发症风险似乎较低[6-8]。

2013 年一项基于美国保险理赔数据库的研究分析发现，孕中期和孕晚期接受曲唑酮治疗的患者（n=339）与未接受抗抑郁药治疗者（n＞59 000）子痫前期发生率无显著性差异（*RR* 0.63，95%*CI* 0.38~1.05）[9]。

2013 年美国一项队列研究发现，在校正入组时孕龄等潜在混杂因素后，妊娠期使用曲唑酮（n=139）不增加产后出血的风险（RR 1.85，95%CI 0.90~3.80）[10]。

然而，2021 年的一项研究分析了服用曲唑酮的个体中的胆固醇和曲唑酮水平，发现循环中的曲唑酮水平与 7-DHC 高度相关，曲唑酮抑制人脑发育中的 DHCR7 基因会产生严重的副作用[3]。史 - 伦 - 奥三氏综合征（Smith-Lemli-Opitz syndrome，SLOS）是 DHCR7 基因突变引起的代谢紊乱性疾病，来自该类患者的数据表明 DHCR7 突变，影响中枢神经系统、肢体结构和脏器功能，导致发育障碍和孤独症[11]。曲唑酮可能有致畸作用，在妊娠期间应避免使用，特别是如果胎儿是 DCHR7 杂合子[11]。2016 年的一篇文献综述指出，妊娠早期暴露于 DHCR7 抑制剂导致严重的胎儿畸形，其结果与已知的致畸物相似（50% vs 48% 出生健康）[12]。

Micromedex 妊娠评级：胎儿风险不能排除。

【哺乳期用药研究】母乳中曲唑酮的含量非常低。曲唑酮对哺乳婴儿的影响尚不清楚，美国儿科学会把其列为值得关注的药物[a]。

6 名产后 3~8 个月的妇女口服 50mg 曲唑酮，采集服药后 30 小时内的母乳样本，曲唑酮乳汁中的浓度峰值平均约 110mg/L，大约在服用后 2 小时出现，之后浓度下降，平均半衰期为 7.5 小时（范围在 5.2~12.3 小时之间）。按 0.65% 的母亲体质量调整剂量估计一个纯母乳喂养的婴儿将接受 0.005mg/kg 的剂量[13]。

2022 年 LactMed（药物和泌乳）数据库提示：有限的信息表明，乳汁中曲唑酮含量很低，预计不会对母乳喂养的婴儿造成任何不利影响，特别是如果婴儿年龄超过 2 个月或在睡前使用 100mg 或以下的剂量。美国的一个安全评分系统发现在母乳喂养期间可以谨慎使用曲唑酮[14]。目前有限的报告显示母乳暴露的婴儿均未见急性不良反应的发生[15-16]。

Micromedex 哺乳评级：对哺乳婴儿的影响尚不清楚，婴儿风险不能排除。

【男性用药研究】曲唑酮可能会影响生殖激素和精子发生。2018 年的一项旨在研究曲唑酮对雄性大鼠可能产生的毒性作用及其机制的研究在校正了一些与生殖毒性相关的其他风险因素发现，曲唑酮给药降低了精子浓度、活力和正常精子形态，增加了精子 DNA 损伤，并诱导了睾丸结构的退化［连续 28 天向大鼠给辅料或曲唑酮 5mg/（kg·d）、10mg/（kg·d）和 20mg/（kg·d）］。检测到的生殖毒性结果伴随着睾丸组织中血清 FSH、LH 和睾酮水平和氧化应激的增加。曲唑酮对雄性大鼠具有生殖毒性，这种生殖毒性伴随着氧化应激和荷尔蒙变化[17]。

【药师建议】动物数据显示曲唑酮可能会导致胚胎发育畸形，但人类数据目前尚无充分严格的证据表明曲唑酮和不良妊娠结局有关,已知有限的流行病学数据表明曲唑酮宫内暴露与先天畸形的风险增加无关。也没有证据表明曲唑酮可能增加子痫前期、产后出血、自然流产的风险。然而因为数据有限,以及潜在的胚胎发育风险,一般不推荐曲唑酮作为重度围产期抑郁症治疗药物的首选,围产期治疗重度抑郁症一般首选 SSRI 类抗抑郁药。

基于现有的研究表明,曲唑酮在母乳中的含量很低,哺乳期使用曲唑酮似乎是安全的,没有证据表明其对母乳喂养的婴儿造成不利影响,可权衡利弊继续母乳喂养,但建议密切观察婴儿的短期不良反应。

屈螺酮 Drospirenone

【别名】二氢螺利酮、Dihydrospirorenone、Slynd、Yasmin

【药理学分类】主要作用于内分泌系统药物 - 性激素

【剂型】片剂

【妊娠期风险】暂无数据

【哺乳期风险】暂无数据

【说明书建议】摘自两份不同的药品说明书。

流行病学研究和 Meta 分析没有发现在受孕前或妊娠早期使用口服孕激素会增加生殖器官或非生殖器官出生缺陷(包括心脏异常和肢体缩小缺陷)的风险。

在妊娠早期无意中使用屈螺酮炔雌醇的妇女很少或没有增加出生缺陷的风险。目前未发现在怀孕前或早孕期间暴露于低剂量屈螺酮炔雌醇会增加生殖器或非生殖器出生缺陷(包括心脏异常和肢体缩小缺陷)的风险。

【重要参数】Mw 366,$t_{1/2}$ 31 小时,t_{max} 1~2 小时,F 76%~85%,PB 95%~97%,RID 1.5%。

【国内外指南】2015 年《复方口服避孕药临床应用中国专家共识》中表示:复方口服避孕药(combined oral contraceptive,COC)本身无致畸作用,不增加胎儿先天性畸形的风险,对染色体无影响[1]。

【妊娠期用药研究】1981 年一篇回顾性综述重点考察口服避孕药对于非性器官的影响,认为胎儿在宫内暴露于口服避孕药后没有发现与非生殖器畸形有任何关系[2]。

2010 年美国一项出生缺陷预防研究中,纳入有 32 种先天缺陷的 9 986 名婴儿的母亲和 4 000 名无先天缺陷的婴儿的母亲。孕妇在妊娠期前三个月使用口服避孕药与 32 种出生缺陷中 2 种的优势比增加相关:左心发育不全综合征(*OR* 2.3 , 95%*CI* 1.3~4.3)和腹裂(*OR* 1.8 , 95%*CI* 1.3~2.7),研究者认为该关联与偶然性相符需要进一步确认,总体来看妊娠早期使用口服避孕药不会增加主要先天性畸形的风险[3]。

澳大利亚妊娠安全类别为 B3:仅观察到少数孕妇和育龄妇女服用该药物,未观察到畸形的频率增加或对人类胎儿产生其他直接或间接有害影响[4]。

Micromedex 妊娠评级:胎儿风险不排除。

【哺乳期用药研究】少量口服避孕药类固醇和 / 或代谢物存在于母乳中。口服后,约 0.02% 的屈螺酮剂量在 24 小时内排入产后妇女的母乳中,这导致婴儿每日最大剂量为 0.003mg[5]。

每天服用 4mg 屈螺酮片后,24 小时内母乳中的屈螺酮平均浓度为 5.6ng/ml。根据这一浓度,一个纯母乳喂养的婴儿的平均每日剂量估计为 840ng/(kg·d)(相对婴儿剂量为 1.5%)[6]。

2001 年美国儿科学会将联合口服避药归类为哺乳期适用[7]。

Micromedex 哺乳评级:婴儿风险较小。

【男性用药研究】屈螺酮在雄性食蟹猴中显示出强效抗促性腺激素活性,即降低睾酮水平,屈螺酮在阉割的、睾酮替代的雄性大鼠中表现出抗雄激素活性,在该模型中,发现屈螺酮的效力约为醋酸环丙酮的三分之一[8]。

【药师建议】鉴于屈螺酮在动物实验中表现出较强的抗促性腺激素活性和抗雄激素活性,理论上可以导致男性胎儿女性化。必须考虑在男性胎儿生殖器官分化的激素敏感阶段(从妊娠第 45 天开始)使用屈螺酮有引起女性化迹象的可能性。因此,在妊娠期间禁用。

关于屈螺酮的哺乳资料较少,屈螺酮的 RID 值较小,建议权衡利弊哺乳。

炔雌醇 Ethinyl estradiol

【别名】暂无数据

【药理学分类】主要作用于内分泌系统药物 - 雌激素

【剂型】片剂

【妊娠期风险】FDA 原分级 X;禁用[a]

【哺乳期风险】L3- 有限数据 - 可能适用[b]

【说明书建议】有说明书建议孕妇和哺乳期妇女不宜使用。

也有说明书认为:孕妇禁用。如果服用炔雌醇环丙孕酮片期间发生妊娠,应立即停药。哺乳期妇女禁用。在哺乳期,母亲每日的炔雌醇剂量的 0.02% 通过乳汁转运给新生儿。

【重要参数】Mw 296，$t_{1/2}$ 36 小时，F 完全，M/P 1 : 4，PB 97%，pK_a 17.6。

【国内外指南】世界卫生组织（WHO）和美国妇产科医师学会（ACOG）指南指出由于产后数周内血栓栓塞的风险较高，产后 42 天内不应使用雌孕激素复方口服避孕药，并且在产后 6 周至 6 个月之间使用该方法的弊端通常会超过益处[1-2]。

《复方口服避孕药临床应用中国专家共识》指出，WHO、FDA 和国际计划生育联合会（International Planned Parenthood Federation，IPPF）建议使用低剂量复方口服避孕药（COC），即 COC 中炔雌醇的含量≤35μg，能明显降低静脉血栓栓塞的发生风险。使用 COC 期间妊娠或妊娠期间误服 COC，并不会增加胎儿先天性畸形风险，不会导致新生儿致畸。且停药后即可妊娠，无须等待 3~6 个月[3]。

【妊娠期用药研究】

1. 动物数据　1981 年一项研究，小鼠在妊娠第 11~17 天单独给予口服 0.02mg/（kg·d）、0.3mg/（kg·d）或 2.0mg/（kg·d）的炔雌醇。在妊娠第 11 天，产前暴露于 2.0mg/kg 炔雌醇的存活雌性胎鼠中，42% 出现乳头肥大。在任何一个治疗组中，其他先天性畸形没有增加。这些发现表明，给予炔雌醇可以影响发育中的小鼠胚胎，但小鼠的胚胎毒性剂量远远大于人类常用的治疗或避孕剂量[4]。

1985 年一项研究在妊娠第 11~17 天（胎儿性腺分化前）给予小鼠每日口服炔雌醇 0.02mg/kg、0.2mg/kg 或 2.0mg/kg，雄性胎儿出现两性生殖腺和腹腔内睾丸，雌性胎儿出现卵巢发育不全[5]。

1986 年另一项研究向妊娠 11~17 天的小鼠施用炔雌醇（0.02mg/kg、0.2mg/kg 或 2.0mg/kg）。睾丸的光镜和电镜检查显示，与对照组胎儿相比，实验组胎儿的深染原发性生殖细胞减少，而浅染原发性生殖细胞增多。仅在实验小鼠中观察到广泛的淋巴球变性和溶解。未检测到 A 型精原细胞。形态学研究结果表明，产前暴露于炔雌醇可导致精子生成前加速、精子生成的启动紊乱以及支持细胞机械功能紊乱[6]。

1987 年一项研究通过光学和电子显微镜观察到，妊娠 11~17 天暴露于炔雌醇（0.02mg/kg 或 0.2mg/kg）的胎鼠卵巢中卵泡细胞出现增生，仅在 0.2mg/kg 暴露组胎儿的发生率具有统计学意义[7]。

1990 年一项动物研究显示在妊娠 13 天前给予妊娠小鼠炔雌醇，后代隐睾的发生率更高（P=0.000 1），睾丸畸胎瘤的风险增加，但不显著[8]。

2003 年一项研究在大鼠妊娠第 7 天至出生后第 18 天口服给予 0.5~50μg/（kg·d）的炔雌醇，并检查其作用。结果显示，以 50μg/kg 给药时，几乎所有雄性后代都观察到阴茎裂，并且在两性中检测到体质量增加轻微延迟。在 15~17 周龄时,患有阴茎裂的动物可以交配,其生育能力与对照组相当。另一方面,在 6 个月大时,50μg/kg 给药组的雌性后代中有 6/8 表现出异常,包括持续发情,组织学检查显示持续发情大鼠的卵巢中存在卵泡囊肿和黄体缺失[9]。

2007 年一项动物研究评价了宫内雌激素和睾酮暴露对胎鼠孕酮受体表达情况的影响。结果显示,子宫内炔雌醇导致雌性和有尿道下裂和无尿道下裂的雄性胎鼠的孕酮受体 mRNA 分别增加 8.2 倍、9.7 倍和 5.2 倍。它们在出生前的表达增加也意味着生殖结节在胎儿期对雌激素和孕激素内分泌干扰物影响的敏感性增加[10]。

2010 年一项研究,从大鼠妊娠第 7 天到出生后第 18 天注射炔雌醇[0.05~50mg/(kg·d)]。炔雌醇[50mg/(kg·d)]会增加肛门 - 生殖器距离,减轻幼崽体质量,加速阴道打开时的年龄,降低生育能力和产仔数,并诱发外生殖器畸形(5mg/kg)。暴露于炔雌醇的雌性也表现出(雄性样)糖精偏好减少(5mg/kg)和无前凸行为(15mg/kg),中枢神经系统雌性行为弱化。这些结果说明,一定剂量的炔雌醇水平可以永久破坏雌性大鼠的生殖形态和功能[11]。

产品说明书显示,在动物研究中,母体高剂量的雌激素给药在后代中会引起泌尿生殖器畸形。动物实验的结果与炔雌醇临床使用的相关性尚不确定。但是,没有证据表明在器官发生过程中,妊娠大鼠(最高 0.2/0.5mg/kg)或兔子(0.04/0.1mg/kg)口服炔雌醇 / 去氧孕烯具有致畸作用。这些剂量相当于人类最大推荐剂量的 15~60 倍的暴露水平(基于身体表面积计算)。在相似的高暴露水平下,该组合对大鼠没有围产期或产后不良影响[12]。

2. **人类数据** 1963 年在一项较小的研究中,有 12 名母亲在妊娠早期暴露于炔雌醇,但未观察到胎儿异常[13]。

1977 年一个围产期合作项目监测了 89 对在妊娠早期暴露于炔雌醇的母子。尽管未提供对畸形的鉴定,但发现畸形的风险增加了。据报道,心血管缺陷,眼睛和耳朵异常以及唐氏综合征的发生率增加,但此结果并未排除其他混杂因素[14]。

1981 年一项研究对现有流行病学数据进行分析,大量证据显示妊娠期间女性激素暴露与非生殖器畸形之间缺乏因果关系[15]。

1984 年一项针对波士顿合作围产期项目药物流行病学组数据的重新评估显示,根据性激素暴露时间,未能得出支持雌激素和心脏畸形之间关联的结论[16]。

1985—1992 年完成的 229 101 例完全妊娠中,有 29 个新生儿在妊娠早期暴露于炔雌醇。有观察到 4 种主要缺陷(13.8%),包括一例心血管缺陷和一例尿道下裂。根据已有的数据，未发现有与口腔裂、脊柱裂、多指畸形和肢体减少缺陷相关的异常。但由于暴露量较小，无法得出任何结论[17]。

2006 年一项前瞻性德国人群队列研究对停止口服避孕药（30mg 炔雌醇和 2mg 地诺孕素）后的生育能力进行评估。结果显示，在停止口服避孕药的三个周期内，生育能力的恢复仅略有延迟。此后，累积受孕率与未采取避孕措施而试图怀孕的可生育妇女的受孕率并无差异[18]。

一般情况，妊娠期间没有使用雌激素治疗的指征。在妊娠早期意外使用口服避孕药不需要基于风险终止妊娠或进行额外的诊断。意外服用高剂量制剂用于其他适应证也不能作为终止妊娠的理由。但是，应进行详细的超声检查研究胎儿的器官发育 c。

【哺乳期用药研究】 炔雌醇是一种雌激素。尽管少量雌激素可能会进入母乳，但雌激素对婴儿的影响似乎很小。产后早期使用雌激素可能会减少产奶量和蛋白质含量，但它是可变的、有争议的，并取决于剂量和个体，母乳喂养的母亲应尝试等到哺乳期泌乳稳定（哺乳 6~8 周）后再使用含雌激素的口服避孕药。母乳喂养的母亲首选仅含孕激素的避孕产品 b。

关于母乳喂养期间单独使用炔雌醇的信息很少，乳汁中药物含量似乎很低，每天 30μg 或更大剂量即可抑制泌乳。对泌乳的影响程度可能取决于产后使用的剂量和时间，但数据不足以准确定义这些剂量和时间[19]。

1. **乳汁中的含量** 乳汁中的含量似乎较低。一项研究中，从产后 2 个月开始，四名纯母乳喂养婴儿的妇女服用含有 50μg 炔雌醇和 4mg 醋酸甲地孕酮的避孕药。另有 4 名在产后 6~18 个月的妇女服用了 500μg 的单剂炔雌醇。服药 10 天后，在多次服用 50μg 剂量妇女的乳汁中，多时间段检测均未有效检测到炔雌醇（＜50ng/L）。在接受 500μg 单剂量的妇女中，通常在 3 小时的样本中发现乳汁中峰值水平（尽管有一个样本是在 7 小时发现峰值）在 170~300ng/L 之间；峰值后浓度迅速下降，通常在给药后 23 小时无法检测到。基于较高的剂量，研究者估计，母亲每天服用 50μg 炔雌醇的全母乳喂养婴儿将接受约 10ng 剂量[20]。

另一项研究从产后即刻开始或产后 1~6 个月开始每天服用 3 次炔雌醇 100μg 的妇女收集乳汁样本。给药后 2 小时收集，对乳汁进行雌激素活性生物测定，并将其与未服用外源性雌激素的哺乳母亲的乳汁进行比较，这些外源性雌激素在产后的不同时间收集。结果未检测到炔雌醇[＜10ng/80ml（＜0.125μg/L）][21]。

2. **婴儿乳房增大** 有一些报告显示复合口服避孕药中炔雌醇会造成婴儿可逆的暂时性乳房增大[19-21]，但报告中使用的剂量超过一般避孕所需的剂量（例如第一周期 100μg 炔雌醇，第二周期 75μg 前体药物美雌醇[22]或 100μg 炔雌醇[23]）。

有报道，一位 18 个月大的部分母乳喂养的女孩在母亲开始服用含 30μg 炔雌醇和 150μg 左炔诺孕酮的口服避孕药 3 个月后，双侧乳房增大。避孕药停止后的 6 个月中，乳房减小。这个女孩在 7 岁时正常生长发育[24]。

另外，有研究将两组儿童进行比较，一组包括 48 名儿童（20 名男孩和 28 名女孩），母亲在产后 2 个月开始使用含 50μg 炔雌醇的复合口服避孕药，另一组为母乳喂养但母亲未采取避孕措施，年龄和性别相匹配的对照儿童组。使用几种不同的健康记录来研究，直到 8 岁。结果发现，在几个时间点，两组的身高或体质量，疾病或智力发育均无差异[25]。

3. 对泌乳的影响

（1）泌乳量：大量关于含炔雌醇或其前体药美雌醇的复合避孕药的研究表明，每天 30μg 或更高剂量可能会干扰泌乳，产乳量会减少[19]。但使用含有 10μg 炔雌醇的避孕药的研究未发现对泌乳有影响[26]。

研究人员进行了两项关于复方口服避孕药（150μg 左炔诺孕酮和 30μg 炔雌醇母亲）与哺乳表现关系的随机对照试验。参与者皆为进行纯母乳喂养的母亲。第一项试验中母亲在产后 30~35 天开始每天服用避孕药（避孕 $n=103$），对照组为未接受激素避孕药的母亲（安慰剂 $n=188$），在产后 91 天接受评估[27]；另一项试验中，母亲在产后 90~95 天开始每天服用避孕药（避孕 $n=59$），对照组为未接受激素避孕药的母亲（安慰剂 $n=82$）[28]。结果发现，在任何时间点检测中，口服避孕药组泌乳量减少。在治疗的第一个月中，母亲服用口服避孕药的婴儿其平均日增重比对照组低。

（2）乳汁成分的变化：在服用各种组合避孕药（30~50μg 的炔雌醇和 150~250μg 的左炔诺孕酮或醋酸甲地孕酮 4mg）的妇女中，母乳的成分发生了变化（总氮和非蛋白质氮，α- 乳白蛋白，乳铁蛋白和白蛋白）。这些变化通常在健康女性的正常值范围内。尽管这些变化的幅度很小，但乳汁产量和成分的差异可能对营养不良的婴儿具有一定影响。如果需要母乳喂养，应选择最低剂量的口服避孕药。应考虑监测婴儿体质量增加和可能需要的营养补充[29]。

【男性用药研究】炔雌醇对男性生殖有破坏作用。

2014 年一项研究评估了 17α- 炔雌醇和邻苯二甲酸二丁酯对雄性斑马鱼生长和繁殖的综合影响。结果显示，暴露 21 天后不同治疗组的体质量、长度和条件因子之间无统计学差异；暴露 45 天后，仅 17α- 炔雌醇组的配子生成延迟，精子减少，精母细胞增多，随着 17α- 炔雌醇的增加，配子生成延迟进一步加剧[30]。

2017 年雌激素暴露会导致男性生殖道异常的假说得到了实验和人类证

据的支持。实验数据还表明,一些诱导效应在暴露的雄性后代中持续存在。且多代暴露不仅会加剧生殖细胞暴露效应,还会增加生殖道异常的发生率和严重程度[31]。

2020年一项研究显示炔雌醇处理会降低大鼠睾丸间质细胞的睾酮释放:炔雌醇处理大鼠7天后,睾丸间质细胞中StAR和P450scc的表达水平降低。输精管和附睾的精子活力降低,但睾丸的组织病理学特征和输精管的精子总数没有受到影响。此外,炔雌醇治疗可降低血清双氢睾酮水平。炔雌醇暴露后,前列腺和精囊明显萎缩,5α-还原酶Ⅱ型表达水平降低[32]。

【药师建议】孕妇禁用炔雌醇,如果服用期间发生妊娠,应立即停药。在妊娠早期口服避孕药意外妊娠无须终止妊娠或进行额外的诊断,但应进行详细的超声检查随访胎儿的器官发育。

每天使用30μg炔雌醇或更大剂量可抑制泌乳,雌激素对泌乳的影响的大小可能取决于剂量和产后开始使用的时间。一般情况下,哺乳期不推荐使用炔雌醇。

对于哺乳期需避孕的女性,为了减少静脉血栓和乳汁分泌不良的风险,建议在哺乳期优先选择非激素类避孕方式(产后6周内的一线选择),而仅含有孕激素的避孕药优于复方口服避孕药,尤其是在产后4周内。

R

人用狂犬病疫苗 Rabies Vaccine for Human Use

【别名】瑞必补尔

【剂型】注射剂

【妊娠期风险】FDA 原分级暂无数据；适用 - 母体获益 ≫ 胚胎 / 胎儿风险[a]

【哺乳期风险】L3- 没有数据 - 可能适用[b]

【说明书建议】尚未观察到妊娠期接种本品导致母婴损害的病例。尚不清楚本品是否进入乳汁。到目前为止，没有关于接种本品后对母乳喂养的婴儿有风险的报道。建议在妊娠期和哺乳期间进行预防接种之前，慎重权衡利弊。

【重要参数】狂犬病疫苗是将降低了致病力的狂犬病毒固定毒株接种到适宜的培养基质中，经过病毒扩增、收集、灭活、浓缩和纯化等一系列工艺过程制造而成。我国目前批准上市应用的狂犬疫苗包括原代地鼠肾细胞疫苗、Vero 细胞疫苗、人二倍体细胞疫苗以及进口的鸡胚细胞疫苗。以上疫苗规格、剂型不一，分为液体和冻干剂型及 1.0ml/ 剂和 0.5ml/ 剂，其效价均为在效期内 ≥2.5IU/ 剂[1]。

注意疫苗制品中除活性成分外的其他成分，如有的人用狂犬病疫苗（鸡胚细胞）的已知残留物中含有庆大霉素[2]。

狂犬病疫苗可诱导主动免疫反应，产生中和抗体，该抗体反应需要 7~10 天才能形成，通常持续大于或等于 2 年；狂犬病免疫球蛋白提供快速的被动免疫，只能持续很短的时间（半衰期约 21 天）[3]。

【国内外指南】2019 年中国疾病预防控制中心（Chinese Center for Disease Control and Prevention, CDC）发表的《狂犬病暴露预防处置专家共识》、2016 年发布的《狂犬病预防控制技术指南（2016 版）》：孕妇几乎均能对狂犬病疫苗产生正常的免疫应答，且对胎儿不会造成不良影响，妊娠期和哺乳期接种细胞培养的狂犬病疫苗是安全有效的[1-4]。

2008 年美国疾病控制与预防中心（Centers for Disease Control and Prevention, CDC）发表的《人类狂犬病预防：免疫实践咨询委员会的建议》：狂犬病毒暴露后具有潜在风险，妊娠不是预防狂犬病的禁忌。如果暴露于狂犬病毒的风险很高,妊娠期也需要进行暴露前预防。妊娠期狂犬病毒的暴露,以及狂犬病的诊断不是终止妊娠的指征[3]。

【妊娠期用药研究】狂犬病是由狂犬病毒感染引起的一种动物源性传染病,通常存在于临床患病哺乳动物的唾液中,通过破损的皮肤或黏膜侵入人体。随着病毒在中枢神经系统的扩散,可引起严重的进行性脑、脊髓、脊神经根炎,病死率高。暴露后正确处置是预防狂犬病的唯一有效手段。

鉴于狂犬病的极高病死率,没有研究对妊娠期暴露于狂犬病疫苗进行随机对照试验,但妊娠期暴露于狂犬病疫苗后的监测研究一直持续进行中。近年来,国内外持续有小型观察性研究、案例报道针对不同人群中孕妇暴露于狂犬病疫苗的安全性进行报道,接种狂犬病疫苗后孕妇流产、早产或胎儿异常的发生率没有增加,并且未发现包括孕妇、胎儿及新生儿在内的相关不良反应[5-8]。

【哺乳期用药研究】目前不清楚狂犬病疫苗是否分泌到乳汁。到目前为止,没有接种狂犬病疫苗后对母乳喂养的婴儿有风险的报道。

【男性用药研究】在雄性小鼠中使用狂犬病疫苗可导致精母细胞染色体结构畸变[9],目前尚未明确是否与人类使用狂犬病疫苗有联系。

【药师建议】狂犬病疫苗是高危暴露后预防狂犬病的有效手段,妊娠期和哺乳期不是接种狂犬病疫苗的禁忌证。目前尚未观察到妊娠期和哺乳期接种狂犬病疫苗而导致母婴损害的病例。建议有狂犬病毒高危暴露的妊娠期和哺乳期妇女接种狂犬病疫苗。

乳果糖 Lactulose

【别名】杜秘克、利动、Duphala、Laevolac

【药理学分类】主要作用于消化系统药物 - 解毒保肝类药物、治疗便秘类药物

【剂型】口服溶液剂

【妊娠期风险】FDA 原分级 B; 没有人类数据 - 可能适用 a

【哺乳期风险】L3- 没有数据 - 可能适用 b

【说明书建议】摘自两份不同的药品说明书。

在小鼠、大鼠和兔子中进行的生殖研究剂量高达普通人类口服剂量 3 倍或 6 倍,并且没有发现因乳果糖而导致生育力受损或对胎儿造成伤害的证据。但没有对孕妇进行适当且对照良好的研究。由于动物繁殖研究并不总是能够预测人类的反应,因此只有在明确需要的情况下才应在妊娠期间使用这种药

物;尚不清楚该药物是否从人乳中排泄。由于许多药物会从人乳中排出,因此在给哺乳期妇女服用乳果糖溶液时应格外小心。

鉴于乳果糖的全身暴露可忽略,预期在妊娠期间用药不会产生影响,在哺乳期间用药不会对儿童的健康产生有害影响;并且不会对生育产生影响;推荐剂量的乳果糖可用于妊娠期和哺乳期。请权衡利弊,遵医嘱使用。

【重要参数】 Mw 342, F 3%。

【国内外指南】 2003 年《当代对一般人群和妊娠反流与便秘的理解和管理:共识会议》指出在便秘方面,目前的数据并没有区分聚乙二醇(polyethylene glyco, PEG)为基础的泻药和其他一线治疗之间的等级,基于当时数据,PEG 在疗效上优于乳果糖。在妊娠期间,以 PEG 为基础的泻药符合理想治疗的标准。尽管有证据表明支持使用基于 PEG 的泻药,但乳果糖在临床实践中被广泛使用[1]。

2014 年《通便药在妇产科合理应用专家共识》指出[2]:双糖类渗透性泻药(如乳果糖)是孕产妇治疗便秘的首选药。乳果糖是目前我国应用于治疗孕产期便秘常用的通便药,被美国 FDA 批准用于治疗孕产妇便秘,是世界胃肠病学组织(World Gastroenterology Organisation, WGO)认可的益生元,妊娠期推荐起始剂量为 30ml/d,维持剂量为 15~30ml/d,疗程为 2~4 周。乳果糖治疗妊娠期便秘,平均粪便性状显著改善,治疗有效率、满意率高,无治疗后严重不良反应。安全性方面,乳果糖不被吸收入血,不影响营养吸收,不影响胎儿发育,不影响哺乳,不会引起血糖波动。

【妊娠期用药研究】

1. **动物数据** 在小鼠、大鼠和兔的研究中,高达 6ml/(kg·d)或 12ml/(kg·d)的乳果糖糖浆剂量对繁殖、妊娠或分娩没有产生有害影响[3]。

2002 年一项研究乳果糖对围产期母猪及其仔猪肠道菌群影响的实验,纳入 2 头实验母猪,在围产期(分娩前 10 天至分娩后 10 天)每天接受 30ml 乳果糖,71 头实验母猪每天接受 45ml 乳果糖。所有实验母猪断奶前 10 天和断奶后 10 天接受 15ml/kg 乳果糖。结果显示:产后 28 天实验组的产仔数、活产数、仔猪体质量均明显高于对照组(不给予乳果糖);实验组母猪的妊娠时间比对照母猪明显缩短[4]。

一项研究通过粪便微生物群和代谢组学分析,评价饲粮中添加乳果糖对妊娠小鼠肠道微环境的影响。饲喂 2 周后,高乳果糖组(添加 15% 乳果糖)与正常饮食组小鼠相比粪便中双歧杆菌和拟杆菌的丰度显著增加。共 15 种代谢产物,包括单油酸甘油酯、葡萄糖 -6- 磷酸和短链脂肪酸,在乳果糖高组均显著增加。高乳果糖喂养的小鼠血清葡萄糖和总胆固醇浓度显著降低,而孕酮水平显著升高。高乳果糖组结肠 pH 和肠道通透性降低,结肠上皮细胞免疫球蛋白和小肠吸收能力显著增加。这些发现表明,补充乳果糖有利于提高小鼠妊娠性能[5]。

2. **人类数据** 乳果糖在小肠内不吸收,因此不影响胎儿发育,适合治疗孕妇便秘[6]。《英国国家处方集》(*British National Formulary*, *BNF*)建议,如果饮食和生活方式的改变不能控制妊娠期便秘,那么可以使用适量吸收不良的泻药;建议先试用膨胀性泻药,然后是渗透性泻药,如乳果糖[7]。

一篇德国的综述通过审查妊娠期和哺乳期慢性功能性便秘的治疗相关指南,建议使用聚乙二醇和乳果糖作为治疗妊娠期慢性便秘的一线疗法,而哺乳期间便秘建议使用聚乙二醇(由于缺乏数据,优选乳果糖)、乳果糖、比沙可啶和匹可硫酸钠[8]。

有研究显示乳果糖治疗妊娠期便秘安全、有效,未发现影响妊娠结局。2006年一项随机、双盲、安慰剂对照多中心临床研究纳入了63例妊娠期便秘患者,随机分为两组,1周导入期(不给药/给予安慰剂),2周治疗期。治疗时分别给予乳果糖和安慰剂30ml,3天后酌情调整为15ml或45ml。结果显示,乳果糖治疗2周后粪便性状与安慰剂组相比明显改善,与导入期相比,治疗组的增加值明显高于安慰剂组(1.32 vs 0.68,P=0.019)有效率分别为61.3%和46.9%(P>0.05),无严重不良事件发生;两组最常见的不良反应均为恶心、呕吐(19.4% vs 3.1%);随访至治疗后的120天,乳果糖治疗组的总复发率明显低于安慰剂组(4% vs 18%,P=0.001)。两组受试者的生命体征、体检和妊娠结局(新生儿体质量、身高、Apgar评分)均无异常。研究表明乳果糖为治疗妊娠期便秘的有效、安全药物[6]。

2020年一项研究比较了聚乙二醇和乳果糖在妊娠期使用的疗效与安全性。共纳入113例患者中,观察组57例,给予10g聚乙二醇4000,每天2次(口服)。其余56例患者为对照组,给予乳果糖15ml,每天2次(口服)。患者给予3周的疗程,观察药物不良反应。治疗期间每周比较一次临床疗效。在整个研究期间没有因不良反应而停止治疗,在随访期间也没有发现胎儿异常。两种药物治疗后总有效率均有所提高。分析聚乙二醇组与乳果糖组第1周、第2周评分,发现聚乙二醇组治疗效果比乳果糖组更快(P=0.06,P=0.029),能有效缩短病程。考虑到治疗后不良反应发生率无差异,研究认为无论是聚乙二醇还是乳果糖都不会增加不良反应的风险。两种药物均未通过肠道吸收到血液中,对母体和胎儿均无明显影响[9]。

【哺乳期用药研究】 没有关于人类在妊娠期或哺乳期使用该药的报道[a]。因为乳果糖吸收差,乳果糖不太可能转运到乳汁中[b]。

一项旨在评估聚葡萄糖(P)、低聚半乳糖(G)和乳果糖(L)的益生元成分组合,在2种不同的摄入量水平下对120日龄健康足月婴儿的整体生长和耐受性的影响,吃配方奶的婴儿(n=226)被随机分配到:对照组(n=76),PG4 组(对照组基础上添加 4g/L 益生元混合物,n=74),或 PGL8 组(对照组基础上添加 8g/L 益生元混合物,n=76)。分别在 14 日龄、30 日龄、60 日龄、90 日龄和 120 日龄进行人体测量,并在 30 日龄、60 日龄、90 日龄和 120 日龄进行 24 小时饮食回忆和 24 小时耐受回忆。在整个研究过程中记录不良事件。结果显示:各组各时间点的体质量生长率和体长生长率差异均无统计学意义。3 个配方组在 30 日龄、60 日龄、90 日龄时粪便浓度有显著差异(分别为 $P<0.001$,P=0.025,P=0.004),补充配方组比对照组大便更稀。PGL8 组在 30 日龄时大便频率显著高于对照组和 PG4 组(P=0.021,P=0.017),但在 60 日龄、90 日龄和 120 日龄时,各组无差异。在 3 类不良事件中,各组之间存在统计学差异:腹泻(对照组 vs PG4:4% vs 18%,P=0.008),湿疹(对照组 vs PG4:7% vs 18%,P=0.046;PG4 vs PGL8:18% vs 4%,P=0.008),易怒(对照组 vs PGL8:4% vs 16%,P=0.027)。添加益生元混合物的婴儿获得了正常的生长和粪便特征,更类似于母乳喂养的婴儿。但是需要在益生元的益处和可能的不耐受,以及腹泻、湿疹可能发生的风险之间取得平衡[10]。

【男性用药研究】2012 年一项研究,将乳果糖加入精子中进行精子冷冻,结果表明添加乳果糖的补充剂冷冻的精子在解冻后具有更高的精子头部摆动与平均路径交叉的次数,但总活动精子具有最低百分比($P<0.05$)与精子质量最低[11]。

【药师建议】推荐剂量的乳果糖可用于妊娠期和哺乳期。双糖类渗透性泻药乳果糖是目前我国应用于治疗孕产期便秘常用的通便药(治疗的常用起始剂量为每日 30ml,维持剂量为每日 15~30ml,疗程为 2~4 周)。安全性方面,乳果糖不被吸收入血,不会引起血糖波动,不影响营养吸收、胎儿发育和哺乳。如果饮食和生活方式的改变不能控制妊娠期便秘,可以使用聚乙二醇和乳果糖。哺乳期间便秘也可使用聚乙二醇和乳果糖,由于聚乙二醇缺乏数据,优选乳果糖。小麦纤维素颗粒也适用于妊娠期和哺乳期便秘。

瑞巴派特 Rebamipide

【别名】膜固思达、惠宁、瑞巴匹特、Mucosta、Rebamiplde
【药理分类】主要用于消化系统药物 - 治疗消化性溃疡和胃食管反流病药物
【剂型】片剂、胶囊剂
【妊娠期风险】暂无数据

【哺乳期风险】暂无数据

【说明书建议】因妊娠给药的安全性尚未确认，对于孕妇或可能孕妇，只有评估治疗获益大于风险时才可使用本品。动物实验显示本药可以随乳汁排泄，故哺乳期妇女用药期间应停止哺乳。

【重要参数】 Mw 371，t_{max} 1.95~2.40 小时，$t_{1/2}$ 1.75~1.9 小时，PB 98% 以上。

【国内外指南】《慢性胃炎基层诊疗指南（2019 年）》指出：以上腹部灼热感或上腹痛为主要症状者，可根据病情或症状严重程度选用质子泵抑制剂或 H_2 受体拮抗剂、抗酸剂、胃黏膜保护剂。胃黏膜保护剂具有中和胃酸、保护胃黏膜等作用，有利于黏膜损伤愈合，一般分为外源性（如硫糖铝、铝碳酸镁等）和内源性（如替普瑞酮、瑞巴派特片等），其中内源性黏膜保护剂作用更为广泛，可增加黏膜的防御功能，是慢性胃炎治疗的基础[1]。

【妊娠期用药研究】

1. **动物数据** 微生物 DNA 损伤修复试验、微生物或小鼠细胞基因突变实验结果为阴性。中国仓鼠卵巢细胞染色体畸变实验为阳性，大鼠微核实验为阴性[2]。妊娠前及在妊娠早期给药试验[SD 大鼠：30~1 000mg/（kg·d）]、器官形成期给药试验[SD 大鼠：30~1 000mg/（kg·d）；NZW 种兔：10~300mg/（kg·d）]和围产期及哺乳期给药试验[SD 大鼠：10~1 000mg/（kg·d）]结果均没有显示因药物引起的明显改变[3]。

2. **人类数据** 暂无数据。

【哺乳期用药研究】动物实验显示本药可以随乳汁排泄，故哺乳期妇女用药期间应避免哺乳[4]。尚无人类研究报道乳汁药物浓度、新生儿不良表现等。

【男性用药研究】暂无数据。

【药师建议】动物数据提示瑞巴派特无致畸作用，动物实验（大鼠）研究提示瑞巴派特可经乳汁分泌，尚无瑞巴派特用于妊娠期及哺乳期患者的相关研究。因此，妊娠给药的安全性尚未确认，对于孕妇或可能孕妇，只有评估治疗获益大于风险时，才可使用瑞巴派特，哺乳期妇女使用瑞巴派特时应避免哺乳。

S

塞来昔布 Celecoxib

【别名】塞来考昔、西乐葆、Celebrex

【药理学分类】主要作用于中枢系统药物 - 解热镇痛抗炎药

【剂型】胶囊剂

【妊娠期风险】FDA 原分级：在妊娠 30 周之前 C，在妊娠 30 周以上 D，口服给药 C（D- 如在妊娠晚期或临近分娩时用药）；人类数据提示妊娠早晚期有风险[a]

【哺乳期风险】L2- 有限数据 - 可能适用[b]

【说明书建议】摘录自两份说明书。

使用非甾体抗炎药（包括塞来昔布）可导致胎儿动脉导管过早关闭、胎儿肾功能障碍以及羊水过少，在某些情况下会导致新生儿肾功能损害。由于这些风险，在妊娠 20~30 周之间限制使用本药的剂量和持续时间，并避免在妊娠 30 周左右和妊娠后期使用。如果在妊娠 20 周及后期需要使用非甾体抗炎药，应控制在最低有效剂量并且尽可能短的持续时间。如果塞来昔布治疗超过 48 小时，需考虑用超声波监测羊水。哺乳期妇女应慎用，需综合考虑母乳喂养的发育和健康益处、母亲对药物的临床需求以及药物或潜在母体状况对母乳喂养婴儿的任何潜在不利影响。

塞来昔布禁用于妊娠和可能妊娠的女性，如果女性在治疗期间妊娠，应停用塞来昔布。

【重要参数】Mw 381，$t_{1/2}$ 11 小时，t_{max} 2.8 小时，PB 97%，F 99%，RID 0.3%~0.7%，M/P 0.23~0.59。

【国内外指南】2015 年《中国系统性红斑狼疮患者围产期管理建议》指出：在妊娠中期使用非甾体抗炎药是安全的，但在妊娠早期和晚期不建议使用。由于母乳中含有大量对胎儿有益的物质，而且母乳喂养有利于儿童的心理与生理健康发育，有利于产妇的恢复，因此推荐口服非甾体抗炎药的患者可以进行母乳喂养[1]。

2016 年欧洲抗风湿病联盟（EULAR）发布的《妊娠前、妊娠期和哺乳期使用抗风湿药的要点》指出：塞来昔布属于选择性 COX-2 抑制剂，如果需要控制活跃的疾病症状，妊娠期应考虑使用非选择性 COX 抑制剂，而且应限于妊娠早期和中期使用,在获得进一步的证据之前,应避免妊娠期使用选择性 COX-2 抑制剂。在乳儿没有禁忌的情况下可考虑哺乳期继续使用塞来昔布[2]。

根据 2017 年国外风湿免疫相关专家小组《育龄、妊娠、产后和哺乳期风湿免疫和炎症性疾病患者的评估和管理建议》中的建议:由于存在过早分娩和动脉导管过早关闭的风险,非甾体抗炎药应在妊娠晚期停止使用;使用 COX-2 抑制剂的数据非常有限,但最近的一项研究似乎确定了使用 COX-2 抑制剂会增加胎儿异常的风险,因此在妊娠期间应避免使用[3]。

【妊娠期用药研究】

1. **动物数据** 在动物生殖研究中,大鼠在器官形成期间每天服用 200mg 塞来昔布[约为 6 倍人类最大推荐剂量(MRHD)]每天 2 次,观察到胚胎 / 胎儿死亡和膈疝增加。家兔在器官形成期间每天口服塞来昔布(2 倍 MRHD),观察到结构异常,包括中隔缺损、肋骨融合、胸骨融合和胸骨畸形。此外,在动物研究中,包括塞来昔布在内的非甾体抗炎药会抑制前列腺素的合成,导致延迟分娩并增加死产的发生率[4]。

2017 年首次报道了小鼠母体塞来昔布暴露可能对胎儿大脑发育造成不利影响,其机制是产前塞来昔布暴露抑制了 Wnt/β- 连环蛋白通路的活性,并破坏了神经元祖细胞的增殖,导致胎儿额叶皮层中新生神经元减少[5]。

2. **人类数据** 2011 年的一项病例对照研究发现塞来昔布的使用与自然流产风险的增加有关[6]。研究者使用嵌套病例对照设计,从 Quebec 妊娠登记处获得了 4 705 名自然流产妇女的数据,考察不同类型和剂量的非甾体抗炎药(阿司匹林除外)与自然流产之间的关联,发现妊娠期暴露于任何类型或剂量的非甾体抗炎药(阿司匹林除外)都可能会增加自然流产的风险(其中塞来昔布 *OR* 2.21,95%*CI* 1.42~3.45),因此作者提出妊娠期间应谨慎使用塞来昔布。

2014 年一项纳入了 600 名孕妇的随机临床试验研究通过简单随机抽样将所有受试者分为两组,一组静脉给予 4g $MgSO_4$,另一组每 12 小时口服 100mg 塞来昔布,持续至少 2 天。结果发现,75.7% 接受塞来昔布治疗的受试者可以预防早产,其效果与 $MgSO_4$ 无显著差异。因此作者提出塞来昔布作为预防早产的药物与硫酸镁相似,但该研究未提及新生儿出生缺陷的比较[7]。但 2018 年一项队列研究探讨了分娩前 3 个月使用 COX-2 抑制剂的早产风险(*n*=55),发现妊娠晚期使用塞来昔布可能会增加早产的风险(*OR* 3.41,95%*CI* 1.29~9.02)[8]。

美国食品药品管理局(FDA)于 2020 年 10 月 15 日发表了一则药品安全通讯:非甾体抗炎药(NSAID)可能会导致未出生婴儿出现罕见的肾脏问题,建议在妊娠 20 周及以后避免使用 NSAID[9]。

据报道,一些非甾体抗炎药治疗 2~8 周后羊水过少的发生率高达 38% 甚至更高。应密切监测服用塞来昔布的孕妇的羊水量[10]。

Micromedex 妊娠评级:已被证明具有胎儿风险。

【哺乳期用药研究】来自 3 份公开报告的有限数据(包括共 12 名母乳喂养妇女)显示母乳中塞来昔布的水平较低。计算得出的婴儿平均每日剂量为 10~40μg/(kg·d),不到 2 岁婴儿基于体质量计算的治疗剂量的 1%。一名 17 个月大和一名 22 个月大的母乳喂养婴儿的报告未显示任何不良事件。没有塞来昔布影响泌乳的相关信息[5]。虽然塞来昔布可分泌到人母乳中,但数据表明服用约 24 小时后可从母乳中消失,估计母乳与血浆的比率为 0.27~0.59[11]。

另一项研究对 5 名服用塞来昔布的母乳喂养妇女进行了研究,其中 3 名处于稳定状态(每天服用 200mg),2 名单次服用 200mg,平均乳汁浓度为 66μg/L,平均乳汁与血浆比率为 0.23。婴儿绝对平均剂量为 9.8μg/(kg·d),婴儿相对剂量为母亲体质量调整剂量的 0.30%[12]。

在 2005 年的一份报告中,有 6 名哺乳期妇女在服用塞来昔布后停止哺乳。单次服用 200mg 后,婴儿绝对剂量中位数为 13μg/(kg·d),婴儿相对剂量为母亲体质量调整剂量的 0.23%[13]。

Micromedex 哺乳评级:婴儿风险不排除。

【男性用药研究】暂无数据。

【药师建议】动物和人类资料发现塞来昔布的使用与自然流产风险的增加有关。使用 NSAID(包括塞来昔布)可导致胎儿动脉导管过早关闭、胎儿肾功能障碍以及羊水过少,在某些情况下会导致新生儿肾功能损害。由于这些风险,建议妊娠期避免使用塞来昔布。由于母乳中塞来昔布的含量较低,婴儿摄入的塞来昔布量较小,哺乳期可继续使用。

山莨菪碱 Anisodamine

【别名】654-1、654-2

【药理学分类】主要作用于自主神经系统药物 - 抗胆碱药

【剂型】片剂、注射剂、滴眼剂

【妊娠期风险】暂无数据

【哺乳期风险】暂无数据

【说明书建议】尚不明确。

【重要参数】Mw 305,$t_{1/2}$ 40 分钟。

【国内外指南】暂无。

【妊娠期用药研究】

1. 动物数据　动物实验证明,雌性及雄性小鼠腹腔注射 28mg/kg 山莨菪碱后,血清中雌二醇水平显著增加[1]。

2. 人类数据　山莨菪碱是一种存在于颠茄植物中的天然阿托品衍生物,被我国的科学家分离和合成。像阿托品和东莨菪碱,山莨菪碱是一种非特异性胆碱能拮抗剂。

欧阳为相等[2]利用复式声像技术,观察了山莨菪碱对 16 例妊娠高血压综合征(简称"妊高征")患者子宫及脐动脉血流的短期影响。结果表明,山莨菪碱可降低子宫及脐动脉血流速率波收缩期(A)与舒张期(B)比值(A/B)、阻力指数(RI)及脉冲指数(PI),提示山莨菪碱可降低子宫胎盘血流阻力,增加血流灌注。美国食品药品管理局(FDA)未批准山莨菪碱。国内有较多的山莨菪碱用于早发型重度子痫前期的辅助治疗的报道[3-6]。

山莨菪碱、硫酸镁、丹参注射液的药物三联方案用于治疗妊娠期高血压[7]。另一项药物三联(山莨菪碱、丹参联合硫酸镁)治疗妊娠期高血压的临床研究结果显示相较于单独使用硫酸镁,孕产妇肾功能相关指标如肌酐、血尿素氮、血尿酸和平均动脉压等指标显著改善,同时新生儿窒息、胎儿窘迫等问题发生率减少。这表明该方案一定程度缓解产妇肾功能损伤、改善妊娠结局[8]。对于该药物三联(山莨菪碱、丹参联合硫酸镁)治疗妊娠高血压的文献国内不断有报道[9]。

孕妇经常会流涎,这与恶心相关。颠茄通过抗乙酰胆碱的作用,可以减少唾液分泌。有报道两名妊娠早期流涎和呕吐的患者,用颠茄生物碱与吩噻嗪栓合用减少过度流口水和恶心。最初开处方吩噻嗪,后来将颠茄生物碱分别添加到两种治疗方案中。治疗后 10 天根除腹泻和呕吐。对于这两名患者妊娠、分娩和产后间隔均进展顺利。母婴治疗后 2 年保持健康[10]。

【哺乳期用药研究】暂无数据。

【男性用药研究】暂无数据。

【药师建议】山莨菪碱的妊娠期人类数据极其有限。虽然有山莨菪碱用于孕妇的报道,但安全性尚不确定,妊娠期使用建议权衡利弊。

山莨菪碱是否进入乳汁不详。另一种胆碱能拮抗剂阿托品长期使用可能会减少乳汁分泌量,哺乳期使用山莨菪碱须权衡利弊。

舍曲林 Sertraline

【别名】氯苯萘胺、左洛复、唯他停、愈朗、Zoloft

【药理学分类】主要作用于中枢神经系统药物 - 抗抑郁药

【剂型】片剂、胶囊剂

【妊娠期风险】FDA 原分级 C；人类数据提示妊娠晚期有风险 a

【哺乳期风险】L2- 有限数据 - 可能适用 b

【说明书建议】总的来说，已发表的流行病学研究表明，妊娠期前三个月接触舍曲林的孕妇与比较人群相比，主要出生缺陷风险与主要出生缺陷的背景率没有差异。一些研究报告了某些主要出生缺陷的增加，然而，这些研究结果是不确定的。在妊娠晚期暴露于 5- 羟色胺 - 去甲肾上腺素再摄取抑制剂（serotonin-norepinephrine reuptake inhibitor, SNRI）和选择性 5- 羟色胺重摄取抑制剂（selective serotonin reuptake inhibitor, SSRI）（包括舍曲林）可能导致新生儿并发症的风险增加，需要长期住院、呼吸支持和管饲，以及 / 或新生儿持续性肺动脉高压（PPHN）。当在妊娠晚期使用舍曲林治疗时，要仔细考虑治疗的潜在风险和益处。监测在妊娠晚期接触舍曲林的新生儿的 PPHN 和药物停药综合征；从已发表的文献中获得的数据表明，人乳汁中舍曲林及其代谢物的含量很低。目前还没有关于舍曲林对泌乳影响的数据。母乳喂养对发育和健康的好处应该考虑到母亲对舍曲林的临床需要，以及药物或母体潜在条件对母乳喂养的婴儿的任何潜在不良影响。

【重要参数】Mw 306，$t_{1/2}$ 26 小时，t_{max} 7~8 小时，F 完全，RID 0.4%~2.2%，M/P 0.89，PB 98%。

【国内外指南】根据 2019 年《中国妇女孕前肥胖合并抑郁焦虑障碍诊治路径》[1]，大部分抗抑郁药属 C 类风险，评估用药的收益与风险后可选择相对较安全的药物。舍曲林的妊娠期 / 哺乳期使用证据：C 类风险（部分动物研究认为有不良反应，而人类尚无对照研究）；妊娠时通常不建议使用，尤其妊娠期前三个月内；妊娠后期使用舍曲林可能增加新生儿早产、低体质量、肺性高血压、住院时间延长、需呼吸支持的概率；药物部分从母乳排泄；部分患者在妊娠期及哺乳期持续使用，尚未见严重损害证据。

根据 2020 年《抑郁症中西医结合诊疗专家共识》[2]，孕产期抑郁障碍，轻度患者可采用人际心理治疗、认知行为治疗和中医药治疗。症状持续加重或有严重自杀倾向患者可考虑抗抑郁治疗，一般选用选择性 SSRI 类药物。但应权衡使用与不使用抗抑郁药对母亲和胎儿的风险与获益，并向患者（家属）详述风险和获益。

【妊娠期用药研究】

1. 动物数据　对大鼠和兔子进行的生殖研究中，舍曲林剂量约为基于体表面积的人类最大推荐剂量（MRHD）的 4 倍，没有发现致畸。但是，在 MRHD 的一半和 4 倍时，大鼠和兔子胎儿在组织发育过程中发生了骨化延迟。雌性大鼠在妊娠晚期和整个哺乳期间接受相当于 MRHD 的舍曲林,发现死胎数量增加,幼崽存活率降低,幼崽体质量下降。幼崽存活率下降证明是由于在子宫内接触了舍曲林[a]。

2021 年有文献报道通过管饲法给予妊娠大鼠 20mg/kg 舍曲林,发现在暴露于舍曲林的妊娠大鼠有体质量减轻和阴道流血的症状,并且其雄性后代表现出门牙萌出延迟、皮毛发育缓慢和负趋向性[3]。

2. 人类数据 舍曲林是一种选择性 5-羟色胺重摄取抑制剂(SSRI),是妊娠期间最常用的抗抑郁药之一[4]。舍曲林可透过胎盘。2021 年一项研究为研究舍曲林的孕妇血浆浓度和胎盘透过率,9 名母亲和 7 名婴儿被纳入分析,在妊娠 21 周和妊娠 30 周、分娩时、脐带血、产后 1 个月和婴儿出生 48 小时的时候测量舍曲林血浆浓度。妊娠中期经剂量调整的舍曲林浓度中位数为 0.15ng/ml,妊娠晚期和分娩时为 0.19ng/ml,产后 1 个月为 0.25ng/ml。妊娠中期和产后之间的相对差异为 67%,个体间差异是其 10 倍(肝脏代谢细胞色素 P450 酶活性差异所致)。婴儿的脐带血和婴儿血浆中浓度的中位数分别是其母亲的 33% 和 25%,仅观察到婴儿有轻微和短暂的不良反应。研究认为,舍曲林通过胎盘传递给婴儿的概率很低。但因母体血药浓度差异巨大,建议妊娠中晚期治疗进行药物监测,确保治疗安全性[4]。

2006 年 7 月,美国食品药品管理局(FDA)发表了有关宫内暴露于 SSRI 与 PPHN 之间可能关联的公众健康忠告。2011 年 12 月,FDA 撤回了此警示,并称 2006 年 7 月的公众健康忠告所描述的潜在风险是基于单个发表的研究,与此后评估潜在风险的新研究之间存在冲突结果,不能确定在妊娠期使用 SSRI 是否会引起 PPHN。

人类关于妊娠期使用舍曲林与后代多种缺陷之间相关性的研究结果存在前后不一致的情况。但目前有限的动物和人类研究认为,舍曲林不是主要的致畸物[a]。2015 年一项关于妊娠期和哺乳期间应用精神药物的综述[5]指出:舍曲林和西酞普兰为妊娠期可选的选择性五羟色胺重摄取抑制剂中的一线药物,且舍曲林可以在哺乳期继续使用。

2007 年,美国疾病控制与预防中心(CDC)病例对照研究对比了 1997—2002 年出生的 9 622 名重大出生缺陷婴儿病例组和 4 092 名对照婴儿的对照组的数据。在这共计 13 714 名病例与对照中,有 408 名(3.0%)报告在妊娠前或妊娠期间的某个时间点使用了 SSRI,受孕前 1 个月至受孕后 3 个月期间报告使用 SSRI 的占 2.3%。230 名病例组婴儿的母亲(2.4%)和 86 名对照组婴儿的母亲(2.1%)报告使用 SSRI。研究发现使用舍曲林与无脑畸形显著性相关(4 名暴露婴儿,*aOR* 3.2,95%*CI* 1.1~9.3)。但是该研究也指出,对照组母亲的年龄低于 35 岁、受教育年限超过 12 年,家庭收入更高的可能性要比病例组母亲大得多；同时，病例组母亲比对照组母亲更多可能吸烟、肥胖、患有糖尿病或高血压[6]。

2007年美国波士顿大学 Slone 流行病学中心的研究发现，使用舍曲林与后代脐膨出、肢体短缩、肛门闭锁之间相关[7]。1993—2004年，在排除基因染色体缺陷后，共有9 849名有出生缺陷的婴儿和5 860名没有出生缺陷的婴儿被纳入分析。通过问卷调查，婴儿母亲被记录了疾病、生活习惯、妊娠早期使用 SSRI 等情况。将既往曾报道的畸形进行筛选后分析：115名颅缝早闭受试者中只有2名暴露于 SSRI（1名母亲暴露于舍曲林，1名暴露于帕罗西汀）；127名脐膨出受试者中有3名暴露于 SSRI（全部暴露于舍曲林，OR 5.7，95%CI 1.6~20.7）；没有发现总体上使用 SSRI 会显著增加先天性心脏缺陷的风险，但基于13名舍曲林暴露受试者和胚胎学的心脏缺陷分类，发现暴露于舍曲林使相关的室间隔缺损风险增加（OR 2.0，95%CI 1.0~4.0）。将其他出生缺陷的风险进行分析：舍曲林与肛门闭锁（OR 4.4，95%CI 1.2~16.4）和肢体减少缺陷（OR 3.9，95%CI 1.1~13.5）相关，每个缺陷存有3名暴露受试者。但研究也提出较为重要的一点：以上这些罕见缺陷的绝对风险本就很小，例如肛门闭锁和右心室流出道阻塞缺陷的基线患病率估计每10 000名活产婴儿中约有5.5例。因此，即使特定的 SSRI 将发病率提高了若干倍数，受累婴儿的个体比率风险仍然是较低的。

2009年丹麦基于人群的队列研究纳入1996—2003年出生的儿童，最终包括493 113名儿童的未暴露组和1 370名儿童的妊娠早期 SSRI 暴露组。研究认为，严重畸形（OR 1.21，95%CI 0.91~1.62）或非心脏畸形（OR 1.12，95%CI 0.79~1.59）的综合患病率在 SSRI 暴露儿童中并未显著升高，但 SSRI 的使用与儿童室间隔缺损的患病率增加有关（OR 1.99，95%CI 1.13~3.53），其中舍曲林与儿童室间隔缺损相关的风险为4/259，OR 3.25，95%CI 1.21~8.75，且妊娠早期使用一种以上的 SSRI 可能增加室间隔心脏缺陷患病风险约4倍（OR 4.45，95%CI 1.65~12.0）[8]。

2010年丹麦对来自丹麦北部160万人口（约占丹麦人口的31%）进行基于人群的患病率研究，主要基于三个郡的三个时间段（1991—2007年北日德兰郡，1996—2007年奥胡斯郡，1998—2007年灵克宾郡和维堡郡），且排除糖尿病和使用抗癫痫药这两个可能致畸点的人群。研究期间，共纳入216 042名活产妇女，共有2 062（1.0%）名妊娠早期（从受孕前30天到妊娠早期结束）兑换了 SSRI 处方，931（0.4%）名在妊娠中晚期兑换了 SSRI 处方。与妊娠期未使用 SSRI 处方的女性（中位数年龄29.8岁）相比，服用 SSRI 的女性年龄稍大（中位年龄30.5岁），更有可能吸烟，并且更可能早产。在共计2 062名妊娠早期兑换 SSRI 处方的妇女中，使用舍曲林的妇女共计352名（17.1%），包含多

药暴露的西酞普兰 + 舍曲林 22 名（1.0%），氟西汀 + 舍曲林 22 名（1.0%），帕罗西汀 + 舍曲林 4 名（0.2%），氟西汀 + 舍曲林 + 依他普仑 1 名（0）。妊娠早期暴露组 105 名（5.1%）婴儿患有先天性畸形，而未暴露组畸形率为 3.5%。暴露组最常见的畸形是房间隔缺损（$n=11$）、室间隔缺损（$n=10$）、先天性未明确畸形（$n=8$）、未指定详细的先天性心脏畸形（$n=7$）、肺动脉狭窄（$n=5$）、先天性肾积水（$n=5$）和斜头畸形（$n=5$），其中舍曲林总体畸形 19 名（5.4%）、非心脏畸形 12 名（3.4%）、心脏畸形 7 名（2.0%）、室间隔心脏缺损 6 名（1.7%）。在妊娠早期使用 SSRI 与总体畸形风险增加 1.3 倍（95%CI 1.1~1.6）相关，妊娠中晚期 SSRI 暴露与总体畸形风险增加 1.1 倍（95%CI 0.8~1.6）相关，SSRI 总体使用和心脏畸形关联为（OR 1.7，95%CI 1.1~2.5），SSRI 总体使用和室间隔缺损关联为（OR 1.4，95%CI 0.8~2.3）。值得注意的是，舍曲林与心脏畸形风险增加 3 倍有关（OR 3.0，95%CI 1.4~6.4），舍曲林相关的室间隔缺损风险增加（OR 3.3，95%CI 1.5~7.5）[9]。

2014 年一项美国大型的、基于人群的队列研究，纳入了 949 504 名孕妇及其活产儿，在妊娠早期共计 64 389 名女性（6.8%）使用了抗抑郁药，其中 46 144 名女性（4.9%）暴露于 SSRI，舍曲林的使用频率最高，14 040 名妇女在妊娠早期使用舍曲林。总体而言，有 6 403 名在妊娠早期未暴露于抗抑郁药的婴儿中被诊断出心脏畸形（每 10 000 名婴儿中有 72.3 名心脏畸形），而暴露于抗抑郁药且被诊断出心脏畸形的婴儿为 80 名（每 10 000 名婴儿中有 90.1 名心脏畸形）。未经调整的分析中，SSRI 的任何心脏畸形的相对风险为 1.25（95%CI 1.13~1.38）。但是将队列限制在诊断为抑郁症的女性，减轻潜在的精神疾病、其他相关疾病的混淆，调整混杂因素（吸烟、酗酒、吸毒、母亲饮食不良、肥胖、糖尿病、高血压等）后发现，关联性显著减弱。在队列调整、混杂因素调整后，暴露于 SSRI 的女性任何心脏畸形相对风险 RR 1.06，95%CI 0.93~1.22，舍曲林与室间隔缺损的相关性为 RR 1.04（95%CI 0.76~1.41）。同时，使用 SSRI 相关的心脏畸形相对风险在抗抑郁药单药治疗（RR 1.04，95%CI 0.90~1.21）和多药治疗（RR 1.17，95%CI 0.90~1.53）中相似。研究总结认为，在妊娠早期使用抗抑郁药并不会显著增加特定心脏缺陷的风险。同时，该研究强调了开具并兑换处方不一定对等于使用药物，且认为研究通过医疗补助分析提取的临床医疗记录、混杂因素信息比其他研究更有数据优势[10]。

2016 年一项荟萃分析为研究妊娠早期使用舍曲林和先天性心脏缺陷的风险，纳入 12 项队列研究，涉及 6 468 241 例孕妇。研究结果表明，妊娠早期使用舍曲林导致婴儿心血管相关畸形（OR 1.36，95%CI 1.06~1.74；$I^2=64.4\%$；$n=12$）以及房间隔和 / 室间隔缺损（OR 1.36，95%CI 1.06~1.76；$I^2=62.2\%$；$n=8$）的风险在统计学上显著增加。此外，使用舍曲林与婴儿神经系统（OR

1.39, 95%*CI* 0.83~2.32；I^2=0；*n*=5)，消化系统（*OR* 1.23，95%*CI* 0.76~1.98；I^2=0；*n*=5)，眼、耳、面和颈部（*OR* 1.08，95%*CI* 0.33~3.55；I^2=32.1%；*n*=3)，泌尿生殖系统（*OR* 1.03，95%*CI* 0.73~1.46；I^2=0；*n*=5)，肌肉骨骼系统（*OR* 0.97，95%*CI* 0.69~1.36；I^2=0；*n*=5)之间存在相关性，但相关性不显著。这项荟萃分析表明，孕妇在妊娠早期使用舍曲林会增加婴儿发生心血管相关畸形以及心房和 / 或室间隔缺陷的风险。同时，舍曲林的使用与其他先天性异常之间没有显著的相关性。该荟萃分析也承认其局限性：每项研究的混杂因素均不一致，在该荟萃分析中无法进一步调整混杂因素的影响；暴露时间、药物依从性、研究地点及协变量调整等差异引起研究异质性无法排除[11]。

2021 年美国一项回顾性队列研究分析了 3 694 名女性，旨在比较受孕至分娩前 3 个月接受过抗抑郁药处方与新生儿结局之间的关联。研究包括 1 653 名使用舍曲林的孕妇，且发现舍曲林暴露与新生儿相关合并症、新生儿重症监护治疗病房（neonatal intensive care unit, NICU ）入院的相关性均较低，Logistic 回归后分别为妊娠早期暴露后相关性 *aOR* 0.66（95%*CI* 0.40~1.07 ）和 *aOR* 0.88（95%*CI* 0.68~1.15），妊娠晚期暴露后相关性 *aOR* 1.56（95%*CI* 1.09~2.24 ）和 *aOR* 1.15（95%*CI* 0.94~1.41 ）[12]。

【哺乳期用药研究】舍曲林及其相关的代谢物可分泌入乳汁。1997 年，澳大利亚药物不良反应咨询委员会在简短信函中报告了两例可能与母乳中舍曲林有关的副作用病例。第 1 例病例为 5 个月大孩子，最初在其母亲接受舍曲林治疗期间出现激越数天，随后自行消退。第 2 例病例是一名女性，产后 10 天开始舍曲林治疗，并继续治疗约 3 个月。在此期间，婴儿被报告出现"嗜睡、肌张力低、听力问题和疑似发育困难"症状。据报告，当母亲停用该药物时，所有问题均消退。根据简要报告，很难确定舍曲林是导致这些问题的原因[13]。

1997 年，12 位母亲每天服用固定剂量的舍曲林（25~200mg/d ），持续 14~21 天，定期检测乳汁中舍曲林的浓度，浓度范围为 17~173mg/ml。在婴儿中未观察到任何不良影响[14]。在 2004 年的一项研究中，6 位母亲服用了舍曲林，其平均剂量为 64mg/d（50~100mg/d ），其乳汁中平均浓度为 151nmol/L，在其孩子中同样未观察到副作用[15]。

2015 年一项对母乳喂养婴儿舍曲林乳汁水平的综述证实，乳汁中的药物水平较低。该综述指出，在 167 例母乳喂养的婴儿中，146 例（87% ）检测不到舍曲林水平，在 150 例婴儿中，105 例（70% ）检测不到去甲基舍曲林水平。纳入药物水平分析的 167 例婴儿未发生不良事件，即使在可检测水平的婴儿中也是如此（舍曲林及其代谢物的中位数均为 5ng/ml ）[16]。

由于乳汁中舍曲林的水平较低，婴儿摄入的量很少，通常在婴儿的血清中检测不到，且弱活性代谢产物去甲舍曲林（去甲基舍曲林）在婴儿血清中的水平通常较低。罕见情况下，代谢活动受损的早产儿可能会蓄积药物，并表现出与新生儿戒断相似的症状[17]。有专家认为舍曲林是哺乳期最安全的抗抑郁药之一。在大多数情况下，专家建议已服用舍曲林的妇女哺乳并继续用药，从低剂量开始，缓慢增加剂量，同时密切监测新生儿的不良反应（烦躁、喂养不良或睡眠不安，尤其是新生儿早产或出生时体质量较轻）。目标剂量应为最低有效剂量。在可行的情况下，当抗抑郁药乳汁浓度达到峰值时，可通过避免哺乳来减少乳儿对药物的暴露[18]。

【男性用药研究】舍曲林几乎完全抑制了人类精子通过 CatSper 通道的 Ca^{2+} 流入，抑制了 CatSper 的碱性和电压激活，表明药物直接抑制该通道。还发现，舍曲林损害了配体诱导的顶体反应和精子渗入黏性培养液，损害受精过程[19]。

大鼠长期给予舍曲林（20mg/kg，i.p.，21 天）会造成大鼠远端尾部自发收缩增强；去氧肾上腺素诱导的收缩增强；血清睾酮水平降低；每日精子生成减少、大鼠附睾尾部精子储备和精子通过时间减少[20]。

在给雄性大鼠舍曲林 80mg/kg 剂量（以 mg/m^2 计，为青少年最大推荐人用剂量的 3.1 倍）下观察到大鼠生育力降低[21]。

【药师建议】舍曲林是较为常用的抗抑郁药物，孕妇使用应权衡利弊。部分研究认为，妊娠早期使用舍曲林可能增加心脏室间隔缺损的风险，但现有研究对混杂因素（母体糖尿病、高血压、饮酒、吸烟等）的调整较为局限。舍曲林可通过胎盘，并可在脐带血和羊水中检出，但胎盘透过率较低，妊娠期暴露后，导致新生儿出生后产生不良影响的风险在抗抑郁药中相对较低。

小样本的哺乳期母亲及婴儿的研究提示，婴儿血清中舍曲林含量为阴性或无法测得，较少观察到婴儿副作用。经临床医师判断需使用舍曲林的哺乳期妇女，可权衡利弊使用，从最低剂量开始，缓慢增加至目标剂量（最低有效剂量），同时密切监测婴儿是否产生不良反应。

肾上腺素 Epinephrine

【别名】副肾素、副肾碱、Suprarenaline、Adrenalin

【药理学分类】主要作用于心血管系统药物 - 抗休克的血管活性药、肾上腺素能拟交感神经药

【剂型】注射剂

【妊娠期风险】FDA 原分级 C；人类数据提示有风险 a

【哺乳期风险】L2- 有限数据 - 可能适用 b

【说明书建议】有说明书建议:必须应用本品时应慎用。

也有说明书认为:根据已发表的文献,数十年来孕妇使用肾上腺素的长期经验并没有发现与药物相关的重大出生缺陷、流产或孕产妇或胎儿不良结局的风险;然而,在分娩或分娩过程中使用肾上腺素对母亲和胎儿有风险。当产妇血压超过 130/80mmHg 时,避免在产科使用肾上腺素。虽然肾上腺素可以改善孕妇因感染性休克和过敏反应引起的低血压,但它可能导致子宫血管收缩,子宫血流量减少和胎儿缺氧。没有关于母乳中肾上腺素的存在或肾上腺素对母乳喂养的婴儿或对泌乳的影响的信息。然而,由于其口服生物利用度差、半衰期短,预计母乳喂养的婴儿暴露于肾上腺素的剂量很低。肾上腺素是治疗过敏性休克的首选一线药物,发生过敏反应时,它应该以同样的方式用于母乳喂养和非母乳喂养患者。

【重要参数】Mw 183,$t_{1/2}$ 2 分钟,t_{max} <10 分钟,F 低。

【国内外指南】根据 2016 年《皮肤科手术局部麻醉使用指南》[1],妊娠期行局部浸润麻醉,可使用少量肾上腺素。

根据 2021 年澳大利亚临床免疫学和过敏学会(Australasian Society of Clinical Immunology and Allergy, ASCIA)指南《过敏反应的急性处理》[2],孕妇过敏反应的处理与非孕妇相同,肾上腺素应作为妊娠期发生过敏反应的一线治疗药物,立即肌内注射肾上腺素(1∶1 000)0.01mg/kg,上限 0.5mg,该项临床决策不应担心胎盘灌注减少而不执行。

【妊娠期用药研究】

1. **动物数据**　以(0.29 ± 0.03)μg/kg 的平均速率向 7 只孕 85~140 天的母羊持续全身输注肾上腺素,并用放射性核素确定子宫动脉血流量。在全身压力不变的情况下,总子宫动脉血流量减少 38.5%,子宫内膜血流量减少 58.7%,子宫肌层血流量减少 36.9%,胎盘子叶血流量减少 34.5%,三者相比,子宫内膜血流量减少最为显著(P<0.025,P<0.005)[3]。

胚胎发育研究中,妊娠兔的器官生成期(妊娠 3~5 天、6~7 天或 7~9 天),给予肾上腺素人类最大推荐剂量 15 倍的给药剂量进行肌内注射、皮下注射、静脉注射[以体表面积计,母体皮下注射给药剂量为 1.2mg/(kg·d),连续 2~3 天],会引起致畸作用(包括腹裂)。妊娠第 6~7 天给药,着床数减少[4]。

胚胎发育研究中,小鼠妊娠 6~15 天接受 0.1~10mg/(kg·d)剂量肾上腺素。肾上腺素给药剂量约 3 倍的最大推荐肌内注射、皮下注射或静脉注射[以体表面积计,母体皮下注射给药剂量为 1mg/(kg·d),持续 10 天],观察到致畸作用、胚胎致死作用、骨骼骨化延迟作用;肾上腺素给药剂量约 2 倍的最大推荐肌内注射、皮下注射给药剂量时[以体表面积计,皮下注射母体剂量为 0.5mg(kg·d),持续 10 天],未观察到这些不良结局[4]。

胚胎发育研究中,仓鼠妊娠器官形成期,即妊娠第 7~10 天,给予肾上腺素约 2 倍的最大推荐肌内注射、皮下注射、静脉注射给药剂量时[以体表面积计,母体皮下注射给药剂量为 0.5mg/(kg·d)],会导致产仔数减少,骨骼骨化延迟[4]。

2. **人类数据** 肾上腺素作为一种拟交感神经药,广泛应用于休克、青光眼、过敏反应、支气管哮喘和鼻充血等症状和疾病。肾上腺素可通过胎盘。由于人体可分泌内源性肾上腺素,故很难区分外源性或内源性肾上腺素对胎儿的影响,也难以确定其他药物、疾病本身及病毒是否会产生作用。

肾上腺素也常与麻醉剂一起合用,产生镇痛作用。局部麻醉期间配合使用肾上腺素收缩血管,可以延长麻醉持续时间,降低其他麻醉药物的母体血药浓度和胎盘转移[5]。同时,局部浸润麻醉所需的肾上腺素浓度远低于应激时内源性肾上腺素的产生浓度,不太可能引起临床上显著的不良反应[6]。

密歇根州医疗补助接受者的监测研究总结了 1985—1992 年 229 101 例已分娩病例,其中妊娠早期有 35 例肾上腺素暴露,分娩后新生儿未观察到主要出生缺陷[a]。一项围产期合作项目监测了 50 282 对母子,508 例在妊娠期暴露于肾上腺素,其中 189 例在妊娠早期暴露于肾上腺素。研究认为,妊娠早期的肾上腺素暴露与主要、次要先天畸形有显著相关性;不论妊娠早期还是妊娠中、晚期,暴露于肾上腺素与腹股沟疝有相关性。这些研究结果提示,妊娠期使用肾上腺素要权衡利弊,危急时方可应用[a]。

2017 年英国一项研究借助产科监测系统进行基于人群的描述性研究,报道 2012—2015 年有 37 例确诊的妊娠合并过敏病例,估计发生率为每 10 万名产妇有 1.6 例(95%CI 1.1~2.2)。其中,28 例(93%)接受肾上腺素抢救。研究认为,尽管有学者提出肾上腺素妊娠期使用可能抑制子宫及胎盘血流,但妊娠合并过敏的抢救期间使用肾上腺素,能使胎儿存活率最大化[7]。

2003 年一项案例报道了一名孕 40 周的女性,她在分娩期间使用氨苄青霉素预防 B 组链球菌感染,从而引起了继发的过敏性休克。主诉全身瘙痒、荨麻疹,后转为呼吸急促、恶心呕吐、头晕。停用抗生素后进行监测,发现严重低血压、心动过速等症状,以及较长时间的胎儿心动过缓。给予补液、吸氧、肾上腺素静脉注射(100μg,1 : 1 000,输注 3 次,间隔 10 分钟)后有所缓解。但因母体低血压症状持续,30 分钟后再次静脉持续输注肾上腺素(1mg/250ml,输注速度从 1μg/min 调至 3.3μg/min,1 小时后调整至 2.3μg/min,共滴注 3.5 小时),同时加用甲泼尼龙、法莫替丁,血液动力学及其他症状改善,输注没有引起胎儿损害。过敏发生后 4.5 小时,阴道分娩一名健康女婴,Apgar 评分 8 分、9 分[8]。

2016 年一项案例报道了 26 岁妊娠 25 周女性,因进食日本荞麦面发生过敏,15~30 分钟内出现呼吸困难、全身皮疹伴瘙痒、腹痛和子宫剧烈收缩。给予其补液、吸氧、肌内注射两剂 0.4mg 肾上腺素、雾化短效 β_2 受体激动剂、H_1 受体抗组胺药和甲强龙治疗后,恢复迅速。11 周后,分娩一名健康婴儿,神经功能完好[9]。

2018 年一项案例报道了一名 22 岁、孕 4 产 1、现孕 24.3 周的女性,其为治疗二期梅毒进行口服青霉素脱敏治疗时发生过敏,表现为氧饱和度低、血压低,并伴头晕、手掌瘙痒。立即给予肾上腺素肌内注射 0.3ml(1∶1 000),静脉推注苯海拉明,并上氧。因过敏反应未消退,给予第二剂肌内注射肾上腺素 0.3ml(1∶1 000),静脉推注甲泼尼龙,并使用沙丁胺醇雾化治疗。后调整脱敏方案,接受累积 1 296 700U 青霉素后成功脱敏,且无其他不良反应,连续电子胎儿监测显示胎儿稳定,未见胎心变异减速、心动过速、心动过缓或其他胎儿窘迫的迹象[10]。

【哺乳期用药研究】肾上腺素可能分泌到乳汁中,但会立即在婴儿胃肠道中被破坏。除了新生儿较早阶段,其他阶段的被哺乳婴儿一般无法通过胃肠道吸收肾上腺素。同时,肾上腺素半衰期仅为 2 分钟 b。结合肾上腺素口服生物利用度差、半衰期短,认为乳汁中的肾上腺素对婴儿影响小。然而,静脉注射高剂量肾上腺素可能会使奶量减少,但肌内低剂量注射、硬膜外注射、局部注射、吸入或眼用肾上腺素一般不影响母乳喂养[11]。

2016 年一项埃及前瞻、随机、对照、双盲研究比较 2% 利多卡因 2ml(n=75),或 2% 利多卡因 20ml 加肾上腺素(1∶200 000)50ml(n=70)浸润切口在减轻剖宫产术后切口疼痛的有效性和安全性。接受肾上腺素联合利多卡因治疗的患者,疼痛控制更有效,延长麻醉效果,减少术后所需阿片类镇痛药的剂量,因此恢复活动较快,术后平均 89 分钟即可哺乳,而接受单药利多卡因治疗的患者平均需要 132 分钟。同时,未见母体全身或局部并发症[12]。

【男性用药研究】20 只成年雄性大鼠每日经左半阴囊(睾丸阴道腔)注射肾上腺素(1mg/kg),持续 11 周,并以 10 只大鼠注射生理盐水作为对照,发现肾上腺素可引起肾小管缺血性萎缩,从而改变肾小管周围肌样细胞,导致肾小管小管状纤维化。研究认为,这些改变可能与管周细胞有关,也可能继发于生殖细胞或睾丸支持细胞的损伤[13]。

动物实验表明,肾上腺素和去甲肾上腺素可导致小鼠输精管中的精子活力显著性下降,且作用不可逆[14]。

【药师建议】动物实验表明,肾上腺素可降低子宫动脉血流;人类数据显示,妊娠期肾上腺素暴露可能导致先天畸形增加。肾上腺素作为严重过敏反应的抢救药物,局部浸润麻醉的辅助药物,在妊娠期紧急情况下使用,可挽救母亲生命,增加胎儿存活率,妊娠期权衡利弊使用得到相关指南的支持,且存在妊娠中晚期安全使用肾上腺素的个案报道。

肾上腺素可从乳汁分泌,但经口摄入肾上腺素易在胃肠道内被破坏,且肾上腺素半衰期很短(2分钟),从药物性质考虑,哺乳期使用肾上腺素一般对婴儿影响低。然而,目前人类相关数据有限,哺乳期使用肾上腺素,尤其针对早产儿或新生儿较早阶段的哺乳,须密切观察婴儿反应,尽量错峰哺乳。

双环醇 Bicyclol

【别名】百赛诺

【药理学分类】主要作用于消化系统药物 - 肝胆疾病辅助用药

【剂型】片剂

【妊娠期风险】暂无数据

【哺乳期风险】暂无数据

【说明书建议】尚无本品对孕妇及哺乳期妇女的研究资料,同其他药物一样,应权衡利弊,谨慎使用。

【重要参数】Mw 390,$t_{1/2}$ 6.26 小时,t_{max} 1.8 小时。

【国内外指南】2020 年《双环醇临床应用专家共识》专家建议:双环醇可用于儿童、老年人、孕妇等特殊人群肝病的治疗,安全性良好;从目前有限的数据看,双环醇可较为安全地用于孕妇血清肝酶水平异常的治疗,显著改善孕妇血清肝脏生化指标,对孕妇、胎儿和新生儿未见不良影响,但还需要更多前瞻性和多中心研究进一步证实,同时也需要长期观察可能存在的对生长发育的影响。对于患有活动性慢性乙型肝炎并有抗病毒治疗指征的孕妇,在应用口服抗病毒药物控制乙型肝炎病毒复制和降低母婴传播风险的同时,权衡利弊后可加用双环醇促进孕妇异常血清肝脏生化指标的恢复[1]。

【妊娠期用药研究】

1. **动物数据** 大鼠灌胃给予双环醇 250mg/kg、500mg/kg 和 1 000mg/kg,雄性大鼠于交配前连续给药 60 天,雌性大鼠于交配前 14 天到妊娠后 15 天连续给药,结果显示对妊娠率、吸收率、活胎数、胎仔性别、胎仔体质量、骨骼发育、内脏发育未见明显影响[2]。

2. **人类数据** 2013 年一项研究双环醇治疗妊娠合并肝功能异常的疗效与

安全性的研究,共纳入 108 名孕妇,随机分为对照组(55 例,给予口服多烯磷脂酰胆碱治疗)和实验组(53 例,给予口服双环醇治疗)。结果表明,两组治疗期间均无严重不良事件出现,治疗新生儿及产后随访,无新生儿出生缺陷报告,无儿童生长发育不良事件报告[3]。

2017 年一项研究选取 80 名妊娠中期的慢性乙肝患者,随机分为两组,对照组给予拉夫米定,实验组给予拉夫米定和双环醇,结果表明采用双环醇联合抗病毒治疗妊娠中期慢性乙肝患者可以促进恢复患者肝功能,减少病毒复制与降低母婴传播率(15.0% vs 42.5%),研究未提及新生儿其他结果[4]。

2019 年一项研究选取 2017 年 3 月至 2018 年 9 月妊娠中晚期慢性乙肝患者 1 200 例,共分娩 1 216 个新生儿,其中试验组 609 个,对照组 607 个。对照组使用替比夫定,试验组使用替比夫定联合双环醇。结果显示,与对照组相比,治疗后试验组谷丙转氨酶、谷草转氨酶降低更显著,母婴传播率更低(10.01% vs 20.92%)。两组患者出生时新生儿 Apgar 评分、体质量、头围、身长和出现新生儿窒息情况无显著差异($P > 0.05$)。表明双环醇联合替比夫定能明显改善妊娠中晚期慢性乙肝孕妇的肝功能,降低乙肝病毒的复制,减轻垂直传播和宫内传播,并且不会影响新生儿的生长发育,安全性高[5]。

【哺乳期用药研究】暂无数据。

【男性用药研究】暂无数据。

【药师建议】双环醇系我国创制的抗慢性病毒性肝炎新药,妊娠期使用的安全性资料较少,哺乳期的数据缺乏,建议权衡利弊,谨慎使用。

双价人乳头瘤病毒疫苗(类型 16 和 18)Recombinant Human Papillomavirus Bivalent(Types 16, 18)Vaccine

【别名】希瑞适、馨可宁、Cervarix

【药理学分类】疫苗

【剂型】注射剂

【妊娠期风险】人类数据有限 - 可能适用[a]

【哺乳期风险】L3- 没有数据 - 可能适用[b]

【说明书建议】目前尚未进行研究评估本品对孕妇的影响。在孕妇中收集到的有限数据(包括妊娠登记资料、流行病学研究和临床试验期间的意外妊娠)尚不足以判断接种本品后是否导致发生不良妊娠(包括自然流产)的风险。动物实验中没有发现接种本品对生殖、妊娠、胚胎 / 胎儿发育、分娩或出生后发育造成直接或间接的不良影响。妊娠期间应避免接种本品。若女性已经或准备妊娠，建议推迟或中断接种程序，妊娠期结束后再进行接种。非临床研究中的血清学数据表明，大鼠哺乳期间 HPV-16 和 HPV-18 的抗体可通过乳汁分泌。在临床试验中，尚未观察到本品诱导的抗体经母乳分泌情况。由于许多药物可经母乳分泌，因此，哺乳期妇女接种本品时应谨慎。

【重要参数】含铝 AS04 佐剂系统。

【国内外指南】2010 年，美国疾病控制与预防中心（CDC）建议避免在孕妇中接种该疫苗[1]。

中国《子宫颈癌等人乳头瘤病毒相关疾病免疫预防专家共识》及《人乳头瘤病毒疫苗临床应用中国专家共识》均认为[2-3]目前尚无高质量的孕妇人群接种人乳头瘤病毒（human papilloma virus，HPV）疫苗的研究数据，因此不推荐孕妇接种 HPV 疫苗。若近期准备妊娠，建议推迟至哺乳期后再行接种。若接种后意外妊娠，应停止未完成剂次的接种，已完成接种者，无须干预。虽然目前临床试验尚未观察到血清 HPV 抗体经母乳分泌，但鉴于多种药物可经母乳分泌，且缺乏哺乳期女性接种 HPV 疫苗的安全性研究数据，因此，慎重推荐哺乳期女性接种 HPV 疫苗。

2020 年美国 ACOG 建议[4]如在备孕期或妊娠期接种九价 HPV 疫苗，患者或妇产科医师应联系生产厂商进行登记。双价和四价 HPV 疫苗的妊娠注册平台现已关闭。如果在疫苗接种程序开始后发现妊娠，应当暂缓接种，待妊娠结束后再完成接种，但不需要重新开始全程接种。对于未接种疫苗的哺乳期妇女，可以而且应当提供 HPV 疫苗接种。HPV 疫苗不会对哺乳期妇女和婴儿造成危害。

【妊娠期用药研究】临床研究中，3 696 名接种过 HPV 疫苗的妇女和 3 580 名接受安慰剂对照组妇女中报告了 7 276 次妊娠[5]。受试者和对照组在正常婴儿、自然流产、选择性流产、先天性异常和早产方面的妊娠结果相似[5]。对临床试验的结果进行分组分析，对 761 名末次月经在接种疫苗前 30 天或 45 天后的妇女（396 名受试者和 365 名对照组）进行了妊娠结果调查，上述妊娠结局相似，除了自然流产发生率在受试者组更高（13.6% vs 9.6%）。目前尚不清楚自然流产数量的增加是否与疫苗有关[5]。而 2010 年的一项研究纳入 1 786 次接种 HPV 疫苗后的妊娠，结果自然流产 197 次（11%），提示没有证据表明双价 HPV 疫苗接种和自然流产之间存在关联[6]。

在英国对 2008—2011 年间接种过至少 1 剂双价 HPV 疫苗的 15~25 岁女性进行了队列观察研究，结果显示，在主要分析中的 839 名女性中，87.0%（$n=730$）获得了妊娠结果信息，总自然流产的发生率为 9.7%（$n=81$）：暴露组为 11.6%（$n=24$），非暴露组为 9.0%（$n=57$），*aRR* 为 1.30（95%*CI*：0.79~2.12），早产 / 足月产 / 过期产的比例、发育不足或过大、出生缺陷等在两组之间差异无统计学意义。因此尚无证据证明意外暴露于双价 HPV 疫苗会增加自发性流产和其他不良妊娠结局的风险。但是，研究者建议孕妇或备孕妇女应推迟到妊娠期结束后再接种 HPV 疫苗[7]。

Micromedex 妊娠评级：胎儿风险不排除（当用于孕妇时，现有证据不确定或不足以确定胎儿风险）。

【哺乳期用药研究】不确定 HPV-16 和 HPV-18 抗体是否可分泌至母乳[b,[5]]，对哺乳婴儿的影响是未知的。Micromedex 哺乳评级：婴儿风险不排除，在母乳喂养期间开具这种药物之前应权衡药物治疗的潜在益处与潜在风险。

美国 CDC 和 ACOG 都建议母乳喂养期间可以接种该疫苗[b]。

【男性用药研究】暂无资料。

【药师建议】双价人乳头瘤病毒疫苗主要成分为 16、18 型病毒样颗粒，无传染性。尚未有研究表明该疫苗可能与妊娠不良后果及发育中胎儿的不良反应有因果关系。有关妊娠期接种该疫苗的数据仍十分有限，不推荐对孕妇接种 HPV 疫苗。但接种疫苗前并不推荐常规进行妊娠试验。妊娠期意外接种后，有限的数据未发现增加不良妊娠结局，不必终止妊娠，建议暂停接种，密切产前超声等检查。哺乳期妇女慎用该疫苗。

双氯芬酸 Diclofenac

【别名】双氯酚酸、双氯灭痛、扶他林、英太青、Voltaren

【药理学分类】主要作用于中枢系统药物 - 解热镇痛抗炎药

【剂型】胶囊剂、凝胶剂、片剂、气雾剂、喷雾剂、栓剂、滴眼剂、注射剂、乳膏剂、贴剂、搽剂

【妊娠期风险】FDA 原分级：局部 / 皮肤用药 C，妊娠 30 周之后用药 D；注射给药 C，妊娠 30 周之后用药 D；口服给药 C；眼部给药 C；人类数据提示妊娠早晚期有风险[a]

【哺乳期风险】L2- 有限数据 - 可能适用[b]

【说明书建议】使用非甾体抗炎药，包括双氯芬酸钠，可导致胎儿动脉导管过早闭合和胎儿肾功能障碍，以及导致羊水过少，在某些情况下，新生儿肾功能损害。由于这些风险，在妊娠 20~30 周期间限制双氯芬酸钠的使用剂量和持续时间，并在妊娠约 30 周和妊娠后期避免使用双氯芬酸钠。目前还没有关于在孕妇中使用的足够和良好对照的研究。关于非甾体抗炎药在妊娠早期或中期妇女中使用的潜在胚胎 / 胎儿风险的观察研究数据尚不确定。基于已发表的动物数据，前列腺素已被证明在子宫内膜血管通透性、

囊胚植入和蜕膜化中具有重要作用。在动物研究中,给药前列腺素合成抑制剂,如双氯芬酸,导致植入前后损失增加。前列腺素在胎儿肾脏发育中也有重要作用。在已发表的动物研究中,前列腺素合成抑制剂已被报道在临床相关剂量给药时损害肾脏发育;在动物研究中,非甾体抗炎药包括双氯芬酸,抑制前列腺素合成,导致延迟分娩,增加死产发生率。在口服双氯芬酸100mg/d,连续7天或在产后立即肌内注射单次50mg剂量后的12名妇女的母乳中检测不到双氯芬酸;一名妇女口服双氯芬酸150mg/d,其乳汁中的双氯芬酸水平为100µg/L。根据现有数据,双氯芬酸可能存在于母乳中,建议权衡利弊。

【重要参数】Mw 318,$t_{1/2}$ 1.1 小时,t_{max} 1 小时,F 100%,PB 99.7%。

【国内外指南】2016 年英国风湿病学会和风湿病协会妊娠期和哺乳期处方用药指南指出,妊娠期前三个月的非甾体抗炎药(NSAID)使用提高了流产和畸形的风险;除低剂量阿司匹林外,所有非选择性 NSAID 均应在妊娠第 32 周停止使用,以避免动脉导管关闭[1]。

2021 年版《骨关节炎临床药物治疗专家共识》指出,妊娠期和哺乳期女性患者禁用或慎用双氯芬酸钠来控制骨关节炎的相关症状[2]。

【妊娠期用药研究】

1. **动物数据**　动物生殖和发育研究表明,尽管小鼠口服给药剂量高达 20mg/(kg·d)[约为 Voltaren 人类最大推荐剂量(MRHD)200mg/d 的 0.5 倍]时诱导了母体毒性和胎仔毒性,但在器官形成期间给予双氯芬酸钠未产生致畸性。妊娠大鼠从妊娠第 15 天至哺乳期第 21 天经口给予 2mg/kg 或 4mg/kg 双氯芬酸(为 MRHD 的 0.1 倍和 0.2 倍),观察到显著母体毒性(腹膜炎、死亡)。这些母体毒性剂量与难产、妊娠时间延长、胎仔体质量和生长减少以及胎仔存活率降低相关。证明双氯芬酸可穿过小鼠和大鼠的胎盘屏障[3]。

2001 年有文献报道,将 50 只妊娠大鼠作为实验对象,分为 2 组,每组 25 只。对照组大鼠注射生理血清,1ml/(kg·d),治疗组大鼠于妊娠第 5~20 天注射双氯芬酸钠(DS),1mg/(kg·d)。发现经 DS 治疗的大鼠妊娠期显著延长($P<0.001$),其后代肝脏形态学发生显著变化,雌性和雄性后代的肝脏形态上没有显著差异,对所有后代的肾脏和睾丸形态也没有显著影响[4]。

2020 年有作者经口灌胃分别给予 59 只妊娠大鼠 0.2mg/(kg·d)、1mg/(kg·d)和 5mg/(kg·d)剂量的双氯芬酸,旨在调查双氯芬酸子宫内暴露对妊娠第 10~20 天的雄性和雌性子代大鼠的内分泌、生殖和行为影响。发现所有剂量消除了后代雄性大鼠对发情期雌性的偏好,表明大脑雄性化受损。成年后未观察到后代雄性或雌性生殖参数的变化。总体而言,产前暴露于治疗相关剂量的双氯芬酸可能对大鼠的青春期发育产生影响,并对雄性伴侣偏好行为产生负面影响[5]。

2. 人类数据 妊娠早期使用前列腺素合成抑制剂后,流产和心脏畸形的危险性可能增加,妊娠中晚期使用可能出现罕见的肾脏问题和动脉导管过早闭合。

妊娠早期使用双氯芬酸的安全数据不足。30 例在妊娠 8~12 周接受手术终止妊娠的患者在术前接受了两次双氯芬酸给药。在所有胎仔组织样本中均可检出双氯芬酸,其浓度与母体静脉样本中的浓度相似。表明双氯芬酸在妊娠早期易于穿过人类胎盘[6]。

妊娠 20 周或之后使用 NSAID,与导致羊水过少的胎儿肾功能不全相关。在某些情况下,与新生儿肾损害相关。尽管在 NSAID 治疗开始后 48 小时内很少报告羊水过少,但在许多情况下,羊水减少是一过性的,停药后可逆转。母体使用 NSAID 和无羊水过少的新生儿肾功能不全的病例报告数量有限,其中一些是不可逆的。一些新生儿肾功能不全病例需要侵入性操作治疗,如换血或透析[3]。

(1)导致胎儿动脉导管过早闭合:2004 年报道了一名妇女在妊娠 38 周时服用双氯芬酸(25mg,一天 3 次,共 3 天)治疗流感样症状。用药后,胎儿出现心动过缓,立即行剖宫产分娩一个 3 400g 男婴。新生儿没有出现水肿,但呼吸窘迫和发绀,需要机械通气。超声心动图显示,新生儿患有严重的肺动脉高压,以及由于动脉导管过早关闭导致的暂时性右心心肌肥厚,以上症状可能都是双氯芬酸造成的。治疗 40 天后,婴儿肺动脉高压治愈,右室心肌肥厚明显好转[a]。

在妊娠晚期服用单剂量双氯芬酸可能会导致胎儿动脉导管(ductus arteriosus, DA)早闭[7-8],应通过胎儿超声心动图仔细评估此类重复或单剂量药物对动脉导管闭合的影响。如果受影响的胎儿接近足月,建议及时分娩,预防发生危及生命的产前和产后并发症。

(2)致畸和流产风险:2009 年个案报道提示母亲在妊娠早期服用过双氯芬酸的婴儿有先天皮肤异常[9]。

2016 年研究报道了 166 例在妊娠早期口服双氯芬酸/米索前列醇后导致流产风险增加,其中有 28.3% 最终流产,而未接触者则为 10.6%,在妊娠早期接触双氯芬酸/米索前列醇后流产的调整后风险比为 3.6(95%CI 2.6~4.9)。与仅暴露于双氯芬酸(n=5 911)相比,暴露于双氯芬酸/米索前列醇后流产的调整后风险比为 2.5(95%CI 1.8~3.5)。这些结果表明,治疗中的米索前列醇成分是导致流产风险增加的原因[10]。

2018 年一项队列研究利用了德国 Embryotox 药物警戒数据库来评估早期

双氯芬酸暴露后主要出生缺陷和自然流产的风险。研究人员将 260 名在妊娠早期服用双氯芬酸的妇女与 778 名未服用双氯芬酸的妇女进行了比较。在双氯芬酸暴露队列中，220 例活产婴儿观察到 4 个主要的出生缺陷和 25 例自然流产。无论是主要出生缺陷率（1.8% vs 3.1%；aOR 0.59，95%CI 0.17~2.08）还是自然流产的风险（aHR 0.90，95%CI 0.56~1.46）均未升高[11]。

在取卵时加服双氯芬酸（38 例 1g 对乙酰氨基酚 +100mg 双氯芬酸，36 例仅对乙酰氨基酚）似乎不会影响着床或妊娠率，且可能有效减少与取卵相关的不适和疼痛。IVF 妊娠和胚胎植入率[12]。

（3）可能会出现母体羊水过少、新生儿肾衰竭：在妊娠 28 周前服用非甾体抗炎药是相对安全的。但是有 2 例妊娠期间（分别为 22 周和 23 周）长期暴露于双氯芬酸（至少 150mg/d）的病例报告指出双氯芬酸妊娠中期使用与胎儿羊水过少存在因果关系，在停止服用后该效应是可逆的。尽管早发型羊水过少是一种罕见的并发症，但即使在妊娠第 28 周之前，也建议谨慎长期使用高剂量的双氯芬酸[13]。

2012 年报道了 3 例羊水过少的母亲在妊娠期间摄入双氯芬酸导致新生儿肾功能衰竭，其中病例 1 和病例 2 为一对双胞胎。病例 1 在出生第 17 天时出现非少尿性肾功能衰竭，恢复不完全。病例 2 在出生后的第 2 天出现无尿和高钾血症，为此进行了腹膜透析。经过 20 天的腹膜透析，仍然少尿，发展为腹膜炎并死亡。病例 3 为初产妇所生的女婴，婴儿出生后出现少尿和肾功能衰竭，对此进行了保守治疗。肌酐在第 15 天恢复正常，并在 1 岁时保持正常。出生后第 1 周的超声检查显示，这 3 个婴儿的肾脏大小正常。结果表明在子宫内暴露于双氯芬酸可能与新生儿肾脏衰竭相关，这可能是短暂的或不可逆的，建议在妊娠期间应避免服用双氯芬酸[14]。

（4）导致胎儿出生体质量低、产妇阴道出血：挪威母子队列研究和医学出生登记数据显示，在妊娠中期使用双氯芬酸与低出生体质量显著相关（aOR 3.1，95%CI 1.1~9.0），而在妊娠晚期使用双氯芬酸与产妇阴道出血显著相关（aOR 1.8，95%CI 1.1~3.0），没有发现双氯芬酸对婴儿存活率、先天畸形发生率或心脏结构性异常发生率的影响[15]。

Micromedex 妊娠评级：胎儿危害已被证实。

【哺乳期用药研究】双氯芬酸分泌至乳汁中的数据很少，与其他非甾体抗炎药相同，双氯芬酸也会少量进入乳汁，但药物半衰期较短，葡萄糖苷酸代谢物形成很少。大多数认为双氯芬酸在哺乳期间是可接受的。

在一项研究中发现，6 名产后母亲在第 1 天接受 3 次 50mg 剂量的双氯芬酸，然后在第 2 天接受 2 次 50mg 剂量的双氯芬酸，母乳中双氯芬酸的水平约为 5μg/L，尽管据报道检测极限为＜19ng/L。在另一位长期服用双氯芬酸的患者中,母乳中含量为 0.1μg/ml, 摄入量为 0.015mg/(kg·d)。这一含量太低不会影响婴儿[b]。

e-lactancia 数据库认为母乳喂养风险低: 其药代动力学数据(高蛋白质结合百分比和半衰期短)解释了观察到的无效或非常低的乳汁传递, 表明药物以检测不到的量从乳汁中排泄。并且在母亲服用双氯芬酸期间进行母乳喂养的婴儿中没有发现任何不良反应, 因此它被认为与母乳喂养兼容。但是大多数非甾体抗炎药会增加黄疸, 因此患有黄疸婴儿的母亲在新生儿期间最好避免服用。

NSAID 不是妊娠期间偏头痛的急性治疗的首选, 但也可用于治疗哺乳期患者的急性偏头痛; 当需要使用非甾体抗炎药时, 双氯芬酸被认为与母乳喂养兼容[16]。

【男性用药研究】四组健康成年可育雄性大鼠分别给予生理盐水(对照)或 0.25mg/kg、0.50mg/kg 和 1.0mg/kg 双氯芬酸钠, 持续 30 天。服用双氯芬酸钠的大鼠变化显著($P \leqslant 0.001$), 睾丸、附睾、腹侧前列腺和精囊的质量减少。精子数量、精子密度(在附睾和睾丸中)、精子活力和睾丸细胞群动态以剂量依赖性方式降低。双氯芬酸给药表现出不同程度的睾丸退化、异常组织结构和生精小管收缩(特别是在较高剂量下)。双氯芬酸钠治疗也显著改变了肝肾功能。总之, 服用双氯芬酸钠治疗会改变雄性大鼠的生殖代谢状态、雄激素活性和睾丸组织结构, 并诱导肝毒性和肾毒性[17]。

给予雄性大鼠双氯芬酸 2.5mg/kg 的剂量, 口服给药, 每周 4 次, 持续 8 周。发现双氯芬酸会对雄性大鼠引起生殖毒性, 表现为精子数量减少、精子活力降低; 睾丸组织中还原型谷胱甘肽(glutathione, GSH)浓度降低; 睾酮水平降低, 睾丸组织学特征改变[18]。

双氯芬酸在两种精子指标(质量和数量)上均对精液质量产生负面影响, 然而缺乏人体研究。双氯芬酸对精子的负面影响可能归因于性腺激素水平降低、抗氧化防御机制降低、氧化应激增加、维持正常精子生理机能所需的一氧化氮浓度改变以及前列腺素合成减少[19]。

但是早年有文献曾提及双氯芬酸对精子的正面作用。成年狗每天 1 次皮下注射 2.0mg/kg 双氯芬酸钠, 持续 42 天, 每 7 天对睾丸进行一次活检, 并对精子生成进行量化, 结果发现有显著增加($P < 0.001$)[20]。精液前列腺素浓度异常高的男性不育患者, 口服双氯芬酸 30mg/d, 治疗 30 天后, 精子数量和活力均显著改善[21]。

【药师建议】妊娠早期使用双氯芬酸的安全性资料不足。目前除一例报道致先天性皮肤发育不全外, 少量数据支持妊娠早期使用不会升高主要出生缺陷率和自然流产风险。妊娠中晚期使用, 如果在妊娠约 20 周或妊娠后期需要非甾体抗炎药，应限制使用最低的有效剂量和最短的持续时间。如果在妊娠 30 周，尤其到了 32 周及以上，应避免使用双氯芬酸钠。如果双氯芬酸钠治疗持续超过 48 小时，可以考虑超声监测是否引起羊水过少。如果出现羊水过少，立即停用双氯芬酸钠并根据临床实践进行随访。

双氯芬酸分泌至乳汁中的数据很少，但鉴于药物半衰期较短，必要时可在哺乳期间使用。由于大多数非甾体抗炎药会增加黄疸，因此患有黄疸婴儿的母亲在新生儿期间最好避免服用双氯芬酸。

目前关于双氯芬酸男性用药的研究资料存在正面影响和负面影响两方面的结论，目前综述倾向于对精液的负面影响，尚待更多数据证实。

水杨酸 Salicylic Acid

【别名】柳酸、邻羟基苯甲酸

【药理学分类】主要作用于中枢神经系统的药物 - 解热镇痛抗炎药、皮肤科用药

【剂型】注射液、片剂、胶囊、软膏剂、凝胶、贴膏、溶液剂

【妊娠期风险】FDA 原分级 C（皮肤用）

【哺乳期风险】水杨酸镁：L3- 没有数据 - 可能适用[b]

【说明书建议】口服：水杨酸钠易透过胎盘，可诱发畸胎，故孕妇禁用。外用：禁忌尚不明确。

【重要参数】Mw 138，小剂量服用 $t_{1/2}$ 2～3 小时，大剂量服用 $t_{1/2}$ 20 小时以上，PB 65%～90%，口服吸收完全。

【国内外指南】暂无。

【妊娠期用药研究】

1. **动物数据** 体外研究显示大鼠胚胎以 10μg/ml、100μg/ml 和 1 000μg/ml 水杨酸培养 24 小时，与对照组相比，胚胎表现出与水杨酸浓度依赖的生长和发育参数降低及细胞凋亡增加[1]。

大鼠在妊娠第 15～21 天口服 20mg/(kg·d)、80mg/(kg·d) 或 200mg/(kg·d) 的水杨酸钠，结果观察到与水杨酸剂量相关的分娩时间延长，在 200mg/(kg·d) 组具有统计学意义[2]。

2. **人类数据** 水杨酸可透过胎盘。但水杨酸多年来一直被用作非处方皮肤病药物，没有关于致畸的报道。阿司匹林（口服后体内水解为水杨酸）在妊娠期使用经验较多，总体低剂量阿司匹林妊娠期暴露与出生缺陷风险增加无显著相关，这也证实了水杨酸的安全性[3]（见阿司匹林）。没有研究评估妊娠

期外用水杨酸的安全性。外用水杨酸通过皮肤的全身吸收非常小,在正常皮肤中,高达 25% 的皮肤无法检测到(取决于使用的载体、pH、强度和用量)。当应用于受损皮肤时,水平可能更高。因此外用水杨酸不太可能对胎儿构成风险[4]。

根据美国妇产科医师学会(ACOG)关于《妊娠期皮肤状况》的问答,妊娠期间可以使用含有以下成分的非处方药(OTC):外用过氧化苯甲酰、壬二酸、外用水杨酸、乙醇酸[5]。

【哺乳期用药研究】水杨酸可分泌至乳汁(见阿司匹林)。哺乳期使用阿司匹林理论上有导致婴儿瑞夷综合征风险,但外用水杨酸不太可能,因为皮肤吸收至全身的量很小[3]。美国儿科学会认为水杨酸衍生物外用制剂母乳喂养期间是适用的[6]。然而美国皮肤科学会建议哺乳期女性外用水杨酸时停止哺乳或避免使用。如果确需使用,避免涂抹在胸部[7]。

【男性用药研究】见阿司匹林。

【药师建议】水杨酸作为非处方皮肤并药物,目前尚无研究评估其妊娠期安全性。外用水杨酸经正常皮肤吸收至全身循环的量小,口服阿司匹林的妊娠期安全性已有较多研究,因此外用水杨酸不太可能对胎儿构成风险。美国 ACOG 推荐外用水杨酸为妊娠期可以使用的皮肤用药。

水杨酸可分泌至乳汁,建议哺乳期可小范围短期外用水杨酸,避免涂抹在胸部。

四价人乳头瘤病毒疫苗(类型 6、11、16 和 18)
Human Papillomavirus Quadrivalent
(Types 6, 11, 16, 18)Vaccine

【别名】佳达修

【药理学分类】疫苗

【剂型】注射剂

【妊娠期风险】FDA 原分级 B;人类数据有限 - 可能适用[a]

【哺乳期风险】L3- 没有数据 - 可能适用[b]

【说明书建议】目前尚未进行研究评估本品对孕妇的影响。在孕妇中收集到的有限数据(包括妊娠登记资料、流行病学研究和临床试验期间的意外妊娠)尚不足以判断接种本品后是否导致发生不良妊娠(包括自然流产)的风险。妊娠期间应避免接种本品。若女性已经或准备妊娠,建议推迟或中断接种程序,妊娠期结束后再进行接种。动物实验中没有发现接种本品对生殖、妊娠、

胚胎 / 胎儿发育、分娩或出生后发育造成直接或间接的不良影响。因动物生殖实验并不能完全预测人体反应，故在本品接种期间应避免妊娠。在临床试验中，尚未观察本品诱导的抗体经母乳分泌情况。由于许多药物可经母乳分泌，因此，哺乳期女性应谨慎。

【重要参数】重组酿酒酵母表达的病毒样颗粒，含铝佐剂。

【国内外指南】见双价人乳头瘤病毒疫苗（类型 16 和 18）。

【妊娠期用药研究】

1. **动物数据**　在与人类推荐剂量相当的剂量下对雌性大鼠进行了生殖研究，没有发现损害女性生育能力或对胎儿造成伤害的证据[1]。

动物研究中没有发现基于体质量给药的剂量具有明显增加生殖或发育毒性的证据。人类数据显示，没有发现胚胎和 / 或胎儿毒性。妊娠前后接受疫苗接种未观察到胚胎 / 胎儿毒性[a]。

两组 S 大鼠肌内注射人体剂量（0.5ml）疫苗 2 次或 4 次（交配前第 5 周和第 2 周、妊娠 6 天和哺乳 7 天；或者仅妊娠 6 天和哺乳 7 天），肌内注射磷酸盐缓冲盐水或默克铝佐剂（Merck aluminum adjuvant，MAA）4 次为对照。研究评估 F0 雌性大鼠生育参数及 F1 代的产前、围产期和产后参数。结果显示，注射 MAA 或疫苗的 F0 雌性中均未发现毒性，对 F0 雌性的生育力或繁殖性能无影响。对 F1 代体质量和形态、出生后生长和发育、行为和生殖性能，均无发育毒性。在一次或多次注射后，四价疫苗在 F0 雌性大鼠中诱导了四种 HPV 类型的特异性抗体反应。在妊娠和哺乳期间，四种 HPV 类型的抗体可能分别经胎盘和乳汁转移到 F1 代，被动转移的抗体持续到最后一次测量（产后第 77 天）。这些结果表明，四价 HPV 疫苗对 F0 雌性大鼠或 F1 代都没有可检测到的副作用[2]。

2. **人类数据**　临床研究中，16~45 岁间接种过 Gardasil 疫苗的 1 894 名受试女性和接受安慰剂的 1 925 名对照组女性，分别有至少一次妊娠[1]。不良妊娠结局（即自然流产、胎儿晚期死亡和先天性异常）在已知结果总数（不包括选择性终止）的比例，接种 HPV 疫苗的女性为 22.6%（446/1 973），其中有 45 例先天性异常；对照组女性为 23.1%（460/1 994），其中 34 例先天性异常。进一步分组分析接种疫苗或安慰剂在 30 天内或超过 30 天的妊娠女性（396 名受试者和 365 名对照组），结果显示接种疫苗 30 天内妊娠的 79 个活产婴儿中观察到 5 例先天性异常（包括幽门狭窄、先天性巨结肠、先天性肾盂积水、髋关节发育不全和足畸形），接受安慰剂 84 个活产婴儿中有 1 例先天性异常[1]。在接种疫苗后超过 30 天后的妊娠中，疫苗组观察到 40 例先天性异常，安慰剂组则发现 33 例先天性异常[1]。因此在妊娠或接近受孕时避免接种疫苗仍然有必要[3]。

美国妊娠登记系统中收集的自发报告的孕妇信息研究了妊娠期接种HPV疫苗的安全性。2006年6月至2012年12月间,共有2942例妊娠纳入研究,1752例完成了随访。其中活产1518例(1527个新生儿,包括9组双胎),人工流产107例,自发流产111例(6.7%),死胎12例(0.78%),异位妊娠5例。第十例双胞胎妊娠导致2种不同的结果(1名胎儿死亡和1名活产),因此被计为两次结果。1527名新生儿中,出现37例重大出生缺陷(2.4%),不支持上述缺陷与接种四价HPV疫苗有因果关系[4]。

一篇2017年发表在《新英格兰医学杂志》上的文章[5]再次认为妊娠期暴露于四价HPV疫苗并不显著增加不良妊娠结局。该研究纳入丹麦2006—2013年期间分娩的孕妇,暴露于四价疫苗女性1665例,对照组6660例,结果显示HPV疫苗暴露组的不良妊娠结局(包括严重出生缺陷、自发流产、早产、低体质量儿、小于胎龄儿和死胎)均没有显著增加。其中严重出生缺陷:65/1 665 vs 220/6 660,*OR*为1.19,95%*CI*为0.90~1.58。自发流产:20/463 vs 131/1 852,*OR*为0.71,95%*CI* 0.45~1.14。

2020年一项荟萃分析[6],纳入了8项随机对照试验(randomized controlled trial, RCT)或队列研究,表明在受孕前后或妊娠期间意外接种了二价/四价HPV疫苗与显著不良妊娠结局风险增加不相关,例如自然流产、死产、小于胎龄、早产和出生缺陷。应就妊娠风险向她们提供咨询,接种疫苗不应成为考虑终止妊娠的理由。

Micromedex妊娠评级:胎儿风险不排除(当用于孕妇时,现有证据不确定或不足以确定胎儿风险)。

【哺乳期用药研究】目前尚不清楚4价HPV疫苗抗原或抗体是否通过母乳排出[b]。在临床试验中,共有1 133名哺乳母亲在疫苗接种期间接种了四价人乳头瘤病毒重组疫苗(*n*=582)或安慰剂(*n*=551),疫苗组和安慰剂组分别有27名(4.6%)和13名(2.4%)的哺乳婴儿出现严重不良反应,在事后分析中,四价人乳头瘤病毒重组疫苗组和安慰剂组分别有7名和2名哺乳婴儿在接种疫苗后30天内报告了急性呼吸道疾病[1]。Micromedex哺乳评级:婴儿风险不排除,在母乳喂养期间开具这种药物之前应权衡药物治疗的潜在益处与潜在风险。

美国妇产科医师学会指出,这种疫苗可以给哺乳期妇女使用,因为它对母亲和哺乳期婴儿是安全的[7]。美国疾病控制与预防中心(CDC)认为HPV疫苗的使用可以归类为与母乳喂养适用[b]。

【男性用药研究】HPV感染是男性不育的一项危险因素,其中HPV 16、52、18亚型感染与男性不育关系密切,引起男性不育的风险更大[8]。

动物实验显示,雄性大鼠在第1天、第3周和第6周通过肌内注射被给予全人用剂量的疫苗共 3 次（0.5ml，超过基于体质量的 200 倍），对雄性大鼠的生殖参数（包括睾丸和附睾的组织形态、精子数量和精子活力）均没有影响[9]。

【药师建议】四价人乳头瘤病毒疫苗主要成分为 16、18 型病毒样颗粒，无传染性，安全性良好。疫苗中不含防腐剂和抗生素，但对疫苗中任一活性成分或辅料严重过敏者禁忌。由于缺乏充足的孕妇用药数据，目前不推荐孕妇接种该疫苗。妊娠期意外接种后，有限的数据未发现增加不良妊娠结局，不必终止妊娠，建议暂停接种，密切产前超声等检查。哺乳期妇女慎用该疫苗。

T

他克莫司 Tacrolimus

【别名】普乐可复、普特彼、他克罗姆、藤霉素、新普乐可复

【药理学分类】免疫抑制药 - 钙调磷酸酶抑制剂

【剂型】普通胶囊剂，缓释 / 控释胶囊，软膏剂，注射剂，滴眼液

【妊娠期风险】FDA 原分级 C；人类数据提示有低风险 ᵃ

【哺乳期风险】L3- 有限数据 - 可能适用 ᵇ

【说明书建议】有说明书建议：妊娠时禁用本品，动物实验(小鼠及家兔)表明，本品具有致畸作用，且在某些剂量显示出母体毒性。临床前及临床资料表明，该药能透过胎盘，在使用本品前应排除妊娠的可能性。本品能干扰口服避孕药的代谢，应改用其他方式避孕。家兔实验表明，本品可分泌至乳汁。哺乳期使用本品的经验有限，因此不能排除对新生儿的有害影响，使用本品时不应哺乳。

也有说明书提示：孕妇使用他克莫司可能会对胎儿造成伤害。上市后监测和国际移植妊娠登记处(The Transplantation Pregnancy Registry International，TPRI)的数据表明，宫内暴露于他克莫司的婴儿有早产、出生缺陷 / 先天性异常、低出生体质量和胎儿窘迫的风险。应告知孕妇对胎儿的潜在风险。尚未在人体中进行哺乳对照研究；但有报告称他克莫司可分泌至人乳汁中。尚未评估他克莫司对母乳喂养婴儿或乳汁生成的影响。在大鼠乳汁和围产期 / 产后大鼠研究中，他克莫司可经乳汁排泄；出生后暴露于临床相关剂量的他克莫司与后代的发育毒性相关。

【重要参数】Mw 804，F 20%~25%，PB 99%，t_{max} 1.6 小时，RID 0.1%~0.53%，M/P 0.54，血浆消除半衰期 $t_{1/2}$：个体差异大，健康受试者为 43 小时，成人和儿童肝移植患者分别为 11.7 小时和 12.4 小时，成人肾移植患者为 15.6 小时。

【国内外指南】2007 年，澳大利亚肾病指南委员会(Caring for Australasians with Renal Impairment，CARI)发布的《肾移植中的钙调神经磷酸酶抑制剂：妊娠、哺乳期和钙调神经磷酸酶抑制剂》[1]中提出妊娠期间使用他克莫司与新生儿一过性但明显的高钾血症(>7.0mmol/L)相关。妊娠期接受肾移植的妇女，

可以继续服用他克莫司或环孢素(联用/不联用类固醇或硫唑嘌呤)进行免疫抑制治疗,但是由于该药物能够转移至乳汁中,不建议哺乳期使用。

2016 年,美国胃肠病学院(American College of Gastroenterology,ACG)发布的《肝脏疾病和妊娠指南》[2]中指出:除麦考酚酸外,应用环孢素、他克莫司、咪唑硫嘌呤、西罗莫司、依维莫司和皮质类固醇对母体和胎儿的风险,似乎低于因停用或减量这些免疫抑制药物所致的急性细胞排斥或移植肝丢失带来的风险。虽然据报道早产和低体质量儿的风险较高,但先天畸形的风险与普通人群相比似乎无明显增加,且未发现相关的特异性畸形模式。

2016 年《英国风湿病学会/英国风湿病卫生专业人员协会妊娠期和哺乳期处方用药指南》[3]指出:整个妊娠期可使用最低有效剂量他克莫司;不应阻止服用他克莫司的母亲进行哺乳;根据有限的证据,父亲可以使用他克莫司。

2017 年《慢性肾脏病患者妊娠管理指南》[4]指出:移植受者的研究显示钙调蛋白抑制剂(如环孢素或他克莫司)不增加致畸风险,妊娠期可以安全使用。妊娠期由于环孢素和他克莫司分布容积的变化及肝脏代谢增加,自妊娠中期开始,药物剂量需要较妊娠前逐渐增加 20%~25%。同时为减少药物的副作用,注意个体差异,使用有效的最低剂量;为降低潜在的药物毒性,须谨慎滴定药物浓度,维持药物浓度在低治疗窗,且在产后快速减量至妊娠前剂量。仅很少剂量的他克莫司可分泌至母乳中,因此在哺乳期间可继续使用。由于产后母体生理的变化,钙调蛋白抑制剂的药物浓度会升高,要尽早重新评估并调整剂量,避免对母体和婴儿造成肾毒性。

2020 年美国风湿病学会《风湿病和肌肉骨骼疾病生殖健康管理指南》[5]认为,可有条件地推荐妊娠期间使用钙调神经磷酸酶抑制剂(他克莫司和环孢霉素)和非甾体抗炎药。

【妊娠期用药研究】

1. 动物数据　体外大鼠胚胎培养实验显示环孢素和他克莫司对胚胎具有剂量依赖性的毒性和致畸作用,他克莫司在 15µg/ml 剂量后导致细胞过度凋亡,而合用泼尼松龙会增加他克莫司的致畸作用[6]。

在整个器官形成过程中,给妊娠兔口服剂量为 0.32mg/kg[人类推荐临床剂量范围 0.075~0.2mg/(kg·d)的 0.5~1.4 倍,以 mg/m² 为基础]他克莫司会产生母体毒性和流产。在 1mg/kg(推荐临床剂量范围的 1.6~4.3 倍)剂量下,观察到胚胎-胎仔死亡和胎仔畸形(心室发育不全、室间隔缺损、球状主动脉弓、动脉导管狭窄、脐膨出、胆囊发育不全、骨骼异常)[7]。

妊娠大鼠口服 3.2mg/kg 他克莫司(推荐剂量的 2.6~6.9 倍),会产生母体毒性/致死性、胚胎致死性、胎仔体质量下降、胎仔存活力降低和胎仔畸形。在死亡的后代中观察到室间隔缺损、肾盂积水、颅面畸形和骨骼影响。在

1mg/kg（推荐剂量的 0.8~2.2 倍）剂量下观察到幼仔体质量减轻，以及对分娩的影响（未存活幼仔不完全分娩）[7]。

2. **人类数据** 他克莫司可以通过胎盘进入胎儿循环。他克莫司已显示出三种动物的流产特性和一种动物的剂量相关致畸性，但是在人类妊娠期间使用该药物与这两种结果均无关。大多数研究报告了良好的妊娠结局，没有证据表明先天性畸形的风险增加。他克莫司与较高的早产率和低出生体质量相关，但研究结果可能受到混杂因素，如联用其他免疫抑制剂的影响。也有一些关于新生儿暂时性高钾血症和肾功能不全的报告，可在婴儿期自行消退且没有进一步的不良反应。

1997 年一项临床研究收纳了 21 例肝移植后采用他克莫司治疗的孕妇，有 36% 新生儿出现围产期暂时性高钾血症（K^+>7.0mmol/L），部分新生儿出现轻度可逆性肾功能损害[8]。

2000 年一项回顾性考察，针对 84 名妇女共 100 次妊娠，患者从妊娠前到妊娠晚期服用他克莫司平均日剂量为 11.7~12.8mg/d。在 100 例妊娠中，71 例进展到分娩（68 例活产，2 例新生儿死亡和 1 例死产），24 例终止（12 例自发性和 12 例诱导性）2 例妊娠仍在进行中，3 例失访。平均妊娠期为 35 周，其中 59% 的早产（<37 周）；新生儿最常见的并发症是缺氧、高钾血症和肾功能障碍[9]。

在他克莫司治疗妊娠期系统性红斑狼疮（SLE）患者的临床研究中发现，妊娠后母体他克莫司浓度下降，胎儿和母体均未出现不良反应，提示他克莫司是用于妊娠 SLE 患者有效且安全的免疫抑制药物之一[10]。也有病例报告在妊娠早期服用泼尼松龙 0.5mg/（kg·d）和他克莫司（滴定剂量达到 5~8ng/ml 水平）治疗狼疮性肾炎发作的妇女，能够缓解病症，且未发现母体或胎儿并发症[11]。

有多个个案报道显示，妊娠期持续使用他克莫司后，分娩的新生儿均健康。2020 年报道了一例在第一次成功分娩后反复植入失败的患者，服用他克莫司实现了第二次妊娠。其血型为 A 型，Rho（D）阴性，抗 D 抗体阳性，在第二次妊娠认为是妊娠期免疫性疾病，使用他克莫司治疗，剂量 4~5mg/d，并在 37^{+2} 周剖宫产 1 名健康婴儿[12]。3 名使用他克莫司进行免疫抑制的肝移植女性妊娠并分娩了 4 名婴儿，早产是主要的并发症，只有 1 名女性患者在妊娠期间出现高钙血症，没有其他并发症，也没有导致出生缺陷[13]。2 名妊娠期 SLE 患者接受他克莫司（3mg/d）合并泼尼松龙（患者 1：10mg/d，患者 2：12mg/d）治疗，分娩了健康的婴儿并继续母乳喂养，2 名新生儿在出生后至少 3 年均健康[14]。

【哺乳期用药研究】他克莫司口服给药生物利用度低，可随人类乳汁排泄,乳汁浓度低于母体血清浓度。研究结果显示,全身给药后,他克莫司仅少量进入母乳中,婴儿接受他克莫司的剂量为母亲体质量调整剂量的0.06%~0.5%[15-17],可能不会对母乳喂养的婴儿产生不利影响。外用他克莫司对哺乳婴儿的风险较低,由于外用后吸收较少,大多数患者的血药峰浓度低于2μg/L。应确保婴儿的皮肤不会直接接触治疗过的皮肤区域,哺乳时不要涂抹在乳头部位[18]。

国家移植妊娠登记处报告了1991—2011年收集的有关器官移植后母乳喂养婴儿的母亲的数据。共有68名接受移植(主要是肾脏或肝脏)的母亲在母乳喂养时使用了他克莫司,共有83名婴儿。哺乳时间从1周到1.5年不等,对儿童的随访时间从数周到16年不等。没有任何婴儿或儿童出现问题的报告[19]。截至2013年12月,共有92位母亲母乳喂养了125名婴儿长达26个月,对婴儿没有明显的不良反应[20]。

一名婴儿在母亲他克莫司治疗期间完全母乳喂养,直至至少2.5个月大,婴儿的身体和神经发育正常,胸腺超声检查正常[15]。

此外,已有多个关于哺乳期间服用的他克莫司的个例报道,未发现他克莫司会导致婴儿出现明显的不良反应[14,21-22]。

【男性用药研究】他克莫司可影响雄性大鼠生殖力,降低精子数量和活力[7]。他克莫司[8mg/(kg·d)]处理雄性小鼠后,抑制精子特异性钙调神经磷酸酶活性,增加在附睾转运过程中精子中段刚性,最终导致精子活性及形态上的缺陷[23]。另一项动物实验也得到类似的结果,他克莫司能够抑制睾丸和精子中精子特异性钙调磷酸酶(sperm-specific calcineurin, PP2B)活性起到避孕效果[24]。此外,雄性大鼠在42~60日龄期间皮下注射1mg/(kg·d)他克莫司,相比于对照组,他克莫司能够引起生精小管组织病理学紊乱,导致生精受损和支持细胞数量减少[25]。

一项系统评价结果显示,男性暴露于西罗莫司后出现精子质量异常和生殖激素改变,尽管缺乏他克莫司在人类中的生殖安全信息,但患者从西罗莫司换成他克莫司后,其精子质量得到了改善。16名肾移植男性患者服用他克莫司,其性激素水平正常[26]。

【药师建议】在动物研究中,他克莫司可导致流产及剂量相关致畸性,但目前人类研究中未发现致畸相关性。多个国家的指南认为妊娠期可继续使用最低有效剂量的他克莫司作为免疫抑制药。分娩后应监测新生儿潜在不良反应,如一过性高钾血症和肾损害。

他克莫司可随人类乳汁排泄,有限研究表明,因乳汁中的药物量很小,可能不会对母乳喂养的婴儿产生不利影响。可以同时监测婴儿药物浓度,排除可能的药物影响。

特比萘芬 Terbinafine

【**别名**】丁克、兰美抒、疗霉舒、Lamisil

【**药理学分类**】抗感染药物 - 抗真菌药

【**剂型**】片剂、喷雾剂,乳膏剂、凝胶剂、搽剂、喷雾剂

【**妊娠期风险**】FDA 原分级 B;没有人类数据 - 动物数据提示低风险 a

【**哺乳期风险**】L3- 有限数据 - 可能适用 b

【**说明书建议**】口服:尚未在孕妇中进行充分和良好对照的临床研究。因为动物生殖研究不是总能够预测人体的反应,因此,建议妊娠期间不要使用本品。哺乳期妇女口服给药后,特比萘芬可以分泌至乳汁当中,特比萘芬在乳汁和血浆中的比例为 7:1。因此,不建议哺乳期妇女使用本品。如充分权衡利弊后认为获益大于风险时,则需口服特比萘芬治疗的哺乳期妇女应停止哺乳。

外用:孕妇慎用,哺乳期妇女禁用。

【**重要参数**】Mw 291,F 40%~50%,PB>99%(与高脂食物同服,可使生物利用度增加约 20%),$t_{1/2}$ 36 小时,M/P 7。

【**国内外指南**】暂无。

【**妊娠期用药研究**】特比萘芬的妊娠期人类安全数据极为有限,由于主要用于治疗脚癣、股癣、甲癣等并不危及生命的感染,因此不建议在妊娠期进行治疗,但如果在妊娠期无意暴露于特比萘芬,并非终止妊娠的指征[1]。

动物实验中进行口服生殖毒性研究,给予家兔和大鼠 300mg/(kg·d)的特比萘芬(人体最大推荐剂量 12 倍和 23 倍),没有证据表明特比萘芬会导致生育力受损或对胎儿有危害[2]。目前为止,还没有对照良好的人体研究来评估特比萘芬在妊娠期间的安全性,仅少量研究对妊娠期暴露于特比萘芬进行了报告。

曾对 54 名在妊娠期接受特比萘芬治疗的妇女进行随访,其中 26 人接受了口服治疗,23 人接受了局部治疗。在这 54 名妇女中,24 名(45%)在妊娠早期暴露,接触特比萘芬的平均持续时间为(32 ± 9.0)天。妊娠结局包括 50 例活产(92.6%)、3 例自然流产(5.5%)和 1 例人工流产(1.9%),在活产中发现了一例严重畸形。这项研究仍在进行,目前为止收集的数据表明,主要畸形的风险没有增加到基线风险(1%~3%)以上[3]。

日本虎门医院的妊娠期用药咨询门诊中,接收了 15 例咨询,均为妊娠早期(器官发育敏感期)暴露于特比萘芬的妇女,且均为口服治疗,最后 15 名妇

女均产下健康的婴儿[4]。但由于门诊收集的案例较少,仍需要更多队列研究去观察特比萘芬对胎儿的安全性。

与口服特比萘芬相比,局部使用的全身吸收有限,研究认为仅少于 5% 的局部用药能被全身吸收。但是由于局部使用特比萘芬的人类数据也比较有限,一般建议首选更为安全的替代药品(例如咪康唑和克霉唑)[5]。

【哺乳期用药研究】口服特比萘芬可分泌到乳汁中,但是特比萘芬在乳汁中的总分泌量仅为母体摄入量的 0.13%~0.03%。特比萘芬皮肤局部治疗致全身吸收的量极为有限。哺乳期特比萘芬的用药安全分级为 L3,权衡利弊,可以考虑使用。

【男性用药研究】暂无数据。

【药师建议】特比萘芬主要用于治疗脚癣、股癣、甲癣等并不危及生命的感染,由于口服特比萘芬的妊娠期安全性资料较少,一般不推荐妊娠期使用。意外的暴露并不是终止妊娠的指征,建议意外暴露后及时停止用药,如有继续治疗的必要,更改为安全级别更高的药物治疗。

与口服特比萘芬相比,局部使用的全身吸收有限,研究认为仅少于 5% 的局部用药能被全身吸收。鉴于说明书提示,妊娠期和哺乳期妇女慎用局部治疗的特比萘芬,故如有必要,可考虑权衡利弊,小面积、少量使用。

哺乳期特比萘芬的用药安全分级为 L3,权衡利弊,可以考虑使用。

替诺福韦二吡呋酯 Tenofovir Disoproxil Fumarate

【别名】富马酸替诺福韦二吡呋酯、富马酸替诺福韦酯、韦瑞德、Viread

【药理学分类】抗病毒药

【剂型】片剂

【妊娠期风险】FDA 原分级 B;适用 - 母体获益≫胚胎 / 胎儿风险[a]

【哺乳期风险】禁忌[a];L5- 有限数据 - 危险(如果母体 HIV 感染)[b]

【说明书建议】大鼠发育研究中,替诺福韦二吡呋酯(TDF)以推荐每日剂量的≥14 倍和 2.7 倍给药时,未观察到不良发育影响。已发表的乙型肝炎病毒(HBV)感染受试者研究未报告在妊娠晚期使用 TDF 的妊娠相关不良结局风险增加。根据已发表的数据,已证明 TDF 存在于人乳汁中。尚不清楚 TDF 是否影响乳汁生成或对母乳喂养的婴儿有影响。

【重要参数】Mw 636,$t_{1/2}$ 17 小时,t_{max} 36~144 分钟,F 25%~40%,RID 0.02%~0.03%,PB 7%。

【国内外指南】2017 年欧洲肝病学会临床实践指南《HBV 感染的管理》[1]

指出，孕妇抗 HBV 治疗，禁用聚乙二醇干扰素 α（PEG-IFNα），在动物和人类进行的生殖研究未发现替诺福韦和替比夫定对胎儿有害，应优先选用替诺福韦，因其有更好的耐药屏障，并且在 HBV 阳性的孕妇中具有更全面的安全性数据。拉米夫定、替比夫定和替诺福韦都曾用于在妊娠末 3 个月进行预防，首选替诺福韦。对于已经接受抗 HBV 治疗的孕妇，应继续替诺福韦，而恩替卡韦或其他抗病毒药物应改用替诺福韦。

《中国乙型肝炎病毒母婴传播防治指南（2019 年版）》[2]及《乙型肝炎病毒母婴传播预防临床指南（2020）》[3]指出，妊娠期抗 HBV 治疗，推荐首选替诺福韦酯；当孕妇有肾功能损害或骨质疏松时，可选用拉米夫定或替比夫定。

2021 年更新的《美国在感染艾滋病毒（HIV）的孕妇中使用抗逆转录病毒药物的建议和减少围产期 HIV 传播的干预措施》中建议，医疗保健者向有 HIV 风险并试图怀孕或怀孕、产后或哺乳的个体提供并推广口服复方富马酸替诺福韦二吡呋酯 / 恩曲他滨（TDF/FTC），进行 HIV 暴露前预防[4]。

关于哺乳期抗 HBV 治疗，2017 年欧洲肝病学会临床实践指南《HBV 感染的管理》[1]指出，哺乳期间抗病毒治疗的安全性尚不清楚。有报道应用替诺福韦治疗的妇女，其乳汁中有一定浓度的替诺福韦，但口服生物利用度有限，因此婴幼儿只是暴露于低浓度药物。我国《乙型肝炎病毒母婴传播预防临床指南（2020）》[3]建议，妊娠期乙型肝炎病毒（hepatitis B virus，HBV）经预防治疗后，若产后立即停药，鼓励母乳喂养。产后继续服药者，药物可通过乳汁分泌，虽然药物说明书建议服药期间不能哺乳，但研究显示，婴儿经母乳而吸收的替诺福韦酯和拉米夫定的血药浓度仅为孕妇血药浓度的 2%~27%，远低于妊娠期服药者的宫内暴露浓度；妇女产后短期服药且母乳喂养的新生儿，并没有出现额外的不良反应。因此，建议产后短期继续服药者（如产后 1 个月）坚持母乳喂养，而不是放弃母乳喂养。若产后需要持续服药者，母乳喂养对婴儿是否产生不良影响的研究资料有限，但结合母乳喂养的益处和婴儿曾经长期宫内暴露于药物未产生严重不良影响，可考虑母乳喂养，同时须密切观察药物对婴儿是否存在不良影响。

【妊娠期用药研究】

1. **动物数据** 在对大鼠和家兔中进行的胚胎 / 胎儿毒性研究中，在器官发育期（分别在妊娠 7~17 天和 6~18 天）给予妊娠大鼠[0mg/（kg·d）、50mg/（kg·d）、150mg/（kg·d）或 450mg/（kg·d）]和妊娠家兔[0mg/（kg·d）、30mg/（kg·d）、100mg/（kg·d）或 300mg/（kg·d）]TDF。根据体表面积剂量换算后比较，妊娠大鼠服用 TDF 剂量高达人剂量 14 倍，妊娠家兔服用 TDF 剂量高达人剂量 19 倍，未观察到显著的有害作用[5]。

有研究报道给妊娠 20~150 天的恒河猴每天 1 次皮下注射 30mg/kg 的替

诺福韦,结果发现胎儿发育模式正常,但体质量和冠 - 臀长都小于相同孕龄的对照组。此外,胎儿胰岛素样生长因子明显减少,胎儿骨组织出现孔洞,而碱性磷酸酶水平升高,同时也观察到母亲体质量和骨骼相关生物标记物发生的一过性改变,及碱性磷酸酶的升高。提示整个妊娠期慢性暴露于替诺福韦30mg/kg,可改变胎儿参数,可一过性改变母体骨骼生物标志物[6]。

2008 年有研究对 32 只猴子进行长期给予替诺福韦,没有发现长期低剂量替诺福韦(≤10mg/kg,3 只;20~30mg/kg,29 只)治疗具有致畸性。到 10 岁时,1 只自出生后接受替诺福韦治疗[10mg/(kg·d),皮下注射]的猕猴已生产 3 只 5 岁以下所有标准均健康的后代。结果表明,从婴儿期到成年期整个发育过程中(包括妊娠)含 TDF 方案是安全并可持续获益的[7]。

2. 人类数据 替诺福韦可透过胎盘,38 名 HIV 患者围产期服用替诺福韦300mg 和恩曲他宾 200mg,胎盘透过率为 60%[8],另 10 名 HIV 患者妊娠期持续使用 TDF,分娩时检测母体血和脐带血替诺福韦平均浓度分别为 94.6ng/ml和 38.5ng/ml,脐带血 / 母体血浆比值为 0.62[9]。16 名健康孕妇计划剖宫产前使用单次替诺福韦 1% 阴道凝胶,检测母体和脐带血替诺福韦平均浓度分别为 4.3ng/ml 和 1.9ng/ml(低于口服后浓度约 100 倍和 40 倍)[10]。ABCB1 和ABCG2 转运体可限制 TDF 的母婴转移,而替诺福韦(TFV)经胎盘传递不受这些 ABC 转运蛋白的影响[11]。

根据美国妊娠期抗病毒治疗注册中心报告数据,截至 2021 年 1 月,妊娠早期暴露于替诺福韦 4 486 例,出生缺陷数为 108,发生率为 2.4%,妊娠中晚期暴露于替诺福韦 1 929 例,出生缺陷数 51,发生率 2.6%,与未暴露者相比未发现出生婴儿主要畸形增加[12]。

2017 年一项前瞻性研究比较了非洲肯尼亚和乌干达地区 HIV 感染妇女妊娠期使用含 TDF 抗病毒治疗(208 例)和不含 TDF 抗病毒治疗(214 例)的妊娠结局,结果在妊娠丢失率(*aRR* 1.19,*P*=0.8)或新生儿死亡(*aRR* 0.68,*P*=0.6)方面,暴露于和未暴露于 TDF 的妊娠之间未观察到差异。暴露于 TDF的孕妇中早产发生率较低(*aRR* 0.34,*P*=0.02)[13]。

2017 年一项荟萃分析,纳入 17 项研究进行系统评价,结果发现与不含替诺福韦抗病毒治疗妇女相比,妊娠期暴露于替诺福韦抗病毒治疗妇女,流产(*RR* 1.09,95%*CI* 0.80~1.48)、早期早产(<34 周)(*RR* 1.08,95%*CI* 0.72~1.62)、低出生体质量(*RR* 0.91,95%*CI* 0.80~1.04)、先天畸形(*RR* 1.03,95%*CI*0.83~1.28)风险不增加。而早产(<34 周)和死产风险在替诺福韦暴露妇女中更低[14]。

2018 年泰国一项多中心双盲临床研究,纳入 331 名孕妇,其中 168 名随机分配至 TDF 组,163 名分配至安慰剂组,所有妇女在妊娠 28 周至产后 2 个月服用 TDF 或安慰剂。婴儿在出生时均接受乙肝免疫球蛋白，并在出生时和出生后 1 个月、2 个月、4 个月和 6 个月时接种乙肝疫苗。结果，TDF 组中的 147 名婴儿（0%，95%CI 0~2）均未感染，而在安慰剂组 147 名婴儿中有 3 名（2%，95%CI 0~6）被感染（P=0.12）。不良事件发生率在组间没有显著差异。TDF 组和安慰剂组中婴儿严重不良事件发生率无显著差异（27% vs 24%，P=0.61），最常见的不良事件是黄疸或高胆红素血症（TDF 组 24 名婴儿，安慰剂组 17 名婴儿），TDF 组先天畸形 2 例，其中 1 例为畸形足，安慰剂组 1 例[15]。

随后有更多的不同类型研究及 Meta 分析都表明 HBV 高病毒载量妇女在妊娠期使用替诺福韦抗病毒治疗可以进一步预防 HBV 的母婴传播，且不增加婴儿出生缺陷等严重不良事件[16-20]。

2021 年一项妊娠期预防 HBV 母婴传播的抗病毒治疗的有效性和安全性的荟萃分析，纳入 129 项研究，其中替诺福韦 19 项（1 092 例母亲和 1 072 例婴儿）、拉米夫定 40 项（2 080 例母亲和 2 007 例婴儿）、替比夫定 83 项（6 036 例母亲和 5 971 例婴儿）。三组间母婴传播控制率（比较婴儿 HBsAg 阳性率）相似，随机对照试验的汇总 OR 值，富马酸替诺福韦酯为 0.10（95%CI 0.03~0.35），拉米夫定为 0.16（0.10~0.26），替比夫定 0.14（0.09~0.21）。研究未发现有证据表明围产期抗病毒预防与新生儿死亡、早产或先天性畸形的风险增加有关。拉米夫定治疗先天畸形发生率为 8/845，对照组为 5/953。替诺福韦治疗先天畸形发生率 4/802，对照组 5/687。但作者指出由于事件数量较少，所以估计不精确[21]。

因 TDF 有骨影响的不良反应，一些研究者比较了妊娠期使用 TDF 对婴儿 / 儿童生长发育，骨骼发育的影响，发现了一些细微的影响，但无统计学差异。而有两项研究[22-23]表明在妊娠晚期接受富马酸替诺福韦二吡呋酯治疗的 HBV 感染母亲的孩子在出生后 6~7 年内不影响长期生长、肾功能和骨骼发育。

2012 年一项研究中 449 名感染 HIV 妇女妊娠期使用了含 TDF 的抗病毒方案，与使用不含 TDF 的抗病毒方案的感染 HIV 妇女相比，妊娠期使用 TDF 与出生体质量较轻或体积较小不相关，但婴儿 1 岁时，其体长 – 年龄 z 分数（LAZ）和头围 – 年龄 z 分数（HCAZ）会略微小于未暴露于 TDF 组（LAZ：–0.17 vs –0.03，P =0.04；HCAZ：0.17 vs 0.42，P =0.02）[24]。

2018 年一项小样本的前瞻性随机对照研究，纳入 35 名感染 HIV 孕妇，其中 18 名接受替诺福韦 / 拉米夫定 / 洛匹那韦 - 利托那韦（TDF/3TC/LPV）治疗，16 名接受齐多夫定 / 拉米夫定 / 洛匹那韦 - 利托那韦（ZDV/3TC/LPV）治疗。比较两组出生婴儿在出生时和 6 月龄时全身骨矿物质含量（bone mineral content，BMC）和骨密度（bone mineral density，BMD）的差异，结果发现宫内暴露于替诺福韦组的婴儿，在出生时和 6 月龄时骨矿物质含量低于 ZDV/3TC/LPV 组，但无统计学显著性（BMC：出生时 55.5g vs 61.9，平均差 –6.4g，95%CI 19.9~7.1，6 月龄时 133.4g vs 139.1g，平均差 –5.7g，95%CI 26.0~14.7；BMD：出生时 0.15g/cm^2 vs 0.16g/cm^2，平均差 –0.01g/cm^2，95%CI 0.02~0.01，6 月龄时 0.20g/cm^2 vs 0.21g/cm^2，平均差 –0.01g/cm^2，95%CI 0.02~0.01）。该研究提示母亲妊娠期暴露于替诺福韦，观察到婴儿全身骨矿物质含量和骨密度有较低趋势，但无统计学显著性差异[25]。

2019 年一项对照研究比较了替诺福韦和替比夫定在 HBV 阳性孕妇中预防 HBV 垂直传播的有效性和安全性。研究中 51 名接受 TDF 治疗、58 名接受替比夫定治疗、36 名未接受抗病毒治疗，结果与未治疗组相比，替诺福韦或替比夫定治疗组婴儿在体质量、身高、头围或 Apgar 评分方面没有显著差异，出生后 24 周和 48 周的乙肝表面抗原（HBsAg）阳性率显著低于未治疗组，分别为 0%、0% 和 11.1%，未提及出生缺陷[22]。

2020 年一项关于替诺福韦妊娠期暴露对儿童长期生长和骨发育研究，纳入 128 名儿童，其中 71 名宫内曾暴露于替诺福韦，57 名未暴露对照组，随访 2~7 岁，完成 255 次随访，结果显示两组间，体质量 – 年龄的 z 分数［（0.26 ± 0.90）与（0.22 ± 0.99），P=0.481］、身高 – 年龄的 z 分数［（0.20 ± 1.02）与（0.25 ± 0.98），P=0.812］、估计的肾小球滤过率［（169.12 ± 50.48）ml/（min·1.73m^2）与（169.06 ± 34.46）ml/（min·1.73m^2），P=0.479］均没有差异。TDF 组和对照组儿童的血清钙、磷、骨特异性碱性磷酸酶、骨化醇、腰椎骨密度［（0.55 ± 0.01）g/cm^2 与（0.57 ± 0.01）g/cm^2，P=0.159］和左髋骨密度［（0.56 ± 0.01）g/cm^2 与（0.56 ± 0.01）g/cm^2，P=0.926］的水平相当。该研究表明在妊娠晚期接受或未接受富马酸替诺福韦二吡呋酯治疗的 HBV 感染母亲的孩子在出生后 6~7 年内具有相当的长期生长、肾功能和骨骼发育[23]。

此外，2020 年一项回顾性观察队列研究了替诺福韦抗逆转录病毒治疗对 HIV 阳性孕妇所生的儿童的血细胞计数的影响，研究中 106 名婴儿母亲接受含替诺福韦的抗病毒治疗，126 名接受不含 TDF 的抗病毒治疗，结果组间婴儿生长参数（体质量、身长、头围和 BMI）无显著差异。出生缺陷发生率也无差异。比较出生时、4~6 周、3 月龄、12 月龄和 18 月龄时的血细胞计数，结果表明不含 TDF 组的血红蛋白更低（15.4g/dl vs 16.9g/dl，P=0.002），这种影响在 4~6 周龄仍然显著，但在 3 月龄以上时无差异。作者分析者可能是因为不含 TDF 组有较高的比例使用齐多夫定（88%），而贫血时齐多夫定已知的不良反应。两组间中性粒细胞在出生时有差异趋势（TDF 组 7.1/nl vs 不含 TDF 组 8.3/nl，P = 0.059），在 4~6 周时差异显著（1.6/nl vs 1.9/nl，P=0.008），而在 3 月龄时不含 TDF 组平均中性粒细胞计数轻微小于 TDF 组（1.7/nl vs 1.8/nl，

P=0.047)。但 TDF 的组中,在 3 个月大时观察到更高比例的中性粒细胞减少症(2 级及更高级别)(21.4% vs 11%,P=0.015),这种影响是短暂的,在 12 月龄时无差异[26]。

【哺乳期用药研究】 替诺福韦可分泌至乳汁,给 5 名纯母乳喂养婴儿的妇女在分娩开始时给予替诺福韦 / 恩曲他滨,在第 1 天、第 2 天、第 3 天和第 7 天采集母体血液和乳汁样本。结果母乳中的替诺福韦最大和最小浓度分别为 14.1ng/ml 和 6.8ng/ml,假设婴儿摄入的平均乳汁量约为 500ml/d,计算替诺福韦的相对婴儿剂量(RID)为 0.03%[27]。

2014 年一项评价妊娠期间使用替诺福韦预防乙型肝炎垂直传播的研究报告,研究中 36 名婴儿接受了母乳喂养,而其母亲在产后服用该药物 12 周,未报告不良事件[28]。

2014 年有研究在分娩期间给予母体 TDF 600mg/d,分娩 2 天内采集的 4 份乳汁样本中有 3 份可检测到替诺福韦水平,报告的浓度为 6.3~17.8ng/ml。产后 4~6 天采集的 21 份样本中,仅 1 份样本的可检测水平为 15.7ng/ml[29]。

虽然替诺福韦可以分泌至乳汁,但替诺福韦(非成盐形式)的口服生物利用度极差,哺乳期妇女服用 TDF,其婴儿血液中检测到替诺福韦的量很少,甚至检测不到。2016 年另一项研究中 50 名正在哺乳婴儿的 HIV 阴性妇女每天接受富马酸替诺福韦二吡呋酯 300mg 和恩曲他滨 200mg 作为暴露前预防,治疗持续 10 天。服药后 1~2 小时收集的乳汁中,替诺福韦峰浓度为 3.2ng/ml。在母亲第 7 次给药后采集了 1 份婴儿血液样本。在收集的 49 份婴儿血液样本中,46 份检测不到(<0.31ng/ml)的替诺福韦浓度,具有可检测水平的 3 份样品中替诺福韦浓度为 0.9ng/ml、0.9ng/ml 和 17.4ng/ml[4]。

2018 年一项研究阐述了替诺福韦、拉米夫定和恩曲他滨在非洲哺乳期母亲血浆和乳汁中的药代动力学,其中每天 1 次服用 300mg 替诺福韦,中位 M/P 为 0.015(0~0.03),并且没有婴儿具有可测量的替诺福韦浓度[30]。

规模相对较大的产后 PROMISE 研究对感染 HIV 妇女母乳喂养期间含 TDF 的抗病毒治疗,对婴儿的影响进行了最广泛的评估,研究中 140 名感染 HIV 妇女接受抗病毒治疗,结果显示暴露于母亲 TDF 抗病毒治疗的婴儿与未接受抗病毒治疗的婴儿在任何不良结果方面没有显著差异。

但美国疾病控制与预防中心建议,HIV-1 感染的妇女不应以母乳喂养她们的婴儿,以避免出生后 HIV-1 传播的风险。

【男性用药研究】 对 15 名正在服用替诺福韦和去羟肌苷男性的精液分析,发现替诺福韦能很好地渗入到精浆中。血液和精浆中均检测到替诺福韦,中位浓度分别为 0.12μg/ml 和 0.25μg/ml,中位精液与血浆比为 3.3。根据世界卫生组织的标准,精液质量在正常范围内,但进行性活动精子的百分比有所降低[31]。

2019 年我国的一项临床研究，招募了 1 050 名 HBV 阳性男性患者，其中 150 名不符合抗病毒治疗标准，其余 900 名接受抗病毒治疗。抗病毒治疗的育龄组 120 名男性，其中 106 名患者接受了替比夫定（LDT），其中 93.33% 配偶 1 年内受孕率，6.67% 配偶 2 年内受孕。另外有 672 名 HBV 阳性男性备孕期间未使用抗病毒治疗为对照组，这些患者中 93.9% 配偶 1 年内受孕，6.10% 配偶 2 年内受孕。两组间流产、早产和出生缺陷发生率无显著差异。研究对 558 名医师进行问卷调查，61.47% 的医师认为替比夫定或替诺福韦是符合抗病毒标准的男性患者的首选，而 19% 的医师建议延迟治疗和随访直至分娩。对 30 名抗病毒治疗的男性的精液分析显示治疗前后精液量、浓度、流动性和百分比没有发生显著变化，不影响男性生育能力和出生缺陷发生率[32]。

【药师建议】替诺福韦可透过胎盘，目前的动物研究和人体研究，未发现其有明显致畸作用。妊娠期 HBV 感染，替诺福韦二吡呋酯是多个国家指南推荐的首选的抗病毒治疗药物。对于 HIV 感染妇女，妊娠期也可使用含替诺福韦二吡呋酯的抗病毒方案。

替诺福韦能够经乳汁分泌，但研究显示，婴儿经母乳吸收的替诺福韦药物浓度很少甚至检测不到。哺乳期服用替诺福韦二吡呋酯且母乳喂养，并不会增加婴儿不良反应的发生风险。而对于 HIV 患者，因母乳喂养具有传播 HIV 的风险，因此感染 HIV 的母亲应尽可能避免母乳喂养。

替普瑞酮 Teprenone

【别名】戊四烯酮、施维舒、E0671、Cerbex、Selbex

【药理学分类】主要作用于消化系统药物 - 治疗消化性溃疡和胃食管反流病药物

【剂型】胶囊剂、颗粒剂

【妊娠期风险】暂无数据

【哺乳期风险】暂无数据

【说明书建议】尚未确定孕妇使用本品的安全性。对妊娠或可能妊娠的妇女应慎重权衡获益和风险。

【重要参数】Mw 331，$t_{1/2}$ 1 小时，t_{max} 5 小时。

【国内外指南】暂无。

【妊娠期用药研究】《中华人民共和国药典临床用药须知（化学药与生物制品卷）》（2015 年版）提示：妊娠期用药的安全性尚未确定，孕妇应慎用[1]。

【哺乳期用药研究】暂无数据,药物对哺乳的影响尚不明确[1]。

【男性用药研究】暂无数据。

【药师建议】无替普瑞酮相关的妊娠期和哺乳期用药数据,尚不能确定妊娠期或哺乳期使用本品的安全性,建议避免使用。

替硝唑 Tinidazole

【别名】裕宁、替尼达唑、晓力、替诺康、Tindamax

【药理学分类】抗感染药物 - 化学合成的抗菌药 / 抗寄生虫药

【剂型】片剂、胶囊剂、栓剂、注射剂、含漱液、贴剂

【妊娠期风险】FDA 原分级 C;人类数据有限 - 动物数据提示中等风险 [a]

【哺乳期风险】L3- 有限数据 - 可能适用 [b]

【说明书建议】口服:孕妇使用替硝唑的病例对照研究和病例报告已发表的数据,不足以确定主要出生缺陷、流产、孕产妇或胎儿不良结局的风险。妊娠期间未经治疗的下生殖道感染存在风险。妊娠期使用替硝唑需要权衡药物的潜在益处和对母亲和胎儿的可能风险。替硝唑存在于母乳中,没有关于对母乳喂养婴儿的不良影响的报告,也没有关于替硝唑对乳汁分泌影响的信息。由于可能发生严重的不良反应,哺乳期妇女替硝唑治疗期间和最后一次给药后 3 天建议暂停哺乳。

静脉注射:妊娠 3 个月内禁用,妊娠 3 个月以上的孕妇只有具明确指征时才选用;哺乳期妇女应避免使用,若必须用药,应暂停哺乳,并在停药 3 天后方可授乳。

含漱液、阴道用药:孕妇及哺乳期妇女禁用。

【重要参数】Mw 247,$t_{1/2}$ 11~14.7 小时,t_{max} 2 小时,F 100%,RID 12.2%,M/P 1.28,PB 12%。

【国内外指南】美国疾病控制与预防中心(CDC)2021 年发布的《性传播疾病治疗指南》建议:孕妇应避免使用替硝唑,单次口服替硝唑 2g 后应推迟 72 小时母乳喂养[1]。

日本妇产科学会(Japan Society of Obstetrics and Gynecology, JSOG)和日本妇产科医师协会(Japan Association of Obstetricians and Gynecologists, JAOG)发表的《日本妇产科指南(2017 年版)》建议在妊娠期间不要使用口服替硝唑[2]。

【妊娠期用药研究】在涉及人体受试者研究获得的数据中,关于在妊娠期间使用替硝唑的数据有限;然而,动物数据表明,这种药物具有中等的

风险[1]。

1. 动物数据 替硝唑在小鼠动物实验的高剂量暴露研究（6.3 倍人类最大推荐剂量）中并未发现胎仔毒性或畸形结局；但在另一项大鼠动物实验中，妊娠期大鼠暴露于替硝唑（2.5 倍人类最大推荐剂量）发现胎仔死亡率轻微增加；暴露于高达 600mg/kg 剂量替硝唑（3 倍人类最大推荐剂量）的大鼠新生儿中，没有观察到生物学相关的新生儿发育影响[3]。

替硝唑对雌性和雄性大鼠的生殖影响实验显示：性成熟期使用 300mg/kg 口服剂量条件下，性接受能力和繁殖受到抑制（观察的参数包括性接受能力、繁殖、早期再吸收的百分比和正常植入的胎儿的平均数），若在性发育期间使用替硝唑，抑制效应更明显[4]。

2. 人类数据 1984 年一项研究妊娠期单剂量静脉注射 500mg 替硝唑后，药物可以通过胎盘，在胎儿组织中的浓度是母体血清浓度的 58%，胎盘组织的浓度为母体血清浓度的 37%[5]。

2003 年匈牙利一项大型先天畸形病例对照研究收集了替硝唑的妊娠期暴露情况，0.04%（10/22 843）发生先天畸形事件的妇女在妊娠期服用过替硝唑，对照组中妇女 0.04%（16/38 151）也曾在妊娠期接受替硝唑治疗，没有迹象表明替硝唑暴露会导致更高的先天性畸形发生率。但是此项研究的替硝唑暴露样本非常有限，无法分析出替硝唑在妊娠期暴露中是否存在致畸性[6]。

2011 年有学者报道了一例应用替硝唑治疗妊娠期甲硝唑耐药滴虫病的成功案例：因患者症状的严重性以及前期对常规剂量替硝唑缺乏反应，根据治疗非孕妇耐药性滴虫的经验使用了大剂量替硝唑治疗，该患者总共接受了 28g 口服给药和 7g 阴道给药。最终该患者足月分娩了一名女婴且婴儿无异常[7]。

2016 年的一份病例报告描述了一名疑似耐药性滴虫病的孕妇：该患者妊娠 10 周确诊滴虫性阴道炎，采用甲硝唑治疗，一直未能治愈。妊娠 22 周改为每天服用替硝唑 2g，连续 7 天，治疗后复查阴性，在妊娠 39 周时分娩一名健康婴儿[8]。

【哺乳期用药研究】替硝唑可以分泌至母乳，其乳汁药物浓度与血清中药物浓度相似。替硝唑在服用后 72 小时内可在母乳中检测到[3]。

1985 年有报道剖宫产妇女术前静脉注射 1 600mg 替硝唑后，药物乳汁/血清浓度比在 0.62~1.39 之间。剖宫产术后 72 小时，仍有一名妇女的乳汁中含有超过 0.5μg/ml 的替硝唑（相当于被哺乳婴儿摄入替硝唑最大日剂量 0.1mg/kg）。因此该研究建议使用 1 600mg 替硝唑后，72 小时之内避免哺乳[9]。

Micromedex 数据库认为不能排除对婴幼儿的风险。

【男性用药研究】雄性大鼠在 60 天内被给予人类最大推荐剂量（MRHD）

约 3 倍的剂量,观察到生育力下降和睾丸组织病理学异常。在 MRHD 的 1.5 倍和 3 倍剂量下观察到生精效应。约为 MRHD 的一半剂量时睾丸和生精效应未观察到不良反应[10]。

【药师建议】由于替硝唑的妊娠期临床数据极为有限,目前无法评估其妊娠期使用的安全性,Micromedex 妊娠评级为胎儿风险不排除,妊娠期应避免使用,特别是在妊娠期前三个月,国产药品说明书提示禁用。临床确需使用时,需权衡药物的潜在益处和对母亲和胎儿的可能风险,对于中、晚期孕妇也可谨慎选择妊娠期使用数据较多的甲硝唑。

替硝唑可分泌到乳汁中,乳汁中的药物浓度与血清中相似,哺乳期避免使用。确需使用时,应在治疗期间和最后一次给药后 72 小时内暂停哺乳。

动物实验显示,高剂量使用对雄性大鼠生育力有影响。男性用药须注意。

酮替芬 Ketotifen

【别名】甲哌噻庚酮、噻喘酮、富马酸酮替芬、Zaditor

【药理学分类】主要作用于呼吸系统药物 - 平喘药、主要影响变态反应和免疫功能药物 - 抗变态反应药

【剂型】片剂、胶囊剂、滴眼剂、滴鼻剂、气雾剂、喷雾剂、口服溶液剂

【妊娠期风险】FDA 原分级 C; 没有人类数据 - 可能适用 a

【哺乳期风险】L3- 没有数据 - 可能适用 b

【说明书建议】富马酸酮替芬已在大鼠口服给药后的母乳中被测出,尚不知道局部给药如滴眼剂的使用是否会产生足够的剂量吸收,从而可测得母乳中的含量,所以哺乳期的母亲应慎用富马酸酮替芬。

【重要参数】Mw 309, $t_{1/2}$ 21 小时, t_{max} 2~4 小时, F 50%, PB 75%。

【国内外指南】《支气管哮喘防治指南(2020 年版)》指出:月经前易发作哮喘的,可在周期性哮喘发作前数天口服药物预防,如口服酮替芬(1mg, 2 次 /d)或孟鲁司特(10mg, 1 次 /d)[1]。妊娠期哮喘治疗原则与典型哮喘相同,但基于妊娠安全性考虑,药物选择要慎重。在妊娠过程中,停用吸入性糖皮质激素可能导致哮喘急性发作。白三烯受体拮抗剂可减少症状,且不增加早产风险。

【妊娠期用药研究】

1. **动物数据** 在器官形成期间给予妊娠家兔 15mg/(kg·d)的酮替芬时没有影响,给予其 45mg/(kg·d)的剂量时,导致胸骨骨化延迟的发生率增加。在

器官形成期间给予妊娠家兔和妊娠大鼠高达 45mg/(kg·d)和 100mg/(kg·d)口服剂量,也不会导致任何生物学相关的胚胎/胎儿毒性。从妊娠 15 天到产后 21 天口服酮替芬 50mg/(kg·d)(人类眼部最大推荐剂量的 33 333 倍),大鼠的后代中,出生后死亡率略有增加,出生后的前 4 天体质量增加略有下降。富马酸酮替芬已在大鼠口服给药后的母乳中被鉴定出来,尚不知道局部眼部给药是否会导致足够的全身吸收以产生可检测的母乳中的量,所以哺乳期的母亲应慎用富马酸酮替芬[2]。

2. **人类数据** 动物研究发现该药品对胎儿有毒副作用,但尚未对孕妇进行严格的对照研究,并且孕妇使用该药品的治疗获益可能大于其潜在危害。

尚未有人类妊娠期使用酮替芬滴眼液的报告,一般来说,不认为抗组胺药物在推荐剂量下会引起人类的发育毒性。因为在局部使用类似药物后吸收到体循环中的量通常非常小,如果吸收了,胚胎/胎儿的风险似乎可以忽略不计[a]。

【哺乳期用药研究】动物实验研究中酮替芬能进入母乳,然而,它是否能进入人类母乳未知。不清楚在局部用药后,足够量的药物进入全身循环是否增加母乳内的药物量。基于药代动力学,此药不太可能对母乳喂养的婴儿造成严重风险[b]。由于眼睛吸收有限,因此在母亲使用酮替芬滴眼液后,预计酮替芬不会对母乳喂养的婴儿造成任何不良影响。为了显著减少使用滴眼液后到达母乳的药物量,在眼角处对泪管施加压力 1 分钟或更长时间,然后用吸水纸去除多余的溶液[3]。该药物的分子量与长半衰期提示该药物会排泄至母乳中,然而进入体循环的量可能非常低,因此无临床意义,如果妇女在母乳喂养期间使用该药物,应监测其哺乳婴儿是否出现嗜睡、口干、易怒和流鼻血增加等不良反应[a]。

【男性用药研究】在交配前 70 天,雄性大鼠口服酮替芬大于 10mg/(kg·d)(相当于人类眼部最大推荐剂量的 6 667 倍)时,导致死亡和生育率下降[2]。精索静脉曲张、精子浓度降低或活力下降的男性患者接受酮替芬治疗后,精液分析显示有所改善,累积妊娠率增加(41.17% vs 21.15%)[4],但除了这一项研究外,其余均未显示妊娠率的提高[5-7]。

【药师建议】目前缺乏酮替芬在人类妊娠期和哺乳期用药的安全性证据,其用药风险尚不明确。妊娠期或哺乳期过敏性疾病如过敏性鼻炎、过敏性结膜炎等,首选其他安全性证据更充分的治疗药物。妊娠早期意外使用了酮替芬,没有对孕妇进行充分严格的对照研究,一般来说,常规剂量的使用不会引起人类的发育毒性,尤其是局部外用时。高剂量口服给药,由动物实验数据提示,风险不能完全排除。酮替芬口服给药,可能会排泄至母乳中,哺乳期的母亲应慎用,尽管进入体循环的量可能非常低。

头孢丙烯 Cefprozil

【别名】头孢罗齐、银力舒、希能、施复捷、Cefzil

【药理学分类】抗感染药物 - 抗生素

【剂型】片剂、胶囊剂、颗粒剂、混悬剂

【妊娠期风险】FDA 原分级 B；适用 [a]

【哺乳期风险】L1- 有限数据 - 适用 [b]

【说明书建议】目前还没有针对孕妇的充分和良好控制的研究，只有在明确需要的情况下，才应该在怀孕期间使用这种药物。当给哺乳期妇女使用头孢丙烯时应谨慎，因为头孢丙烯对哺乳婴儿的影响尚不清楚。

【重要参数】Mw 389，$t_{1/2}$ 1.3 小时，t_{max} 1.5 小时，F 95%，RID 3.7%，M/P 0.05~5.67，PB 36%

【国内外指南】《抗菌药物临床应用指导原则（2015 年版）》中关于妊娠期和哺乳期患者抗菌药物的应用指出 [1]：药物毒性低，对胎儿及母体均无明显影响，也无致畸作用者，妊娠期感染时可选用。如青霉素类、头孢菌素类等 β-内酰胺类抗菌药物。

青霉素类、头孢菌素类等 β- 内酰胺类和氨基糖苷类等在乳汁中含量低。哺乳期患者应用任何抗菌药物时，均宜暂停哺乳。

【妊娠期用药研究】

1. 动物数据　妊娠兔、小鼠和大鼠经口给予头孢丙烯，剂量分别为 0.8 倍、8.5 倍和 18.5 倍人类最大推荐剂量（MRHD）1 000mg，对上述动物胎仔发育没有损害 [2]。

2. 人类数据　2001 年，一项病例对照研究，比较了 22 865 名有先天性畸形胎儿或新生儿的孕妇与匹配的无缺陷婴儿的孕妇，考察了妊娠期使用头孢菌素（头孢氨苄、头孢克洛、头孢孟多、头孢哌酮、头孢噻肟、头孢布坦和头孢呋辛）与先天缺陷的关联。结果未发现妊娠期使用头孢菌素与后代先天异常之间存在关联（病例组 308 例，对照组 440 例）[3]。

2016 年一项关于美国出生缺陷预防的病例对照研究 [4]，评估了 1997—2011 年期间妊娠期前三个月患有尿路感染的女性中，24 570 例母亲使用抗生素与胎儿出生缺陷之间的关系。结果显示，头孢菌素的暴露与肛门直肠闭锁 / 狭窄（aOR 5.01，95%CI 1.34~18.76）显著有关，排除头孢菌素与有或没有腭裂的唇裂之间的关联显著（aOR 5.67，95%CI 1.67~18.76）。

2017 年的一项研究旨在评估妊娠期抗生素暴露与主要先天性畸形（MCM）之间的关联。使用 Quebec 妊娠队列（1998—2008 年）纳入了总共

139 938 名活产单胎,其中 1 005 例暴露于头孢菌素。结论是头孢菌素不会增加 MCM 的风险[5]。

【哺乳期用药研究】 头孢丙烯分泌进入乳汁的水平较低[6],可能不会对母乳喂养的婴儿造成不利影响。在哺乳期妇女服用 1g 剂量的头孢丙烯后,母乳中检测到少量头孢丙烯(剂量<0.3%)。24 小时内的平均浓度为 0.25~3.3μg/ml[2]。

但头孢菌素有破坏婴儿胃肠道菌群的潜在风险,进一步导致腹泻或鹅口疮。一般认为,在哺乳期使用头孢丙烯是可以接受的。Micromedex 哺乳评级:婴儿风险较小。美国儿科学会药物委员会也认为适用于母乳喂养[7]。

妊娠期间患肉芽肿性小叶性乳腺炎(granulomatous lobular mastitis,GLM),出于安全考虑医师不会在妊娠期间进行手术。通过对妊娠患者采取对症治疗,肿块穿刺排脓,红肿应用头孢类抗生素抗感染治疗,不建议产后立即断奶干预治疗。经随访,10 例患者的乳汁分泌物中未发现细菌生长。母乳喂养的婴儿未发现腹泻、感染等并发症,婴儿的生长发育均在正常范围内,经儿科医师评估,表明 GLM 妇女母乳喂养不会有害。为了婴儿的健康。考虑到母乳喂养的好处,我们应该鼓励这些患者进行母乳喂养[8]。

【男性用药研究】 暂无数据。

【药师建议】 头孢菌素是妊娠期使用相对安全的抗菌药物,动物实验和大部分人类数据均认为头孢丙烯与出生缺陷风险增加无关。

头孢丙烯分泌进入乳汁的水平较低,母乳喂养时注意观察婴儿是否出现腹泻、肠道菌群失调及皮疹等不良反应。

头孢地尼 Cefdinir

【别名】 全泽复、希福尼、世扶尼、Omnicef
【药理学分类】 抗感染药物 - 抗生素
【剂型】 胶囊剂、片剂、颗粒剂
【妊娠期风险】 FDA 原分级 B;适用[a]
【哺乳期风险】 L1- 有限数据 - 适用[b]
【说明书建议】 在大鼠和兔子中进行了生殖研究,没有发现头孢地尼的致畸作用,也未观察到对母体生殖活动、后代生存、发育、行为或生殖功能有伤害的证据。然而,没有对孕妇进行充分和良好对照研究。因为动物繁殖研究并不总是能预测人类的反应,所以只有在明确需要的情况下,才可在妊娠期间使用。

头孢地尼用于分娩和分娩期间尚未被充分研究，其安全性尚未确立。由于头孢地尼可通过乳汁分泌，因此哺乳期妇女使用本品时应权衡利弊。

【重要参数】 Mw 395，F 16%~21%，$t_{1/2}$ 1.7 小时，PB 60%~70%，t_{max} 2~4 小时。

【国内外指南】《抗菌药物临床应用指导原则（2015 年版）》中关于妊娠期和哺乳期患者抗菌药物的应用指出：药物毒性低，对胎儿及母体均无明显影响，也无致畸作用，妊娠期感染时可选用。如青霉素类、头孢菌素类等 β- 内酰胺类抗菌药物；青霉素类、头孢菌素类等 β- 内酰胺类和氨基糖苷类等在乳汁中含量低；哺乳期患者应用任何抗菌药物时，均宜暂停哺乳[1]。

【妊娠期用药研究】

1. **动物数据** 对大鼠和兔子进行了生殖研究。在妊娠大鼠中，当剂量高达按人类体表面积计算的人类日剂量 (the human dose,HD) 的 11 倍时未见有致畸作用，但在剂量≥1.1 倍 HD 时出现胎仔体质量减轻；没有观察到对母体生殖活动、后代生存、行为、发育或生殖功能的影响。在妊娠兔中，口服剂量为 0.23 倍 HD 时，也未见有致畸，但在最高剂量时也会出现母体毒性（体质量减轻）；未观察到对后代的不良影响 a。

2. **人类数据** 虽然目前没有人类妊娠期使用头孢地尼的资料，但通常认为妊娠期使用头孢菌素类药物是安全的 a。

研究发现，妊娠期间使用头孢菌素治疗似乎无法检测到对胎儿有致畸危险[2]。另一项研究表明，妊娠早期使用头孢菌素（头孢呋辛为例）的主要畸形率没有显著增加（$P=0.61$，RR 1.56，95%CI 0.27~9.15），但头孢菌素（头孢呋辛为例）暴露的女性人工流产率显著增加（$P=0.04$，RR 3.33，95%CI 0.94~11.77）[3]。

根据目前的知识水平，在妊娠期间正确使用适当剂量的抗菌药物，绝大多数不会对未出生的孩子造成严重伤害，头孢地尼相对安全。当然，没有绝对安全的药物，目前有些文献报道，产前和产后接触头孢类药物也可能引起胎儿的远期并发症，比如过敏体质[4]，比如哮喘风险增加[5]。所以，妊娠期间的药物使用必须仔细评估，权衡胎儿和母亲的风险与收益[6]。这可能与当前微生物指南中支持妊娠期使用的建议不一致，因此有必要对子代进行长期研究[7]。

【哺乳期用药研究】头孢地尼分子量小，预计可以排泄到母乳中。然而，在单次 600mg 口服剂量后，在母乳中未检测到头孢地尼[8]。头孢菌素偶尔会破坏婴儿的胃肠道菌群，导致腹泻或鹅口疮，但这些影响尚未得到充分评估，哺乳期母亲可以接受头孢地尼[9]。美国儿科学会将头孢菌素类列为哺乳可用 a。

【男性用药研究】暂无数据。

【药师建议】到目前为止，人类妊娠期和哺乳期使用头孢地尼的资料有限，但通常认为，妊娠期和哺乳期使用头孢地尼是相对安全的。在有明确指征的情况下,可以在妊娠期和哺乳期时使用。但头孢地尼为抗菌药物,仍需要关注婴儿暴露可能存在潜在的问题,如肠道菌群的改变、过敏反应、影响婴儿患病时病原学分析等。故哺乳期应权衡利弊使用,若需要继续哺乳,请尽量避开血药浓度高峰期。

头孢呋辛 Cefuroxime

【别名】头孢呋肟、西力欣、明可欣、Zinacef、Ceftin

【药理学分类】抗感染药物 - 抗生素

【剂型】片剂、注射剂、胶囊剂、颗粒剂、混悬剂

【妊娠期风险】FDA 原分级 B;适用 [a]

【哺乳期风险】L2- 有限数据 - 可能适用 [b]

【说明书建议】已使用高剂量头孢呋辛在小鼠和兔子中进行了生殖研究,未发现对生育能力有损害或对胎儿有伤害的证据。然而,没有对孕妇进行充分和良好对照的研究。因为动物繁殖研究并不总是能预测人类的反应,所以只有在明确需要的情况下,才应该在妊娠期间使用。

由于头孢呋辛可通过乳汁分泌,因此在给哺乳期妇女使用本品时应权衡利弊。几十年来,在孕妇中使用头孢菌素(包括头孢呋辛)已发表的流行病学研究、病例系列和病例报告的现有数据尚未确定主要出生缺陷、流产或孕产妇或胎儿不良结局的药物相关风险。

【重要参数】Mw 424, F 30%~50%, $t_{1/2}$ 1~2 小时, PB 33%~50%, t_{max} 2~3 小时(p.o.)、2~3 分钟(i.v.), RID 0.6%~2%。

【国内外指南】暂无。

【妊娠期用药研究】

1. **动物数据** 对大鼠采用人类最大推荐剂量(MRHD)的 9 倍剂量时没有发现生殖毒副作用,对小鼠和兔采用 MRHD 的 23 倍剂量时也未发现对胚胎有毒性作用 [a]。

2. **人类数据** 头孢呋辛在妊娠晚期或分娩时易穿过胎盘,在胎儿血清或羊水中达到治疗浓度。新生儿在出生后 6 小时可检测到治疗浓度的药物,26 小时后仍可以检出。但尚未观察到妊娠期暴露于该药物对新生儿产生不良影响。故妊娠期使用该药物通常认为是安全的 [a]。

研究发现,妊娠期间使用头孢菌素治疗似乎无法检测到对胎儿有致畸危险 [1]。另一项研究表明,妊娠早期使用头孢呋辛的主要畸形率没有显著增加(P=0.61, RR 1.56, 95%CI 0.27~9.15),但头孢呋辛暴露的女性人工流产率显著

增加(P=0.04,RR 3.33,95%CI 0.94~11.77)[2]。

根据目前知识水平,在妊娠期间正确使用适当剂量的抗菌药物,绝大多数不会对未出生的孩子造成严重伤害,头孢呋辛是相对安全的药物。2015年,美国FDA将头孢呋辛推荐为可以在妊娠期间安全使用的药物清单中[1]。当然,没有绝对安全的药物。目前有些文献报道,产前和产后接触头孢菌素类药物也可能引起胎儿远期并发症,比如过敏体质[3],比如哮喘风险增加[4]。所以,妊娠期间的药物使用必须仔细评估,权衡胎儿和母亲的风险与收益[5]。这可能与当前微生物指南中支持妊娠期使用的建议不完全一致,因此有必要对子代进行长期研究[6]。

【哺乳期用药研究】头孢呋辛可少量分泌入乳汁。在一项对38名接受平均日剂量为1 000mg头孢呋辛的母亲进行的研究中,2.6%的母亲报告了与对照组(9%)没有显著差异的轻微副作用ᵃ。美国儿科学会将头孢菌素类列为哺乳期可用[7]。

【男性用药研究】雄性大鼠腹腔注射头孢呋辛8天后,精子质量和血浆睾酮浓度下降,但暴露70天后检查大鼠未出现这些不良反应[8]。

【药师建议】动物数据显示头孢呋辛不会对生育能力有损害,也未对胚胎有生殖毒性。到目前为止,人类资料也未发现头孢呋辛的致畸作用。通常认为,妊娠期和哺乳期使用头孢呋辛相对安全。在有明确指征的情况下,可以在妊娠期使用。

头孢呋辛可少量分泌入乳汁,有限的证据表明婴儿暴露量不足以产生不良影响。但头孢呋辛为抗菌药物,仍需要关注婴儿暴露可能存在的潜在问题,如肠道菌群的改变、过敏反应、影响婴儿患病时病原学分析等。故哺乳期应权衡利弊使用,若需要继续哺乳,请尽量避开血药浓度高峰期。

头孢克肟 Cefixime

【别名】氨噻肟烯头孢菌素、世福素、达力芬、康哌、Suprax

【药理学分类】抗感染药物 - 抗生素

【剂型】胶囊剂、片剂、混悬剂、颗粒剂

【妊娠期风险】FDA 原分级 B;适用ᵃ

【哺乳期风险】L2- 没有数据 - 可能适用ᵇ

【说明书建议】虽然现有研究无法明确确定不存在风险,但数十年来前瞻性队列研究、病例系列和病例报告的已发表数据未发现与妊娠期间使用头孢菌素(包括头孢克肟)与重大出生缺陷、流产之间存在一致相关性,或其他不

良母体或胎儿结局。头孢克肟存在于动物乳汁中，它很可能也会出现在人乳汁中。应考虑母乳喂养对发育和健康的好处，同时考虑母亲对头孢克肟的临床需要以及头孢克肟或母亲的潜在疾病对母乳喂养婴儿的任何潜在不利影响。

【重要参数】Mw 453，F 40%~50%，$t_{1/2}$ 3~4 小时，t_{max} 2~6 小时，PB 65%。

【国内外指南】《抗菌药物临床应用指导原则（2015 年版）》中关于妊娠期和哺乳期患者抗菌药物的应用指出[1]：药物毒性低，对胎儿及母体均无明显影响，也无致畸作用，妊娠期感染时可选用如青霉素类、头孢菌素类等 β- 内酰胺类抗菌药物[1]。

【妊娠期用药研究】

1. 动物数据　已在小鼠和大鼠身上进行了剂量为 400 倍人类推荐剂量的生殖研究，并没有发现因头孢克肟而导致生育能力受损或对胎儿造成伤害的证据。家兔实验中，当剂量达到人类推荐剂量 4 倍时，没有证据显示有致畸作用；流产和妊娠母兔死亡的发生率很高，这是兔子对抗生素诱导的肠道菌群变化敏感的结果。目前还没有对孕妇进行充分对照的研究。因此，除非医师认为有必要，否则不得在妊娠期或哺乳期使用[2]。

小鼠和大鼠的生殖研究中，实验剂量分别相当于成人推荐剂量的 40 倍和 80 倍，结果未发现头孢克肟对胎儿有害的证据。在一项家兔胚胎 / 胎儿发育研究中，在器官形成期（妊娠第 6~18 天）给予 3.2mg/（kg·d）、10mg/（kg·d）或 32mg/（kg·d）头孢克肟，大于 10mg/（kg·d）剂量导致流产和母体死亡发生率增加。产前和产后发育研究中，大鼠经口给予头孢克肟剂量高达 3 200mg/（kg·d），头孢克肟对妊娠持续时间、分娩过程、子代的发育和活力或生殖能力及其胎儿的发育无影响[3]。

2. 人类数据　头孢克肟是一种口服第三代头孢菌素，它通过抑制细菌细胞壁的合成发挥杀菌作用。用于治疗常见感染，如泌尿系感染等。研究中发现孕妇术前 2 小时单剂量口服 400mg 头孢克肟，术中采样测定药物浓度，母体血液中头孢克肟浓度为（2.59 ± 1.10）mg/ml，羊水中药物浓度为（0.85 ± 0.42）mg/ml，头孢克肟羊水通过率为 37.55%[4]。

头孢菌素穿过胎盘，在羊水中以杀菌浓度被检测到。孕妇排泄较快，可能有必要调整剂量[5]。头孢菌素在治疗剂量下不会引起致畸问题[6]。和青霉素一样，头孢菌素也属于妊娠期间的首选抗生素，可以使用公认安全的头孢菌素，如头孢克洛、头孢氨苄和头孢呋辛。

2016 年一项关于美国出生缺陷预防的病例对照研究[4]，评估了 1997—2011 年期间围受孕期（受孕前一个月及妊娠期前三个月）患有尿路感染的女性中，24 570 例母亲使用抗生素与胎儿出生缺陷之间的关系。结果显示，围孕期的暴露于头孢菌素与肛门直肠闭锁 / 狭窄（*OR* 5.01，95%*CI* 1.34~18.76）风险增加相关[7]。

2017 年的一项研究旨在评估妊娠期抗生素暴露与主要先天性畸形（MCM）之间的关联。使用 Quebec 妊娠队列（1998—2008 年）纳入了总共 139 938 名活产单胎，其中 1 005 例暴露于头孢菌素，共有 116 例新生儿出现先天性畸形，其对应的风险为 1.12（95%*CI* 0.92~1.36），这表明头孢菌素不会增加 MCM 的风险[8]。

Micromedex 妊娠评级：胎儿风险不排除。

【哺乳期用药研究】青霉素衍生物和头孢菌素是母乳喂养时的首选抗生素。在可能的情况下，首选已使用很长时间的治疗方法，例如头孢菌素类药物（头孢氨苄和头孢呋辛）。如果需要使用其他 β- 内酰胺类抗生素或 β- 内酰胺酶抑制剂，也可以继续母乳喂养[5]。

尽管没有关于头孢克肟进入母乳的人类数据，但基于这种药物较高的分子量（507Da）、成年患者的低血浆浓度和较差的口服生物利用度，预计它在母乳喂养的婴儿中不会达到临床治疗水平。这种抗生素通常用于母乳喂养的妇女，目前没有婴儿不良反应的报告 b。在 2001 年，美国儿科学会将其他头孢菌素抗生素归类为适合母乳喂养（例如头孢氨苄和头孢唑林）。

Micromedex 哺乳评级：婴儿风险不排除。

【男性用药研究】暂无数据。

【药师建议】青霉素和头孢菌素均属于妊娠期间的首选抗生素。如果需要，哺乳期适用。哺乳期间监测婴儿是否有呕吐、腹泻、胃肠道菌群变化和皮疹等状况。

头孢拉定 Cephradine/Cefradine

【别名】头孢环己烯、先锋霉素Ⅵ、泛捷复、君必青、Velosef

【药理学分类】抗感染药物 - 抗生素

【剂型】片剂、胶囊剂、颗粒剂、注射剂、混悬剂

【妊娠期风险】FDA 原分级 B；适用[1]

【哺乳期风险】适用[1]

【说明书建议】本品可透过胎盘屏障进入胎儿血循环，也可进入乳汁，孕妇及哺乳期妇女慎用。

【重要参数】*Mw* 349，$t_{1/2}$ 1 小时，t_{max} 1 小时，PB 6%~10%。

【国内外指南】头孢拉定为第一代头孢菌素。《抗菌药物临床应用指导原

则(2015年版)》认为药物毒性低,对胎儿及母体均无明显影响,也无致畸作用者,妊娠期感染时可选用,如头孢菌素类等β-内酰胺类抗菌药物。头孢菌素类等β-内酰胺类在乳汁中含量低,然而无论乳汁中药物浓度如何,均存在对乳儿潜在的影响,并可能出现不良反应,哺乳期患者应用任何抗菌药物时,均宜暂停哺乳[2]。

【妊娠期用药研究】

1. 动物数据 1973年一项研究中,小鼠和大鼠口服剂量[100mg/(kg·d)或300mg/(kg·d)]或每日腹膜内剂量[仅大鼠;80mg/(kg·d)或320mg/(kg·d)]头孢拉定,未观察到后代发生与药物相关的致畸变化[3]。

2. 人类数据 头孢拉定可迅速通过胎盘[4-6]。通常认为妊娠期应用头孢菌素是安全的[a]。

仅有一项研究表明头孢拉定可能与先天畸形相关[a],但原始文献无法获取。其他大样本的研究都提示与出生缺陷无关[4-5]。其他头孢类药物(头孢呋辛)研究证实,母亲在妊娠期间接受过头孢呋辛治疗,18个月以内儿童的身心发育正常[7]。

【哺乳期用药研究】头孢拉定经乳汁排泄的浓度较低,头孢拉定的乳汁与血浆比率约是0.2[5]。美国儿科学会认为使用头孢菌素类抗生素可母乳喂养[8]。

【男性用药研究】暂无数据。

【药师建议】头孢拉定可穿透人类胎盘,目前无明确证据显示头孢拉定可导致后代畸形增加。说明书提示妊娠期慎用。

头孢拉定可少量分泌至乳汁,说明书提示哺乳期慎用。

头孢曲松 Ceftriaxone

【别名】罗氏芬、头孢三嗪、头孢嗪克松、头孢氨噻三嗪、Cefarone

【药理学分类】抗感染药物-抗生素

【剂型】注射剂

【妊娠期风险】FDA原分级B;适用[a]

【哺乳期风险】L1-有限数据-适用[b]

【说明书建议】妊娠期和哺乳期用药应权衡利弊。头孢曲松可通过胎盘屏障。头孢曲松在人乳汁中有少量排出,哺乳期用药应当谨慎。

【重要参数】Mw 555,$t_{1/2}$ 5.8~8.7小时,PB 95%,RID 4.1%~4.2%,M/P 0.03,t_{max} 1小时,$F \leqslant 1\%$。

【国内外指南】2020年中国《梅毒,淋病和生殖道沙眼衣原体感染诊疗指南》[1]和2021年美国疾病控制与预防中心(CDC)更新的《淋球菌感染治疗指南》[2],建议妊娠期淋病首选头孢曲松。

【妊娠期用药研究】

1. 动物数据 在小鼠、大鼠和灵长类动物中进行的生殖毒性表明静脉注射剂量分别为625mg/(kg·d)、586mg/(kg·d)和84mg/(kg·d),没有胚胎毒性、胎儿毒性或致畸性。根据体表面积计算,这些剂量分别相当于临床剂量2g/d的大约1.5倍、2.8倍和0.8倍[3]。

2000年Nathanson等[4]发现头孢曲松对体外胎鼠肾脏形成有微弱的损害,10μg/ml、100μg/ml头孢曲松与14天大小的胎鼠肾脏体外共培养时,组织学没有变化,但肾单位分别减少14%和17%,当浓度为1 000μg/ml时完全阻止肾脏发育。这些结果表明,在治疗剂量下,对成人肾脏有少量或无副作用的药物可能对正在发育的后肾产生毒性作用。

关于妊娠期使用头孢曲松对后代肠道菌群的影响,Cheng等[5]采用16s rRNA测序法等对小鼠粪便和胎盘中的微生物群进行综合分析。结果表明,小鼠妊娠期经口给予头孢曲松对胎盘菌群影响不明显,但显著改变母体肠道微生物群,后代血清IL-6水平显著升高,提示头孢曲松口服可部分改变子代免疫功能。

2. 人类数据 虽然头孢曲松蛋白结合率高,但是能通过人体胎盘,其在胎儿血液中的浓度可达治疗浓度[6-7]。通常认为青霉素和头孢菌素类药物为妊娠期较安全药物,对照研究表明妊娠前20周使用青霉素及头孢类药物,不增加流产风险[8]。在2001年的一项大型研究中[9],采用1980—1996年匈牙利先天性异常病例对照监测的人群数据集。在新生儿有先天异常的22 865名妇女和无缺陷新生儿的对照组38 151名妇女中,分别有308名(1.35%)和440名(1.17%)妇女在妊娠期接受了头孢菌素治疗,结果提示未发现头孢菌素类抗菌药物存在可检测到的致畸风险。

在1985年至1992年对密歇根医保患者进行的一项监测研究中,有60名新生儿在母亲妊娠第一阶段接触了头孢曲松ª,其中观察到4例(6.7%)重大出生缺陷,包括3例心血管缺陷。提示头孢曲松与心血管缺陷之间可能存在联系,但其他因素,如母亲的疾病,同时使用的药物,也可能有关。

来自密歇根医疗辅助数据库的发现表明头孢曲松和心脏畸形之间存在潜在的关联,头孢曲松在足月时应谨慎使用,因为可竞争置换胆红素与血浆蛋白的结合,使游离胆红素升高,有可能引起新生儿的核黄疸[10]。

【哺乳期用药研究】头孢曲松是第三代广谱头孢菌素类抗菌药物。少量转移到母乳中(为母体血清水平的3%~4%)[6]。肌内注射1g后,4~8小时内母乳水平为0.5~0.7mg/L。稳态时乳汁中浓度估计值为3~4mg/L。另外研究显示每天 2g,稳定状态下,大约 4.4% 的剂量转运到乳汁中。7 天后,母乳的峰浓度为 7.89mg/L。头孢曲松口服吸收很少,限制了婴儿对药物的吸收。即使如此高的剂量,也没有发现婴儿有不良反应。

头孢曲松蛋白结合率高,在乳汁中的浓度较低,加上婴儿口服吸收少,除了胃肠道菌群的改变外,一般不会出现其他症状。单剂量头孢曲松 1g 经静脉或肌内注射给药后,母乳中的消除半衰期分别为 12.8 小时和 17.3 小时[11]。

一般来说,母乳中存在的抗菌药物可能导致肠道菌群的改变,母乳喂养期间应监测婴儿胃肠道紊乱[11]。在治疗期间决定母乳喂养时,应考虑婴儿接触母乳的风险、母乳喂养对婴儿的好处以及治疗对母亲的好处。如果以通常推荐剂量使用头孢曲松,则认为可母乳喂养[12]。头孢曲松不常规用于新生儿,因为可竞争置换胆红素与血浆蛋白的结合,使游离胆红素升高,高胆红素血症风险增大。使用头孢曲松时母乳喂养期间须监测婴儿有无呕吐、腹泻、肠道菌群失调和皮疹等不良反应。

【男性用药研究】公羊动物实验表明,每日肌内注射头孢曲松(28.5mg/kg),连续 2 天,观察到精子浓度、数量和能动性降低。此外,接受头孢曲松治疗的公羊精液中透明质酸酶活性显著升高($P<0.01$)[13]。未查阅到对人类男性造成不良影响的报告。

【药师建议】妊娠期必要时可以使用,但围产期慎用,以免引起新生儿高胆红素血症。头孢曲松不常规用于早产儿、新生儿,因为可竞争置换胆红素与血浆蛋白的结合,使游离胆红素升高,高胆红素血症风险增大。但因为其蛋白结合率高,在乳汁中的浓度较低,加上婴儿口服吸收少,所以在哺乳期使用正常剂量头孢曲松时可母乳喂养,但母乳喂养期间须监测婴儿有无呕吐、腹泻、肠道菌群失调和皮疹等不良反应。

头孢噻肟 Cefotaxime

【别名】头孢氨噻肟、凯福隆、治菌必妥、泰可欣、Claforan

【药理学分类】抗感染药物 - 抗生素

【剂型】注射剂

【妊娠期风险】FDA 原分级 B;适用[a]

【哺乳期风险】L2- 有限数据 - 可能适用[b]

【说明书建议】摘录自两份不同的说明书。

动物研究中没有发现胚胎毒性或致畸性证据。尽管已经报道头孢噻肟可以透过胎盘屏障,但对人类胎儿的作用尚不明确。孕妇中尚无良好的对照研究。因此只有在明确需要的情况下，才能在妊娠期间使用该药物。本品在人乳中以低浓度排泄，故哺乳期妇女慎用。

本品可经乳汁排出，哺乳期妇女应用本品时虽无发生问题的报告，但应用本品时宜暂停哺乳。本品可透过血-胎盘屏障进入胎儿血循环，孕妇应限用于有确切适应证的患者，权衡利弊后使用。

【重要参数】Mw 455，$t_{1/2}$ 1.5 小时，RID 0.14%~0.3%，M/P 0.027~0.17，PB 30%~50%。

【国内外指南】2019 年美国母胎医学会发布的《妊娠期及产褥期脓毒症诊断和治疗共识》提出：对于社区获得性肺炎和腹部感染推荐使用的抗生素包括头孢噻肟，对于子宫内膜炎推荐氨苄西林、庆大霉素和甲硝唑（或克林霉素），也可以使用头孢噻肟替代[1]。Cochrane 数据库推荐的几种用于治疗淋病感染的第三代头孢菌素药物包括头孢噻肟[2]。

英国母婴咨询中心发布的一项调查报告认为，孕产妇选择最合适的抗生素治疗方案需向微生物学家寻求建议，但不应该延迟紧急治疗，在生物体未知且未病危的情况下，生殖道脓毒症的初始经验性静脉抗生素治疗建议选择头孢噻肟 1~2g（6~12 小时 1 次）加甲硝唑 500mg（8 小时 1 次）[3]。

美国疾病控制与预防中心（CDC）《性传播疾病治疗指南 2021 版》指出：新生儿淋球菌眼炎的治疗首选头孢曲松（25~50mg/kg，静脉注射或肌内注射，单剂量给药不超过 250mg），但对于高胆红素血症的新生儿，尤其是早产儿，应谨慎使用头孢曲松。头孢噻肟 100mg/kg，静脉注射或肌内注射单次给药可用于因同时静脉注射钙而无法接受头孢曲松的新生儿。针对新生儿播散性淋球菌感染建议使用头孢噻肟 25mg/kg，静注或肌内注射，每 12 小时 1 次，持续 7 天，如果观察到脑膜炎持续时间延长至 10~14 天[4]。

【妊娠期用药研究】

1. 动物数据　本药在动物中未发现致畸作用。妊娠小鼠和妊娠大鼠静脉注射头孢噻肟 1 200mg/（kg·d）未观察到胚胎毒性或致畸性；大鼠围产期研究中，给予大鼠头孢噻肟 1 200mg/（kg·d），实验组幼崽出生体质量显著低于对照组，且在 21 日的哺乳期内体质量始终低于对照组[5]。

2. 人类数据　本药可通过胎盘，可在脐带血及胎儿组织中检测到[6]。5 名患有绒毛膜羊膜炎的孕妇在分娩时使用了头孢噻肟（剂量不明），分娩后发现胎盘组织与母体血液的比率为 0.2[7]。有作者研究了头孢噻肟在妊娠晚期向胎儿和羊水中的经胎盘转移的情况，孕妇接受单次静脉注射 1 000mg 头孢噻肟后 6 小时脐带血中浓度为 0.3~0.4μg/ml，羊水中为 0.4μg/ml（通过 HPLC 检测）。在母亲或新生儿中均未发现由头孢噻肟引起的副作用[8]。

2017 年的一项研究旨在评估妊娠期抗生素暴露与主要先天性畸形（major

congenital malformation, MCM)之间的关联。使用 Quebec 妊娠队列(1998—2008 年)纳入了总共 139 938 名活产单胎,其中 1 005 例暴露于头孢菌素。结论是头孢菌素不会增加 MCM 的风险[9]。

2020 年一篇综述调研汇总了治疗临床绒毛膜羊膜炎的现有证据并提出开发一种基于证据的现代方法管理临床绒毛膜羊膜炎。此文建议用于治疗临床绒毛膜羊膜炎的替代抗生素方案有头孢噻肟(2g,静脉滴注,每 8~12 小时 1 次)[10]。

Micromedex 妊娠评级:胎儿风险不排除。

【哺乳期用药研究】本药可随人类乳汁排泄,有限的信息表明头孢噻肟在母乳中的水平较低。研究曾报道 12 名健康哺乳期妇女产后第 3 天单次静脉注射头孢噻肟 1g,给药后 2~3 小时内母乳中药物达到峰值;给药后 1 小时、2 小时、3 小时、6 小时平均药物浓度分别是 0.26mg/L、0.32mg/L、0.30mg/L、0.13mg/L;1 小时、2 小时、3 小时母乳 / 血清比值分别为 0.027、0.092、0.17[6]。头孢噻肟进入母乳的量非常少,其 RID 仅为 0.14%~0.3%[b]。

头孢菌素有时会破坏婴儿的胃肠道菌群,导致腹泻或鹅口疮,但尚未对这些作用进行充分评估。2001 年,美国儿科学会将头孢噻肟归类为适合母乳喂养[11]。

Micromedex 哺乳评级:婴儿风险较小。

【男性用药研究】暂无数据。

【药师建议】动物数据提示头孢噻肟未发现胚胎毒性或致畸性,目前尚无良好的对照研究明确头孢噻肟相关的不良发育结局风险信息,有限的数据提示妊娠阶段使用头孢噻肟无明确的致畸风险。妊娠期使用头孢菌素类药物较安全。

头孢噻肟进入母乳的量非常少(RID 为 0.14%~0.3%),通常不会对母乳喂养的婴儿造成不利影响,哺乳期妇女可以使用头孢噻肟。

W

维 A 酸 Tretinoin

【别名】全反式维甲酸、维甲酸、all-trans Retinoic acid、艾力可、迪维、Avita、Retin-A、Tretin-X

【药理学分类】皮肤科用药

【剂型】胶囊剂、片剂、乳膏、凝胶

【妊娠期风险】FDA 原分级口服给药 D，禁用于妊娠早期，局部/皮肤外用C；全身，禁用-妊娠早期，局部，人类资料提示低风险[a]

【哺乳期风险】局部，L3-无人类数据-可能适用，全身，L4-无人类数据-可能有风险[b]

【重要参数】Mw 300，$t_{1/2}$ 2 小时，F 50%，t_{max} 2~3 小时。

【说明书建议】摘自六份不同的药品说明书。

口服：孕妇禁用。本品有致畸性，育龄妇女及其配偶在口服本品期间及服药前三个月和服药后一年内应严格避孕，育龄妇女服药前、停药后应做妊免试验。

妊娠期前三个月内妇女禁用；哺乳期妇女禁用，以免婴儿经口摄入本制剂。

维 A 酸是维甲酸类，人类暴露于维甲酸类药物已观察到致畸作用，因此只有在告知妊娠风险后，育龄女性才能开始使用维甲酸治疗。必须使用可靠的避孕方法，必须在治疗前、治疗期间的每月进行妊娠试验。人类妊娠使用维甲酸的数据有限，但胎儿严重畸形的风险很高，特别是在妊娠早期暴露于维甲酸。维 A 酸胶囊妊娠期不应使用，尤其是妊娠早期，也不应在未使用避孕措施的育龄妇女中使用，除非该女性的临床状况（病情严重程度、治疗紧迫性）需要维甲酸治疗。如果在妊娠早期给予维 A 酸胶囊，则必须警告患者该药品存在的致畸风险，以及用药后严重的胎儿畸形风险。如果开始使用维 A 酸治疗，则必须停止母乳喂养。

经皮：孕妇禁用。哺乳期妇女在用药期间应停止哺乳，育龄妇女用药期间严禁受孕。

妊娠期前三个月内妇女禁用。虽然尚无证据人皮肤外用维 A 酸导致畸胎,但育龄妇女用药期间不宜受孕。哺乳期间暂停用药,以免婴儿经口摄入本制剂。

妊娠分级 C,维 A 酸凝胶的妊娠期使用没有良好的对照研究,只有在潜在利益大于潜在风险的情况下才可用于妊娠期。无法明确维 A 酸凝胶是否分泌到人乳中。由于很多药物会从乳汁分泌,哺乳期使用维 A 酸凝胶需要谨慎。

【国内外指南】2019 年 6 月 19 日英国药品和保健品监管机构(Medicines and healthcare products regulatory agency,MHRA)修订和简化针对医疗保健从业者和女性的口服维甲酸类药物时预防妊娠的教育材料,其中提及:在妊娠期局部使用维甲酸类(阿达帕林、阿利维 A 酸、异维 A 酸、他扎罗汀和维 A 酸)后,认为全身暴露可忽略不计。但是,由于不能排除风险,在妊娠期禁止使用外用维甲酸类。建议育龄女性在计划妊娠期间不要使用外用维甲酸类,或使用期间用有效的避孕措施将意外妊娠风险降至最低。口服维甲酸被批准用于早幼粒细胞白血病,鉴于其肿瘤学适应证和特殊的保护需求,该产品不参与 MHRA 预防妊娠计划,但其极强的致畸性仍要求有妊娠可能的女性患者根据产品说明书要求,在使用前进行妊娠试验,使用期间避孕[1]。

根据《中国痤疮治疗指南(2019 修订版)》[2],妊娠或哺乳期痤疮治疗应以外用药物为主。备孕女性痤疮距离妊娠期三个月以上一般可安全用药,口服维 A 酸药物治疗前 1 个月到治疗停药后 3 个月内应严格避孕。妊娠期痤疮,外用维 A 酸类药物应避免(妊娠分级 C-X)。

【妊娠期用药研究】

1. 动物数据　某项维 A 酸的皮肤生育力试验中,给予小鼠 0.25mg/(kg·d)及以上维 A 酸(1.5mg/m², 基于体表面积约 2 倍临床剂量),观察到母鼠中不能存活的胚胎在数量及百分比上有轻微增加(无显著性差异)[3]。

经皮给予妊娠 SD 大鼠 0.1g/(kg·d)、0.3g/(kg·d)和 1g/(kg·d)剂量维 A 酸凝胶,评估母体及发育毒性。1g/(kg·d)维 A 酸凝胶大约为基于体表面积 4 倍经皮 100% 吸收的人类临床使用剂量(临床剂量为 50kg 人体 2g 维 A 酸凝胶)。在暴露于维 A 酸凝胶的胎仔中观察到可能的药物相关致畸作用,包括颅面部异常(脑积水)、不对称甲状腺、骨化改变、肋骨增加,这些畸形效果未在对照组中发生。维 A 酸凝胶暴露大鼠的其他母体及生殖参数与对照组没有区别[3]。

不同配方的局部维 A 酸在动物致畸试验中产生了难以解释的结果。有证据表明,当局部应用高于 1mg/(kg·d)剂量的维 A 酸(基于体表面积约 8 倍 100% 吸收的临床剂量),在 Wistar 大鼠中观察到致畸性(尾巴缩短或扭结);当局部应用 10mg/(kg·d)维 A 酸(基于体表面积约 160 倍 100% 吸收的临床剂量），观察到的异常包括肱骨异常（短 13%，弯曲 6%）、顶骨不完全骨化（14%）。局部或口服维甲酸类，在小鼠中观察到肋骨增加。

经皮给予维 A 酸（基于体表面积约 8 倍临床剂量），在兔子中观察到胚胎毒性[3]。

口服维 A 酸在大鼠、小鼠、兔子、仓鼠和灵长类动物中显示出致畸作用。经口给予高于 1mg/(kg·d)剂量的维 A 酸（基于体表面积约 8 倍临床剂量），在 Wistar 大鼠中观察到致畸性。经口给予维 A 酸（基于体表面积约 20 倍临床剂量），在小鼠中观察到胚胎毒性。给予 10mg/(kg·d)维 A 酸，在食蟹猴中观察到致畸性，但是给予 5mg/(kg·d)剂量（基于体表面积约 80 倍临床剂量），没有观察到胎儿畸形。然而，所有剂量下都能观察到骨骼变化增加，还存在剂量相关性的胚胎致死率和流产率。在猪尾猕猴试验中也观察到相似的结果[3]。

2. 人体数据　外用维 A 酸可用于痤疮治疗、预防皱纹，以及一些其他皮肤问题。口服维 A 酸除了治疗痤疮，也可用于治疗白血病。

维 A 酸经皮涂抹时，通过皮肤进入血液的剂量较低。但涂抹在破损皮肤，或在皮肤部分区域超剂量使用，或大面积涂抹，会导致维 A 酸经皮吸收变多。因此，局部使用维 A 酸，使用量越少，对胎儿的风险越小。

妊娠期局部使用维 A 酸与胎儿畸形之间是否存在关联，目前仍不够明确。有部分已发表的病例报告描述了妊娠期局部使用维 A 酸导致婴儿发生视黄酸胚胎病的结构性异常，但是其他相关流行病学研究并未发现妊娠早期使用局部维 A 酸导致胎儿畸形风险上升。1 例女性在孕 11 周内使用维 A 酸乳膏，分娩的女婴耳朵畸形[4]；1 例女性在受孕前至孕 5 周内使用维 A 酸乳膏，分娩的女婴有多种先天畸形，包括脐上淋巴结肿大、前膈疝、心包下缺损、心脏右旋位、右侧上肢复位缺陷[5]；1 例女性在受孕前至孕 2 个月内使用维 A 酸乳膏，分娩的女婴有多种先天畸形，包括主动脉缩窄、左手发育不全、眼距过宽、耳道小[6]；1 例女性在受孕前至孕 2~3 个月内使用维 A 酸乳膏，涂抹面积为脸、背，面积较大，其配偶在受孕前使用口服异维 A 酸，分娩的男婴右耳和外耳道缺失，分娩后 16 个月随访，观察到他含糊地自言自语，向右移动时视动反应减弱，向右旋转时无眼前庭反应，但肌肉力量、肌肉张力和体积与年龄相符；分娩后 20 个月随访，不会说话，语言接受能力差，有认知障碍，脑部 CT 显示右后半球有脑钙化。脑部 MRI 显示右脑半球体积缩小，基底节深部远端梗死，右侧顶枕叶局灶性萎缩和脑软化。脑部磁共振血管成像（magnetic resonance angiography，MRA）显示大脑后动脉周围明显衰减，更远端的皮质、颞和枕支的勾画较差。脑部正电子发射体层成像（positron emission tomography，PET）扫描显示右侧后顶叶、枕叶和颞叶以及右侧基底节和丘脑严重低代谢，左侧小脑轻度代谢低下[7]。

1993 年美国华盛顿一项研究为评估妊娠早期维 A 酸局部使用的胎儿出生缺陷风险，纳入 215 例妊娠早期曾使用局部维 A 酸的女性，并匹配 430 例同医院分娩、同年龄的未暴露女性进行比较。暴露组分娩婴儿的主要畸形发生率为 1.9%，非暴露组分娩婴儿的主要畸形发生率为 2.6%（RR 0.7，95%CI 0.2~2.3）[8]。

1997 年 Motherisk 一项前瞻性队列研究跟踪随访 1988—1996 年曾咨询妊娠早期使用局部维 A 酸的女性，将 94 例暴露女性与 133 例未暴露女性通过年龄、烟酒习惯匹配后比较得出，活产率、流产率、终止妊娠率没有差异，主要畸形的发生率也无区别（2% vs 3%，P=0.30），但低体质量儿有一定差异 [3 354.5 ± 470.2（2 272~4 487）vs 3 501.9 ± 553.5（2 074~5 396），P=0.05]。暴露女性分娩婴儿后，发生的 2 例出生缺陷分别为二叶主动脉瓣和肾脏发育不良，两种畸形与视黄酸胚胎病无关；未暴露女性分娩婴儿的 3 例出生缺陷为先天性髋关节脱位、主动脉瓣狭窄、肛门穿孔[9]。

2013 年瑞士一项多中心、前瞻性研究与欧洲畸形学信息服务网络合作，评估妊娠早期局部使用维甲酸类药物的胎儿先天畸形发生率。在 1992—2006 年向欧洲畸形学信息服务网络求助的女性中，妊娠早期暴露的局部维甲酸类药物包括维 A 酸（n=143）、异维 A 酸（n=52）、阿达帕林（n=24）、视黄酸（n=10）、莫维 A 胺（n=1）与组合 5a 暴露（n=5）。235 例暴露孕妇与 444 例对照孕妇匹配后比较得出，自然流产率（OR 1.5，95%CI 0.8~2.7）、分娩婴儿轻微的出生缺陷（OR 1.3，95%CI 0.4~3.7）、分娩婴儿严重的出生缺陷（OR 1.8，95%CI 0.6~5.4）均无显著性差异，暴露组没有婴儿表现出视黄酸胚胎病的特征。然而，暴露组选择性终止妊娠率增加 3 倍（OR 3.4，95%CI 1.5~7.8）。研究认为，现有结果无法证明，妊娠早期外用维甲酸类会增加视黄酸胚胎病的风险。但根据现有知识，无法明确妊娠期使用外用维甲酸类的风险 - 收益比，因此不建议妊娠期使用外用维甲酸[10]。

2005 年美国加州一项前瞻性研究通过致畸剂信息服务和临床研究计划，纳入 1983—2003 年妊娠早期局部暴露于维 A 酸的 106 例孕妇，并与 389 例未暴露女性匹配后进行妊娠结局比较，活产率、流产率、选择性终止妊娠率没有显著性差异。将两组的所有活产儿进行比较，暴露组（n=91）和未暴露组（n=322）活产儿的出生体质量、出生身长、早产率、过期妊娠率均无显著性差异，但是平均胎龄有显著性差异[（39.72 ± 1.81）vs（39.23 ± 2.16），P=0.051]；将两组的足月活产儿进行比较发现，暴露组（n=87）和未暴露组（n=293）足月活产儿的出生体质量、出生身长无显著性差异。将两组的所有活产儿进行比较，暴露组（n=91）和未暴露组（n=322）发生畸形的风险没有差异（2.2% vs 1.2%，P=0.617），其中暴露组的畸形有 2 种，为膈疝和畸形足，与视黄酸胚胎病无关。研究人员可观察后再评估的活产婴儿，暴露组 62 例，未暴露组 191 例，两组之间轻微结构性畸形在个体中的发生数量没有差异（P=0.206）[11]。

2015 年一项系统评价和荟萃分析评估妊娠早期暴露于局部维 A 酸的妊娠结局，共纳入 654 例暴露女性和 1 375 例未暴露女性，没有发现主要先天畸形率（OR 1.22，95%CI 0.65~2.29）、自然流产率（OR 1.02，95%CI 0.64~1.63）、死产率（OR 2.06，95%CI 0.43~9.86）、选择性终止妊娠率（OR 1.89，95%CI 0.52~6.80）、低出生体质量率（OR 1.01，95%CI 0.31~3.27）、早产率（OR 0.69，95%CI 0.39~1.23）有显著性差异。研究未检测到显著异质性。研究认为，现有数据和分析结果可以排除妊娠早期局部维 A 酸暴露导致主要先天性畸形发生率、自然流产率、低出生体质量率、早产率的显著增加，但这项研究结果主要针对妊娠期无意暴露于外用维 A 酸的女性，分析不足以证明妊娠期使用外用维 A 酸是合理的[12]。

口服维 A 酸主要见于急性早幼粒细胞白血病的治疗。由于急性早幼粒细胞白血病发病年轻，易出血，常因弥散性血管内凝血（disseminated intravascular coagu-lation，DIC）危及生命，而使用口服维 A 酸可以减少 DIC 发作，缓解 90% 以上用药患者的症状。因此，尽管维 A 酸为致畸剂，仍有少量案例报道妊娠期口服维 A 酸治疗，治疗剂量一般为 45mg/（m²·d），有 1 例案例为 70mg/d。有研究检索到共计 20 例妊娠中晚期使用口服维 A 酸的病例，其中 17 例报告了良好的妊娠结局：5 例单胎健康婴儿，2 例早产双胞胎，10 例尽管出生时有短暂并发症（呼吸窘迫，心律失常），但出院时已完全缓解。另外，有 6 例妊娠早期使用口服维 A 酸的病例，其中 3 例妊娠结局良好，另有 1 例自然流产，2 例选择性流产。接受治疗的妊娠女性，除 3 例以外疾病均得到完全缓解（1 例部分缓解，2 例起效前死亡），使用期间报告的最常见不良反应包括维甲酸综合征，白细胞增多，一过性转氨酶升高，头痛，另外有 1 例败血症的报道[13]。目前认为，妊娠中晚期治疗急性早幼粒细胞白血病可以考虑使用口服维 A 酸，但因为维 A 酸的心脏毒性，应密切监测胎儿心脏情况；如果妊娠早期需要治疗急性早幼粒细胞白血病，患者决定继续妊娠的，应将维 A 酸更换为其他药物。

【哺乳期用药研究】局部使用维 A 酸的母乳吸收很低，风险低；口服维 A 酸可能经过乳汁分泌，但目前暂无乳汁内浓度数据，可能存在风险 b。

【男性用药研究】某项维 A 酸的皮肤生育力试验中，给予小鼠 0.5mg/（kg·d）维 A 酸（3mg/m²，基于体表面积约 4 倍临床剂量），观察到精子计数子活力轻微降低（无显著性差异）[3]。

没有使用局部维 A 酸后人类精液中药物含量的数据。同时有研究认为，口服维 A 酸在精液中含量很小，治疗后男性后代发生视黄酸胚胎病的风险很小[14]。

【药师建议】维 A 酸属于维甲酸类,是致畸剂,妊娠期使用可能导胎儿视黄酸胚胎病。经皮局部使用维 A 酸进入血液的剂量较低,但不同外用剂型的吸收有所不同,且涂抹在破损皮肤,或在皮肤部分区域超剂量使用,或大面积涂抹,均会导致经皮吸收变多。现有人类流行病学资料表明,妊娠早期局部使用维 A 酸的胎儿畸形风险并未升高,但仍有少量病例报道了妊娠早期局部使用维 A 酸后引起胎儿视黄酸胚胎病的情况。因此认为,局部使用维 A 酸,使用量越少,对胎儿的风险越小,妊娠期无意暴露于外用维 A 酸的风险需个体化评估,但妊娠期不应使用外用维 A 酸。

根据国内指南的要求,口服维 A 酸治疗前 1 个月到治疗停药后 3 个月内应严格避孕。口服维 A 酸的致畸风险高,尤其在胚胎敏感的妊娠早期,但妊娠期如患有急性早幼粒细胞白血病等威胁生命的疾病,可考虑在妊娠中晚期使用维 A 酸,同时密切监测胎儿心脏情况。

哺乳期局部使用维 A 酸,若涂抹面积小,用量低,无皮肤破溃等,则对哺乳影响小;哺乳期口服维 A 酸是否会从乳汁分泌的数据暂无,可能存在风险,不建议哺乳期使用口服维 A 酸。

维生素 B₆ Vitamin B₆

维生素 B₆ 包括吡哆醇、吡哆醛、吡哆胺,三者可互相转化。

【别名】吡多辛、维他命 B₆、羟基吡啶、Pyridoxine

【药理学分类】维生素类

【剂型】片剂、注射剂、软膏剂

【妊娠期风险】FDA 原分级 A;适用[a]

【哺乳期风险】L2- 有限数据 - 可能适用[b]

【说明书建议】注射:孕妇接受大量维生素 B₆,可致新生儿产生维生素 B₆ 依赖综合征。乳母摄入正常需要量对婴儿无不良影响。

口服:孕妇及哺乳期妇女在医师指导下使用。

【重要参数】Mw 169,口服吸收完全,$t_{1/2}$ 15~20 天,PB 不结合。

【国内外指南】2016 年 6 月,英国皇家妇产科医师学会(RCOG)[1]发布了《妊娠期恶心呕吐以及妊娠剧吐的管理指南》,不推荐吡哆醇用于治疗妊娠恶心呕吐(nausea and vomiting of pregnancy,NVP)和妊娠剧吐(hyperemesis gravidarum,HG)。

而 2018 年 ACOG 实践简报《妊娠期恶心呕吐(No.189)》[2]、2016 年加

拿大妇产科医师协会（Society of Obstetricians and Gynaecologists of Canada，SOGC 临床实践指南《妊娠期恶心呕吐的管理（No.339）》[3]和 2019 年澳大利亚和新西兰产科医学会（Society of Obstetric Medicine of Australia and New Zealand，SOMANZ）指南《妊娠期呕吐以及妊娠剧吐的管理》等[4]均建议吡哆醇单药疗法或抗敏胺/吡哆醇用于治疗妊娠恶心和呕吐。

根据 2016 年美国胸科学会/疾病控制与预防中心/美国传染病学会官方临床实践指南：药物敏感结核病的治疗指出，吡哆醇也被推荐用于预防结核分枝杆菌治疗的孕妇异烟肼治疗相关的周围神经病变[5]。

美国《膳食参考摄入量》推荐妊娠期吡哆醇的膳食营养素供给量（recommended dietary allowance，RDA）为 1.9mg/d，可耐受最高摄入量（tolerable upper intake level，UL）为 100mg/d，美国将未观察到不良反应的水平线定为 200mg/d[6]。中国 2018《中国居民膳食营养素参考摄入量》推荐妊娠期补充 2.2mg/d[7]。

【妊娠期用药研究】维生素 B_6 是一种水溶性的维生素，是氨基酸、碳水化合物和脂类代谢中必不可少的辅酶。维生素 B_6 缺乏可引起末梢神经炎、唇炎、舌炎、皮脂溢出和小细胞性贫血等。维生素 B_6 过量可引起感觉神经疾患和光敏感反应等。妊娠期严重缺乏或代谢异常可能与胎儿和婴儿惊厥、口腔裂有关。妊娠期间维生素需求增加，孕妇补充推荐的日摄食量 2.2mg/d 是安全的。吡哆醇通过主动转运到胎儿，与其他 B 族维生素一样，胎儿和新生儿体内的吡哆醇浓度高于母体，新生儿与孕妇的维生素 B_6 比例大约为 2∶1，新生儿为 22~87ng/ml，母亲为 13~51ng/ml。

由美国新生儿缺陷预防研究项目开展的一项案例对照研究，研究纳入的 4 524 例和 5 859 例对照中，67.1% 报告了妊娠早期时妊娠恶心呕吐（NVP），15.4% 报告至少使用了一种 NVP 药物。其中试验组暴露于吡哆醇有 8 例，对照组 48 例。未发现使用吡哆醇治疗妊娠期恶心呕吐和面部缺陷、神经管缺陷及小儿尿道下裂有关联（aOR 1.02，95%CI 0.61~1.71）[8]。

【哺乳期用药研究】维生素 B_6 分子量很低，可以进入母乳，乳汁中分泌的吡哆醇浓度和母体摄入量直接成正比[9-10]。对营养良好的女性，吡哆醇在乳汁中的浓度分布在 123~314mg/ml[11-14]。每日服用剂量 200~600mg/d 的吡哆醇可抑制正常女性的产后泌乳[15]，约 20mg/d 剂量水平的，吡哆醇不会影响泌乳[11]。

新生儿严重缺乏吡哆醇可导致抽搐，在注射吡哆醇后抽搐停止[16]。婴儿口服过量维生素 B_6 会引起镇静、肌张力减退和呼吸窘迫，尽管尚没有婴儿经乳汁摄入维生素 B_6 出现不良反应的报道。但缺乏维生素 B_6 的哺乳期母亲应适当补充（每日＜40mg），2018 年发布的《中国居民膳食营养素参考摄入量》[7]

推荐哺乳期摄入 1.7mg/d，最大量为 60mg/d。美国推荐哺乳期饮食摄入量是 2mg/d，最大耐受量为 100mg/d[6]。

【男性用药研究】若连续数月或数年以克为剂量服用吡哆醇，可导致共济失调和感觉神经病变[17]，对大鼠产生神经毒害影响的剂量水平同样可导致睾丸毒性[18]。尚未发现与吡哆醇有关的人类睾丸毒性的相关报告。

【药师建议】妊娠期可以服用维生素 B_6，建议不超过 2.2mg/d。哺乳期在不超过推荐摄入剂量 1.7mg/d 的情况下可以哺乳。维生素 B_6 过量可引起感觉神经疾患和光敏感反应等。因维生素 B_6 生物半衰期长达 15~20 天，对于服用高剂量维生素 B_6 回奶后强烈希望再次哺乳者，建议最后一次服药后，至少要经过一个半衰期，即大约 2 周后开始哺乳，并监测婴儿胃肠不适、镇静和癫痫发作等不良反应。

维生素 E Vitamin E

【别名】生育酚、产妊酚、Tocopherol、Ephynal

【药理学分类】维生素类

【剂型】胶囊剂、片剂、颗粒剂、胶丸、乳剂、注射剂、口服溶液剂

【妊娠期风险】FDA 原分级 A（C- 如剂量超过每日推荐摄入量）；适用 a

【哺乳期风险】L2- 有限数据 - 可能适用 b

【说明书建议】未提及妊娠期和哺乳期建议。

【重要参数】Mw 431，F 多变。

维生素 E 活性现多以 α- 生育酚（α-tocopherol，α-TE）当量替代单位（IU）[1]。

1IU 天然维生素 E（d-α- 生育酚）=0.67mg α- 生育酚

1IU 合成维生素 E（dl-α- 生育酚）=0.45mg α- 生育酚

0.67mg α- 生育酚，相当于 1mg dl-α- 生育酚酰醋酸，相当于 0.8mg d-α- 生育酚酰醋酸。

【国内外指南】2016 年中国营养学会《中国居民膳食指南》[2]：推荐孕妇每日摄入维生素 E 14mg α-TE，与一般人群摄入量相同，不必特意增加；推荐哺乳期妇女每日摄入维生素 E 17mg α-TE，比一般人群每日 15mg 的摄入量相对增加。

美国国家科学院医学研究所《膳食参考摄入量表及应用》[3]：妊娠期维生素 E 每日参考摄入量为 15mg，与一般人群摄入量相同，不必特意增加；哺乳期维生素 E 每日参考摄入量为 19mg，比一般人群每日 15mg 的摄入量相对增加。

美国医学研究院食品与营养委员会《维生素 C、维生素 E、硒和类胡萝卜素的膳食参考摄入量》[1]：妊娠期维生素 E 的摄入上限设定为每天 1 000mg；哺乳期维生素 E 的摄入上限设定为每天 1 000mg。

【妊娠期用药研究】维生素 E 是脂溶性维生素，作为抗氧化剂，可结合饮食中的硒，防止细胞膜及其他细胞结构的多价不饱和脂肪酸，使其免受自由基损伤；保护红细胞免于溶血，保护神经与肌肉免受氧自由基损伤，维持神经、肌肉的正常发育与功能；亦可能为某些酶系统的辅助因子。Micromedex 数据库认为胎儿风险很小。

1. **一般人群摄入状况** 一般来说，正常营养摄入的女性极少发生维生素 E 缺乏。2013 年 1 月至 2014 年 6 月，对中国北京 12 340 名孕妇进行妊娠早期、中期、晚期血清维生素 E 含量测定后发现，血清维生素 E 总异常率为 5.60%，异常通常表现为过量（5.37%），尤其在妊娠晚期，维生素 E 超标率最高（15.32%）[4]。

2. **高剂量摄入的风险调查** 目前并没有研究能够明确妊娠期维生素 E 缺乏或维生素 E 过多与母体及胎儿的相关并发症有关，没有研究证明超剂量服用维生素 E 是有害的[a]。

2005 年一项前瞻性对照研究招募了 82 名孕妇进行妊娠早期高剂量维生素 E 补充（400~1 200IU/d），结果未发现高剂量的维生素 E 摄入会增加胎儿畸形风险，活产率、早产、流产和死产等妊娠结局与对照组相比无显著性差异，但是新生儿的平均出生体质量有明显的下降[5]。

美国出生缺陷预防研究分析了 1997—2005 年的出生缺陷数据，旨在探讨高剂量维生素 E 摄入与胎儿先天性心脏病的关联性[6-7]。通过母亲妊娠期饮食和补充剂的摄入方式估算维生素 E 的每日摄入量，得出维生素 E 每日摄入中位数为 7.79mg。将维生素 E 摄入量进行四分位区分后，对 8 665 例病例与 4 525 例对照的数据进行统计分析，发现每日摄入 7.80~14.19mg 维生素 E 的四分位组与胎儿先天性心脏病有统计学意义的关联，但由于该关联与维生素 E 的摄入量未显示出剂量相关性，因此需要进一步研究去证实妊娠期维生素 E 的摄入与胎儿先天性心脏病的关联[6]。

3. **高剂量摄入的治疗作用** 由于维生素 E 的抗氧化作用，有研究希望通过妊娠期额外补充维生素 E 降低先兆子痫等妊娠期氧化应激并发症的发生率，但是目前的结论是矛盾的[8-9]。现有研究认为额外补充维生素 E 并不能防止先兆子痫的发生，也无法改善高危产妇死产、早产或低体质量儿等妊娠结局。同时，在妊娠期额外补充维生素 E 可能有助减少胎盘早剥的风险，但同时增加了足月胎膜早破的风险。

因此，当前证据不支持妊娠期额外补充维生素 E，今后仍需要进一步研究维生素 E 在妊娠中的作用[10]。

【哺乳期用药研究】维生素 E 可以分泌到乳汁中,随着泌乳的进行,α- 生育酚在乳汁中的浓度逐渐降低,个体之间也存在差异[11]。有研究招募了 99 名产后分泌初乳的妇女进行随机对照试验,试验组 60 人产后补充 400IU 维生素 E,24 小时后检测母乳内 α- 生育酚(2.3 ± 1.2)mg/dl,服用维生素 E 前初乳内 α- 生育酚(1.5 ± 0.8)mg/dl,可见补充维生素 E 后乳汁内 α- 生育酚含量显著升高;对照组初乳内 α- 生育酚(1.5 ± 0.8)mg/dl,24 小时后母乳内 α- 生育酚(1.7 ± 1.0)mg/dl,乳汁内维生素 E 含量不具有显著性差异[12]。增加哺乳期妇女的维生素 E 摄入量,可在婴儿出生 1 年内为其提供每日 4~5mg 维生素 E。

1. 高剂量摄入的风险调查 一名哺乳期妇女每日从饮食中摄取 27mg 维生素 E,从补充剂中摄取 1 455mg 维生素 E,乳汁中 α- 生育酚的浓度是正常水平的 3 倍以上,其婴儿未见异常[1]。

2. 天然或合成维生素 E 的选择 天然维生素 E 具有更高的生物活性,母乳中 α- 生育酚的构型也因为摄入来源的不同而不同[13]。有研究招募了 109 名产后分泌初乳的妇女进行随机对照试验,接受 400IU 维生素 E 补充的女性初乳中的 α- 生育酚均浓度高于对照组,但是补充相同单位的天然或合成维生素 E 后,初乳中 α- 生育酚浓度分别增加 57% 或 39%,可见天然维生素 E 对增加初乳中 α- 生育酚更加有效[14]。

【男性用药研究】患有不育症的男性,其精子中氧化损伤的 DNA 水平较高。经维生素 E 治疗后,精子质量有所改善,精液中精子浓度升高,配偶妊娠率升高[8]。

在治疗男性不育时,推荐使用天然维生素 E,建议使用剂量为每次 100mg,每天 2~3 次,连续使用 3~6 个月,可根据患者的症状和精液质量调整剂量和疗程,临床上多采用联合用药[15]。

【药师建议】一般正常饮食即可达到维生素 E 的每日推荐摄入剂量,不建议妊娠期额外补充高剂量维生素 E。目前并没有研究能够明确妊娠期维生素 E 缺乏或维生素 E 过多与母体及胎儿的相关并发症的联系,意外摄入过量的维生素 E 不是终止妊娠的指征。

哺乳期可适当补充维生素 E,保证婴儿每日所需的维生素 E 摄入。

文拉法辛 Venlafaxine

【别名】盐酸文拉法辛,博乐欣,怡诺思,倍特,Effexor

【药理学分类】主要作用于中枢神经系统药物 - 抗抑郁药

【剂型】片剂、胶囊剂、缓释片、缓释胶囊

【妊娠期风险】FDA 原分级 C；人类数据显示妊娠晚期有风险 a

【哺乳期风险】L2- 有限数据 - 可能适用 b

【说明书建议】孕妇使用文拉法辛的安全性尚未建立。如果在治疗期间发生怀孕或计划怀孕，应告知医师。仅当使用文拉法辛的益处确大于可能的风险时方可使用本品。

如果文拉法辛一直用至分娩或分娩前，应考虑到新生儿出现的停药反应。新生儿可发生下列症状：易激惹、震颤、张力减低、持续哭闹和吸吮及睡眠困难。这些症状可能是 5- 羟色胺能效应或暴露症状所致。在大多数情况下，这些并发症在分娩后立即出现或在分娩后 24 小时内出现。某些第 7 至第 9 孕月以后暴露于文拉法辛的新生儿已有需要鼻饲、呼吸支持或延长住院的并发症的发生。因此当给妊娠期后 3 个月的孕妇使用本品时，医师应仔细权衡治疗的利弊。

流行病学资料提示，妊娠期使用选择性 5- 羟色胺摄取抑制剂（SSRI），尤其是在妊娠后期，可增加新生儿持续性肺动脉高压（PPHN）的风险。尽管尚无研究探索 PPHN 与 SNRI（选择性 5- 羟色胺及去甲肾上腺素再摄取抑制剂）治疗的相关性，但是考虑到文拉法辛的相关作用机制（抑制 5- 羟色胺的重吸收），不能排除文拉法辛的该潜在风险。

报告文拉法辛和去甲文拉法辛可由母乳分泌。曾有上市后报告称母乳喂养婴儿易哭、易激惹和睡眠节律异常。停止母乳喂养后也报告与文拉法辛停药后相一致的症状。因为本品对喂养的胎儿有潜在严重不良反应的可能，必须考虑母亲用药的必要性，并在停止哺乳和停药之间作出选择。

【重要参数】Mw 277，$t_{1/2}$ 5 小时，t_{max} 2.25 小时，F 45%，RID 6.8%~8.1%，M/P 2.75，PB 27%。

【国内外指南】2015 年丹麦精神病学学会联合丹麦妇产科学会、丹麦儿科学会和丹麦临床药理学会发布的《在怀孕和哺乳期间使用精神药物指南》指出文拉法辛不推荐作为妊娠期间的一线治疗，同样也不推荐使用文拉法辛的患者进行母乳喂养，因为文拉法辛 RID 为 7%~8%，相比其他一些抗抑郁药，文拉法辛致婴儿暴露量相对较高。但该指南也承认，尚未报道其导致母乳喂养儿童发生不良反应[1]。

2021 年中华医学会妇产科学分会产科学组发布的《围产期抑郁症筛查与诊治专家共识》指出，轻度和中度围产期抑郁症，推荐结构化心理治疗作为一线治疗方法。重度围产期抑郁症患者，建议转至精神专科就诊，推荐初始治疗采用抗抑郁药物。重度围产期抑郁症的一线药物是 SSRI，包括舍曲林、西酞普兰和艾司西酞普兰。妊娠 16 周前服 SNRI 类药物的妇女较未服用者患子痛前期的风险增加 3 倍，妊娠 16 周前停止服用 SNRI 类药物可降低子痫前期的发生风险，未发现妊娠期服用 SNRI 孕妇的胎儿先天性畸形的发生率升高，其他妊娠结局与 SSRI 类似。哺乳期慎用文拉法辛[2]。

2021 年中华医学会发布的《抑郁症基层诊疗指南（2021 年）》指出，目前孕妇使用最多的是 SSRI 类药物。研究显示，除帕罗西汀外，妊娠期使用 SSRI 类抗抑郁药并未增加胎儿心脏疾病和死亡风险，但可能增加早产和低体质量风险。SNRI 类药物和米氮平可能与发生自然流产有关[3]。

【妊娠期用药研究】

1. **动物数据**　给予大鼠和家兔文拉法辛，剂量（以 mg/m² 换算）相当于人类最大推荐剂量的 2.5 倍（大鼠）和 4 倍（家兔），未发现致畸作用。然而如果在妊娠期开始使用文拉法辛直到仔鼠断奶，当药物剂量相当于人类最大推荐剂量的 2.5 倍时就会使仔鼠的体质量下降，死胎比率增多，同时在出生的最初 5 天仔鼠的死亡率也上升，死亡率上升的原因不明。文拉法辛的剂量相当于人类最大推荐剂量的 1/4 时不会引起仔鼠死亡率的增加[4]。

2. **人类数据**　现有人类数据都没有表明文拉法辛是结构异常的主要风险。然而，文拉法辛以及 SSRI 与发育毒性相关，包括自然流产（SAB）、低出生体质量、早产、新生儿 5- 羟色胺综合征、新生儿行为综合征（戒断包括癫痫）、新生儿期之后可能持续出现的异常神经行为、以及呼吸窘迫。新生儿持续性肺动脉高压（PPHN）是另一种潜在风险，但还需进一步确认[a]。

2015 年一篇 Meta 分析纳入 4 项观察性研究发现，妊娠早期暴露于文拉法辛的婴儿中（n=3 186），重大先天畸形的发生率与背景人群相近[5]。

2017 年一项注册的 QPC 队列研究纳入了 18 487 例孕妇，3 640 例在孕早期接触了抗抑郁药，其中有 738 例（20.3%）使用文拉法辛。校正潜在混杂因素（如孕妇年龄、糖尿病和其他药物的使用等）后，分析发现只有西酞普兰会增加主要先天性畸形的风险。具有 5- 羟色胺再摄取抑制作用的抗抑郁药［SSRI、SNRI、阿米替林（最常用的三环类抗抑郁药，TCA）］增加了某些器官特异性缺陷的风险：帕罗西汀增加了心脏缺陷和心室缺陷/房间隔缺损的风险；西酞普兰增加肌肉骨骼缺陷和颅缝早闭的风险；TCA 增加眼睛、耳朵、面部和颈部缺陷和消化系统缺陷的风险；文拉法辛与呼吸系统缺陷相关（aOR 2.17, 95% CI 1.07~4.38）[6]。

2020 年《美国医学会杂志·精神病学》（$JAMA\ Psychiatry$）的一项多中心研究纳入 30 630 名出生缺陷婴儿的研究组母亲和 11 478 名对照母亲。其中 1 562 名研究组母亲（5.1%）和 467 名对照母亲（4.1%）报告了妊娠早期抗抑郁药使用情况，结果发现，母体妊娠早期使用文拉法辛与多种缺陷风险升高相关，在部分考虑潜在因素后相关风险仍然存在（例如，无脑和颅脊：aOR 9.14;

95%*CI* 1.91~43.83）[7]。

2016 年一项对 70 多篇已发表和未发表的随机临床试验（总共包括约 7 000 例患者）的荟萃分析表明，文拉法辛比 SSRI 类抗抑郁药更常因副作用而停止治疗。文拉法辛可引起剂量依赖性血压升高。在妊娠中期和晚期接触文拉法辛会增加先兆子痫和子痫的风险[8]。

2013 年一项基于美国保险理赔数据库的研究分析发现，孕中、晚期接受文拉法辛治疗的抑郁孕妇（*n*＞1 100）比没有接受抗抑郁药治疗者（*n*＞59 000）子痫前期发生率高（9% vs 5%），与接受 SSRI 单药治疗的女性相比，接受 SNRI（*RR* 1.54，95%*CI* 1.28~1.86）和三环单药治疗（*RR* 1.64，95%*CI* 1.25~2.16）的女性先兆子痫风险更高[9]。

2019 年一项前瞻性观察比较队列研究表明使用文拉法辛的女性以及未使用抗抑郁药的女性在校正入组时孕龄等潜在混杂因素后，发生自然流产风险相近[10]。

文拉法辛可能增加产后出血风险。2013 年美国一项队列研究发现，临近分娩时暴露于 5- 羟色胺和非 5- 羟色胺再摄取抑制剂，包括选择性 5- 羟色胺再摄取抑制剂、5- 羟色胺 - 去甲肾上腺素再摄取抑制剂和三环类药物，与产后出血风险增加 1.4~1.9 倍相关。这些女性在分娩时，或在分娩前 5 个月内接受文拉法辛治疗（*n*=763），与患有情绪 / 焦虑障碍但未使用抗抑郁药的女性相比，发现文拉法辛与产后出血风险增加有关（*RR* 2.24，95%*CI* 1.69~2.97）。与辅助因子一起，5- 羟色胺有助于血小板聚集。5- 羟色胺再摄取抑制剂和出血之间的联系可以用抑制血小板对 5- 羟色胺的再摄取来部分解释。正常情况下，胎盘着床部位过多的子宫出血可以通过子宫肌层收缩来预防，子宫肌层在 5- 羟色胺作用下收缩。除了干扰止血，5- 羟色胺重摄取抑制剂也可能干扰 5- 羟色胺介导的子宫收缩，导致产后弛缓性出血[11]。

2007 年瑞典一项国家登记研究比较了在孕早期服用抗抑郁药物的妇女（*n*=732）和一般孕妇（*n*=860 215）。大多数接受 5- 羟色胺去甲肾上腺素再摄取抑制剂 / 去甲肾上腺素再摄取抑制剂（SNRI/NRI）抗抑郁药物治疗的女性接受了文拉法辛（70%）治疗。在控制了潜在的混杂因素（如母亲年龄、吸烟和身体质量指数）后，分析发现抗抑郁药与早产风险增加相关。SNRI/NRI 暴露（*RR* 1.6，95%*CI* 1.19~2.15）较 SSRI 暴露（*RR* 1.24，95%*CI* 1.11~1.39）婴儿早产风险更高，低出生体质量风险无显著性差异。妊娠晚期暴露 SSRI 后新生儿惊厥的风险增加（*RR* 2.94，95%*CI* 1.34~5.58）。研究还指出妊娠期使用文拉法辛与先天畸形、死产无关[12]。

在妊娠期暴露于 SSRI 和 SNRI 的婴儿中，报道的新生儿适应不良综合征发生率为 5%~85%[13]，早产儿更易患该综合征，并更可能发生严重症状，妊娠期间合并使用其他药物(如苯二氮䓬类药物)可能加重症状。新生儿适应不良综合征类似于成人突然停用 SSRI 和 SNRI 时的撤药综合征[14]。

【哺乳期用药研究】大多数服用文拉法辛母亲的母乳喂养婴儿血浆中可检测到该药物的代谢物;然而,同时产生的副作用很少被报道。一些专家不推荐哺乳期使用文拉法辛,但一个安全评分系统发现在母乳喂养期间使用文拉法辛是可以的[15]。母乳喂养的婴儿,特别是新生儿或早产儿,如果其母亲在哺乳期间使用该药物,应监测婴儿是否有过度镇静和足够的体质量增加,可测量血清去甲文拉法辛的水平,以排除毒性。然而,母亲在怀孕期间服用该药物的新生儿可能会出现新生儿适应综合征,这与其他抗抑郁药物如 SSRI 或 SNRI 一样,在母乳喂养期间使用文拉法辛已被提出作为一种减轻婴儿文拉法辛戒断症状的方法[16]。

在怀孕期间成功接受药物治疗的患者通常不应为了母乳喂养而更换药物,因为胎儿对药物的暴露量大大高于母乳喂养婴儿。一项综述估计,母乳喂养婴儿的抗抑郁药暴露量为子宫内暴露量的 1/10~1/5[17]。

2017 年一篇《哺乳期妇女使用精神药物》的评论研究指出:SNRI 和 NRI 与 SSRI 组具有相似的哺乳期安全性,但由于可用的研究较少,它们通常被认为是二线治疗。当服用推荐剂量时,所有这些药物在母乳检测到的量比较少,有些甚至无法检测到。没有关于母乳喂养婴儿发生严重不良事件的报告。母亲使用文拉法辛,特别是长期使用的,应密切关注婴儿情况。然而也有指出一旦患者在其中一种药物上稳定下来,只要对婴儿进行适当的评估和随访,就不应阻止她进行母乳喂养。在这些药物中,对文拉法辛的研究相对较多,可能优于其他 SNRI。母乳喂养婴儿的血浆水平很低,接触去甲文拉法辛大约是母乳喂养期间接触文拉法辛的一半。母乳喂养的婴儿中没有报告任何不良反应[18]。

2015 年一项系统性评价纳入 8 项研究,评价了因母乳喂养暴露于文拉法辛及其活性代谢物去甲文拉法辛的婴儿(n=41),结果发现没有发生急性不良事件。然而,婴儿血清中文拉法辛和去甲文拉法辛浓度通常是可检测到的[19]。

Micromedex 哺乳评级:不能排除对婴儿的风险。

【男性用药研究】2020 年一项文拉法辛对大鼠生精上皮、精子形成和精子参数的损伤与高雌激素水平的相关性研究,评估了文拉法辛对睾丸和精子参数的影响,并验证这些变化是否可逆。结果表明文拉法辛可损害精子形态,降低精子浓度、线粒体活性和精子活力。使用文拉法辛 65 天出现支持细胞受损、生殖细胞死亡和精子活力低下,并且中断治疗 30 天不足以恢复[20]。

有研究数据表明 67% 的文拉法辛治疗患者出现性功能障碍,包括射精异常[21]。此外，文拉法辛还会扰乱男性患者的血清睾酮和雌激素水平[22]。

【药师建议】目前尚无充分严格的证据表明文拉法辛可以导致不良妊娠结局，已知有限的流行病学数据表明文拉法辛的先天性异常风险较低，其宫内暴露与先天畸形的风险增加无关。然而有研究表明文拉法辛可能增加子痫前期、产后出血、低体质量儿的风险。妊娠期暴露于文拉法辛还可能发生新生儿适应不良综合征。文拉法辛一般不推荐作为重度围产期抑郁症治疗药物的首选，但如孕前接受文拉法辛有效治疗的妇女可以继续接受文拉法辛治疗。妊娠期抑郁症的治疗最好使用单药治疗，妊娠晚期不推荐使用文拉法辛。

基于现有的研究，文拉法辛在哺乳期用药似乎是安全的，没有证据表明其对母乳喂养的婴儿有不良影响，可权衡利弊继续母乳喂养，但建议密切观察婴儿的短期不良反应（如躁动、失眠、喂养不良或发育不良）。

X

西酞普兰 Citalopram

【**别名**】氰酞氟苯胺、多弗、望悠、来士普、Celexa

【**药理学分类**】主要作用于中枢神经系统药物 - 抗抑郁药

【**剂型**】片剂、胶囊剂、口服溶液剂

【**妊娠期风险**】FDA 原分级 C；人类资料提示孕晚期存在风险 [a]

【**哺乳期风险**】L2- 有限数据 - 可能适用 [b]

【**说明书建议**】在动物生殖研究中，当给药剂量大于人类治疗剂量时，西酞普兰已被证明对胚胎 / 胎儿和出生后发育有不良影响，包括致畸效应。没有针对孕妇的充分和良好控制的研究；因此，只有当西酞普兰对胎儿的潜在风险大于其潜在益处时，才应该在妊娠期间使用。在妊娠晚期暴露于西酞普兰和其他选择性 5- 羟色胺再摄取抑制剂（SSRI）或 5- 羟色胺去甲肾上腺素再摄取抑制剂（SNRI）的新生儿，会出现需要长时间住院、呼吸支持和管饲的并发症，可在分娩时立即出现。报告的临床表现包括呼吸窘迫、发绀、呼吸暂停、癫痫发作、体温不稳定、进食困难、呕吐、低血糖、低张力、高张力、反射亢进、震颤、紧张、易怒和不断哭泣。这些特征要么与 SSRI 和 SNRI 的直接毒性作用一致，要么可能是药物停药综合征。值得注意的是，在某些情况下，临床表现与 5- 羟色胺综合征相一致。婴儿在妊娠期间暴露于 SSRI 可能会增加新生儿持续性肺动脉高压（PPHN）的风险。西酞普兰可通过乳汁分泌，有两份报告称，哺乳期母亲接受西酞普兰治疗期间，婴儿出现了过度嗜睡、喂养减少和体质量下降的症状。在决定是否继续哺乳或停用西酞普兰治疗时，应考虑婴儿接触西酞普兰的风险以及母亲接受西酞普兰治疗的益处。

【**重要参数**】Mw 324，F 80%，$t_{1/2}$ 36 小时，t_{max} 2~4 小时，RID 3.56%~5.37%，M/P 1.16~3，PB 80%。

【**国内外指南**】2016 年加拿大情绪和焦虑治疗网络（the Canadian Network for Mood and Anxiety Treatments，CANMAT）发布的《成人重度抑郁症管理临床指南》[1]指出如果在妊娠期间首次开始治疗重度抑郁症，西酞普兰是首选的抗抑郁药之一。

2017 年英国精神药理协会（BAP）发布的《妊娠和产后应用精神病药物共

识指南》[2]指出,阻断 5- 羟色胺摄取的抗抑郁药(SSRI)可能与产后出血的风险增加有关,但是这种风险的大小和临床意义尚不确定。虽然子宫内暴露于 SSRI 的婴儿发生新生儿持续性肺动脉高压(PPHN)的风险增加,但绝对风险较低。有一些证据表明,妊娠后期暴露于 SSRI 后会对新生儿产生影响,特别是呼吸窘迫和新生儿行为综合征。

2017 年《中国失眠症诊断和治疗指南》[3]指出,尽管 SSRI 不会增加重大畸形风险,但会增加低体质量和早产风险。在妊娠晚期,10%~30% 的新生儿还会出现呼吸、运动、中枢神经系统或消化系统症状。

【妊娠期用药研究】

1. **动物数据**　研究者用西酞普兰[10mg/(kg·d)或 20mg/(kg·d)]治疗妊娠 Wistar 白化大鼠,对照组不接受治疗,结果观察到高剂量组的胎仔的肝脏组织学发生改变,对巨噬细胞群有不良影响[4]。另一项动物实验发现西酞普兰[10mg/(kg·d)],从妊娠第 7 天到产后 21 天口服给药,可防止产前应激母鼠的焦虑增加,但不能减少其后代的焦虑和抑郁样行为,西酞普兰甚至会诱导非应激大鼠的子代出现抑郁样行为[5]。

两项大鼠发育研究中,在器官发育期间给妊娠大鼠口服西酞普兰[32mg/(kg·d)、56mg/(kg·d)或 112mg/(kg·d)],发现高剂量西酞普兰[112mg/(kg·d),人类最大推荐剂量(MRHD)的 18 倍]会抑制胚胎发育,导致胎儿存活率下降,并增加胎儿畸形(包括心血管和骨骼缺陷)的发生率。中等剂量[56mg/(kg·d),大约是 MRHD 的 9 倍]也与母体毒性(临床症状,体质量增加减少)有关。在一项兔子研究中,剂量为 16mg/(kg·d)(5 倍 MRHD)未观察到对胚胎 / 胎儿发育的不良影响。当雌性大鼠从妊娠后期到断奶期间服用西酞普兰[4.8mg/(kg·d)、12.8mg/(kg·d)或 32mg/(kg·d)]时,出生后 4 天内的后代死亡率增加,并且在最高剂量下[32mg/(kg·d),5 倍 MRHD]观察到后代持续生长迟缓,其对应的无效应剂量为 12.8mg/(kg·d)(2 倍 MRHD)。在整个妊娠期和早期哺乳期间给予母鼠 24mg/(kg·d)剂量(4 倍 MRHD),也可以观察到对后代死亡率和生长的类似影响[6]。

此外近期有研究发现妊娠大鼠被口给予西酞普兰可逆转母体压力对胎儿大脑发育的影响[7]。

2. **人类数据**　有研究证明母体服用西酞普兰可以通过羊水不断地进入胎儿体内,母亲西酞普兰血清浓度与脐带血浓度之间具有高度相关性。另一方面,孕妇在妊娠 20 周到分娩之间,西酞普兰的代谢增加,这表明在妊娠后半期患者剂量需求增加[8]。

(1)致畸性:2010 年一项瑞典医疗出生登记研究纳入了 3 950 名在第一次产前检查前和 1 648 名妊娠期间使用西酞普兰的妇女,校正潜在混杂因素

（例如母亲年龄、吸烟和 BMI）后，研究结果表明重大畸形（n=133，OR 1.06，95%CI 0.88~1.26）、任何心脏缺陷（n=37，OR 0.86，95%CI 0.62~1.20）、尿道下裂（n=38，OR 1.30，95%CI 0.94~1.80）风险与西酞普兰暴露无显著关联[9]。

2011 年一篇纳入 7 项观察性研究的 Meta 分析表明，西酞普兰宫内暴露婴儿（n>7 000）与未暴露婴儿（n>2 300 000）的先天畸形率相近，两组的重大畸形率和心脏异常发生率也相近[10]。虽然其他观察性研究发现妊娠早期使用西酞普兰与出生缺陷有关，但各研究的缺陷类型不同，提示此类关联并未反映真实影响，且西酞普兰不是主要致畸物[11]。

2009 年丹麦一项基于人群队列研究，纳入 1996—2003 年在丹麦出生的 493 113 名儿童、1 370 名妊娠期使用 SSRI 的妇女作为实验队列，其中使用西酞普兰 460 名，与未暴露 SSRI 人群对照。结果显示妊娠期使用西酞普兰与新生儿发生重大畸形无显著相关（OR 1.07，95%CI 0.63~1.83），但与心脏间隔缺陷发生风险增加相关（OR 2.52，95%CI 1.04~6.10）[12]。

2014 年英国一项基于人群的队列研究纳入共 349 127 名活产单胎，其中 9 397 名（2.7%）有重大先天畸形。母亲妊娠早期单独使用 SSRI 抗抑郁治疗 7 683 例，重大先天畸形 204 例（2.66%）；母亲抑郁症妊娠早期未服药 13 432 例，重大先天畸形 380 例（3.8%）；无抑郁症母亲 325 294 例，重大先天畸形 8 731 例（2.68%）。与妊娠早期未服用药物的抑郁症妇女相比，妊娠早期使用 SSRI 组的新生儿出现严重先天异常的 aOR 为 1.01（95%CI 0.88~1.17），出现先天心脏缺陷的 aOR 为 1.14（95%CI 0.89~1.45）。其中妊娠早期使用西酞普兰 1 946 例、重大先天畸形率 2.67%、先天心脏畸形 0.87%，与妊娠早期未服用药物的抑郁症妇女相比，风险无显著增加。提示重大先天畸形或先天心脏畸形风险并未因母亲妊娠早期使用 SSRI 而增加[13]。

2015 年一项基于多国人群的队列研究纳入生育 230 万活胎的妇女。在妊娠早期暴露于任何 SSRI 的 36 772 名婴儿中（包括西酞普兰暴露 11 193 名），3.7% 有出生缺陷，而未暴露的 2 266 875 名婴儿出生缺陷率为 3.1%，RR 为 1.13（95%CI 1.06~1.20）。妊娠早期暴露于西酞普兰的出生缺陷率为 3.99%（446 例），调整后 OR 为 1.19（95%CI 1.07~1.31）总体心脏缺陷 1.57%（176 例），相对未暴露组无显著增加，调整后 OR 为 1.15（95%CI 0.98~1.34），但右室流出道梗阻缺陷的发生率 2.3%（26 例）有显著增加，调整后 OR 为 1.65（95%CI 1.10~2.48）。此外西酞普兰暴露发现与畸形足发生率增加有关（OR 1.56，95%CI 1.05~2.30）[14]。

2017 年加拿大一项妊娠队列分析包括 18 487 名孕妇，在妊娠早期使用特定类型的抗抑郁药（SSRI、SNRI、TCA 和其他抗抑郁药），研究结果显示只有西酞普兰会增加重大先天性畸形的风险（OR 1.36，95%CI 1.08~1.73，88 例暴露病例）。此外，西酞普兰增加肌肉骨骼缺陷（aOR 1.92，95%CI 1.40~2.62）和颅缝早闭（aOR 3.95，95%CI 2.08~7.52）的风险[15]。

2018 年一项 Meta 分析系统评价了妊娠早期 SSRI 使用与先天畸形的关系，其中关于西酞普兰，纳入 8 项研究评估重大出生缺陷风险，结果发现混合 RR 为 1.20（95%CI 1.09~1.31）。但当分析限制为有精神疾病诊断妇女时，风险无显著增加（RR 1.17，95%CI 0.84~1.62）。纳入 11 项研究评估了先天性心脏缺陷风险，结果混合 RR 为 1.24（95%CI 1.02~1.51），同样当分析限制为有精神疾病诊断妇女时，风险无显著增加（RR 1.08，95%CI 0.75~1.56）。此外发现妊娠早期使用西酞普兰与心脏间隔缺陷（RR 1.81，95%CI 1.22~2.68）、右心室流出道缺陷（right ventricular outflow tract defects，RVOTD）（RR 1.59，95%CI 1.08~2.35）、眼部缺陷（RR 2.0，95%CI 1.13~3.54）、泌尿系统缺陷（RR 1.72，95%CI 1.27~2.33）和尿道下裂（RR 1.87，95%CI 1.23~2.83）风险增加有关[16]。

2021 年一项 Meta 分析的结果相似，妊娠早期 SSRI 暴露会增加先天心脏缺陷的风险（OR 1.25，95%CI 1.15~1.37），但单独分析西酞普兰和艾司西酞普兰的混合 OR 不显著，去除西酞普兰分析中的异常数据，结果统计上有显著 OR 为 1.32（95%CI 1.15~1.52）。但该研究未排除疾病的混淆[17]。

（2）妊娠高血压和产后出血：妊娠期西酞普兰使用与妊娠期高血压疾病风险的相关性研究结果不一致。2013 年一项研究纳入美国医疗补助分析数据中的 100 942 名患有抑郁症的孕妇。结果表明，在妊娠中期暴露于西酞普兰（n=1 680）与未使用抗抑郁药的抑郁症妇女（n=59 219）患子痫前期风险相近，分别为 5% 和 5.4%[18]。

而 2012 年加拿大魁北克妊娠登记处进行了一项病例对照研究，纳入了 1 216 名妊娠高血压综合征的妇女为病例组，对照组为随机选择匹配无妊娠高血压的 12 160 名妇女。结果发现病例组中妊娠期使用过抗抑郁药 45 例（3.7%），而对照组为 300 例（2.5%）。校正潜在混杂因素后，妊娠期间使用抗抑郁药与妊娠高血压风险增加显著相关（OR 1.53，95%CI 1.01~2.33）。在分层分析中，使用 SSRI（OR 1.60，95%CI 1.00~2.55），特别是使用西酞普兰（n=2，OR 0.94，95%CI 0.21~4.10）与妊娠高血压无显著相关性[19]。

2013 年一项研究评估了近分娩期抗抑郁药使用和产后出血的风险，研究依据美国医疗补助数据（Medicaid Analytic eXtract，MAX）纳入了 106 000 名 12~55 岁被诊断为情绪障碍或焦虑症的孕妇。根据 MAX 数据，孕妇被分为四组：当前暴露（抗抑郁药物服用覆盖分娩日期）、最近暴露（分娩日期前 1~30 天服用）、过去暴露（分娩日期前 1~5 个月停止服用）和无暴露（对照组，分娩前 5 月内未服用抗抑郁药）。结果发现，西酞普兰当前暴露（n=891）和艾司西酞普兰当前暴露（n=1 022）产后出血发生率为 4.2% 和 4.0%。与对照组相比,产后出血风险增加(*RR* 1.48,95%*CI* 1.07~2.04;*RR* 1.56,95%*CI* 1.16~2.09)[20]。

（3）妊娠晚期暴露对新生儿的影响:妊娠晚期宫内暴露于抗抑郁药的新生儿并发症有新生儿适应不良综合征,这包括激越状态和躁动、易激惹和哭闹不止、失眠或嗜睡等,症状通常轻微,呈自限性,很少持续 2 周以上[21]。妊娠晚期暴露于 SSRI 可能与 PPHN 风险略微升高有关[22]。

2011 年一项来自澳大利亚考察妊娠期使用 SSRI 安全性的临床研究提示,761 名妇女在妊娠早期服用西酞普兰,与无 SSRI 暴露相比,其婴儿(共 775 名)的重大出生缺陷风险略增加但无显著统计学意义(*OR* 1.3,95%*CI* 0.9~1.7)。但发现妊娠早期西酞普兰暴露会增加动脉导管未闭(*n*=5,*OR* 5.5,95%*CI* 2.3~13.6)和膀胱输尿管反流的风险(*n*=5,*OR* 3.1,95%*CI* 1.3~7.6)[23]。

2015 年美国一项队列研究分析了妊娠晚期暴露与不同抗抑郁药物类别相关的 PPHN 风险,共 128 950 名妇女在妊娠晚期被开过 1 份抗抑郁药处方:102 179 名(2.7%)使用 SSRI,26 771 名(0.7%)使用非 SSRI。总体而言,7 630 名未使用抗抑郁药妇女的婴儿被诊断为 PPHN(20.8,95%*CI* 20.4~21.3,每 10 000 名药物暴露的新生儿有 20.8 例),而 322 名暴露于 SSRI(31.5,95%*CI* 28.3~35.2,每 10 000 名新生儿有 31.5 例)和 78 名暴露于非 SSRI 的婴儿(29.1,95%*CI* 23.3~36.4,每 10 000 名新生儿有 29.1 例)被诊断为 PPHN。抗抑郁药使用与 PPHN 之间的关联随着混杂调整水平的增加而减弱。对于 SSRI,未调整的 *OR* 为 1.51(95%*CI* 1.35~1.69),限制为患有抑郁症的女性并调整高维倾向评分后的 *OR* 为 1.10(95%*CI* 0.94~1.29)[22]。

2021 年美国一项回顾性队列研究分析了 3 694 名女性,旨在比较受孕至分娩前 3 个月接受过抗抑郁药处方与新生儿结局之间的关联。研究纳入了 385 名使用西酞普兰及 581 名使用艾司西酞普兰的孕妇,发现西酞普兰和艾司西酞普兰与新生儿适应综合征的高发生率相关(*aOR* 1.81,95%*CI* 1.00~3.27,*aOR* 2.26,95%*CI* 1.30~3.95),艾司西酞普兰还增加新生儿重症监护病房(NICU)的入住率(*aOR* 1.68,95%*CI* 1.21~2.33)。不同阶段艾司西酞普兰暴露的分析显示,与相应阶段未服用抗抑郁药物的抑郁症妇女相比,西酞普兰仅妊娠晚期暴露增加新生儿适应综合征发生率(*aOR* 3.02,95%*CI* 1.82~5.04)和 NICU 住院率(*aOR* 1.61,95%*CI* 1.11~2.34),而艾司西酞普兰早期暴露(受孕前三个月内或妊娠期前三个月的早期使用)和妊娠晚期暴露均增加新生儿适应综合征发生率(*aOR* 1.72,95%*CI* 1.09~2.71;*aOR* 4.20,95%*CI* 2.76~6.38),艾司西酞普兰早期暴露、妊娠早期和妊娠晚期暴露均增加 NICU 住院风险(*aOR* 1.64,95%*CI* 1.21~2.22;*aOR* 1.56,95%*CI* 1.06~2.28;*aOR* 1.93,95%*CI* 1.44~2.59)[24]。

（4）对子代神经系统的影响：与未经治疗的抑郁症母亲所生的婴儿相比，妊娠期间患有抑郁症并使用抗抑郁药治疗的母亲所生的婴儿可能具有更好的长期情绪和行为发育。2016 年一项研究表明，产前暴露于 SSRI 的 49 178 名妇女，对儿童 7 岁时行为问题进行检查，发现未经治疗的产前抑郁症母亲所生的儿童问题行为风险增加（多动、注意力不集中和同伴问题），而母亲在妊娠期服用抗抑郁药的儿童没有发现风险增加[25]。

2019 年一项系统综述分析了妊娠期抗抑郁药物与新生儿惊厥 / 痉挛发作的关系，结果有 6 项研究报道了妊娠期暴露于 SSRI 的新生儿惊厥 / 痉挛风险增加 1.39~4.90 倍，另外有 2 项研究未报道 RR 或 OR 值，但提出 SSRI 暴露和未暴露组的新生儿惊厥 / 痉挛发生率相似[26]。

Micromedex 妊娠评级：胎儿风险不排除。

【哺乳期用药研究】西酞普兰可分泌入乳汁。在不同研究中，暴露于西酞普兰的婴儿检出该药浓度不同[27-28]。一篇分析通过 7 项研究发现，婴儿因母乳喂养暴露于西酞普兰后，血清中常可检出其浓度或其浓度较高[27]。降低母亲用药剂量可能会减少婴儿的暴露。而其他研究针对母亲接受西酞普兰治疗的婴儿（n=21），发现婴儿血清西酞普兰及其代谢产物的浓度极低或检测不出[28]。

西酞普兰治疗可与母乳喂养同时进行，通过哺乳暴露于西酞普兰的婴儿很少发生不良事件[29]。一篇系统评价通过 13 项研究，评估了因母乳暴露于西酞普兰的新生儿（n=79）不良反应情况；其中 6 例出现不良事件，包括睡眠障碍、腹绞痛、易激惹和神经发育迟缓。在药物减量或停止哺乳后，所有不良反应均自发缓解[30]。其中 2 项信息量较丰富的研究如下，一项前瞻性研究发现，以下 3 类母亲通过母乳喂养后，婴儿不良事件发生率相近：使用西酞普兰的抑郁母亲（3/31）、未使用西酞普兰的抑郁母亲（0/12），以及未使用西酞普兰的健康母亲（1/31）[31]。一项为期 1 年的前瞻性研究比较了母亲接受西酞普兰治疗的婴儿（n=11），以及未通过母乳喂养暴露于任何药物的对照组婴儿（n=10）；两组婴儿的神经发育和体质量均正常[32]。

对在妊娠晚期暴露于子宫内抗抑郁药 247 名婴儿的队列进行了新生儿适应不良综合征（poor neonatal adaptation，PNA）评估。在 247 名婴儿中，154 名发生了 PNA，完全接受配方奶的婴儿患 PNA 的风险是完全或部分母乳喂养的婴儿的 3 倍左右。51 名婴儿在子宫内暴露于西酞普兰，其中 33 名有新生儿适应不良综合征[33]。

【男性用药研究】动物实验数据显示，在远高于人体暴露的剂量下，西酞普兰可降低生育力指数和妊娠指数，着床数降低和精子异常[34]。在临床研究中，终生早泄患者长期服用艾司西酞普兰（10mg/d），会导致阴道内射精潜伏时间缩短,精液质量下降[35]。

【药师建议】动物数据提示高剂量西酞普兰可能存在风险。目前尚无良好的对照研究明确西酞普兰相关的不良发育结局风险信息,已知的有限的研究提示西酞普兰与总体质量大出生缺陷风险和心脏缺陷风险增加无显著关联,个别研究提示妊娠早期暴露轻微增加心脏间隔缺陷、右心室流出道缺陷、泌尿系统缺陷风险。近分娩期西酞普兰暴露可能增加产后出血风险。妊娠晚期暴露于抗抑郁药的新生儿可能会出现适应不良综合征,也可能与新生儿持续性肺动脉高压风险略微升高有关,但绝对风险较低。妊娠期可谨慎使用西酞普兰。

西酞普兰可分泌入乳汁,但婴儿暴露量可能不足以产生临床作用,可权衡利弊继续母乳喂养。妊娠晚期暴露于抗抑郁药的婴儿接受母乳喂养可降低其适应不良风险。

西替利嗪 Cetirizine

【别名】仙特明、怡蒙、休斯、Quzyttir、Zyrtec

【药理学分类】主要影响变态反应和免疫功能药物 - 抗变态反应药

【剂型】片剂、胶囊剂、颗粒剂、口服溶液剂、滴剂、糖浆剂

【妊娠期风险】FDA 原分级 B;人类数据有限 - 动物数据提示低风险 [a]

【哺乳期风险】L2- 有限数据 - 可能适用 [b]

【说明书建议】摘自两份不同的药品说明书。

妊娠期前三个月及哺乳期妇女不推荐使用。

无良好对照的孕妇研究,动物生殖研究未提示致畸作用。哺乳期权衡利弊。

【重要参数】Mw 389,$t_{1/2}$ 8 小时,t_{max} 1 小时,F 70%,PB 93%。

【国内外指南】2018 年由欧洲变应性反应与临床免疫学会、世界过敏组织等共同制定的指南《荨麻疹的定义,分类,诊断和管理》[1]指出,虽然目前还没有关于孕妇患荨麻疹时安全、系统的治疗方案,但考虑到妊娠期较高的组胺水平可能影响妊娠结局,且目前没有孕妇服用第二代抗组胺药增加出生缺陷率的报道,指南推荐妊娠期可选用的治疗药物包括氯雷他定、地氯雷他定、西替利嗪、左西替利嗪。

《中国荨麻疹诊疗指南(2022 版)》[2]认为,原则上,妊娠期尤其是妊娠早期,应尽量避免使用抗组胺药。但如症状反复发作,严重影响患者生活和工作,必须采用抗组胺药治疗,应告知患者目前无绝对安全可靠的药物。在权

衡利弊情况下可选择相对安全可靠的第二代抗组胺药,如氯雷他定、西替利嗪和左西替利嗪。

英国变态反应与临床免疫学会(British Society for Allergy and Clinical Immunology,BSACI)发布 2017 年版《过敏性和非过敏性鼻炎的诊断和管理》[3],该指南认为,孕妇治疗过敏性鼻炎时,应减少抗组胺药的使用,只有当治疗收益大于风险时方可使用,建议选择氯苯那敏、氯雷他定、西替利嗪。哺乳期也可选择最低剂量的西替利嗪抗过敏治疗。

【妊娠期用药研究】

1. 动物数据 在动物生殖研究中,在器官发生期间,妊娠小鼠、大鼠和兔子暴露于 45 倍、220 倍和 260 倍人类最大推荐剂量(MRHD)的西替利嗪时,未观察到致畸作用[4]。

2. 人类数据 H_1 抗组胺药可用于治疗妊娠期间的过敏性疾病,其中氯雷他定和西替利嗪应该是首选,因为研究显示它们是安全的抗组胺药 c。但西替利嗪的 Micromedex 妊娠评级是胎儿风险不排除。

2008 年一项前瞻性观察性队列研究[5],评估了西替利嗪在妊娠期使用的安全性,研究收集了 1992—2006 年柏林畸形学信息中心的数据。比较妊娠期前三个月接触西替利嗪的孕妇(n=196)和未接触潜在致畸剂对照组的妊娠结局(n=1 686),结果显示,与对照组相比,妊娠期前三个月服用西替利嗪组的重大出生缺陷发生率无明显增加(OR 1.07,95%CI 0.21~3.59)。

2014 年一项观察性队列研究和荟萃分析[6]评估了西替利嗪对胎儿的安全性,该研究由多伦多儿童医院的 Motherisk 开展,共招募了三组女性。第一组包括在妊娠期前三个月中接触盐酸西替利嗪的孕妇 78 例;第二组为未暴露的对照组 134 例;第三组包括在妊娠中期和 / 或妊娠晚期暴露于盐酸西替利嗪的孕妇 56 例。结果显示,在队列研究中,妊娠早期西替利嗪暴露组和对照组之间的活产婴儿中主要畸形发生率没有显著差异(2/76 与 3/129,P=1.00),妊娠中晚期暴露组活产数 57 例,其中没有重大畸形,有一例小畸形,为食管括约肌畸形,可能为父系遗传。在荟萃分析中,包括来自四项研究的 1 293 例暴露组和 404 748 例未暴露对照组,西替利嗪与致畸风险增加无关(OR 1.26,95%CI 0.93~1.69)。

2018 年一项观察性研究[7]提取并评估比利时优时比公司(UCB Pharma)患者安全数据库中西替利嗪妊娠期使用的自主报告。截至 2015 年 2 月 28 日报告了 522 例孕妇暴露,其中 228 例获得可靠随访数据,包括 179 例回顾性数据与 49 例前瞻性数据,先天畸形与活产数比分别为 28/121 与 2/41,研究提及自主报告,尤其是回顾性自主报告的选择性偏倚,认为研究结果中前瞻性报告的妊娠暴露西替利嗪与重大畸形并无相关。

【哺乳期用药研究】西替利嗪是一种长效抗组胺药，口服吸收迅速完全，由于不能很好地透过血脑屏障，西替利嗪的中枢镇静作用很弱。哺乳期母鼠经口给药西替利嗪剂量达人体推荐剂量 45 倍时，可引起仔鼠体质量增长延迟。Beagle 犬的研究表明，大约给药量的 3% 经乳汁排泄[1]。

2012 年报道了一名哺乳期妇女因治疗天疱疮[8]，产后第三天开始口服泼尼松龙 25mg/d，其剂量在 2 周后增加到 60mg/d，同时每天服用 10mg 西替利嗪和 0.1% 倍他米松局部治疗。由于药物不良反应，倍他米松改为 0.05% 氯倍他索丙酸酯软膏，共治疗 4 周，在整个治疗过程中，她继续母乳喂养，婴儿正常发育。

2021 年哺乳期使用抗组胺药的系统综述[9]认为，西替利嗪、氯苯那敏、氯马斯汀、依巴斯汀、依匹斯汀、氯雷他定、异丙嗪、特非那定和曲普利啶，以上抗组胺药 RID 低于 5%，提示在哺乳婴儿中临床不良反应可能性较小。同时，作者认为第二代抗组胺药，如氯雷他定和西替利嗪，由于低母乳转移水平和药物本身相对较低的不良反应特性，是目前哺乳期妇女使用抗组胺药的较优选择。但是，评估哺乳期安全性仍应考虑抗组胺药的半衰期，因为长半衰期药物的持续使用会导致哺乳期婴儿，尤其是肝肾功能尚未发育完全的新生儿及早产儿体内蓄积风险升高。

Micromedex 哺乳评级：婴儿风险不排除。

【男性用药研究】暂无数据。

【药师建议】根据目前人类妊娠暴露数据，西替利嗪不具有增加重大出生缺陷的风险，是妊娠期合并过敏性疾病、妊娠期合并鼻炎的推荐治疗药物。

西替利嗪可分泌进入乳汁，但总体转运进入乳汁的量很少。母乳喂养期间可短期小剂量服用，大剂量或长时间服用可能会引起婴儿嗜睡和其他不良反应。

硝呋太尔制霉菌素 Nifuratel and Nystatin

【别名】硝呋太尔制霉素、麦咪康帕、朗依、水青

【药理学分类】妇产科外用制剂（广谱抗微生物制剂）

【剂型】软膏剂、栓剂、胶囊剂

【妊娠期风险】硝呋太尔暂无数据；制霉菌素 FDA 原分级：口腔咽喉给药 C；口服给药 C；局部 / 皮肤外用 C；阴道给药 A；适用[a]

【哺乳期风险】硝呋太尔暂无数据；制霉菌素：L1- 有限数据 - 适用[b]

【说明书建议】摘录自两份不同的药品说明书。

因无吸收,故无特殊限制,孕妇在医师的直接监护下亦可用药。

尚缺乏孕妇及哺乳期妇女使用本品的安全有效性资料,孕妇应在医师指导下使用,哺乳期妇女慎用。

【重要参数】硝呋太尔: Mw 285, $t_{1/2}$ 2.75 小时。制霉菌素: Mw 926,口服吸收极差。

【国内外指南】2019 年英国《外阴阴道念珠菌病管理指南》指出:口服制霉菌素不能预防阴道假丝酵母菌病,对于有症状的外阴阴道假丝酵母菌病孕妇,建议阴道局部应用咪唑类(克霉唑或咪康唑)。阴道用制霉菌素是另一种选择。部分国家和地区可使用制霉菌素栓剂。每晚将 1~2 枚 10 万 U 的制霉菌素栓剂放入阴道,持续 14 日[1]。

妊娠期外阴阴道念珠菌病:妊娠早期权衡利弊慎用药物。可选择对胎儿无害的唑类药物,以阴道用药为宜,而不选用口服抗真菌药物治疗[2]。

【妊娠期用药研究】制霉菌素、克霉唑和咪康唑是妊娠期抗真菌的首选药物,制霉菌素是表面念球菌感染的局部治疗药物ᶜ。硝呋太尔局部使用,没有证据表明存在胚胎或胎儿毒性的风险ᶜ。

1. **动物数据** 硝呋太尔在毒理性方面安全性较高,大鼠小鼠用药均显示良好的耐受性(反复口服或阴道内用药显示出良好的耐受性),未发现致畸作用[3]。妊娠小鼠与兔子分别口服硝呋太尔 100mg/(kg·d)、200mg/(kg·d),未发现致畸或生育变化[4]。

制霉菌素口服很难吸收,在皮肤和黏膜无损伤时也很难吸收。大鼠实验未检测到后代先天畸形发病率的升高[5]。制霉菌素:皮下注射 3 000 倍治疗剂量无任何毒性,皮肤不吸收,无致畸致突变作用[6]。制霉菌素不可静脉给药治疗,一份报告描述了一系列接受制霉菌素静脉注射治疗的大鼠与兔子的生殖毒性研究检测到了轻微脑积水的不良反应[7]。

2. **人类数据** 硝呋太尔体外给药不通过皮肤和阴道黏膜吸收。硝呋太尔很难透过胎盘,无致畸作用。

硝呋太尔制霉菌素阴道软胶囊对母婴结局无明显影响[8],并对患者不良妊娠结局的改善具有积极的意义[9]。局部治疗使用硝呋太尔,没有证据表明存在胚胎或胎儿毒性的风险ᶜ。

对于局部治疗使用硝基呋喃、呋喃唑酮、呋喃西林和硝呋太尔,没有证据表明存在胚胎或胎儿毒性的风险。但同时又指出:妊娠期治疗细菌性阴道病全身(口服)抗感染治疗不会对胎儿发育造成风险,应该避免使用对有效性有争议的药物,如呋喃唑酮和硝呋太尔等硝基呋喃类药物,即使可能致畸的风险似乎很低,也应严格考虑ᶜ。

在 1985—1992 年间进行的一项对密歇根州医疗补助者的监测中,涉及

229 101 例完整妊娠观察，共有 489 名新生儿在妊娠期前三个月接触了制霉菌素，20 例（4.1%）重大出生缺陷（预计 21 例）。六种缺损类型的具体数据可用，包括（观察到的 / 预期的）3/5 心血管缺损、1/1 口腔裂、0/0 脊柱裂、1/1 多指畸形、1/1 肢体复位缺损和 2/1 尿道下裂[a]。这些数据不支持药物和先天性缺陷之间的联系。一项流行病学研究表明：妊娠早期进行过制霉菌素治疗与自发性流产或后代出生缺陷无明显关联[10]。

美国围产期协作项目发现 230 例妊娠期任何时期的暴露数据中未发现关联性，但妊娠早期 142 例使用制霉菌素与婴儿的先天畸形可能相关，不过也可能与它作为四环素的辅助药物有关[a]。

1980—1996 年匈牙利先天畸形病例对照监测机构调查了妊娠期口服制霉菌素治疗的致畸性。总共有 38 151 名分娩新生儿无任何缺陷的孕妇（对照组）和 22 843 名有先天性畸形胎儿或新生儿的孕妇（病例组）纳入研究。106 例（0.5%）病例和 143 例（0.4%）对照孕妇接受了口服制霉菌素治疗（*OR* 1.2，95%*CI* 1.0~1.6）。在先天性畸形的关键时期，在研究的两种不同方法（病例对照和完全对照 - 先天畸形组比较）中，在 1 个先天畸形组（尿道下裂）中观察到制霉菌素的潜在致畸作用[11]。2014 年另一项研究也提及口服使用制霉菌素可能与后代尿道下裂有关[12]。

总体来说，妊娠期间口服制霉菌素对胎儿的致畸风险很小，但尿道下裂和制霉菌素之间的可能联系需要进一步研究。

【哺乳期用药研究】局部使用硝基呋喃，呋喃唑酮以及呋喃西林，还有硝呋太尔，在母乳喂养期间的研究均不充分，因此不建议使用[c]。

制霉菌素口服吸收极差[b]，分泌入乳汁的可能性很小，哺乳期女性可以使用该药[1]。

【男性用药研究】制霉菌素公牛试验表明其具有高度杀精作用，但是当培养基中浓度低于 50μg/ml 时，5℃储存 12 天，并不减少精子的运动百分比[13]。

【药师建议】一般认为，硝呋太尔制霉菌素局部使用，没有证据表明存在胚胎或胎儿毒性的风险。制霉菌素口服吸收极差，妊娠期间口服制霉菌素对胎儿的致畸风险很小，但尿道下裂和制霉菌素之间的可能联系需要进一步研究。对于口服治疗使用硝呋太尔，尽管妊娠期治疗细菌性阴道病全身（口服）抗感染治疗不会对胎儿发育造成风险，但考虑到对呋喃唑酮和硝呋太尔等硝基呋喃类药物的有效性尚存争议，即使可能致畸的风险很低，也应严格选用。制霉菌素哺乳期妇女可以使用，但是联用硝呋太尔，因研究不充分，请谨慎考虑。

溴隐亭 Bromocriptine

【别名】溴麦角隐亭、溴麦亭、溴麦角环肽、Parlodel、Cycloset

【药理学分类】内分泌 / 代谢（混合）；抗震颤性麻痹药

【剂型】片剂

【妊娠期风险】FDA 原分级 B；适用[a]

【哺乳期风险】L5- 有限数据 - 危险[b]

【说明书建议】有说明书认为：没有迹象表明溴隐亭引发了婴儿的出生缺陷类型或增加出生缺陷发生率。产后妇女在哺乳期不应使用溴隐亭。

也有说明书认为：因为在人体上的研究不能排除危害的可能性，所以只有在明确需要的情况下，才应该在怀孕期间使用溴隐亭。溴隐亭禁用于哺乳期女性，可抑制泌乳。

【重要参数】Mw 655，F <28%，$t_{1/2}$ 5 小时，t_{max} 0.5~4.5 小时，PB 90%~96%。

【国内外指南】2011 年美国临床内分泌学家协会发布的《肢端肥大症医疗指南》指出：根据泌乳素瘤患者使用溴隐亭的经验，妊娠期服用溴隐亭与增加新生儿风险、先天畸形风险无关联。溴隐亭在妊娠期用于肢端肥大症患者，可管理肢端肥大症的体征和症状，且无新生儿并发症[1]。

根据 2011 年美国临床内分泌学家协会发布的《高泌乳素血症的诊断和治疗临床实践指南》，溴隐亭能够穿过胎盘，患有泌乳素瘤的患者一旦确认妊娠就应停用溴隐亭，外源性药物对胎儿造成的潜在风险比对抑制妊娠期垂体瘤生长的潜在风险相对更高；患有泌乳素瘤的患者若在妊娠期发现瘤体生长且可能引起占位症状，可使用溴隐亭治疗。妊娠期应暂停监测泌乳素水平[2]。

【妊娠期用药研究】

1. 动物数据　溴隐亭能够通过胎盘，对妊娠大鼠每日肌内注射 0.625mg/kg、1.25mg/kg、2.5mg/kg 的溴隐亭，子代畸形率、活胎率和胎儿吸收率均无显著变化[3]。

两个品系的大鼠性交后第 6~15 天被给予每日 10~30mg/kg 溴隐亭，或性交后第 5 天被给予单次 10mg/kg 溴隐亭，均会干扰正常着床。但在性交后第 6~15 天给予每日 3mg/kg 溴隐亭，对着床没有影响，也不会引起其他异常。在性交后第 8~15 天，即着床后，给予每日 30mg/kg 溴隐亭增加胚胎吸收率，从而增加胎仔死亡率，且在分娩的 262 只子鼠中发现了脊椎和肋骨发育不全的异常。在母鼠围产期、产后给予溴隐亭，未发现对子鼠有毒性作用[4]。

两项研究为确定对着床的潜在干扰，在两个品系的兔子性交后第 1~6 天给予每日 100~300mg/kg 的溴隐亭,未见对着床的不利影响。根据体表面积,此高剂量约为临床试验中最大人体给药剂量(100mg/d)的 63 倍。在新西兰白兔中,给予 300mg/kg 溴隐亭增加了胚胎死亡率,这反映出溴隐亭对母体具有明显的毒性。三项研究为确定溴隐亭的致畸风险,在两个品系的兔子性交后第 6~18 天给予每日 3mg/kg、10mg/kg、30mg/kg、100mg/kg、300mg/kg 溴隐亭。其中两项针对同一品系的研究发现 100mg/kg、300mg/kg 的剂量下,分别出现 3 例和 2 例腭裂,对照组中也出现 1 例腭裂。在第三项新西兰白兔的相同方案研究中,没有出现腭裂[4]。

在 6 只妊娠猕猴的器官形成期,给予其每日 2mg/kg 溴隐亭(人类 4.8mg/d 剂量的 10 倍),未见母猴及对应子代中发生致畸作用或胚胎毒性作用[5]。

在大鼠妊娠早期,给其皮下注射 0.05mg/kg、0.2mg/kg 溴隐亭,会降低产后母性行为(哺乳、护理幼崽),但不增加产后焦虑,说明妊娠早期的激素水平变化也会影响产后情绪[6]。妊娠中晚期每日给予大鼠体内或体外 0.7mg/kg 溴隐亭,均能显著增加正常子宫收缩的频率、振幅,说明溴隐亭会对子宫收缩力产生影响[7]。

2. 人类数据　溴隐亭能通过胎盘,为确定胎盘通过速率和程度,有研究将 10ng/ml、100ng/ml 溴隐亭加入母体池,对 20 例离体双灌注人胎盘模型进行持续 3 小时的灌注。经检测,10ng/ml 低浓度灌注组胎儿隔室中的药物浓度为(0.82 ± 0.32)ng/ml,100ng/ml 高浓度灌注组为(5.02 ± 0.97)ng/ml;低、高浓度组胎儿转移率分别为 6.13% ± 1.94%,5.46% ± 0.87%。研究认为溴隐亭的胎盘透过率很低[8]。

垂体微腺瘤在妊娠期间持续生长并引发症状的风险较低(2.8%),微腺瘤患者妊娠早期一般停止使用溴隐亭并进行适当随访,因此,存在较多妊娠早期暴露于溴隐亭的报道。然而,垂体大腺瘤在妊娠期停用溴隐亭后增大的风险约为 31%,如在妊娠期发生头痛、视野改变,可能需要在妊娠期接受溴隐亭治疗[9]。因此,仅存在少部分因垂体大腺瘤整个妊娠期或妊娠中晚期接受溴隐亭治疗的案例、小样本报道。一项综述总结了妊娠期溴隐亭暴露的 6 239 例数据,其中妊娠早期的短期暴露尚未发现会引起自然流产、宫外孕、滋养细胞疾病、多胎妊娠或先天畸形风险的增加,妊娠全程的暴露(100 例)发现 1 例睾丸未降和 1 例足畸形,未见其他异常。另外,该综述提及孕 6~9 周、孕 20 周人工流产前给予溴隐亭,对母体雌二醇、雌三醇、孕酮、睾酮、脱氢表雄酮、硫酸脱氢表雄酮、雄烯二酮、皮质醇等激素血清水平没有影响[10]。

溴隐亭 Parlode 制药厂商在说明书提及,已收集服用溴隐亭的 1 276 例孕妇的信息。在大多数情况下,溴隐亭在妊娠 8 周内(平均妊娠 28.7 天)停药,但是 8 例女性在整个妊娠期持续服用溴隐亭。所有患者的平均日剂量为

5.8mg（范围 1~40mg）。在这 1 276 例妊娠中，足月分娩 1 088 例（死产 4 例）、自然流产 145 例（11.4%）、人工流产 28 例（2.2%）。此外，12 次宫外妊娠和 3 例葡萄胎（同一患者发生 2 次）导致提前终止妊娠。这些数据比克罗米芬、更年期促性腺激素和绒毛膜促性腺激素引起的妊娠流产率（11%~25%）相比更低。一般人群自然流产，尤其是妊娠 20 周之前的，尽管未报告，但估计发生率为 15%。一般人群出生缺陷的发生率为 2%~4.5%，而接受溴隐亭治疗的 1 109 例活产中出生缺陷发生率为 3.3%。没有迹象表明溴隐亭引发了婴儿的出生缺陷类型或增加出生缺陷发生率[4]。

溴隐亭 Cycloset 制药厂商提及一项多中心的监测项目，分析 2 185 例使用溴隐亭女性的 2 351 次妊娠。其中 583 例子代出生后至少随访 3~12 个月，未见宫内暴露对产后生长发育产生影响。大部分女性（75%）在孕 2~8 周使用溴隐亭每日 5~10mg。86 例女性的 93 次妊娠中，因治疗高泌乳素血症的需要，妊娠全程或孕 30 周以后使用溴隐亭，仅发现 1 例自然流产。日本医院调查 434 例妊娠期使用溴隐亭的女性，其分娩的 442 例子代随访至少 1 年后，同样未见异常[5]。

2014 年法国 EFEMERIS 数据库纳入 2004—2010 年 57 408 对母子，筛选出 183 例妊娠期使用多巴胺激动剂的女性，并通过年龄、妊娠情况匹配 366 例妊娠期未使用的女性为对照组，评估药物妊娠风险，认为多巴胺受体激动剂妊娠期使用可能增加流产、早产风险。子宫内暴露于多巴胺激动剂的种类包括溴隐亭（n=118）、卡麦角林（n=37）、喹高利特（n=18）、麦角乙脲（n=7）、吡贝地尔（n=4）和罗哌尼尔（n=1）。大多数多巴胺激动剂处方是在妊娠早期使用的（75%），而在妊娠中期（8.8%）使用较少。流产（14.8% vs 5.7%，P=0.000 6，$aPOR$=3.7，95%CI 1.8~7.4）和早产（14.3% vs 5.2%，P=0.001，$aPOR$=3.6，95%CI 1.5~8.3）在暴露组与未暴露组之间有显著性差异，但在先天畸形（3.9% vs 2%，P=0.5，$aPOR$=1.5，95%CI 0.5~4.3）、低出生体质量（7.2% vs 5.9%，P=0.8，$aPOR$=0.9，95%CI 0.2~3.0）方面无显著性差异。暴露组观察到 4 例先天畸形的子代曾在器官形成期暴露于多巴胺激动剂，其中 2 例分别在胚胎形成第 5 天、第 17 天单次暴露于卡麦角林，出生时发现房室间隔缺损、心血管缺陷，另外 2 例分别在胚胎形成第 9 天、第 12 天单次暴露于溴隐亭，出生时发现心血管缺陷、髋关节半脱位。同时，暴露组中有 2 例在妊娠中晚期暴露于溴隐亭后出现泌尿系统异常（肾重复或多囊肾）。另外，出生 9 个月和 24 个月时对子代精神、运动行为的观察显示，暴露组和未暴露组之间无明显差异[11]。

2012 年，1 名 27 岁女性患有垂体微腺瘤，妊娠后停用溴隐亭。孕 10 周出现头痛、视力不佳的情况，核磁共振提示泌乳素瘤生长，瘤内可见液化，被诊断为巨泌乳素瘤，开始使用溴隐亭每天 2 次，每次 2.5mg，左甲状腺素每天

1 次，每次 150μg，氢化可的松每天 3 次，每次分别 15mg、7.5mg、7.5mg；孕 19
周，头痛消失，泌乳素水平下降，视野缺损改善；孕 33 周，视野检查恢复正常；
继续服药期间无异常；孕 40 周时产下 3 300g 健康女婴。分娩后未母乳喂养，
6 周后无身体不适，无视野缺损，核磁共振提示瘤体明显缩小，此时停用左甲
状腺素，继续使用氢化可的松和溴隐亭[12]。

2013 年，1 名 38 岁女性孕 7 周因头痛、复视、眼睑下垂就诊，诊断巨大
催乳素瘤，在孕 12 周后开始使用溴隐亭 5mg/d 进行治疗，并逐渐增加剂量至
15mg/d，3 周后症状缓解，38 周时产下 1 名健康的男婴（4 300g），10 岁时，孩
子的精神运动发育正常，无并发症[13]。

2021 年一项土耳其单中心回顾性研究纳入 1996—2019 年 21 例患巨泌乳
素瘤（中位大小 15mm，范围 10~28mm）女性的 34 次妊娠。34 例妊娠中，有
27 例活产分娩，其中 21 次妊娠前因接受治疗致使瘤体直径缩小，确认妊娠后
停止溴隐亭治疗，另 6 次妊娠全程均暴露于溴隐亭。27 名新生儿中，除 1 例
唐氏儿外，未见其他先天畸形[14]。

2007 年一项治疗妊娠期合并系统性红斑狼疮的临床试验数据显示，与单
独接受泼尼松 20mg/d 治疗（$n=10$）相比，妊娠期合并红斑狼疮在孕 25~35 周
加服溴隐亭 2.5mg/d（$n=10$）能够显著下调泌乳素水平，没有发生妊娠期狼疮
发作（0 vs 3），没有胎膜早破（0 vs 3），80% 足月分娩（80% vs 50%），且平均出
生体质量相对高。该研究认为溴隐亭可在妊娠合并疾病的发作、早产、胎膜
早破等方面有一定作用[15]。

【哺乳期用药研究】溴隐亭可抑制泌乳，因此在治疗期间可能无法进行母
乳喂养[16-17]。2001 年，美国儿科学会将溴隐亭归类为哺乳期妇女应谨慎对待
的药物[18]。但一份报告[19]中，患有垂体瘤的母亲每天服用 5mg 溴隐亭治疗，
仍有足够的乳汁喂养婴儿。但该篇报告没有提及溴隐亭是否存在对婴儿的不
良影响。

尽管溴隐亭可抑制泌乳，但产妇使用后报道多种不良反应，也有因心肌
梗死、缺血性中风死亡的报道（因果关系尚未证实），FDA 已不再建议将其用
于产后抑乳[b]。

【男性用药研究】雄性大鼠每日经口给予 2mg/kg、10mg/kg、50mg/kg 溴
隐亭（按体表面积，达人类 4.8mg/d 剂量的 120 倍），再与未经治疗的雌性大鼠
交配，每日 10mg/kg、50mg/kg 组的幼崽损失略有增加（按体表面积，达人类
4.8mg/d 剂量的 24~120 倍）[5]。

在男性不育症中，溴隐亭被用于治疗少精子症和弱精子症[20-21]。有临
床试验纳入 20 例高泌乳素血症导致的少弱精子症患者，每日口服溴隐亭
（1.25m/kg，b.i.d.），治疗后泌乳素水平显著下降（$P<0.01$），精子数量增加，精

子活动率显著提高（$P<0.05$）[22]。一项治疗高泌乳素血症男性不育的临床试验，使用卡麦角林 0.5~1.5mg/ 周或溴隐亭 5~15mg/d 治疗 6 个月后，精液参数及性功能改善显著[23]。但是，溴隐亭无法改善泌乳素正常或轻度升高的少弱精子症患者的精子质量及睾酮水平[24-27]。

【药师建议】溴隐亭可以通过胎盘，但胎盘透过率较低。大多数妊娠期使用者在孕 8 周内停用，妊娠中晚期或妊娠全程使用溴隐亭的数据较少。现有人类数据提示，妊娠期使用溴隐亭并未增加出生缺陷风险，也未见子代精神发育、运动行为的异常，但可能会增加早产、流产的风险。服用溴隐亭期间一旦确认妊娠，经临床医师评估认为妊娠期治疗益处不大，可停用溴隐亭，监测相关指标；如果妊娠期有治疗的需要，可以考虑使用溴隐亭。

溴隐亭可抑制泌乳，如果哺乳期有治疗需要，可能无法进行母乳喂养。另外，尽管溴隐亭可抑制泌乳，但产妇使用后报道多种不良反应，也有因心肌梗死、缺血性中风死亡的报道（因果关系尚未证实），FDA 已不再建议将其用于产后抑乳。

Y

叶酸 Folic Acid

【别名】 维生素 M、维生素 B_c、欧力、斯利安、Vitamin M

【药理学分类】 主要作用于血液和造血系统药物 - 抗贫血药

【剂型】 片剂、注射剂

【妊娠期风险】 FDA 原分级 A（C- 如剂量超过美国每日推荐摄入量）；适用[a]

【哺乳期风险】 L1- 有限数据 - 适用[b]

【说明书建议】 妊娠期、哺乳期女性可应用此品。

【重要参数】 Mw 441，$t_{1/2}$ 0.7 小时，t_{max} <1 小时，F 76%~93%。

【国内外指南】 妊娠期叶酸缺乏是普遍现象，根据《中国临床合理补充叶酸多学科专家共识》[1-2] 等指南推荐意见，围孕期常规推荐补充叶酸。推荐剂量如下。

备孕、孕早期妇女：①无高危因素的妇女，建议从可能妊娠或孕前至少 3 个月开始，增补叶酸 0.4mg/d 或 0.8mg/d，直至妊娠满 3 个月。也有国外指南建议应至少在怀孕前 1 个月开始补充 0.4mg/d 叶酸，并持续到怀孕的前 12 周[3]。②个性化增补，存在以下情况的妇女，可酌情增加补充剂量或延长孕前增补时间，居住在北方地区，尤其北方农村地区；新鲜蔬菜和水果食用量小；血液叶酸水平低；备孕时间短。③建议备孕和孕早期妇女多食用富含叶酸的食物如绿叶蔬菜和新鲜水果，养成健康的生活方式，保持合理体质量，从而降低胎儿神经管缺陷（neural tube defect，NTD）的发生风险。

孕中、晚期妇女：推荐孕中、晚期妇女除经常摄入富含叶酸的食物外，继续增补叶酸。孕中、晚期叶酸增补剂量建议为 0.4mg/d。

特殊人群：①神经管缺陷（NTD）生育史妇女建议从可能妊娠或孕前至少 1 个月开始，增补叶酸 4mg/d，直至妊娠满 3 个月；因国内剂型原因，可增补叶酸 5mg/d。②夫妻一方患 NTD，或男方既往有 NTD 生育史，建议备孕妇女从可能妊娠或孕前至少 1 个月开始，增补叶酸 4mg/d，直至妊娠满 3 个月；因国内剂型原因，可增补叶酸 5mg/d。③患先天性脑积水、先天性心脏病、唇腭裂、肢体缺陷、泌尿系统缺陷，或有上述缺陷家族史，或一、二级直系亲属中有 NTD 生育史的妇女,建议从可能妊娠或孕前至少 3 个月开始,增补叶酸 0.8~1.0mg/d,直至妊娠满 3 个月。④患糖尿病、肥胖、癫痫、胃肠道吸收不良性疾病,或正在服用增加胎儿 NTD 发生风险药物的妇女,如卡马西平、丙戊酸、苯妥英钠、扑米酮、苯巴比妥、二甲双胍、甲氨蝶呤、柳氮磺吡啶、甲氧苄啶、氨苯蝶啶、考来烯胺等,建议从可能妊娠或孕前至少 3 个月开始,增补叶酸 0.8~1mg/d,直至妊娠满 3 个月。但目前对于癫痫患者在服药期间的妊娠期叶酸补充尚有争议,尤其是补充的剂量问题。中国指南推荐服用 0.8~1mg/d。美国指南关于抗癫痫药物不建议孕前补充更高的叶酸剂量[4]。2015 年中国专家共识妊娠期癫痫指南则仍推荐癫痫女性在妊娠前 1 个月及妊娠早期补充 5mg/d[5],2016 英国皇家妇产科医师学会(RCOG)建议服用抗癫痫药物的孕妇在整个怀孕期间每天服用 5mg/d 叶酸[6]。⑤高同型半胱氨酸(Hcy)血症妇女,建议增补叶酸至少 5mg/d,且在血清 Hcy 水平降至正常后再受孕,并持续增补叶酸 5mg/d,直至妊娠满 3 个月。⑥亚甲基四氢叶酸还原酶(MTHFR)677 位点 TT 基因型妇女,可根据个体情况酌情增加补充剂量或延长孕前增补时间。

哺乳期妇女:推荐哺乳期妇女除经常摄入富含叶酸的食物外,继续增补叶酸。哺乳期叶酸增补剂量建议为 0.4mg/d。

【妊娠期用药研究】

1. 叶酸缺乏的安全性 叶酸缺乏可引起对母儿的不良影响[7]。目前认为叶酸缺乏可能导致胎儿异常(神经管缺陷,其他畸形)、胎盘早剥、妊娠期高血压、流产、前置胎盘、低体质量儿、早产。为确保良好的母胎健康,所有孕妇应摄入足够的膳食或补充叶酸,以维持正常母体叶酸水平。

2. 叶酸常规补充剂量的安全性 对母亲或婴儿的危害通常是不高的[8]。24 项关于叶酸补充的相关研究(>58 860 人)证实了叶酸补充对于预防神经管缺陷具有获益关系,因此美国 1998 年开始在食品中强化叶酸。目前尚无确凿证据表明围受孕期增补叶酸增加后代哮喘的风险。有 1 项临床研究发现,哮喘喘息或过敏等相关风险未出现统计学显著性增加。但有 3 项系统评价未发现一致性证据,其哮喘、喘息或过敏的风险增加尚不确定。对于叶酸导致结肠癌的风险,目前有一项 Meta 分析增补叶酸与结直肠癌风险无关联性。

3. 叶酸大剂量增补的安全性 近些年有报告认为"过度补充叶酸"对母婴不利。有研究显示,孕前及孕早期每日服用 5mg 叶酸对具有高危因素的女性是安全的[2]。对于长期、大剂量补充叶酸且维生素 B_{12} 缺乏的个体,可能掩盖维生素 B_{12} 缺乏的症状,导致严重的不可逆的神经系统损害。但短期增补叶酸的育龄女性造成危害的可能性极小。

【哺乳期用药研究】乳汁中可测得叶酸。有研究测定 11 位母乳喂养的母亲每天摄入 0.8~1mg 叶酸,母乳中叶酸的分泌量平均为 45.6μg/L[b]。另一项研究,母乳中叶酸含量为 15.2~33.4ng/ml[9]。抗惊厥的患者通常使用 4mg/d。这些剂量一般没有危险。

美国儿科学会认为哺乳期女性补充叶酸是合适的[8]。加拿大妇产科学会建议增补叶酸持续整个哺乳期[7]。美国推荐哺乳期每日叶酸的推荐量是 0.28mg/d。由于美国膳食中常规添加叶酸,认为如果哺乳期女性从食物中摄取了足够的叶酸,就不必药物补充。

【男性用药研究】 有研究显示,与对照组相比,用叶酸或烟酸补充冷冻保存培养基可显著改善精子参数和染色质质量($P<0.05$)。同时,叶酸 + 烟酸的组合对解冻后精子显示出显著的保护作用[10]。

【药师建议】 每名计划妊娠或妊娠早期女性,应根据女性具体情况提出增补叶酸的建议。有条件者也可测定叶酸相关基因调整叶酸补充量。

乳汁中可测得叶酸,有研究认为哺乳期女性补充叶酸是合适的。

伊曲康唑 Itraconazole

【别名】 斯皮仁诺、依他康唑、美扶、易启康、Sporanox

【药理学分类】 抗感染药物 - 抗真菌药

【剂型】 片剂、胶囊剂、颗粒剂、口服溶液剂、注射剂

【妊娠期风险】 FDA 原分级 C;人类数据提示低风险 [a]

【哺乳期风险】 L3- 有限数据 - 可能适用 [b]

【说明书建议】 在小鼠和大鼠中,发现伊曲康唑存在剂量相关的母体毒性、胚胎毒性和致畸性。人类孕妇研究较少,只有明确益处远大于潜在风险时,才可在妊娠期间使用。建议不应给予妊娠患者或计划妊娠的女性用于治疗灰指甲,应在整个伊曲康唑治疗期间和治疗结束后的 2 个月内采取高度有效的避孕方法;伊曲康唑通过母乳排泄,因此,应权衡治疗对母亲的预期益处和婴儿接触伊曲康唑的潜在风险,建议在治疗期间暂停哺乳。

【重要参数】 Mw 706, F 55%, $t_{1/2}$ 16~42 小时, PB 99.8%, t_{max} 2~5 小时, M/P 0.51~1.77, RID 0.2%。

【国内外指南】 美国传染病学会（IDSA）2016 年更新《念珠菌病管理临床实践指南》,指出妊娠期妇女应避免氟康唑、伊曲康唑、泊沙康唑和异沙康唑等三唑类抗真菌药物,特别是妊娠早期,因为使用可能出现出生缺陷[1]。2016 年 IDSA《球孢子菌病治疗临床实践指南》指出,如果其他情况合适,伊曲康唑可用于治疗妊娠中晚期的隐球菌病或球孢子菌病,妊娠早期应避免使用[2]。

【妊娠期用药研究】

1. **动物数据** 在啮齿动物中被证明具有胚胎毒性和致畸性,发现伊曲康唑存在剂量相关的母体毒性、胚胎毒性和致畸性。在大鼠中的剂量水平为 40~160mg/(kg·d)[5~20 倍人类最大推荐剂量(maximum recommended human dose, MRHD)],而在小鼠中的剂量水平大约是 80mg/(kg·d)(10 倍 MRHD)。已显示伊曲康唑可在大鼠模型中穿过胎盘。在大鼠中,致畸性主要为骨骼缺损,在小鼠中为脑膨出和/或巨舌症[a]。

2. **人类数据** 一项针对意大利妇女妊娠早期伊曲康唑暴露的前瞻性队列研究,收集了 206 名妊娠早期接触伊曲康唑的妇女和 207 名对照的数据[平均日剂量为(182±63)mg,平均(6.9±6.4)天]。暴露组与对照组在主要先天畸形方面无显著差异[分别为 3/163(1.8%)和 4/190(2.1%)],妊娠期前三个月暴露于伊曲康唑的婴儿的重大先天性异常风险没有增加,但是暴露组的自然流产和人工流产的发生率高于对照组[3]。

一项前瞻性队列研究中 229 名孕妇暴露于伊曲康唑,其中 198 人在妊娠期前三个月使用过该药物,其每日剂量中位数为 200mg(范围为 50~800mg),使用天数中位数为 3 天(范围为 1~90 天)。研究组中主要畸形的发生率为 3.2%,对照组为 4.8%。暴露组的流产率更高。伊曲康唑组的出生婴儿体质量较轻,尽管该差异可能并不具有临床意义[4]。

2013 年《新英格兰医学杂志》报道了一项研究,基于丹麦的注册活产婴儿队列,暴露于伊曲康唑的 687 例孕妇中,没有观察到总体上明显的出生缺陷风险增加,也没有观察到明显的畸形聚集[5]。

2019 年的一项 Meta 分析纳入了四项研究[6],比较了孕妇暴露于伊曲康唑和未暴露之间的先天缺陷总体风险,总体数据显示无显著差异(*RR* 1.04, 95%*CI* 0.32~3.34)。四项研究报告了孕妇在妊娠期间接受伊曲康唑后的特定类型的出生缺陷,肢体缺损和先天性心脏缺损是最常见的类型,频率分别为 0.82%(95%*CI* 0.35~1.62)和 0.82%(95%*CI* 0.35~1.61),眼缺陷的发生率高于欧洲先天性异常流行病学监测登记网(European network of population-based registries for the epidemiological surveillance of congenital anomalies, EUROCAT)发布的值[7],而其他先天性缺陷发生率与 EUROCAT 发布的畸形类型的构成比率基本相似。

总之,有限的人类资料显示,伊曲康唑对人类造成结构异常的风险较低,但在动物实验中已被证实具有胚胎毒性和致畸性。因此,为安全起见,建议如果可能,在器官发育过程中尽量避免使用伊曲康唑。

【哺乳期用药研究】 伊曲康唑可从乳汁中排泄。有一项研究显示,两名哺乳期妇女每次口服 200mg 的伊曲康唑,q.12h.,共 2 剂(总剂量为 400mg),在研究过程中,两名婴儿均不允许喂奶。在第二次给药后的 4 小时、24 小时和 48 小时,测得伊曲康唑的平均乳汁浓度分别为 70ng/ml、28ng/ml 和 16ng/ml。在给药 72 小时后,一名妇女的乳汁药物水平为 20ng/ml,而另一名妇女的乳汁药物水平低于定量下限(<5ng/ml)。4 小时、24 小时和 48 小时平均乳汁 / 血浆药物浓度比分别为 0.51、1.61 和 1.77。假设婴儿每天消耗 500ml 母乳,以用药后 4 小时的浓度(近似血浆浓度峰值时间)进行推算,婴儿 24 小时平均接受的最大剂量为 35μg[a]。虽然上述剂量似乎很小,但有报道显示,健康男性志愿者每天 2 次服用 200mg 伊曲康唑,大约 15 天才达到血浆浓度峰值[8],其平均峰值浓度为 2 282ng/ml,即上述两名女性体内测得的平均峰值浓度的 15 倍[a]。而且伊曲康唑的一种代谢产物(羟基伊曲康唑)平均血浆浓度超过原型药物浓度,且持续给药日剂量,即使剂量较低,也会导致乳汁中药物浓度水平远高于上述水平,并可能导致哺乳婴儿体内广泛地组织蓄积[a]。同时,该暴露的潜在影响还没有被充分研究过,故建议使用伊曲康唑的女性尽量避免母乳喂养。

尽管有报道显示,伊曲康唑在婴儿中口服吸收的可能性不大,因为它需要酸性环境来吸收,而在高母乳饮食中则不太可能吸收[b]。

【男性用药研究】暂无数据。

【药师建议】动物数据显示伊曲康唑具有生殖毒性和致畸性。有限的人类资料尚未发现妊娠期间使用伊曲康唑对人类的致畸风险增加。鉴于吡咯家族在人类中所传达的风险,为安全起见,仍建议在妊娠期间避免使用该药物,尤其是在妊娠早期。也不建议给予妊娠患者或打算妊娠的妇女使用该药物,若确需使用,应在伊曲康唑治疗的整个周期和治疗结束后的 2 个月内采取高度有效的避孕方法。

伊曲康唑可通过母乳排泄。因此,应该权衡治疗对母亲的预期益处和婴儿接触伊曲康唑的潜在风险,建议在治疗期间暂停哺乳。

伊托必利 Itopride

【别名】瑞复啉、伊天、比佳斯、为力苏、Elthon

【药理学分类】主要用于消化系统药物 - 胃肠促动药

【剂型】片剂、胶囊剂、颗粒剂

【妊娠期风险】暂无数据

【哺乳期风险】暂无数据

【说明书建议】在妊娠患者的安全性尚未证实。本品只能在预期治疗获益大于风险的情况下,用于妊娠或疑有妊娠的女性患者;在动物实验中未观察到致畸作用,伊托必利可在授乳期大鼠的乳汁中分泌,哺乳期妇女应避免使用本品。

【**重要参数**】Mw 358,$t_{1/2}$ 6 小时,t_{max} 0.5 小时,PB 96%。

【**国内外指南**】暂无。

【**妊娠期用药研究**】

1. **动物数据** 小鼠微核试验未见遗传毒性。一般生殖毒性试验:雌雄动物经口给药 3mg/kg、30mg/kg、300mg/kg,可见 300mg/kg 剂量组给药初期约 1/2 雄鼠出现流涎,雌鼠给药和妊娠期间体质量增加,交配前食量增多;30mg/kg 以上剂量组雌鼠性周期延长,大鼠交配率、受孕率、胎仔存活率和胎仔发育未见异常。围产期生殖毒性:300mg/kg 剂量组幼鼠体质量增加缓慢,10mg/kg、100mg/kg 剂量组母鼠分娩、F1 代仔鼠发育、生殖能力均未见异常[1]。

一项动物实验表明[1],西沙必利会引起胚胎致死性心律失常,考虑与西沙比利特异性抑制离子通道 I_{Kr} 有关,而伊托必利尚未发现此类胚胎毒性。

2. **人类数据** 暂无数据,仅有极少量西沙必利数据,见莫沙必利。

【**哺乳期用药研究**】伊托必利可在授乳期大鼠的乳汁中分泌。哺乳期妇女应避免使用本品[1]。

【**男性用药研究**】暂无数据。

【**药师建议**】暂无人类数据,安全性尚未确定。妊娠及可能妊娠的妇女仅在利大于弊时方可使用。动物实验中伊托必利可随乳汁排泄,哺乳期妇女应用时应暂停哺乳。

依巴斯汀 Ebastine

【**别名**】苏迪、思金、Kestine

【**药理学分类**】主要影响变态反应和免疫功能药物 - 抗变态反应药

【**剂型**】片剂

【**妊娠期风险**】暂无数据

【**哺乳期风险**】暂无数据

【**说明书建议**】孕妇用药的安全性尚未确定,只能在绝对必需时才用于孕妇。服药期间应避免哺乳。

【**重要参数**】Mw 470,口服快速吸收,$t_{1/2}$ 14~16 小时,t_{max} 2.6~4 小时,代谢产物主要是卡巴斯汀,$t_{1/2}$ 15~19 小时,依巴斯汀和卡巴斯汀 PB>95%。

【**国内外指南**】暂无。

【妊娠期用药研究】

1. **动物数据**　动物实验研究表明：在妊娠早、中、晚期依巴斯汀对胚胎发育无直接或间接的有害作用。在动物实验中也未发现其具有致畸作用，但是并未进行人体试验，所以依巴斯汀只能在绝对必需时才用于孕妇[1]。

大鼠妊娠前和妊娠早期被给予依巴斯汀，亲代给药剂量为 150mg/(kg·d)，动物生育能力与胎儿发育未受影响；大鼠器官形成期被给予依巴斯汀，母体给药剂量 100mg/(kg·d)时胎儿体质量减轻，出生幼仔生长受抑制但未见畸形；家兔器官形成期被给予依巴斯汀，母体给药剂量 120mg/(kg·d)时，有一只母体流产，但对胎仔无致畸作用；大鼠围产期与哺乳期给药 200mg/(kg·d)，出生的幼仔生长受抑制，摄食量减少，阴道发育迟缓[2]。

2. **人类数据**　依巴斯汀为二代抗组胺药物，2020 年一项病例报告[3]显示，母亲每日接受 10mg 给药，孕 38 周分娩一男婴，婴儿在 1 分钟和 5 分钟时的 Apgar 评分分别为 8 分和 9 分。母亲服药 23.3 小时后婴儿脐血中依巴斯汀和卡巴斯汀浓度分别为＜0.2ng/ml[低于检测限(limit of detection, LOD)]和 48.9ng/ml，与母婴血清中的药物浓度相近(经胎盘卡巴斯汀的通过率为 114.8%)。在分娩 2 天后，婴儿血清中的卡巴斯汀浓度降低到 LOD 以下。由于资料缺乏，国内外指南建议，当妊娠期必须采用抗组胺药治疗时，在权衡利弊情况下可选择相对安全可靠的第二代抗组胺药，如氯雷他定、西替利嗪。

【哺乳期用药研究】考虑依巴斯汀及其主要代谢产物卡巴斯汀的高蛋白结合率(＞95%)，药物理论上较难分泌进入乳汁。2020 年一项病例报告[3]显示，母亲每日接受 10mg 给药后大约 11 小时获得的乳汁和血清样本中，乳汁 - 血清浓度比和婴儿每日最大剂量的依巴斯汀分别为 1.88mg/kg 和 0.000 3mg/kg，与成人治疗剂量相比，这是极低的。

哺乳期大鼠被静脉给予 ^{14}C 放射性标记的依巴斯汀，具有 ^{14}C 放射活性的乳汁水平在 8 小时内与母体血浆水平相似[4]。作为预防措施，最好避免在哺乳期间使用依巴斯汀。

【男性用药研究】暂无数据。

【药师建议】动物研究显示大剂量给药可能导致胎儿体质量减轻，出生幼仔生长受抑制，但未见畸形。由于依巴斯汀对孕妇及哺乳期妇女的安全性尚缺乏足够的验证，建议避免在妊娠期间及哺乳期使用依巴斯汀。

依替米星　Etimicin

【别名】爱大、悉能、潘诺、创成

【药理学分类】抗感染药物 - 抗生素

【剂型】注射剂

【妊娠期风险】暂无数据

【哺乳期风险】暂无数据

【说明书建议】在使用依替米星治疗过程中,应密切观察肾功能和第八对颅神经功能的变化,并尽可能进行血药浓度检测。孕妇使用依替米星前必须权衡利弊。哺乳期妇女在用药期间需暂停哺乳。

【重要参数】Mw 478, $t_{1/2}$ 1.5 小时, PB 25%。

【国内外指南】氨基糖苷类对母体和胎儿均有毒性作用,妊娠期避免应用;但在有明确应用指征,经权衡利弊,也可在严密观察下慎用。有条件时应进行氨基糖苷类血药浓度监测。治疗哺乳期患者时应避免用氨基糖苷类药物[1]。

【妊娠期用药研究】

1. 动物数据 依替米星 100mg/(kg·d)、200mg/(kg·d)和 400mg/(kg·d),颈背部皮下注射给予雄、雌性大鼠,分别连续给药 9 周和 2 周,合笼后,雌鼠给药至妊娠第 15 天。实验结果表明,200mg/(kg·d)未见相关影响;400mg/(kg·d)对雌鼠及胎仔均有毒性,表现为雌鼠体质量增长也受到抑制(交配前给药第11 天,$P<0.05$,交配前给药第 14 天,$P<0.01$;交配后怀孕第 7 天、第 11~15天,$P<0.05$),且妊娠鼠的黄体数量减少($P<0.01$),胎仔骨骼检查见胸骨节第一中心及耻骨未骨化、剑突和指、趾骨化点减少,检查胎仔发现,一只胎仔全身水肿、3 只胎仔第三脑室扩大[2]。

2021 年一项研究比较了庆大霉素、阿米卡星和依替米星在斑马鱼胚胎中的体内毒性作用,结果显示阿米卡星对胚胎的毒性比庆大霉素更大,但在亚毒性剂量下,依替米星显示出肾毒性和耳毒性低于庆大霉素[3]。将依替米星逐级稀释,从万分之一的浓度开始,依替米星同样开始扰乱神经母细胞毛细胞,引起耳毒性的剂量可能比庆大霉素高 10 倍[3]。

2. 人类数据 没有依替米星人类妊娠期使用的安全性数据。2010 年一例妊娠 21 周孕妇,因急性溃疡(坏疽型),经依替米星 0.2mg/d 静脉注射及口服泼尼松 30mg/d 治疗一周好转,但终止妊娠[4]。

【哺乳期用药研究】暂无数据

【男性用药研究】依替米星 100mg/(kg·d)、200mg/(kg·d)和 400mg/(kg·d),颈背部皮下注射给予 SD 雄、雌性大鼠,分别连续给药 9 周和 2 周,合笼后,雄鼠给药至 11 周。结果表明,与对照组相比,雄鼠的交配率及交配后致雌鼠怀孕率无显著差异,100mg/(kg·d)组睾丸和附睾平均质量及其占体质量的百分率与对照组相比有显著差异($P<0.05$),但不呈剂量反应关系[2]。

【药师建议】动物资料显示依替米星具有生殖毒性,目前缺乏人类妊娠期资料。因其他氨基糖苷类(见卡那霉素和链霉素)会产生人类胎儿的第八对颅神经毒性,孕妇使用依替米星后应密切观察肾功能和第八对颅神经功能的变化,并尽可能进行血药浓度检测,充分权衡利弊后可考虑使用。

尚无资料显示依替米星是否能分泌至乳汁,哺乳期妇女在用药期间须暂停哺乳。

乙醇 Ethanol

【别名】酒精、Alcohol

【药理学分类】消毒防腐药;溶剂

【剂型】口服剂型

【妊娠期风险】FDA 原分级 D,若长期大量使用,风险等级为 X;禁用[a]

【哺乳期风险】L4- 有限数据 - 可能危险[b]

【重要参数】Mw 46, $t_{1/2}$ 0.24 小时, t_{max} 0.5~1.5 小时, RID 16%, M/P 1, F 100%, PB 0。

【国内外指南】美国妇产科医师学会(ACOG)2011 年发表 496 号文件《高危饮酒和酒精依赖对妇产科的影响》[1]指出,乙醇可以在妊娠任何阶段影响胎儿,产前酒精暴露所导致的认知缺陷和行为问题是影响终身的。即使适度饮酒也可能会改变胎儿精神运动的发展,导致认知缺陷,在儿童时期产生情绪和行为问题。有证据表明,不同人群对乙醇影响胎儿发育的易感性不同。最后,学会指出妊娠早期低剂量饮酒不是终止妊娠的指征,根据指南描述,所谓低剂量饮酒指不超过 1 杯 /d(1 杯 =15ml 纯乙醇),每日一杯饮酒属于中等剂量。

【妊娠期研究】乙醇是一种人类致畸物质,在妊娠期间,特别是在妊娠后的前两个月暴露于酒精会严重危害胎儿和新生儿。孕妇因大量饮酒造成一系列出生缺陷统称为胎儿酒精综合征(fetal alcohol syndrome, FAS)。即使适度饮酒,也可能导致自然流产以及后代的发育和行为功能障碍。目前尚未确定妊娠期安全的酒精剂量,建议女性在妊娠期间应戒酒[c]。

2012 年丹麦一项前瞻性队列研究[2],评估妊娠初期至中期不同饮酒方式对后代智力、注意力和执行能力的影响,纳入了 1 628 名女性,按平均酒精摄入量分为四组(每周 0 杯酒、1~4 杯酒、5~8 杯酒和≥9 杯酒),分别定义为未饮酒组、低水平饮酒组(1~4 杯 / 周)、中等水平饮酒组(5~8 杯 / 周)和高水平饮酒组(≥9 杯 / 周)。暴饮指一次性摄入 5 杯或更多含酒饮料。根据丹麦国家卫生委员会(the Danish National Board of Health, DNBH)的定义,一杯标准酒精饮料等于12g纯酒精。ACOG定义一杯酒精饮料为15ml纯酒精,两者相当。纳入研究的儿童在5岁左右采用神经心理学测试评估其一般智力、注意力和执行功能。结果显示,在妊娠早中期,每周平均饮用中低酒精摄入量和暴饮与5岁儿童的神经发育没有显著相关性。另外,随着儿童的成长,认知多样化以及环境因素的影响,酒精导致的某些影响可能仅在较大年龄时才可检测到。研究还指出,由于仍无法确定妊娠期的安全饮酒水平,因此对女性而言,最保守的建议是不要在妊娠期间饮酒。该研究建议偶尔饮用少量酒精可能不会引起担忧。

据文献统计[3],妊娠早期饮酒的女性发生胎儿酒精谱系障碍(fetal alcohol spectrum disorders, FASD)的风险是未饮酒女性的12倍,妊娠早期和中期均饮酒的女性发生FASD的风险是未饮酒女性的61倍,妊娠各个时期都饮酒的女性发生率为65倍。

美国儿科学会2015年发表《胎儿酒精谱系障碍》[4],指出产前接触酒精是导致出生缺陷以及智力和神经发育障碍的主要可预防原因。其中胎儿酒精综合征(FAS)是胎儿在子宫内因酒精暴露而导致的最严重的情况,主要有以下三方面特征:颅面部形态异常(上唇薄,睑裂长度短,鼻唇沟平坦)、生长迟缓(产前/产后)、中枢神经系统异常。在美国,患胎儿酒精综合征(FAS)的新生儿出生率是0.5‰~2‰,但研究报道的发生率不同,低的可以达到0.3‰[5],南非的报道FAS发生率高达46‰~89‰[6],而胎儿酒精谱系障碍(FASD)的发生率也是全球各地区不同,最低为WHO东地中海区域最低为0.1‰,南非患病率最高,为111.1‰[7]。协会指出,妊娠期摄入任何剂量的酒精都是不安全的,酒精对发育中的胎儿呈剂量相关性风险,孕妇须戒酒。

2017年发表在*JAMA Pediatrics*上的一项研究发现[8],即使偶尔饮酒也能影响婴儿的面部发育。该研究认为妊娠期酒精摄入没有安全水平。研究人员评估了超过400名女性在妊娠期的饮酒习惯,在她们的孩子12月龄时检测了面部特征。研究组发现,即使低水平的产前酒精暴露,也能轻微影响子宫内面部特征的形成,包括鼻子、下巴和眼睛。

2019年一篇综述提供的证据表明妊娠期间饮酒与剂量相关的流产风险增加有关。对231 808名孕妇数据的荟萃分析发现:与戒酒者相比,妊娠期间接触酒精者流产的风险更高(*OR* 1.19, 95%*CI* 1.12~1.28)。对于每周饮酒5次或更少的情况,每周每多饮酒一次,流产风险就会增加6%(*OR* 1.06, 95%*CI* 1.01~1.10)[9]。

【哺乳期研究】酒精被证实是缩宫素的重要抑制剂,哺乳期饮酒将减少乳汁的分泌量。酒精容易分泌进入乳汁，平均乳汁 / 血液药物浓度比值约为 1，乳汁中酒精的达峰时间在饮酒后 30~60 分钟，而食物会推迟乳汁中酒精的达峰时间[10-11]。喝 1~2 杯酒（包括啤酒）后进行哺乳可能使婴儿的乳汁摄入量减少 20%~23%，并引起婴儿躁动和不良睡眠，每天饮酒对婴儿的长期影响尚不清楚。

据报道，2 名中国婴儿患有腹胀，分别为 19 天和 23 周大。所有实验室检查均正常。他们的母亲一直在吃黄酒炖鸡，这是中国文化的产后习俗。2 名婴儿的血液中均可测到酒精，入院后 30 小时，1 名婴儿血液酒精浓度为 4.3mmol/L，入院后 15 小时，另 1 名婴儿的血液酒精浓度为 4.3mmol/L。作者得出的结论是，婴儿的非特异性胃肠道症状是由婴儿酒精中毒引起的[12]。

美国儿科学会建议[1]，哺乳期妇女偶尔一次饮酒，应在饮酒 3~4 小时后开始哺乳，这样酒精对婴儿造成的影响可以忽略不计。成人在 3 小时内可代谢大约 1 盎司纯乙醇，因此摄入适量酒精的母亲通常在感觉神经系统正常后立即恢复母乳喂养，但长期或大量饮酒者不应母乳喂养[b]。

【男性研究】从流行病证据提示，男方妊娠前饮酒可能增加子代出生缺陷风险，可能与精子发育和表观遗传修饰调控有关，而改变饮酒行为可能会降低这种风险。

2020 年一项综述纳入共 55 个研究，涉及 41 747 例心脏缺陷儿童和 297 587 例对照，系统评价了父母酒精暴露对子代心脏缺陷的影响，结果发现父亲（OR 1.44，95%CI 1.19~1.74）和母亲（OR 1.16，95%CI 1.05~1.27）酒精暴露均与子代心脏缺陷风险增加显著相关[13]。

2020 年国内一项基于人群的案例 - 对照研究采访比较了 4 726 名心脏缺陷儿童与 4 726 名对照组儿童的父亲妊娠期前三个月的行为模式，疾病 / 药物和环境暴露，结果提示妊娠期前三个月父亲饮用酒精与儿童先天畸形增加相关（aOR 2.87，95%CI 2.25~3.65）[14]。

在 2010—2012 年登记的有妊娠结局的 529 090 对夫妇中，其中男方妊娠前饮酒 164 151 对（31.2%），其中 246 例胎儿有出生缺陷，在校正母亲年龄、母亲吸烟饮酒、叶酸补充等因素后，丈夫饮酒子代出生缺陷风险增加（OR 1.35，95%CI 1.14~1.59），特别是"唇腭裂"风险明显增高（OR 1.55，95%CI 1.04~2.30）[15]。

【药师建议】酒精是明确的人类致畸物质，备孕期也应该禁酒，男女双方都一样。妊娠期间任何剂量的饮酒都不安全，应避免饮用。大量饮酒将引发 FAS，即使适度饮酒也可能导致胎儿发育迟缓、额面部形态异常，改变胎儿精神运动的发展等，这些统称为 FASD。当然，妊娠早期低剂量的饮酒不是终止妊娠的指征。

哺乳期饮酒将减少泌乳量,饮酒后哺乳可能造成婴儿躁动和不良睡眠,偶尔一次饮酒,应在饮酒 3~4 小时后开始哺乳。

乙酰半胱氨酸 Acetylcysteine

【别名】易维适、阿思欣泰、富露施、N-acetylcysteine、NAC、Acetadote

【药理学分类】主要作用于呼吸系统药物 - 祛痰药、解毒药

【剂型】颗粒剂、胶囊剂、注射剂、吸入溶液剂、滴眼剂、片剂

【妊娠期风险】FDA 原分级 B; 适用 - 母体获益 ≫ 胚胎 / 胎儿风险 a

【哺乳期风险】L3- 没有数据 - 可能适用 b

【重要参数】Mw 163,$t_{1/2}$ 5.6 小时,t_{max} 2~3 小时,F 10%~30%,PB 83%。

【说明书建议】摘自两份不同的药品说明书。

孕妇和哺乳期妇女只有在非常必要时,在医师指导下才可使用。

孕妇在不同妊娠期暴露于乙酰半胱氨酸的病例较为有限,目前无法明确药物相关风险。过量乙酰半胱氨酸的延迟治疗可能会增加母体或胎儿发病率和死亡率的风险。目前还没有关于乳汁中存在乙酰半胱氨酸、对母乳喂养的婴儿的影响或对产奶量的影响的数据。用药需权衡母亲需求、婴儿安全性。根据药代动力学数据,乙酰半胱氨酸在给药 30 小时后几乎完全清除。哺乳期妇女可考虑在给药后 30 小时内抽乳并丢弃乳汁。

【国内外指南】暂无。

【妊娠期用药研究】

1. 动物数据　动物实验中,在妊娠器官形成期以 2 000mg/(kg·d)的口服剂量喂养妊娠大鼠,或以 1 000mg/(kg·d)口服剂量喂养妊娠兔(均基于体表面积比较推荐的人静脉内总剂量 300mg/kg 的 1.1 倍),没有观察到由于乙酰半胱氨酸导致的不良发育结果[1]。

孕前糖尿病导致 58% 的后代发生先天性心脏病,在孕前糖尿病小鼠的饮用水中加入乙酰半胱氨酸后,后代房室间隔缺损、大动脉转位、法洛四联症的发生率为 0,房间隔缺损和室间隔缺损的发生率显著降低。此外,乙酰半胱氨酸治疗后降低了胚胎心脏发育过程中的活性氧水平,改善了细胞增殖[2]。小鼠妊娠期和哺乳期给予乙酰半胱氨酸,子代胰岛素分泌功能、抗氧化损伤能力更强,即使高脂肪饮食,子代的葡萄糖耐量和胰岛素敏感性均较好[3]。乙酰半胱氨酸治疗可减轻坏死性小肠结肠炎大鼠模型的新生儿炎症反应综合征,减少子代脑神经细胞凋亡和炎症[4]。

2. **人类数据** 乙酰半胱氨酸是黏液溶解剂,有研究指出,口服乙酰半胱氨酸可以作为妊娠期首选的痰液溶解剂,低剂量的乙酰半胱氨酸妊娠期相对安全[c]。

乙酰半胱氨酸也常作为对乙酰氨基酚短期过量用药的解毒剂。妊娠期对乙酰氨基酚中毒后会增加自然流产和胎儿死亡的风险。尽管妊娠期使用乙酰半胱氨酸解毒的安全性数据有限,但目前尚无胎儿风险报道。如妊娠期对乙酰氨基酚过量,为防止母胎伤害,应权衡利弊、知情同意后,尽早开始使用乙酰半胱氨酸解毒治疗[5-7]。3 名孕妇由于对乙酰氨基酚中毒接受乙酰半胱氨酸治疗,治疗后分娩存活胎儿。母体血清药物浓度(用药后 4 小时)为 7.2~11.8μg/ml,脐带血中乙酰半胱氨酸平均浓度为 9.4μg/ml(8.6~10.9μg/ml)[8],没有观察到乙酰半胱氨酸和对乙酰氨基酚对新生儿的副作用。一项研究对 1976—1985 年 110 例妊娠期对乙酰氨基酚短期过量用药的孕妇进行随访,获得 60 例的妊娠结局:24 例因血清对乙酰氨基酚浓度达中毒剂量而经静脉给予乙酰半胱氨酸治疗(4 例于妊娠早期),其中 14 例胎儿存活(2 例早产)、3 例自发性流产、5 例选择性流产、1 例死胎和 1 例母亲死亡[a]。1997 年英国畸形信息服务机构报道 300 例对乙酰氨基酚短期过量的妊娠,共计 33 名孕妇接受乙酰半胱氨酸治疗,其妊娠结局为 24 例分娩健康婴儿,3 例流产或胎儿死亡,5 例选择性终止妊娠,1 例婴儿尿道下裂。胎儿畸形与对乙酰氨基酚或乙酰半胱氨酸的暴露时间无相关性,妊娠不良结局与乙酰半胱氨酸也没有关系[9]。

2004 年德克萨斯毒物中心的报告描述,乙酰半胱氨酸是育龄妇女和孕妇常用的药物[10]。有研究显示,乙酰半胱氨酸用于多囊卵巢综合征患者,可显著减少氧化应激水平,减少异常和未成熟卵母细胞数量,增加健康卵母细胞数量,增加患者排卵和妊娠率[11]。其他报告已经描述了使用乙酰半胱氨酸来降低子痫前期的发生率[12],防止不明原因的妊娠丢失[13],以及防止细菌性阴道病治疗后的早产[14]。

【哺乳期用药研究】 目前尚不清楚乙酰半胱氨酸是否进入母乳。由于乙酰半胱氨酸的分子量小,分布容积小,很可能会进入乳汁;然而因其口服生物利用度较低(10%~30%),因此婴儿接触的量较低[b]。有研究指出,在母乳喂养期间,如果吸入治疗和摄入足量液体不够有效,可以使用久经试验的祛痰药和痰液溶解药,乙酰半胱氨酸、氨溴索和溴己新是首选药物[c]。同时,曾报道对有治疗指征的早产儿直接静脉给予乙酰半胱氨酸,其剂量远高于可能从乳汁中吸收的量,没有产生毒性作用[a]。

【男性用药研究】 作为一种有效的抗氧化剂,乙酰半胱氨酸在动物实验中对多种药物暴露所致的生殖功能损伤具有保护作用。例如,*N*-乙酰半胱氨酸能够补偿壬基苯酚在精子发生、睾丸、睾酮和丙二醛水平方面的不利影响[15]；改善毒死蜱（一种有机磷农药）引起的精原细胞、精母细胞、精子细胞计数和精子参数的损伤[16]；保护环磷酰胺引起的睾丸毒性，改善精子质量[17]；保护全氟辛酸暴露引起的生殖毒性[18]。

2019 年一项研究纳入 50 名患有弱精子症的不育男性，口服乙酰半胱氨酸（600mg/d）3 个月后，显著改善精子参数（计数、活力和正常形态），降低精子损伤标志物（异常形态、DNA 断裂和鱼精蛋白缺乏）（$P<0.05$）[19]。2020年一篇系统性综述纳入 1998—2020 年乙酰半胱氨酸治疗男性生殖功能研究 84 篇，结果表明，乙酰半胱氨酸对男性精子发生、睾丸功能改善具有积极作用[20]。

【药师建议】妊娠期使用低剂量乙酰半胱氨酸溶解痰液，相对安全；使用高剂量乙酰半胱氨酸解毒对乙酰氨基酚过量的人类妊娠安全性数据较少，但目前尚无引起胎儿不良反应的报道。同时，乙酰半胱氨酸的抗氧化作用已应用于生殖功能的氧化应激保护。

目前尚无乙酰半胱氨酸是否进入母乳的资料，但从分子量、分布容积推断，乙酰半胱氨酸很可能会进入乳汁。由于其口服生物利用度较低（10%~30%），推断婴儿接触的量较低。有研究认为，乙酰半胱氨酸是哺乳期首选的痰液溶解药。同时，早产儿静脉输注乙酰半胱氨酸治疗，未见不良反应。因此，如有治疗指征，哺乳期可以考虑使用乙酰半胱氨酸。

异帕米星 Isepamicin

【别名】依克沙、异帕沙星、异帕霉素、Exacin

【药理学分类】抗感染药物 - 抗生素

【剂型】注射剂

【妊娠期风险】暂无数据

【哺乳期风险】暂无数据

【说明书建议】孕妇或可能妊娠的妇女，应权衡利弊慎重用药，有可能出现新生儿第 8 对脑神经损害。另也有动物实验（豚鼠）见到新生仔外毛细胞消失的报告。尚未确立对低体质量儿、新生儿、乳儿、幼儿及儿童用药的安全性，使用经验少。

【重要参数】Mw 570，异帕米星口服不被吸收，肌内注射 F 接近 100%，$t_{1/2}$ 2~2.5 小时，t_{max} 1 小时。

【国内外指南】暂无。

【妊娠期用药研究】

1. **动物数据**　在大鼠中研究了异帕米星在围产期和产后的效应。从妊娠第 17 天至分娩后 21 天和整个哺乳期,以 25mg/kg、100mg/kg 和 200mg/kg 的剂量肌内注射异帕米星,研究了其对母体及其后代的影响。结果在 200mg/kg 治疗组中观察到食物摄入量减少和水摄入量增加。而在断奶后对其进行尸检时,在 100mg/kg 和 200mg/kg 组中观察到肾脏苍白变色、肥大。所有其他观察包括母鼠的分娩和护理性能、后代的出生后发育、后代的行为和繁殖性能均正常[1]。这一结论同其他产前使用氨基糖苷类药物会引起"胎仔的肾功能损伤,毒性的产生与服药剂量具有相关性"[a] 的情况是一致的。

大鼠妊娠前及妊娠初期给药试验[25~200mg/（kg·d）,肌内注射或静脉注射]、围产期及哺乳期给药试验[25~200mg/（kg·d）,肌内注射或静脉注射]中,100mg/（kg·d）以上给药组出现亲代动物一般状态恶化引起的变化之外,未见需特记的异常。另外,大鼠及家兔器官形成期给药试验[大鼠 25~200mg/（kg·d）,家兔 6.25~100mg/（kg·d）,肌内注射或静脉注射]中,也未见需特记的变化[2]。

2. **人类数据**　孕妇暴露该药的资料有限。然而,人类胎儿暴露于其他氨基糖苷类药物(卡那霉素和链霉素)后的第八对脑神经毒性是众所周知的 [a],异帕米星可能会导致这种毒性。

【哺乳期用药研究】尚无报道涉及异帕米星在哺乳期应用时,乳儿经乳汁所吸收的药量。但有文献报道其他氨基糖苷类抗菌药物(阿米卡星、庆大霉素)在婴儿胃肠道中吸收不良,只有极少量分泌到母乳中。但考虑到氨基糖苷类抗菌药物,尤其是链霉素对婴儿的耳毒性是不可忽视的。故建议对于哺乳期妇女,只有在有明确适应证时,才可以选用氨基糖苷类抗菌药物治疗,并充分权衡利弊是否继续母乳喂养。

哺乳期妇女肌内注射异帕米星 200mg（效价）时,给药 1~6 小时内母乳中浓度均为测定阈值 0.156μg/ml 以下[2]。

【男性用药研究】暂无数据。

【药师建议】氨基糖苷类抗菌药物不宜在妊娠期使用,仅在孕妇确有应用指征时应用,并需要进行血药浓度监测以调整剂量。在高剂量应用后,需要检查新生儿的肾功能与听力。哺乳期妇女也只有在有明确适应证时才可使用该类药物,并充分权衡利弊是否继续母乳喂养。

异维 A 酸 Isotretinoin

【别名】13- 顺维甲酸、安素丝、泰尔丝、Absorica

【药理学分类】皮肤科用药

【剂型】胶囊剂、凝胶剂

【妊娠期风险】FDA 原分级 X；禁用 [a]

【哺乳期风险】L5- 没有数据 - 危险 [b]

【说明书建议】口服：如果在怀孕期间使用异维 A 酸，或者如果患者在服用异维 A 酸时怀孕，应告知患者对胎儿的潜在危害。如果正在服用异维 A 酸的患者在治疗期间发生妊娠，则必须立即停用异维 A 酸，并进一步评估和咨询生殖毒性。由于异维 A 酸对哺乳婴儿有潜在的严重不良反应，建议患者在使用异维 A 酸治疗期间和最后一次使用异维 A 酸后至少 8 天不进行母乳喂养。

警示框警示：异维 A 酸可引起致命的出生缺陷，妊娠期禁用。服用任何剂量异维 A 酸，即使短时间服用也有引起严重出生缺陷的极高风险。

育龄期妇女及其配偶服药期间与服药前后三个月内应严格避孕，万勿妊娠。

经皮：孕妇、哺乳期妇女禁用，目前尚无足够的证据证明妊娠期间局部应用此药的安全性，建议妊娠期不要使用此药。凝胶中的异维 A 酸经皮吸收可以忽略，目前尚不清楚异维 A 酸是否可以分泌至乳汁中，所以在哺乳期间不要使用此药。

【重要参数】Mw 300，$t_{1/2}$ ＞20 小时，t_{max} 3.2 小时，F 25%，PB 99.9%。

【国内外指南】美国食品药品管理局（FDA）自 2005 年开始了一项异维 A 酸的强制性风险管理计划，命名为"iPLEDGE"，主要通过限制对异维 A 酸的处方和销售（如要求孕检阴性才能使用异维 A 酸）来加强其风险管理。计划要求所有含异维 A 酸产品的批发商、处方医师、药店和患者在 iPLEDGE 中进行登记，并在异维 A 酸的销售、处方、分销和使用各环节承担一定的责任，从而使孕妇接触异维 A 酸的风险降到最低。iPLEDGE 指出患者在开始使用异维 A 酸治疗前 1 个月、治疗期间、停药后 1 个月内需要采用 2 种计划认可的避孕方式[1]。

《中国痤疮治疗指南（2019 修订版）》指出异维 A 酸有明确的致畸作用，育龄期女性患者应在治疗前 1 个月、治疗期间及治疗结束后 3 个月内严格避孕[2]。

【妊娠期用药研究】异维 A 酸（异维甲酸）是一种维生素 A 的同型异构体，

被用于治疗严重、顽固的囊肿性痤疮。应用异维 A 酸妇女的自然流产率高，美国疾病控制与预防中心（CDC）评述胚胎毒性可能是比新生儿畸形更为常见的不良结局。使用异维 A 酸全身治疗在妊娠期间是绝对禁忌的，使用异维 A 酸后，停止治疗后必须继续可靠避孕 1 个月 c。

1. **动物数据**　异维 A 酸对动物致畸性的机理包括前列腺素和酶代谢物的细胞毒性。在大鼠妊娠期关键时刻应用异维 A 酸，其新生的大鼠产生了特异性颅面和肢体的畸形 a。

2. **人体数据**　一项研究汇集了该药物引进后的 22 个月内（1982 年 9 月至 1984 年 7 月 5 日）收到的妊娠期使用过异维 A 酸的病历，其中 95 例选择性流产、12 例自然流产或早产、26 例新生儿无严重缺陷、21 例有严重的畸形。这 21 例中观察到的畸形特征与动物实验上发现类似，主要涉及中枢神经系统、颅面、心血管、胸腺缺陷 a。

1989 年一项研究描述了 88 例停用异维 A 酸后妊娠的结局 a，其中 77 例在末次用药后 60 天内妊娠；10 例在末次用药 2~5 天内妊娠，10 例中有 2 例自然流产，8 例分娩正常新生儿。另有 1 例在估计怀孕的 2 天内服用了末次异维 A 酸，分娩了正常新生儿。所有 88 名孕妇结局为 8 例（9.1%）自然流产，75 例正常新生儿（85.2%），4 例合并先天畸形（4.5%），包括小前囟 1 例，先天性白内障合并玻璃体肥大 1 例，先天性白内障 1 例，尿道下裂 1 例。

2014 年荷兰一项研究显示尽管有妊娠预防项目（pregnancy prevention program，PPP），在 1999 年 1 月至 2007 年 9 月间仍有 51 名妇女在妊娠期暴露于异维 A 酸，其中 6 名在停用异维 A 酸一个月内妊娠，45 名在妊娠期暴露于异维 A 酸。在这些有潜在异维 A 酸暴露的妊娠中，有 3 个宫内死亡，2 个活产伴重大先天缺陷[3-4]。

2016 年加拿大一项研究，分析了 1996—2011 年间使用了异维 A 酸的女性，共 59 271 名女性患者接受了 102 308 个异维 A 酸疗程，其中 24.3%~32.9% 在使用异维 A 酸期间使用了口服避孕药，使用率较低，且在研究的 15 年间变化不大。服用异维 A 酸期间的妊娠率在加拿大四省间为 1.7‰~9.9‰，停药 42 周后的妊娠率为 8.8‰~72.3‰。妊娠期服用异维 A 酸或停药 42 周后妊娠分别 186 例和 1 473 例（高专属性方法检测），结果停药 42 周后妊娠组中活产 118 例、人工流产 1 041 例、自然流产 290 例、118 例活产中 11 例（9.3%）有先天畸形[5]。

2019 年美国 FDA 基于其不良反应报告数据库回顾性分析了 1997—2017 年间的 6 740 例妊娠期暴露于异维 A 酸的女性妊娠结局。共流产 1 896 例（28.1%），其中自然流产 733 例（10.9%），胎儿缺陷 210 例（3.1%）[6]。

有案例报道宫内暴露于异维 A 酸后出生儿童 IQ 分低于 85[7]，但关于是否影响后代智力发育还处于研究中。

总体来说,由于异维 A 酸体内代谢时间长,如妊娠期间及妊娠前 1 个月意外暴露于异维 A 酸,胎儿畸形、自然流产和早产风险均增加。有报道的人类胎儿畸形类型包括颅骨异常,耳部异常(包括耳郭异常、小耳郭、外耳道小或缺失),眼睛异常(包括小眼症),面部畸形,腭裂,中枢神经系统异常,心血管异常,胸腺异常,甲状旁腺激素缺乏,死亡。

【哺乳期用药研究】没有数据提示异维 A 酸是否分泌进动物或人体乳汁,或对母乳喂养婴儿的影响及对乳汁的产生的影响。但异维 A 酸脂溶性极佳,在乳汁中浓度可能较高,鉴于异维 A 酸对母乳喂养婴儿潜在的严重不良作用,不推荐异维 A 酸治疗期间哺乳,并且停药至少 8 天后才能哺乳[7]。

【男性用药研究】英国和加拿大研究警示异维 A 酸口服制剂使用后有数例性功能障碍的不良反应报告,主要表现为勃起功能障碍和性欲减退。1985 年至 2017 年 9 月 7 日,英国药品和保健品监管机构收到了 14 例与异维 A 酸相关的性功能障碍病例报告,49 例勃起功能障碍和射精障碍病例报告,以及 23 例性欲降低和减退报告。英国和加拿大的一项研究调查了不同药物治疗后的性功能障碍患者,研究发现 49 例服用过异维 A 酸并患有勃起功能障碍的男性中,有 12 例的并发症持续了 10~20 年[8]。

【药师建议】异维 A 酸可引起致命的出生缺陷,服用任何剂量异维 A 酸,即使短时间服用也有引起严重出生缺陷的极高风险。不是每个接触异维 A 酸的胎儿都会导致畸形,然而,没有准确的方法来确定胎儿是否受到影响。美国、澳大利亚、新加坡等国家和欧洲地区均建立了异维 A 酸风险管理项目以避免使用异维 A 酸期间怀孕。在建议使用异维 A 酸前,必须排除妊娠并避免用药期间妊娠,建议停药 3 个月内严格避孕。如果在妊娠期意外使用了异维 A 酸,须告知孕妇,胎儿畸形、自然流产和早产的风险增加。

鉴于异维 A 酸对母乳喂养婴儿潜在的严重不良作用,不推荐异维 A 酸治疗期间哺乳,并且停药至少 8 天后才能哺乳。

吲哚美辛 Indometacin/Indomethacin

【别名】消炎痛、意施丁、美达新、露奇、Indocin
【药理学分类】主要用于中枢系统药物 - 解热镇痛消炎药
【剂型】片剂、胶囊剂、栓剂、乳膏剂、软膏剂、搽剂、滴眼剂、酊剂、贴剂、凝胶剂、喷雾剂
【妊娠期风险】FDA 原分级 B(D- 如持续使用超过 48 小时,或在妊娠 34

周以后用药）；在妊娠 30 周之前用药 C，在妊娠 30 周后用药 D；人类数据提示妊娠早晚期使用有风险[a]

【哺乳期风险】L3- 有限数据 - 可能适用[b]

【说明书建议】摘录自两份不同说明书。

本品用于妊娠的后 3 个月时可使胎儿动脉导管闭锁，引起持续性肺动脉高压，孕妇禁用；本品可自乳汁排出，对婴儿可引起毒副反应。哺乳期妇女禁用。

使用包括吲哚美辛在内的非甾体抗炎药可导致胎儿动脉导管过早闭合和胎儿肾功能障碍，从而引起羊水过少，在某些情况下还会导致新生儿肾功能损害。由于这些风险，在妊娠 20~30 周内限制吲哚美辛的使用剂量和持续时间，并避免在妊娠约 30 周和妊娠后期使用吲哚美辛。根据已发表的临床资料，吲哚美辛可能分泌至母乳中，权衡使用。

【重要参数】Mw 357，F 90%，$t_{1/2}$ 4.5 小时，$PB > 90\%$，t_{max} 1~2 小时，M/P 0.37，RID 1.2%。

【国内外指南】中华医学会妇产科学分会产科学组发布的《早产临床诊断与治疗指南（2014）》[1]指出：吲哚美辛是非选择性环氧合酶抑制剂，通过抑制环氧合酶，减少花生四烯酸转化为前列腺素，从而抑制子宫收缩。主要用于妊娠 32 周前的早产，吲哚美辛起始剂量为 50~100mg，经阴道或直肠给药，也可口服，然后每 6 小时给 25mg，可维持 48 小时。在胎儿方面，妊娠 32 周前使用或使用时间不超过 48 小时，则副作用较小；否则可引起胎儿动脉导管提前关闭，也可因减少胎儿肾血流量而使羊水量减少，因此，妊娠 32 周后用药，需要监测羊水量及胎儿动脉导管宽度。当发现胎儿动脉导管狭窄时立即停药。

美国妇产科医师学会（ACOG）2016 年发表的《早产管理临时更新》[2]指出：妊娠 32 周前，吲哚美辛可以与硫酸镁联用，但几项回顾性病例对照研究和队列研究评估了短期产前吲哚美辛治疗后的新生儿结局，包括坏死性小肠结肠炎，他们在治疗持续时间、暴露时的胎龄以及暴露和分娩之间的间隔方面显示出相互矛盾的结果。与所有其他宫缩抑制剂一样，应在仔细权衡潜在益处和风险后选用吲哚美辛短期治疗早产。

国际妇产科联盟（FIGO）在 2021 年发表的《宫颈环扎术预防早产的良好实践指南》中建议：在环扎术之前提倡选择吲哚美辛保胎，但是缺乏高质量的前瞻性获益证据，可以根据具体情况加以考虑[3]。

【妊娠期用药研究】

1. **动物数据** Shepard 研究报道了吲哚美辛在大鼠和小鼠中应用的四项生殖研究：在小鼠胎儿可见肋骨融合、椎体畸形及其他骨骼缺损，在大鼠胎儿中除了动脉导管提早关闭外,没有发现其他畸形[a]。

在器官形成过程中,以 0.5mg/(kg·d)、1.0mg/(kg·d)、2.0mg/(kg·d)和 4.0mg/(kg·d)的剂量分别给小鼠和大鼠用药,除了 4mg/(kg·d)[分别 0.16 倍和 0.32 倍于基于体表面积计算的人类最大推荐剂量(MRHD)]下观察到胎儿骨化延迟外,与对照组相比,未观察到胎儿畸形的增加。在已发表的对妊娠小鼠的研究中,吲哚美辛在 0.1 倍于 MRHD 时产生母体毒性和死亡,增加胎儿吸收和胎儿畸形。大鼠和小鼠在妊娠的最后 3 天给药与间脑神经元坏死发生率增加有关[4]。另有 1990 年的报告吲哚美辛可诱发小鼠腭裂[5]。

2. 人类数据 吲哚美辛可透过胎盘,胎儿体内与母亲体内的药物浓度相当[6]。

一项 2001 年基于人群的队列研究和一项病例对照研究联合评估了使用非甾体抗炎药导致不良妊娠结局的风险[7]。妊娠期间使用非甾体抗炎药与先天畸形、早产或低出生体质量无关,但与自然流产(SAB)呈正相关。2001 年发表的一项类似研究未能发现非甾体抗炎药与总体先天性畸形之间的关系,但发现与心脏缺陷和口面部裂有显著关联[8]。此外,2003 年的一项研究发现,妊娠早期接触非甾体抗炎药与 SAB 之间存在显著的相关性[9]。

有报道指出,妊娠期使用吲哚美辛会增加胎儿动脉导管收缩的风险,并且与妊娠时间有关,越到晚期动脉导管收缩发生率越高。在妊娠 27 周时使用非甾体抗炎药在胎儿超声心动图中观察到导管收缩,在妊娠 32 周后使用动脉导管收缩发生率更高,据报道,如果在 34 周使用吲哚美辛,60%~100% 的病例会发生动脉导管收缩。这种效果有时可以逆转,可能在停止治疗后 1~2 天内自行消退。同时,动脉导管收缩效果并不与用药剂量相关。在接近分娩期使用,会导致新生儿肺动脉高压(对个别婴儿甚至是致命的)[c]。非甾体抗炎药(NSAID)会影响胎儿的肾脏功能,导致其尿量减少[a]。美国食品药品管理局(FDA)于 2020 年 10 月 15 日发表了一则药品安全通讯:NSAID 可能会导致未出生婴儿出现罕见的肾脏问题,建议在妊娠 20 周及以后避免使用 NSAID[10]。

尽管对其风险大小仍有争论,但在妊娠 32 周前进行短期保胎(最多 48 小时)很少出现问题[11]。

2015 的一项 Meta 分析发现:分娩前暴露于吲哚美辛(n=1 731)与严重的 Ⅲ~Ⅳ 级脑室内出血(RR 1.29,95%CI 1.06~1.56)、坏死性小肠结肠炎(RR 1.36,95%CI 1.08~1.71)和室周白质软化(RR 1.59,95%CI 1.17~2.17)的风险增加相关[12]。

2017 年,255 名不孕女性在胚胎移植前 1~2 小时使用 10mg 口服吡罗昔康、100mg 吲哚美辛直肠栓剂和安慰剂,比较各组的着床率、临床妊娠率和流产率,吡罗昔康组临床妊娠率和植入率分别为 35.2% 和 12.15%,吲哚美辛组分别为 31.7% 和 10.9%,对照组分别为 32.9% 和 12.5%。三组的流产率分别为 12%、11.7% 和 11.7%(P=0.964)。各组间临床妊娠率差异无统计学意义(P=0.887),植入率也没有显著差异(P=0.842)[13]。

一项回顾性队列研究调查了 474 名妇女分娩的 610 名婴儿,发现使用吲哚美辛后下列新生儿不良结局的发生率显著提高:新生儿死亡(P=0.017)、坏死性小肠结肠炎(P=0.026)、自发性肠穿孔(P=0.008)、动脉导管未闭(P=0.000)和动脉导管未闭结扎(P=0.000)。然而,这种产前吲哚美辛暴露与几种新生儿不良结局之间的假定关联可能基于适应证偏倚,考虑到重要的混杂因素后,发现产前吲哚美辛暴露不会导致新生儿不良结局的发生率更高(自发性肠穿孔的风险可能更高)[14]。

2021 年发表的一项基于人群的回顾性队列研究评估了与非甾体抗炎药(NSAID)相关的早产风险,其重点关注从受孕到孕 22 周期之间的暴露,发现酮洛芬、氟比洛芬、萘丁美酮、依托度酸和吲哚美辛均与早期暴露后早产风险增加有关(aOR 1.92,95%CI 1.37~2.70)[15]。

Micromedex 妊娠评级:胎儿风险不排除。

【哺乳期用药研究】吲哚美辛通过母乳排泄 [a],其半衰期为 4.5 小时 [b]。有一项研究显示,16 位母亲每天连续使用吲哚美辛 75~300mg,有 7 名妇女的乳汁/血浆药物浓度比值中位数为 0.37,另外 9 名妇女在乳汁和血浆中都没有可测量的药物水平,研究者据此认为药物在婴儿血浆中的最大量仅为母亲相关剂量的 1%[16],因此,母乳中的吲哚美辛水平可能非常低,不会对母乳喂养的婴儿造成任何明显的不良影响。

8 名服用吲哚美辛的妇女在产后第 4 天、第 12 天和第 26 天捐赠了乳汁。测定结果表明,母乳喂养的婴儿将接受母亲体质量调整剂量的约 0.5% 或用于治疗动脉导管未闭的新生儿剂量的约 3%(母亲剂量为每天 75mg)[17]。

但也有一例报道称母乳喂养的新生儿发生婴儿惊厥 [a]。因有一例母亲在产后早期使用吲哚美辛后导致母乳喂养的新生儿惊厥事件被报道,《*Hale's Medications and Mothers'Milk 2023*》作者建议早产儿和新生婴儿的母亲谨慎使用 [b]。2001 年美国儿科学会将吲哚美辛归类为与母乳喂养相容[18]。但出于安全性考虑,母乳喂养期间若需使用非甾体抗炎药,推荐布洛芬是最主要的首选药物。

Micromedex 哺乳评级:婴儿风险不排除。

【男性用药研究】吲哚美辛的超说明书用药包括治疗男性不育(用法用量为每次餐后口服吲哚美辛 25mg,每日 3 次。亦可加服多维生素片,每日 1 片,连用 2 个月),其机制是吲哚美辛能够增加卵泡刺激激素(follicle-stimulating hormone,FSH)、促黄体素释放激素(luteinizing hormone releasing hormone,

LHRH），促进睾丸生殖上皮的发育而增加精子密度。21 例不育时间 1~8 年的少精患者，治疗前的精子密度为（0.04~0.59）×10^9/L，经口服吲哚美辛治疗后，治愈率为 52.4%，已妊娠者 6 例，占 28.6%。

【药师建议】动物和人类数据提示，吲哚美辛可能会阻止胚泡着床，妊娠早期使用与自然流产（SAB）和先天畸形有关，故不推荐备孕期和妊娠早期患者使用。妊娠中期（32 周前）短期（24~48 小时）使用吲哚美辛作为抑制宫缩剂用于保胎，风险相对较低。妊娠晚期使用导致肺动脉高压、肾脏功能障碍、小肠结肠炎等风险增加。

吲哚美辛可分泌入乳汁，但婴儿暴露量不足以产生临床作用，可权衡利弊继续母乳喂养。

右美沙芬 Dextromethorphan

【别名】氢溴酸右美沙芬、氢溴酸美沙酚、右甲吗喃、Dexmetrorphen

【药理学分类】主要作用于呼吸系统药物 - 镇咳药

【剂型】糖浆剂、注射剂、片剂、胶囊剂、口服溶液剂、颗粒剂、滴鼻剂、滴丸、混悬剂

【妊娠期风险】FDA 原分级 C；适用 [a]

【哺乳期风险】L3- 没有数据 - 可能适用 [b]

【说明书建议】摘录自两份不同的说明书，如下：

妊娠 3 个月内妇女、有精神病史者及哺乳期妇女禁用；服用单胺氧化酶抑制剂停药不满 2 周的患者禁用。

根据动物数据该药可能会对胎儿造成伤害。目前尚不清楚右美沙芬是否会从人乳中排泄。没有关于右美沙芬对母乳喂养婴儿的影响或对泌乳的影响数据。

【重要参数】Mw 271，口服吸收完全，15~30 分钟起效，皮下注射或者肌内注射后吸收迅速，PB 60%~70%，$t_{1/2}$ 约 13 小时，t_{max} 2~3 小时（可维持 3~6 小时；经肝脏代谢，血浆中原型药物浓度很低，其主要活性代谢产物 3- 甲氧吗啡烷在血浆中浓度高，$t_{1/2}$ 5 小时）。

【国内外指南】中国《普通感冒规范诊治的专家共识》建议孕妇、哺乳期妇女应特别慎用感冒药物，孕妇尽量不使用阿司匹林、双氯芬酸钠、苯海拉明、布洛芬、右美沙芬等，以免影响胎儿发育或导致妊娠期延长 [1]。

【妊娠期用药研究】

1. **动物数据** 有一项动物实验，向鸡胚胎连续注射右美沙芬 0.5nmol/

（胚胎·d）、5nmol/（胚胎·d）、50nmol/（胚胎·d）和500nmol/（胚胎·d），结果显示高剂量组[500nmol/（胚胎·d）]鸡胚56.7%死亡，存活胚胎中15%有先天缺陷，总体缺陷率为8%。但是因上述研究中的致死性剂量及缺乏母体和胎盘的代谢过程，鸡胚的数据无法外推至人类。除此之外，其他动物如大鼠和家兔在实验剂量下没有发现胚胎毒性。此外，乙醇是明确的致畸剂，因此应避免使用含有乙醇的右美沙芬液体制剂[a]。

2. **人类数据**　根据右美沙芬妊娠期用药流行病学研究，未发现右美沙芬有增加后代先天异常的风险，该药不是一种主要致畸剂。

早期美国围产期协作项目的研究纳入了300名妊娠头4个月暴露于右美沙芬的孕妇，结果未发现出生缺陷增加[2]。1985年美国一项妊娠早期药物暴露与先天疾病关系的研究提到右美沙芬妊娠早期暴露的59例中有一例先天缺陷，但不能确认先天缺陷与药物暴露的相关性[3]。

2001年加拿大一项对照研究，随访了184名妊娠期暴露于右美沙芬的妊娠结局，其中172例活产。妊娠早期暴露的128名孕妇，发现3例主要缺陷（2.3%），7例微小缺陷（5.5%），发生率与对照组相似[主要缺陷5/174（2.8%），微小缺陷8/174（4.6%）]，自然流产率和死产率也无显著差别[4]。

2001年西班牙一项关于产前暴露于含右美沙芬止咳药的流行病学研究，该研究基于西班牙先天性畸形的合作研究系统，比较了有出生缺陷新生儿与正常新生儿的母亲数据，包括家族史、产科数据和妊娠期药物暴露情况等，结果显示观察到的神经管缺陷、心脏缺陷或其他缺陷与含右美沙芬药物暴露没有相关性[5]。

右美沙芬通过CYP2D6和CYP3A代谢，妊娠期这两种酶的活性都会增加[6-7]。在妊娠大约17周时胎儿也具备了CYP3A4活性，但CYP2D6的活性在胎儿肝脏中较低[8]。如果妊娠期间需要镇咳药，通常认为标准非处方药（over-the-counter drug，OTC）剂量的右美沙芬是可以接受的。一些研究认为必要时可选择使用，但应避免使用含有乙醇的右美沙芬制剂[9]。1981年的一份病例报道描述了一名妇女在整个妊娠期间每天消耗480~840ml含右美沙芬、愈创木酚甘油醚、伪麻黄碱和乙醇的复方止咳糖浆，其出生婴儿具有胎儿酒精综合征的面部特征（双侧内眦褶皱、短睑裂、短而上翘的鼻子、发育不全的人中、上唇红色变浅，以及中间面部扁平）[a]。

现有资料表明右美沙芬不是一种主要致畸剂，多数作者认为妊娠期使用右美沙芬是安全的，但应避免使用含乙醇的右美沙芬液体制剂[9]。

【**哺乳期用药研究**】右美沙芬分子量小，提示其可能进入乳汁，但缺乏使用右美沙芬后乳汁中药物浓度的相关测定数据[a]。在母乳喂养的婴儿中，该药不太可能通过乳汁而产生明显的临床症状[b]。很多含有右美沙芬的制剂含有乙醇,这些产品应避免使用。相反,不含乙醇的制剂哺乳期使用可能是安全的 [a]。对于剧烈干咳,母乳喂养期间可使用单剂量的右美沙芬或可待因。右美沙芬的镇静作用和潜在依赖性比可待因要低,短期使用,没有观察到母乳喂养婴儿的不良副作用 [c]。

【男性用药研究】 动物实验研究表明 [10]: 右美沙芬对大脑和睾丸中的 r-1 受体具有高亲和力,可降低下丘脑中促性腺激素释放激素 GnRH 的免疫反应性,GnRH 的减少导致调节睾丸发育和睾丸功能,特别使促进精子发生的睾酮生成功能出现障碍。

通过腹膜内注射 30mg/kg 右美沙芬至雄性大鼠 15 天,作为成瘾大鼠造模。侧面观察到右美沙芬对精子质量的负面影响,精子活力、精子形态和精液浓度的显著下降($P < 0.001$) [11]。

【药师建议】 目前流行病研究数据未发现人类使用右美沙芬(含乙醇的液体制剂除外)有增加后代先天异常的风险,该药不是一种主要致畸剂。在母乳喂养的婴儿中,该药不太可能通过乳汁而产生明显的临床症状,不含乙醇的制剂哺乳期使用可能是安全的,但仍然不推荐妊娠期和哺乳期常规使用右美沙芬镇咳。

Z

左甲状腺素 Levothyroxine

【别名】优甲乐、雷替斯、Thyquidity

【药理学分类】主要作用于内分泌系统药物 - 甲状腺激素类药物

【剂型】片剂

【妊娠期风险】FDA 原分级 A；适用 [a]

【哺乳期风险】L1- 有限数据 - 适用 [b]

【说明书建议】摘录自两份不同说明书。

在妊娠期及哺乳期需特别注意继续使用甲状腺激素进行治疗。妊娠期间本品的剂量可能增加。血清 TSH 可能早在妊娠期 4 周时会升高，为确保血清 TSH 值在特定的妊娠期参考范围内，服用左甲状腺素（LT$_4$）的孕妇应每 3 个月检测 TSH 水平。血清 TSH 水平升高可通过增加 LT$_4$ 剂量来矫正。产后血清 TSH 水平与怀孕前水平相似，因此在产妇分娩后 LT$_4$ 应立即恢复到怀孕前剂量。产后 6~8 周应检测血清 TSH 水平。没有任何报道表明，本品在人体推荐治疗剂量下会导致致畸性和 / 或胎儿毒性。孕妇过度使用高剂量的 LT$_4$ 可能对胎儿或胎儿出生后发育产生不良反应；推荐治疗剂量下，在哺乳时分泌到乳汁中的甲状腺激素的量不足以导致婴儿发生甲状腺功能亢进或 TSH 分泌抑制。妊娠期间不宜将 LT$_4$ 与抗甲状腺药物联合应用以治疗甲状腺功能亢进症，原因是加用 LT$_4$ 需增加抗甲状腺药物的剂量，抗甲状腺药物能通过胎盘，并可能导致胎儿甲状腺功能减退。孕妇禁用放射性物质，因此妊娠期间须避免进行甲状腺抑制诊断试验。

孕妇长期使用 LT$_4$ 的经验，包括来自上市后研究的数据，没有报道重大出生缺陷、流产或不利的母亲或胎儿结局的比率增加。怀孕期间未经治疗的甲状腺功能减退会给母亲和胎儿带来风险。由于 TSH 水平在妊娠期间可能增加，妊娠期间应监测 TSH 并调整甲状腺剂量。目前还没有在怀孕期间使用 LT$_4$ 的动物研究。妊娠期间不应停止甲状腺功能减退治疗，妊娠期间诊断的甲状腺功能减退应及时治疗。

【重要参数】Mw 776，$t_{1/2}$ 3~4 天，t_{max} 5~6 小时，F＞80%，PB 99.97%。

【国内外指南】2020 年美国妇产科医师学会（ACOG）[1]建议甲状腺替代

403

治疗可将显性甲状腺功能减退患者不良妊娠结局的风险降至最低，并建议对所有妊娠期显性甲状腺功能减退患者进行治疗。治疗还可以改善亚临床性甲状腺功能减退患者的某些妊娠结局。

根据《中国 2019 妊娠和产后甲状腺疾病诊治指南》[2]，妊娠期临床甲减及亚临床性甲状腺功能减退（subclinical hypothyroidism，SCH；简称"亚甲减"）损害后代的神经智力发育，增加早产、流产、低体质量儿、死胎和妊娠期高血压等危险，必须给予治疗。

妊娠期临床甲减诊断标准为：血清 TSH＞妊娠期参考值上限且血清 FT_4＜妊娠期参考值下限。妊娠期亚甲减（SCH）的诊断标准为：血清 TSH＞妊娠期参考值上限，而 FT_4 在参考值范围之内。妊娠期临床甲减一旦确诊，立即开始规范化治疗，选择 LT_4 治疗，LT_4 是治疗妊娠期甲减和亚甲减的首选药物。妊娠期低甲状腺素血症（FT_4 水平低于妊娠期特异参考值的第 10 或者第 5 百分位点，TSH 正常），若甲状腺过氧化物酶抗体（thyroid peroxidase antibody，TPO-Ab）阴性，称为单纯性低甲状腺素血症，不推荐给予 LT_4 治疗。

妊娠期亚甲减需要根据血清 TSH 水平和 TPO-Ab 是否阳性选择不同治疗方案：①TSH＞妊娠期特异性参考范围上限（或 4.0mU/L），无论 TPO-Ab 是否阳性，均推荐 LT_4 治疗；②TSH＞2.5mU/L 且低于妊娠期特异性参考范围上限（或 4.0mU/L），伴 TPO-Ab 阳性，考虑 LT_4 治疗；③TSH＞2.5mU/L 且低于妊娠期特异性参考范围上限（或 4.0mU/L）、TPO-Ab 阴性，不考虑 LT_4 治疗；④TSH＜2.5mU/L 且高于妊娠期特异性参考范围下限（或 0.1mU/L），不推荐 LT_4 治疗。TPO-Ab 阳性，需要监测 TSH；TPO-Ab 阴性，无须监测。

妊娠期诊断的亚甲减，产后可以考虑停用 LT_4，并在产后 6 周评估血清 TSH 水平。

根据美国甲状腺协会 2017 年发布的《妊娠和产后甲状腺疾病诊断和管理指南》[3]，LT_4 属于 FDA 原分级 A 类，适用于妊娠的各个阶段。未经治疗或治疗不足的孕妇甲状腺功能减退症与先兆子痫或胎盘早剥有关、低出生体质量，及其后代的神经心理和认知发育较低有关。

分娩后，产妇 LT_4 剂量应降低到妊娠前水平，并在 6 周后评估血清 TSH。然而，一项研究表明[4]，超过 50% 的患有桥本甲状腺炎的妇女在产后需要增加妊娠前甲状腺激素的剂量，可能是由于产后自身免疫性甲状腺功能障碍的加重。一些在妊娠期间开始 LT_4 治疗的妇女可能在产后不需要 LT_4。特别是当 LT_4 剂量≤50μg/d 时。如果停用 LT_4，大约 6 周后评估血清 TSH。

【妊娠期用药研究】甲状腺功能减退患者妊娠期需特别注意继续服用甲

状腺素治疗，没有报道在推荐剂量下会产生致畸性/胎儿毒性。

Turuneu 等[5]基于人群的队列研究表明孕妇甲状腺功能减退症与多种妊娠和围产期并发症有关，包括妊娠糖尿病（OR 1.19，95%CI 1.13~1.25）、妊娠高血压（OR 1.20，95%CI 1.10~1.30）、严重子痫前期（OR 1.38，95%CI 1.15~1.65）、剖宫产（OR 1.22，95%CI 1.17~1.27）、早产（OR 1.25，95%CI 1.16~1.34）、大胎龄新生儿（OR 1.30，95%CI 1.19~1.42）、重大先天性异常（OR 1.14，95%CI 1.06~1.22）和新生儿重症监护病房入院（OR 1.2，95%CI 1.17~1.29），使用 LT$_4$ 治疗，可以降低许多风险。在长期服用 LT$_4$ 的母亲中，仅与妊娠糖尿病（OR 1.12，95%CI 1.03~1.22）、剖宫产（OR 1.13，95%CI 1.06~1.21）和新生儿重症监护病房入院（OR 1.09，95%CI 1.01~1.29）相关。

对于妊娠期亚临床性甲状腺功能减退（SCH）对妊娠结局的风险，结果并不一致，这可能与不同研究采用的 TSH 上限切点值不同，及是否考虑 TPO-Ab 状态等因素有关。大多数研究[6]认为亚甲减且接受治疗的女性出现的不良结局更少（OR 0.43，95%CI 0.26~0.70），不良结局包括自然流产、高血压、子痫前期、妊娠糖尿病、早产和很多其他不良结局。

LT$_4$ 作为一种替代疗法，一般认为是安全的。在一项研究中[7]观察到孕妇接受亚临床性甲状腺功能减退症的治疗，尤其是当孕妇 TSH 较高（平均 4.8mU/L 时）接受 LT$_4$ 的治疗，与亚临床性甲状腺功能减退却不接受治疗的孕妇相比（TSH 平均 3.3mU/L），流产率较低，然而会观察到其他不良并发症（早产、子痫前期和妊娠糖尿病）的较高风险。

孟饶等[8]研究补充 LT$_4$ 是否会改善接受体外受精（in vitro fertilization，IVF）或卵胞质内单精子注射（intracytoplasmic sperm injection，ICSI）的亚临床性甲状腺功能减退（subclinical hypothyroidism，SCH）和/或甲状腺自身免疫性疾病（thyroid autoimmune，TAI）的不育女性的妊娠结局。与接受安慰剂或未接受治疗的患者相比，接受 LT$_4$ 补充治疗的患者流产率显著降低（RR 0.51，95%CI 0.32~0.82）。进一步的亚组分析显示，补充 LT$_4$ 不能改善 SCH（RR 0.67，95%CI 0.39~1.15）或 TAI（RR 0.28，95%CI 0.07~1.06）患者的流产率。鉴于其具有降低流产率的潜力，建议对正在接受 IVF/ICSI 的 SCH 和/或 TAI 的不育妇女补充 LT$_4$。

2019 年一项系统评价[9]分析了 13 项队列研究和随机对照试验的数据，共有 11 503 名参与者。该荟萃分析表明，接受 LT$_4$ 治疗的 SCH 孕妇，与安慰组相比流产概率较低（OR 0.78，95%CI 0.66~0.94；I^2=0），活产率较高（OR 2.72，95%CI 1.44~5.11；I^2=25%），与甲状腺功能正常的女性相比早产的风险更高（OR 1.82，95%CI 1.14~2.91；I^2=0）。

一项系统综述和 Meta 分析[10]评估了关于在妊娠期间使用 LT4 治疗亚甲减的现有证据，纳入 7 项随机对照试验和 6 项观察性研究共 7 342 人，研究发现发现亚甲减患者使用 LT4 可降低妊娠丢失（RR 0.79，95%CI 0.67~0.93）和新生儿死亡风险（RR 0.35，95%CI 0.17~0.72）。尽管现有数据有限，但也有证据表明 LT4 治疗与改善胎儿预后有关，包括减少胎儿窘迫和巨大儿。没有观察到 LT4 治疗与妊娠、分娩和产后的其他不良结局之间的关系。最后，没有证据表明妊娠期间 LT4 的使用与儿童的认知结果之间存在关联。然而，研究人群和 LT4 起始时间在纳入的研究之间存在异质性。

没有明确的证据表明补充 LT4 可以改善甲状腺功能正常的 TAI 妇女的妊娠结局[11]。

Micromedex 妊娠评级：胎儿风险较小。

【哺乳期用药研究】母亲补充甲状腺素后，甲状腺功能正常的情况下，分泌到乳汁中的甲状腺素的量不足以导致婴儿发生甲状腺功能亢进或 TSH 分泌被抑制。补充 LT4 是为了使母亲处于甲状腺功能正常的状态，这相当于正常的母乳喂养的女性。因此，哺乳期使用外源性甲状腺素的风险与正常甲状腺功能正常的母亲没有区别。

2001 年，美国儿科学会将 LT4 归类为与母乳喂养相容，婴儿风险较小[12]。

【男性用药研究】有研究评估了左甲状腺素（LT4）体外对精子参数的影响及其对生育能力的影响[13]。研究招募了男性特发性不育患者，根据 WHO 2010 年标准和流式细胞术精子分析，评价精子参数和精子获能能力。LT4 显著增加了具有高线粒体膜电位（MMP）的精子的百分比，降低了具有低 MMP 的精子的百分比，并且在浓度为 0.9pmol/L 时增加了精子活力。LT4 显著降低了精子坏死和脂质过氧化，改善染色质的致密性。LT4 的这些影响在浓度为 2.9pmol/L 时很明显，此浓度接近甲状腺功能正常受试者精液中的生理游离甲状腺素（FT4）浓度。研究显示了甲状腺激素对精子线粒体功能、氧化应激和 DNA 完整性的有益作用。该体外研究结果显示 LT4 在特发性不孕症患者中具有临床应用价值，阐明了甲状腺功能对男性生育能力的作用。

【药师建议】妊娠期及哺乳期需特别注意继续使用甲状腺素的治疗。对 2.5mU/L＜TSH＜4.0mU/L 的孕妇进行甲状腺过氧化物酶（thyroid peroxidase，TPO）抗体测定，TPO 抗体阳性且有反复自然流产史的孕妇，建议进行 LT4 治疗，对于 TSH 高于 2.5mU/L 未接受甲状腺激素治疗的孕妇，应在妊娠期监测 TSH。治疗目标是维持 TSH 位于妊娠期特异性参考值的下半部分。如果没有妊娠期特异性参考值，则 TSH 目标值小于 2.5mU/L 较为合理。

妊娠期不宜将 LT4 与抗甲状腺药物联合应用以治疗甲状腺功能亢进，因为加用甲状腺素需要增加抗甲状腺药物剂量,抗甲状腺药物可通过胎盘,有可能导致胎儿甲状腺功能减退。

若哺乳期需要继续服用甲状腺激素维持母亲甲状腺功能在正常水平,外源性甲状腺素的风险与甲状腺功能正常的母亲一样,可继续哺乳。

左炔诺孕酮 Levonorgestrel

【别名】左旋 18- 甲基炔诺酮、曼月乐、毓婷、惠婷、Mirena

【药理学分类】主要作用于内分泌系统药物 - 避孕药

【剂型】片剂、宫内节育系统、埋植剂、胶囊剂、滴丸剂

【妊娠期风险】FDA 原分级 X

【哺乳期风险】L3- 有限数据 - 可能适用,L2- 有限数据 - 可能适用(用作紧急避孕)[b]

【说明书建议】摘自三份不同的药品说明书。

口服:许多研究发现,长期使用避孕剂量的口服孕激素对胎儿发育没有有害影响。少数用孕激素药片进行的婴儿生长发育研究尚未显示出显著的副作用。只服用孕酮对母乳喂养或婴儿的健康、生长或发育没有不良影响。上市后报告了母乳产量下降的个别案例。哺乳母亲长期服用孕酮避孕药,少量的孕酮会进入母乳,导致婴儿血浆中检测到类固醇水平。

口服:已知或可疑妊娠者禁用。建议哺乳期妇女服用本品后暂停授乳至少 3 天,在此期间应定时将乳汁挤出。

宫内:妊娠或疑似妊娠时禁用本品。本品可能导致不良妊娠结局,若怀孕,请尽可能移除。在妊娠期间使用左炔诺孕酮 - 宫内节育器(levonorgestrel-releasing intrauterine system, LNG-IUD),局部暴露于 LNG 后,曾有个别女性胎儿外生殖器男性化的案例。已发表的研究报告了人乳中存在 LNG。哺乳期母亲使用本品,母乳中检测到少量孕激素(约占母体总剂量的 0.1%),导致母乳喂养的婴儿接触到 LNG。没有关于母体使用纯孕激素避孕药对母乳喂养婴儿产生不良影响的报告。本品已报告了产奶量减少的孤立病例。母乳喂养的发育和健康益处应与母亲对本品的临床需求以及本品或潜在母体状况对母乳喂养婴儿的任何潜在不利影响一起考虑。

【重要参数】Mw 312,$t_{1/2}$ 10~24 小时,口服吸收完全,PB 97.5%~99%。

【国内外指南】2015 年美国妇产科医师学会(ACOG)实践指南认为:左炔诺孕酮(levonorgestrel, LNG)是最常用的口服紧急避孕药。大量关于日

常使用口服避孕药（包括较老、高剂量制剂）受孕致畸风险的研究发现，孕妇或发育中的胎儿的风险没有增加。现有数据表明，使用 LNG 紧急避孕不会增加后续妊娠发生宫外孕的风险。哺乳期妇女可采取紧急避孕措施。在提供或处方紧急避孕之前，无须进行临床检查或妊娠检测[1]。另一项 2016 年 ACOG 实践指南认为尽管长期数据有限，但观察性研究表明，纯孕激素避孕药对母乳喂养或婴儿生长发育没有影响，对于母乳喂养的女性，产后立即提供左炔诺孕酮宫内节育器和植入物的优势通常超过理论或已证实的风险[2]。

2016 年世界卫生组织（WHO）实践指南建议，宫内节育器（intrauterine device，IUD）不适用于妊娠期间，也不应使用，因为存在严重盆腔感染和脓毒性自然流产的风险。胎儿暴露于激素理论上存在风险，但是否会增加胎儿畸形的风险尚不清楚。对于产后进行母乳喂养的妇女，可以使用 LNG-IUD[3]。

2016 年《美国避孕药具使用医学资格标准》认为，若妊娠期间不小心使用纯孕激素避孕药，对妇女、妊娠过程或胎儿没有已知的伤害。哺乳期母亲在产后任何时间使用纯孕激素避孕产品的风险通常是可以接受的[4]。

2019 年《左炔诺孕酮宫内缓释系统临床应用的中国专家共识》认为产后放置左炔诺孕酮宫内缓释节育系统（levonorgestrel-releasing intrauterine system，LNG-IUS）不会对母乳喂养或母乳喂养婴儿的生长发育产生负面影响[5]。

【妊娠期用药研究】

1. **动物数据**　大鼠在妊娠 1~21 天口服 LNG（20μg），导致 10 周龄雄性子代出现类似孤独症的行为，而对雌性后代的影响要小得多。这是首次发现口服避孕药对后代孤独症样行为的潜在影响[6]。

2. **人类数据**　2005 年一项研究纳入 36 例孕期暴露于 LNG 的女性，其中 24 例分娩 25 名新生儿，与对照组（80 例）相比，未发现先天性畸形风险增加，认为左炔诺孕酮作为紧急避孕药失败与主要先天性畸形、产前或围产期并发症或不良妊娠结局的风险增加无关[7]。

2009 年一项研究纳入 1 186 名在产后 6 个月内记录了尿道下裂诊断的男童，其中有 28 名（2.4%）在受孕前 30 天至妊娠早期结束期间曾使用口服避孕药（未提及口服避孕药种类），在 11 010 名对照组中，有 307 人（2.8%）同样暴露。调整可能的混杂因素后，尿道下裂的患病率为 0.85（95%CI 0.57~1.27），推测母亲在受孕前后使用口服避孕药与后代尿道下裂患病率增加可能无关[8]。

2009 年另一项研究纳入 332 名在受孕周期服用 LNG 和 332 名未服用

LNG 的妇女,研究组和对照组分别有 31 名和 28 名妇女在妊娠 14 周内流产。两组各发现 4 例畸形,在流产或畸形发生率或新生儿结局方面没有统计学上的显著差异[9]。

2014 年一项研究纳入 195 名暴露于 LNG 紧急避孕药的儿童,与 214 名对照组儿童进行了为期 2 年的比较,发现 2 组儿童在生理发育、心理发育或出生缺陷方面均无差异[10]。

有部分研究表明,使用 LNG 紧急避孕药会增加异位妊娠的风险[11],但未得到证实。

【哺乳期用药研究】LNG 可分泌至乳汁。12 名纯母乳喂养的母亲接受 1.5mg LNG,母乳中的药物浓度与血浆浓度的平均比率为 0.28 ± 0.09,在 2~4 小时达到峰值,范围 4.7~10.7ng/ml[12]。有研究表明,母亲口服含 30μg LNG 的药物,4 周、12 周、24 周大的母乳喂养婴儿体内 LNG 浓度水平有明显差异:4 周大的婴儿既不能有效吸收也不能有效代谢 LNG;12 周大的婴儿代谢 LNG 比吸收更有效;24 周大的婴儿可以有效吸收和代谢。研究认为在产后 12 周将 LNG 引入母乳喂养是安全的[13]。

1989 年一项研究纳入 250 名每天服用 0.03mg LNG(分娩后 1 周)的哺乳期妇女,与对照组(250 名)相比,婴儿生长情况相似[14]。1991 年一项研究纳入 120 名产后 5~7 周开始使用含 LNG 的避孕植入物的哺乳期母亲,未见母乳喂养的婴儿出现不良反应[15]。1997 年一项研究纳入 120 名哺乳期间使用 LNG 植入物的妇女,产后(57 ± 3)天开始使用,与对照(236 名)相比,LNG 对泌乳或婴儿生长没有负面影响[16]。2005 年一项研究纳入 163 名使用 LNG-IUS 的哺乳期妇女,与 157 名对照相比,对婴儿 1 年的随访发现两组在生长发育没有差异,LNS-IUS 不会对婴儿生长发育产生负面影响[17]。2013 年一项研究纳入 10 名使用复合型避孕药(150μg LNG 和 30μg 炔雌醇)和 10 名使用 LNG-IUS 的哺乳期妇女,结果表明 LNG 使用对婴儿母乳摄入量和生长没有影响[18]。2013 年另一项研究纳入 71 名服用 LNG 避孕的妇女,75% 的母亲在服用 LNG 后 8 小时前重新开始母乳喂养,没有报告对母乳喂养婴儿有不良影响[19]。2019 年一项研究纳入 100 名 LNG 避孕的哺乳期妇女,与对照(100 名)相比,产后 3 个月和 6 个月的母乳量、婴儿生长发育情况或与母乳喂养相关的不良事件均未发现显著差异[20]。2019 年另一项研究随机分配 96 名妇女产后立即(产后 5 天内)和 87 名延迟(产后 6~8 周)植入双棒 LNG 避孕植入系统,结果表明,产后立即植入避孕药对婴儿生长没有不利影响[21]。

1995 年一项研究纳入 11 名每天服用 30μg LNG 的哺乳期母亲,与对照组相比,婴儿肝脏药物代谢酶受到抑制[22]。2002 年一项研究纳入 40 名产男婴的妇女,结果表明,母亲植入 LNG 植入物后 3 个月,母乳喂养婴儿的血清促甲状腺激素水平显著下降[23]。2002 年另一项为期 6 年的随访研究了 220 名母亲接受 LNG 植入物治疗的母乳喂养婴儿,在出生后一年内出现轻微的呼吸道感染、眼部感染和皮肤问题[24]。

美国儿科学会认为 LNG 与母乳喂养兼容[25]。

【男性用药研究】有研究报道 LNG 联合雄激素用于男性避孕试验[26-27]。1999 年一项研究,11 名健康男性(23~40 岁)每天接受口服 LNG(250~500μg)和透皮睾酮 24 周后,2 人出现无精子症,3 人的精子浓度低于 3×10^6/ml。其余志愿者的精子浓度下降,但未能达到避孕程度[28]。2000 年一项研究,28 名健康男性每日口服 LNG(250μg)联合每 6 周注射 1 000mg 长效十一酸睾酮酯,安慰剂(仅给予睾酮酯)和孕激素治疗组分别导致 4/14 和 7/14 出现严重少精子症,8/14 和 7/14 出现无精子症[29]。2006 年一项研究纳入了 80 名健康男性,随机单独 LNG 植入物或单独睾酮植入物或联合,结果表明,LNG 联合睾酮增强了男性精子发生的抑制[30]。

精子体外实验表明,用 1ng/ml、10ng/ml 和 100ng/ml 的 LNG 处理,精子曲线速度及精子 - 卵母细胞融合呈剂量依赖性降低,100ng/ml 还发现直线速度、平均路径速度和线性度显著降低,精子的透明带结合能力略微降低。LNG 对精子顶体反应没有影响[31]。但其他体外实验显示,精子暴露于 200ng/ml、400ng/ml 和 800ng/ml 的 LNG,在 30 分钟后明显诱导顶体反应[32]。有综述表明 LNG 不会影响精子迁移或穿透卵子的能力[33]。

【药师建议】左炔诺孕酮的部分人类资料显示,使用左炔诺孕酮紧急避孕药会增加异位妊娠的风险,但未证实相关性。到目前为止,似乎还没有发现受孕期间使用左炔诺孕酮会增加婴儿先天性缺陷的风险。

左炔诺孕酮可分泌至乳汁。美国儿科学会认为左炔诺孕酮与母乳喂养兼容。为谨慎起见,建议哺乳期妇女服用后暂停授乳至少 3 天。

左氧氟沙星 Levofloxacin

【别名】可乐必妥、左克、来立信、利复星、Levaquin

【药理学分类】抗感染药物 - 抗菌药

【剂型】注射剂、胶囊剂、片剂、滴眼剂、滴耳剂、乳膏剂、凝胶剂

【妊娠期风险】FDA 原分级 C;禁忌(仅在没有其他替代品时使用)[a]

【哺乳期风险】L2- 有限数据 - 可能适用 b

【说明书建议】口服、注射：目前还没有针对孕妇足够的良好对照的试验，不能确保孕妇的用药安全，只有当胎儿的潜在益处大于潜在危险时才能将左氧氟沙星用于孕妇。由于潜在的严重不良反应的风险，建议哺乳期妇女停止母乳喂养。对于吸入炭疽（暴露后），经母乳喂养的风险 - 效益评估，可以接受服用左氧氟沙星。

口服：对孕妇还未进行足够的设有良好对照的试验，不能确保孕妇的用药安全，所以孕妇或有可能妊娠的妇女禁用。只有当对胎儿的潜在益处大于潜在危险时才能将左氧氟沙星用于孕妇；根据有限的数据，推测左氧氟沙星可以分泌至人类母乳中。由于左氧氟沙星可能会对母乳喂养的婴儿产生严重不良反应，因此哺乳期妇女禁用。只有当对哺乳期妇女潜在益处大于潜在危险时才能将左氧氟沙星用于哺乳期妇女，但应暂停哺乳。

眼用：由于目前对孕妇使用本品的研究及数据尚不充分，因此不推荐孕妇使用本品。根据氧氟沙星的数据，推测左氧氟沙星可通过人乳汁排泄，因此哺乳期妇女慎用。

【重要参数】Mw 370，F 99%，t_{max} 1~1.8 小时，RID 10.5%~17.2%，M/P 0.95，$t_{1/2}$ 6~8 小时（母乳中的半衰期为 7 小时），PB 24%~38%。

【国内外指南】2019 年美国胸科学会（American Thoracic Society, ATS）联合美国疾病控制与预防中心（CDC）、欧洲呼吸学会（European Respiratory Society, ERS）、美国感染病学会（Infectious Diseases Society of America, IDSA）共同发布的《临床实践指南：耐药结核病的治疗》，推荐在妊娠期间，如有需要，可使用左氧氟沙星治疗耐多药结核病[1]。

【妊娠期用药研究】

1. **动物数据**　动物研究显示，给怀孕大鼠和家兔在器官发生期间口服 9.4 倍人类最大推荐剂量的左氧氟沙星，未发现致畸，但可导致胎儿体质量下降和胎儿死亡率增加[2]。

虽然喹诺酮类诱发关节病的确切机制尚不清楚，但在许多动物实验研究中已经报道了喹诺酮类诱发关节病的发生[3-9]。氧氟沙星的这种作用在未成熟的幼年动物中尤其严重[4,10]，对幼年大鼠的软骨损伤是不可逆的[11]。

2. **人类数据**　2005 年的一项研究观察了左氧氟沙星通过离体灌注人胎盘从母体转移到胎儿的情况，在离体灌注的人胎盘中，只有一小部分药物从母体传递到胎儿，经胎盘转移率为 3.7% ± 2.4%，经胎盘转移指数为 0.33 ± 0.3，这可能表明左氧氟沙星的人胎盘转运存在障碍[12]。

另外 2010 年对 10 名在妊娠中期行羊膜穿刺术的女性展开了研究[13]，评估了左氧氟沙星的胎盘转运，结果提示羊水中左氧氟沙星浓度为母体血药浓度的 8% 左右。同年这些作者进行的另一项研究检测了在剖官产时左氧氟沙星的胎盘透过率[14]，12 名被给予左氧氟沙星的母亲的婴儿脐血浓度约为母体血药浓度的 67%。

已发表的研究信息显示妊娠期间服用左氧氟沙星未发现与药物相关的重大出生缺陷风险、流产或不良的母亲或胎儿结局[2]。

2014 年德国的一项妊娠早期暴露于氟喹诺酮类药物的前瞻性队列研究，妊娠期暴露于喹诺酮类的 949 例，其中暴露于左氧氟沙星 112 例，与 3 329 例对照组相比，暴露于左氧氟沙星组的重大的出生缺陷无明显增加（0.9%，95%CI 0.02~4.9）[15]。

2018 年一项对使用喹诺酮类药物后的妊娠结局的系统性回顾和荟萃分析，纳入共 12 项研究共 339 810 例妊娠早期暴露于喹诺酮药物后的妊娠结局。结果表明在妊娠期前三个月使用喹诺酮类药物与增加出生缺陷、死产、早产或低出生体质量的风险无关[16]。

2018 年另一项关于妊娠期使用喹诺酮类和氟喹诺酮类药物的安全性的荟萃分析共纳入 13 项研究，其中 9 项队列研究，3 个案例报道，结果表明喹诺酮类药物与不良妊娠结局无关[17]。

然而，在确定安全性之前，还需要进行更大规模的研究。在此之前，建议不要将喹诺酮类药物作为妊娠期前三个月的一线治疗。但是由于左氧氟沙星可以到达胎儿体内，该药被列为妊娠中期和晚期治疗炭疽感染的备选药物[18]。

【哺乳期用药研究】1989 年一项研究，给予 10 名妇女 400mg 氧氟沙星，q.12h.，口服，在第 3 剂量后的 2 小时、4 小时、6 小时、9 小时、12 小时和 24 小时检测血清和乳汁药物浓度。乳汁药物浓度分别为（2.41 ± 0.80）μg/ml、（1.91 ± 0.64）μg/ml、（1.25 ± 0.42）μg/ml、（0.64 ± 0.21）μg/ml、（0.29 ± 0.10）μg/ml 和（0.05 ± 0.02）μg/ml，乳汁 / 血清药物浓度比分别为 0.98、1.30、1.39、1.25、1.12 和 1.66。对于每天获取 150ml/kg 乳汁的母乳喂养婴儿，氧氟沙星的婴儿最大剂量估计为每天 0.362mg/kg[19]。

左氧氟沙星上市时不推荐在哺乳期间使用，因为对乳儿有潜在的关节病（动物资料）和其他严重毒性反应的风险。目前少有哺乳期静脉注射和口服左氧氟沙星可存在于人乳的报道，母乳中的含量似乎较低，预计不会对母乳喂养的婴儿造成不良影响。传统上，因为担心会对婴儿发育中的关节产生不良影响，氟喹诺酮类药物并不用于婴儿。已发表的文献报道，无左氧氟沙星对泌乳或乳儿影响的信息。美国儿科学会把氧氟沙星以及其他喹诺酮类如环丙沙星均归入哺乳期可使用药物[20]。

【男性用药研究】连续 60 天给予雄性大鼠剂量≤0.08mg/（kg·d）的左氧氟沙星，在 0.03mg/kg 和 0.06mg/kg 剂量水平下可见卵泡刺激素和黄体生成素浓度升高。虽然没有观察到睾酮浓度的变化，但是精子浓度呈剂量反应性下降[21]。

【药师建议】有数据显示左氧氟沙星可经胎盘转运，尽管已发表的研究信息显示妊娠期间服用左氧氟沙星未发现与药物相关的重大出生缺陷风险、流产等不良妊娠结局有关，但还缺少良好的对照试验，需要进行更大规模的研究。国产左氧氟沙星注射液及口服制剂，药品说明书提示妊娠期禁用。故建议妊娠期尽量避免使用左氧氟沙星，特别是妊娠期前三个月。

由于氟喹诺酮类药物在儿童以及哺乳期妇女中的安全性数据有限，如果有替代方案，不建议将左氧氟沙星用于哺乳期妇女。如确需使用，哺乳期母亲在使用左氧氟沙星后暂停哺乳 2 天。哺乳期母亲使用含有左氧氟沙星的滴眼液、滴耳液，对哺乳婴儿的危害相对较小，必要时可继续哺乳。

唑吡坦 Zolpidem

【别名】思诺思、诺宾、Edluar

【药理分类】主要作用于中枢神经系统药物 - 其他类催眠药

【剂型】片剂、胶囊剂

【妊娠期风险】FDA 原分级 C；人类资料提示存在风险 [a]

【哺乳期风险】L3- 有限数据 - 可能适用 [b]

【说明书建议】摘自两份不同的药品说明书。

据报告，在妊娠晚期使用唑吡坦母亲的新生儿有出现呼吸抑制和镇静症状。在妊娠期间使用唑吡坦的已发表数据中，未发现重大出生缺陷的药物相关风险。在妊娠大鼠和家兔中，唑吡坦经口给药在临床相关剂量下，没有对胎仔发育产生不良影响的风险。来自已发表文献的有限数据报告了人乳汁中存在唑吡坦，在通过母乳暴露于唑吡坦的婴儿中报告了过度镇静。目前尚无唑吡坦对产奶量影响的信息。应考虑母乳喂养对发育和健康的益处，以及母亲对唑吡坦的临床需求和唑吡坦或母体基础疾病对母乳喂养婴儿的任何潜在不良影响。

作为一种预防措施，最好避免在妊娠时使用唑吡坦。唑吡坦在妊娠患者的使用数据，基本上没有或者非常有限。动物研究没有表明在生殖毒性方面直接的或间接的有害作用。如果对育龄期女性处方该药，应该警告患者在她计划或者怀疑怀孕时与医师联系讨论有关停药的事宜。如果在妊娠的晚期或者分娩时使用唑吡坦，根据产品的药理学作用，预期可能对新生儿产生影响，例如低体温、张力过低和中度的呼吸抑制。已有报告在妊娠后期与其他 CNS 抑制剂同时使用唑吡坦发生严重的新生儿呼吸抑制病例。此外，母亲在妊娠后期长期使用镇静剂/安眠药后生的婴儿可能产生身体依赖，在产后阶段可能有发生停药综合征的风险。

【重要参数】Mw 307，$t_{1/2}$ 2.5~5 小时，t_{max} 1.6 小时，F 70%，RID 0.02%~0.18%，M/P 0.13~0.18，PB 93%。

【国内外指南】2017 年英国精神药理协会（BAP）发布的《妊娠和产后应用精神病药物共识指南》[1]指出，关于催眠药对人类的生育作用的数据非常有限。唑吡坦可能增加不良妊娠结局的风险，包括早产和婴儿低出生体质量，但是这种风险的程度尚不确定。

《中国成人失眠诊断与治疗指南（2017 年版）》推荐意见[2]为：妊娠期和哺乳期失眠患者，心理治疗不满意或者难以依从时可以选择非苯二氮䓬类催眠药。

【妊娠期用药研究】

1. **动物数据**　在器官形成期间，每天经口给予妊娠大鼠 20mg 和 100mg 唑吡坦，约为人类最大推荐剂量（MRHD，8mg/d）的 25 倍和 125 倍（基于 mg/m²），具有母体毒性（共济失调），在胎仔中也观察到剂量相关毒性（表现为颅骨骨化不全，发育延迟）；剂量为 5 倍的 MRHD 时，药物无不良影响。在兔子的生殖研究中，在约 40 倍 MRHD 下观察到具有母体毒性（体质量增加减少），胚胎-胎仔死亡和胎仔发育延迟（胎仔骨骼骨化不全）[3]。

一项大鼠器官形成期生殖毒性研究，未发现致畸性，但在 5~125mg/kg 剂量范围内观察到胎仔体质量下降，在最高剂量下观察到波状肋骨发生率增加[4]。

2. **人类数据**　一些回顾性研究表明，产前接触精神类药物可能与先天性畸形有关[5-6]，也有研究认为，非苯二氮䓬类药物与致畸作用无关[7]。

2009 年有研究收集了 45 名妊娠期间使用唑吡坦的孕妇在分娩时的血浆和脐带血浆，分析母体和脐带血浆中的唑吡坦浓度，来比较唑吡坦暴露组与对照组（1∶1）的结局。唑吡坦暴露组早产和低出生体质量的发生率分别是 26.7% 和 15.6%，对照组为 13.3% 和 4.4%，但不具有显著的统计学差异。6 对脐带与母体血浆唑吡坦浓度比值的范围是 0.48~2.75。作者认为，唑吡坦可穿过人体胎盘，并迅速经胎儿循环清除，接受唑吡坦治疗的精神疾病孕妇的产科结局可能不太理想，但尚不清楚其是否与药物相关[8]。

2010 年有研究使用了台湾全民健康保险研究资料库（Taiwan National Health Insurance Research Dataset, NHIRD）和出生证明登记，共有 2 497 例在妊娠期间接受唑吡坦治疗的母亲和 12 485 例随机选择的未接受药物的母亲的数据被纳入分析。结果显示，在妊娠期间接受唑吡坦治疗的母亲中，低体质量儿（7.61% vs 5.19%，*OR* 1.39，95%*CI* 1.17~1.64，*P*＜0.001）、早产（10.01% vs 6.30%，*OR* 1.49，95%*CI* 1.28~1.74，*P*＜0.001）、小于胎龄儿（19.94% vs 15.06%，*OR* 1.34，95%*CI* 1.20~1.49，*P*＜0.001）和剖宫产（46.86% vs 33.46%，*OR* 1.74，95%*CI* 1.59~1.90，*P*＜0.001）的校正比值比（*OR*）均高于随机选择的对照组，先天性异常的发生率无显著性差异（0.48% vs 0.65%，*OR* 0.70，95%*CI* 0.38~1.28）。结果显示妊娠期间接受唑吡坦治疗的妇女发生不良妊娠结局的风险高于未接受唑吡坦治疗的妇女，但未发现致畸风险增加[9]。

2011 年一项基于人群的医学出生登记（Medical birth registry, MBR）纳入了 1 318 名在妊娠早期使用唑吡坦、佐匹克隆或扎来普隆的妇女，1 341 名婴儿中有 603 名婴儿暴露于唑吡坦，有 2 例报告出现肠道畸形。结果显示母亲在妊娠早期使用唑吡坦未增加婴儿总体畸形风险；妊娠早期暴露于唑吡坦的儿童发生肠道畸形的风险可能增加，但该观察结果仅基于 2 例病例，可能是一个偶然发现[10]。

2015 年挪威一项基于人群的研究调查了 45 266 名母亲在妊娠期间和妊娠后的药物使用情况。0.8% 母亲自我报告妊娠期使用抗焦虑药/催眠药（如唑吡坦或佐匹克隆）。作者未发现使用这些药物与 3 岁时后代母亲评定的语言能力之间存在任何显著相关性[11]。

2007 年报道了一名有唑吡坦滥用史的 30 岁白人女性在妊娠 38 周时接受了自然阴道分娩。胎儿对唑吡坦的总暴露量未知，但估计 1 个月内至少为 1 000mg。脐带血样本中存在唑吡坦，但新生儿在正常分娩后仍是活跃和警觉的，未发现戒断症状，母亲和新生儿在观察 48 小时后出院回家[12]。

2011 年有报告 1 例依赖唑吡坦的女性，患者于 2005 年首次妊娠 5 个月时出现睡眠障碍，接受唑吡坦 10mg 夜间给药，直至分娩。足月正常分娩后，患者逐渐增加唑吡坦摄入量至 30~40mg/d，以达到预期效果。患者于 2008 年再次妊娠，在妊娠第 2 个月开始出现腹痛，在大约 10 天内增加唑吡坦的摄入量至 700~800mg/d 来缓解疼痛。她错过了大部分产前检查预约，在妊娠第 8 个月进行的腹部超声检查显示胎儿脑积水和腰椎脑膜脊髓膨出。建议她进行择期剖宫产。而这个患有重大缺陷的新生儿在重症监护室中存活了一周。作者认为，这种致畸性可能是由于高于"阈值剂量"暴露，建议临床医师注意妊娠早期高剂量唑吡坦滥用的可能风险[13]。

有一例在妊娠结束时使用唑吡坦，出现新生儿重度呼吸抑制情况，尤其是与其他中枢神经系统抑制剂同时使用时。服用镇静催眠药物的母亲所生的孩子在出生后可能有戒断症状的风险;在妊娠期间接受镇静催眠药物的母亲所生的婴儿中也有新生儿弛缓的报道。仅当潜在获益大于对胎儿的潜在风险时,方可在妊娠期间使用唑吡坦[14]。

Micromedex 妊娠评级:胎儿风险不排除。

【哺乳期用药研究】关于哺乳期使用唑吡坦的信息很少。一些专家意见认为不建议在哺乳期使用唑吡坦[15-16]。由于唑吡坦在乳汁中的水平较低且半衰期较短,因此婴儿的摄入量较小,预计在较大的母乳喂养的婴儿中不会引起任何不良反应。在母亲服用唑吡坦的情况下应监测婴儿是否过度镇静、低张力和呼吸抑制。

唑吡坦可随人类乳汁排泄。5 名哺乳期妇女在足月分娩后的第 3~4 日,单次口服唑吡坦 20mg,服药 24 小时内停止哺乳。服药前和服药后 1.5 小时收集血清样本,服药后 3 小时、13 小时和 16 小时收集乳汁和血清样本。服药后 3 小时,唑吡坦在乳汁中的总量为 0.76~3.88μg(为给药量的 0.004%~0.019%),M/P 比值为 0.13。其他时间收集的乳汁样本中未检测到药物(检测限为 0.5ng/ml)。该研究中的给药量为成人最大推荐剂量的 2 倍,但乳汁中仅检测到少量药物,提示哺乳期妇女用药对乳儿的影响较小[17]。基于这项研究,2001 年美国儿科学会将唑吡坦归类为可以在哺乳期使用的药物[18]。

2021 年一例诊断为失眠的 46 岁女性患者,在妊娠和哺乳期接受 5~10mg/d 唑吡坦治疗,在哺乳期接受 8mg/d 雷美替胺治疗。孕 38 周产下 1 名男婴,体质量 3 329g,妊娠期及出生时未发现先天性异常。产后 1 个月检查,婴儿正常。根据母体给药后 2.2 小时乳汁中的最大药物浓度,计算婴儿通过乳汁的相对剂量,唑吡坦为是 2.7%[19]。

Micromedex 哺乳评级:婴儿风险不排除。

【男性用药研究】100mg/kg 唑吡坦对雄性大鼠的生育率没有影响[3]。目前暂无人类数据。

【药师建议】目前尚无良好的对照研究明确唑吡坦相关的不良发育结局风险信息,已知的有限的流行病学研究数据关于唑吡坦在妊娠期使用的致畸风险不一致,部分研究提示孕妇使用唑吡坦未见先天畸形的风险增加,但有研究发现早产、低出生体质量、小于胎龄儿和剖宫产的风险增加。妊娠的晚期或者分娩时使用唑吡坦应考虑新生儿戒断症状的风险。唑吡坦可分泌入乳汁,有限的研究数据提示婴儿暴露量不足以产生临床作用,母乳喂养须权衡利弊。

附　　录

计算机断层扫描　Computed Tomography, CT

【别名】无

【药理学分类】其他

【剂型】无

【妊娠期风险】暂无数据,风险与剂量呈相关性。

【哺乳期风险】暂无数据,注意造影剂、增强剂的使用风险。

【说明书建议】无。

【重要参数】常见 CT 检查的胎儿辐射剂量见附录表 1。

附录表 1　常见 CT 检查的胎儿辐射剂量[1]

CT	胎儿暴露剂量 /mGy
低剂量检查(< 0.1mGy)	
头、颈部 CT	0.001~0.01
低到中剂量检查(0.1~10mGy)	
胸部 CT 或肺血管造影 CT	0.01~0.66
限制性盆腔 CT(股骨头的单轴截面)	<1
高剂量检查(10~50mGy)	
腹部 CT	1.3~35
骨盆 CT	10~50
[18]F PET/CT 全身核素显像	10~50

注:辐射剂量单位为 1rad=1cGy=10mGy=10 000μGy;年平均背景辐射 1.1~2.5mGy[1]。

吸收剂量:单位质量上因辐射照射所沉积的能量,单位为 Gy。它是一个基本的物理学剂量,是实际可测定的量。

当量剂量:由于不同质的辐射照射所产生的生物效能的差异,引入辐射权重因子,吸收剂量与对应辐射权重因子之积就是当量剂量,单位为 Sv。

$$当量剂量 = 吸收剂量 \times 辐射权重因子$$

X 射线、γ 射线、β 粒子的辐射权重因子为 1,因此,在医学诊断中,吸收剂量等于当量剂量。

【国内外指南】 ACOG 第 723 号《妊娠期和哺乳期诊断影像学指南》[1]:如果有临床指征,妊娠期不应禁止使用 CT 及相关增强剂,需权衡影响诊断的风险和益处。除少数高剂量辐射外,CT 扫描成像技术的一般辐射剂量远低于导致胎儿伤害的辐射剂量。

2020 年我国《妊娠期应用辐射性影像学检查的专家建议》[2]:部分孕妇意外接受了辐射性影像学检查,由于其胎儿辐射暴露剂量远远低于 50~100mGy,不推荐作为终止妊娠的医疗指征。但妊娠期,尤其是妊娠早期,因病情需要特殊类型检查或多次检查导致累积暴露剂量超过 50~100mGy 时,可根据孕周及胎儿辐射暴露剂量大小综合分析其风险;同时,是否继续妊娠还需要尊重孕妇及家属意愿,并参考相关法律法规。

【妊娠期暴露】 计算机断层扫描(以下简称 CT)是电离辐射的一种。没有针对妊娠期胎儿电离辐射风险的高质量研究,目前大部分信息源于案例报告,以及日本原子弹幸存者、切尔诺贝利事故的调查数据。电离辐射的潜在风险可分为流产(自然流产、死产)、畸形、生长发育障碍、致癌及致突变作用。潜在风险的发生取决于辐射暴露的孕周、暴露剂量及胎儿细胞修复机制。低剂量辐射暴露引起的胎儿细胞损伤通常可以通过许多生理过程来修复;高剂量辐射暴露可能干扰细胞发育和成熟过程,导致永久性伤害或死亡。

1. **流产、畸形、生长发育障碍** 呈剂量相关性,目前未见暴露低于 50mGy 的辐射剂量后流产、畸形、生长发育障碍的报道,而 50mGy 的辐射剂量已基本高于一般 CT 诊断所需剂量,但需关注多次累积电离辐射所暴露的辐射剂量是否超过该剂量水平[1,3]。

(1)备孕期及妊娠 0~2 周:动物数据表明,卵母细胞放射敏感性因卵泡、卵母细胞的生长发育阶段及物种不同而有所差异。未成熟卵母细胞的 LD50 辐射剂量小于 2Gy,成熟的卵母细胞比未成熟的卵母细胞对辐射更敏感[4]。接近排卵时期的卵母细胞对辐射诱导突变事件的敏感性最高,是子代遗传染色体畸变风险最高的时期。动物在高敏感期暴露于 1Gy 剂量辐射后,观察到妊娠中期的胎仔具有染色体结构性损伤[5]。但是,将动物实验数据推及人类需谨慎。现有流行病学研究对医学诊断、职业或意外辐射暴露进行调查,未发现与子代遗传疾病相关的证据[6]。

(2)胚胎着床前(受孕第 0~2 周):预估的阈剂量为 50~100mGy,辐射剂量达到或超过阈剂量，可能发生胚胎死亡或胚胎自我修复，即"全或无"效应。

（3）器官形成期（受孕第 2~8 周）：阈剂量为 200mGy，辐射剂量达到或超过阈剂量，可导致骨骼、眼睛、生殖器畸形。阈剂量 200~250mGy，可导致生长受限。

（4）胎儿发育期（受孕第 8~15 周）：此阶段，神经元快速发育和迁移，因此在辐射达阈剂量后中枢神经系统受损的风险最大。超过阈剂量 60~310mGy 可导致严重的智力残疾；每 1 000mGy 辐射剂量的递加会导致 25 点 IQ 的降低；阈剂量 200mGy 也会导致小头畸形。

（5）胎儿发育期（受孕第 16~25 周）：阈剂量 250~280mGy，可导致严重的智力残疾（低风险）。

2. **致癌作用**　致癌作用源于随机性效应。与致畸作用的剂量依赖性、效应确定性不同，随机效应造成的细胞损伤不会导致组织功能丧失，相反，这些效应会导致随机 DNA 突变，而且这种突变可以在任何辐射剂量下发生。在犬类的试验中发现，妊娠晚期暴露于辐射的致癌风险更高[7]。宫内电离辐射暴露后是否导致胎儿致癌风险增加仍不明确，目前认为存在致癌风险，但风险较低。10~20mGy 的胎儿辐射暴露可能导致增加 1.5~2.0 倍的儿童癌症发病背景风险（背景风险为 1/3 000）[1,8,9]。儿童癌症被定义为 15 岁之前发生的癌症，辐射主要诱发的癌症是白血病，但在子宫内接触也可能会增加实体器官癌的风险[8]。仅担心婴儿或儿童罹患癌症的风险不是终止妊娠的理由。

3. **致突变作用**　辐射可能会增加自然发生的基因突变的频率，但是不会诱导辐射来源的特有的突变。辐射导致的少量增加的遗传突变率难以估算，因为背景发生率中自发突变率已经相当高（约 10%），若发生隐性突变需要几代才能显现出来，而常染色体显性突变比较罕见[10]。因此，无法将辐射诱导的遗传突变与其他环境暴露引起的遗传突变区分。目前，尚无证据证明任何辐射剂量下、何种人群暴露后，电离辐射会引起遗传疾病风险增加。然而有报道发现，辐射暴露后，活产新生儿的正常性别比例受到干扰，男女比例增加，这可能继发于父系 X 染色体功能障碍[11]。

4. **不孕**　现有报道发现，放疗的辐射剂量会导致卵泡萎缩、卵泡储存减少，这会加速卵泡数量减少，影响激素的产生水平，从而影响卵巢功能，导致不孕或提前更年期时间。卵巢损伤的程度取决于多种因素，例如年龄、暴露剂量、暴露时间。人类报道中，出生时 20.3Gy 的辐射剂量暴露，以及 30 岁时 14.3Gy 的辐射剂量暴露，会诱发永久性卵巢衰竭[12]。

5. **其他**　CT 的辐射剂量取决于相邻图像的数量和间距，通过使用低暴露技术，可以将 50mGy 的 CT 骨盆透视剂量降低到约 2.5mGy；螺旋 CT 对胎儿的辐射暴露与常规 CT 相当；磁共振成像（magnetic resonance imaging，MRI）是更为安全的妊娠期成像方式，如果妊娠期需要进行成像诊断，且 MRI

与 CT 的成像等效,可以考虑选择 MRI 成像[1,13]。

【哺乳期暴露】单纯的外部电离辐射不存在哺乳风险[1],但须考虑造影剂所导致的风险。

【男性暴露】

1. **不孕作用** 在从事切尔诺贝利核事故清理工作的人员中记录到显著的精子发生障碍:工人受到高达 0.25Gy 剂量暴露,会呈现出精子数量和形态的变化,其中 0.1Gy 以上剂量的暴露中观察到了较大的变化。此次辐射事故的报告进行了 40~50 年随访,审查了辐射对睾丸早期和晚期影响,认为男性暂时和永久不育的辐射阈剂量分别为约 0.15Gy 和 3~6Gy[14]。

早期研究显示 X 射线对精子产生的明显剂量相关效应,对部分性腺组织有损伤。由于精原细胞有丝分裂活跃,分裂的精原细胞最容易受到辐射损害。睾丸暴露于 6Gy 辐射可诱发无精子症,300mGy 会诱发可逆的无精子症,150mGy 的辐射会导致精子和精原细胞的浓度显著下降[15]。

电离辐射暴露后,恢复生育能力是一个缓慢的过程,且取决于辐射剂量。通常,2~3Gy 剂量暴露后,10~24 个月可恢复,4~6Gy 剂量暴露后,可能需要长达 10 年恢复时间。尽管精子数量可以有所恢复,但由于精子质量低下或遗传异常,可能会导致不育。6Gy 剂量暴露后,永久不育的风险很高[14,16]。单剂量辐射后性腺组织的敏感性和恢复时间见附录表 2。

附录表 2 单剂量辐射后性腺组织的敏感性和恢复时间[10,14]

细胞	辐射剂量 /Gy	毒性	恢复时间 / 月
精原细胞	≤1	少精子症	9~18
精母细胞	1~3	无精子症	10~30
精子	>3	无精子症	>60

然而,一般医学放射诊断的辐射剂量低于以上报道中的辐射剂量,有研究回顾性地描述了男性经历医学诊断辐射期间,女性伴侣妊娠的情况,没有发现男性医学诊断辐射暴露后对妊娠率产生影响[17]。

2. **致癌作用** 1950—1991 年,对西欧和北美电离辐射职业暴露的 9 859 名男性及其子代进行随访,直至子代 25 岁,与一般地区 256 851 名患有白血病 / 非霍奇金淋巴瘤的患者相比,男性放射工作者的子代患白血病 / 非霍奇金淋巴瘤的风险是一般人群的 2 倍(*RR* 1.9,95%*CI* 1.0~3.1, *P*=0.05),且暴露剂量高于 10mSv 以上,具有显著剂量 - 风险相关性[18]。

3. **致突变作用** 见"【妊娠期用药研究】3. 致突变作用":活产儿性别比例受干扰。

电离辐射诱导的精子 DNA 损伤可能会遗传给后代。造成可检测到的 DNA 损伤的最小剂量为 30Gy。在超过这个剂量的同时，单链 DNA 断裂的数量增加。在暴露于电离辐射的男性中，可见精子活力降低，正常形态精子百分比下降，且精子中遗传物质显示出更高的基因组 DNA 片段化和甲基化[19]。

【药师建议】如果妇女暴露于电离辐射后发现意外妊娠，需要对该次电离辐射实际剂量下可能导致的理论风险进行评估。单次低剂量电离辐射暴露不是必须终止妊娠的指征，但须谨慎关注多次电离辐射暴露的累积辐射剂量，同时，注意造影剂可能存在的风险。

妊娠期一般不建议使用 CT 检查，如有明确的暴露需要，须权衡利弊，评估辐射剂量的风险，尽量运用低暴露技术进行诊断检查。如果 MRI 与 CT 成像等效，可以考虑选择 MRI 成像。

哺乳期单纯的外部电离辐射不存在哺乳风险，但须额外注意造影剂的哺乳期安全性。

X 射线诊断　X-Ray

【别名】无

【药理学分类】其他

【剂型】无

【妊娠期风险】暂无数据，风险与剂量呈相关性

【哺乳期风险】暂无数据

【说明书建议】无。

【重要参数】X 射线是一种离子辐射，它的计量单位为拉德（rad）或者格雷（Gry，Gy），辐射剂量单位：1rad =1cGy =10mGy =10 000μGy。常见 X 射线检查的胎儿辐射剂量见附录表 3。

【国内外指南】美国妇产科医师学会（ACOG）第 723 号《妊娠期和哺乳期诊断影像学指南》[1]：除少数例外，诊断性 X 线所带来的辐射暴露远远低于对胎儿产生危害的剂量。如果有检查必要，不应拒绝或回避其使用。

根据 2020 年《妊娠期应用辐射性影像学检查的专家建议》[2]，部分孕妇意外接受了辐射性影像学检查，由于其胎儿辐射暴露剂量远低于 50mGy，不推荐作为终止妊娠的医疗指征。但妊娠期，尤其是妊娠早期，因病情需要特殊类型检查或多次检查导致累积暴露剂量超过 50mGy 时，应根据孕周及胎儿辐

附录表3　常见X射线检查的胎儿辐射剂量[1]

检查类型	胎儿剂量/mGy
极低剂量检查(＜0.1mGy)	
颈椎X线检查(正位和侧位)	＜0.001
四肢X线检查	＜0.001
钼靶摄影(两个方位)	0.001~0.01
胸片(两个方位)	0.000 5~0.01
低到中剂量检查(0.1~10mGy)	
腹部X线检查	0.1~3.0
腰椎X线检查	1.0~10
静脉肾盂造影	5~10
气钡双重灌肠造影	1.0~20

射暴露剂量大小综合分析其风险;同时,是否继续妊娠还需要尊重孕妇及家属意愿,并参考相关法律法规。

【妊娠期暴露】X射线是电离辐射的一种,妇女在妊娠期间使用X射线检查的担忧来自胎儿暴露于电离辐射的有关风险,胎儿受到电离辐射的风险取决于暴露时的胎龄和辐射剂量。单张X射线平片不会对胎儿产生明显的辐射剂量。根据辐射的类型,对胎儿的估计辐射剂量会有所不同,范围为0.001~10mGy。最高的放射剂量是腰椎X光片,最大胎儿放射剂量为10mGy。尽管如此,腰椎X光片的胎儿辐射暴露也低于安全辐射暴露剂量50mGy的阈值剂量,该辐射水平被认为是安全的并且没有严重危害[3]。必要情况下X射线的诊断信息所带来的益处超过对婴儿的潜在风险。

着床前X射线暴露存在"全和无"效应,受精后2周内暴露于X射线且已妊娠成功的女性,不要轻易终止妊娠。对于发育早期的胚胎而言,非常高剂量(＞1Gy)的X射线暴露可导致胚胎死亡,但是这些剂量水平未用于诊断成像中。暴露于高剂量辐射的最常见不良反应为发育迟缓、小头症、智力障碍,中枢神经系统在孕8~15周时辐射暴露最容易引起智力障碍,产生这种不利影响需要60~310mGy的辐射量。临床上有记录的致智力残疾的最低剂量是610mGy[2]。但在实际的诊断性成像过程中,即使进行多次X射线检查,辐射暴露量也很少能达到此程度。在小于50mGy的X射线检查过程中,没有胎儿生长异常或流产的报道。在极少数情况下,如果暴露水平高于此水平,应告知患者有关结构异常和胎儿生长受限的相关问题。此外,X射线的口服造影剂并不被人体吸收,因此,不存在实际或理论上的损害风险。

子宫暴露在 X 射线下的致癌风险尚不明确，应该是非常小。胎儿暴露于 10~20mGy 剂量可能会使白血病的风险在 1/3 000 的背景下的升高 1.5~2 倍[2]，但仅因为担心婴儿或儿童罹患癌症的风险，不是终止妊娠的理由，单次暴露于 X 射线诊断辐射下，并不应终止妊娠。孕妇需要进行多次检查时，应该咨询放射线专家，计算胎儿可能受到的总照射剂量，以便指导诊断。孕周和辐射剂量对辐射致畸的影响可参考附录表 4。

附录表 4　孕周和辐射剂量对辐射致畸的影响[1]

孕周	影响	估计阈值范围*
着床前（受精后 0~2 周）	胚胎死亡或无影响（全或无）	50~100mGy
器官形成期（受精后 2~8 周）	先天性异常（骨骼、眼、生殖器）	200mGy
	生长受限	200~250mGy
8~15 周	重度智力障碍（高风险）	60~310mGy
	智力缺损	每 1 000mGy（智商降低 25）
	小头畸形	200mGy
16~25 周	重度智力障碍	60~310mGy

注：*数据基于动物研究结果、日本原子弹爆炸幸存者的流行病学研究以及因医疗原因暴露于辐射的群体的研究（例如，子宫癌的放射治疗）。

【哺乳期暴露】X 射线通过电离辐射产生影像，不会在组织内留下残余能量，这些检查可以被用于身体的任何部位，包括乳房，不影响哺乳[1]。大部分的造影剂口服生物利用度很低，母乳中的含量很少，不会被婴儿大量吸收。但当乳母服用了含碘造影剂，婴儿通过母乳吸收的游离碘的量显著高于需要补给的量，这种可能性不能排除，选用此检查时需要慎重考虑，如果必须使用含碘造影剂，至少停止哺乳 24 小时（见碘海醇）。

【男性暴露】在《柳叶刀》上发表的一项回顾性队列研究显示暴露于辐射的男性（睾丸平均辐射剂量 0.53Gy，脑垂体平均辐射剂量 10.20Gy），其后代发生死胎和新生儿死亡风险未上升[4]。

【药师建议】如果妇女暴露于电离辐射后发现意外妊娠，需要对该次电离辐射实际剂量下可能导致的理论风险进行评估。单次低剂量电离辐射暴露不是必须终止妊娠的指征，但须谨慎关注多次电离辐射暴露的累积辐射剂量。妊娠期间还是尽量避免辐射。

哺乳期单纯的外部电离辐射不存在哺乳风险，但需要注意造影剂哺乳期使用的安全性,特别是含碘造影剂。

尿素[^{14} C]呼气试验诊断试剂盒 Urea[^{14} C]

【别名】 ^{14} C 胶囊

【药理学分类】其他 - 诊断治疗方法

【剂型】胶囊剂

【妊娠期风险】暂无数据

【哺乳期风险】暂无数据

【说明书建议】孕妇、哺乳期妇女不宜做此试验。

【重要参数】 Mw 62, $t_{1/2}$ 5.15 小时。

【国内外指南】暂无数据。

【妊娠期用药研究】同位素又称核素,种类很多,按原子核的稳定性,可以分为稳定的同位素和不稳定的同位素。稳定同位素不能进行核衰变,没有放射性;不稳定同位素能自发地进行某种核衰变,所以又叫放射性同位素。碳是宇宙中最丰富的元素之一,它有三种同位素,包括 ^{12} C、 ^{13} C、 ^{14} C,其中 ^{12} C、 ^{13} C 属于稳定同位素,没有辐射; ^{14} C 为放射性同位素,具有微弱的放射性。自然界广泛存在 ^{14} C,所有生物体里都含有微量的 ^{14} C,天然 ^{14} C 可存在于大气、海洋以及水中, ^{14} C 对人类的辐射剂量微小[1,2]。

目前市场上可查询到的一次呼气试验需要服用的尿素[^{14} C]胶囊其放射线活度在 27.8(0.75μCi) ~ 37kBq(1μCi)之间。马永健等[3]按照医学内照射计量(medical internal radiation dose, MIRD)标准,计算了用 27.8kBq/ 次(0.75μCi/ 次)这一最低用药剂量产生[^{14} C]尿素呼气试验的辐射剂量。结果:成人检验一次的平均有效剂量当量为 1.59×10^{-3} mSv。1988 年,国家环境保护局[4]发布的《辐射防护规定(GB 8703—88)》指出普通个人允许年有效剂量当量为 1mSv,即每人每年允许接受 629 次放射线活度为 27.8kBq(0.75μCi)尿素[^{14} C]呼气试验。2010 年英国《核医学杂志》[5]的一篇文献综述报告,通过对近 100 篇有代表性的学术研究报道的归纳总结得出结论:当儿童接受 1μCi 尿素[^{14} C]呼气试验时,其受到的辐射不高于 1 天的自然环境辐射,无须担心辐射危害。尿素[^{14} C]的放射剂量是非常小(约 1μCi),我们生活的宇宙中,本身也有辐射。 ^{14} C 呼气试验的辐射量,差不多等同于乘坐飞机旅行 1 小时遭受的辐射量,因此不必过于担心[6]。

2009 年 Bentur 等人[7]认为孕妇接受尿素[^{14} C]进行幽门螺杆菌呼气检查时胎儿的辐射剂量与日常辐射背景剂量相同,且其生物消除半衰期短,不会对胎儿造成不良影响，因此妊娠期可接受该项检查。

尿素是蛋白质分解代谢的最终无毒产物，体内尿素的生成也是人体氨代谢的主要途径。一次尿素[14C]呼气试验所给尿素约为人体每日自行产生尿素的 0.25%，无须顾虑[8]。

【哺乳期用药研究】^{14}C 的物理半衰期和生物半衰期是两个不同的概念。^{14}C 的物理半衰期是指这个同位素在自然界里面衰减的半衰期，按照文献资料是 5 730 年，而我们要考虑药物对母乳影响时，只需要考虑其在人体的生物半衰期（5.15 小时）。尿素是一种由蛋白质分解形成的化学物质，它是尿液中氮的一大来源。尿素天然存在于人类乳汁中。尿素 ^{14}C 以尿素原型通过尿液或粪便排出体外，以尿液排出为主，24 小时粪尿排出达 65%，所以多喝水可以加速 ^{14}C 在体内的代谢。

【男性用药研究】暂无数据。

【药师建议】^{14}C 为放射性同位素，具有微弱的放射性，但辐射剂量很小。尿素[^{14}C]胶囊的辐射剂量相当于一天宇宙本身辐射的暴露剂量。尿素是蛋白质分解代谢的最终无毒产物，体内尿素是氨代谢的主要途径。妊娠期接受该项检查不必担心。

因为辐射剂量小，而且目前也没有资料表明这个辐射量会对人体生长发育造成影响，所以理论上呼气试验后可以哺乳。

孕妇、哺乳期妇女以及未成年人，如需要做幽门螺杆菌感染筛查，建议做 ^{13}C 呼气试验，^{13}C 不属于放射性的同位素，不产生辐射。

ER-参考文献

中文药名索引

英文药名索引